U0218737

国家出版基金项目
NATIONAL PUBLICATION FOUNDATION

中国血栓性疾病防治指南

Guidelines for the prevention and treatment of thrombotic diseases in China

主　编　王　辰　高润霖　邱贵兴

中国协和医科大学出版社

北　京

图书在版编目（CIP）数据

中国血栓性疾病防治指南 / 王辰，高润霖，邱贵兴主编. —北京：中国协和医科大学出版社，
2022.11

ISBN 978-7-5679-2003-3

Ⅰ.①中…　Ⅱ.①王…②高…③邱…　Ⅲ.①血栓栓塞－防治－指南　Ⅳ.①R543-62

中国版本图书馆CIP数据核字（2022）第120975号

中国血栓性疾病防治指南

主　　编：王　辰　高润霖　邱贵兴
责任编辑：李元君
封面设计：许晓晨
责任校对：张　麓
责任印制：张　岱

出版发行：中国协和医科大学出版社
　　　　　（北京市东城区东单三条9号　邮编100730　电话010-65260431）
网　　址：www.pumcp.com
经　　销：新华书店总店北京发行所
印　　刷：北京联兴盛业印刷股份有限公司

开　　本：889mm×1194mm　　1/16
印　　张：22.5
字　　数：610千字
版　　次：2022年11月第1版
印　　次：2022年11月第1次印刷
定　　价：280.00元

ISBN 978-7-5679-2003-3

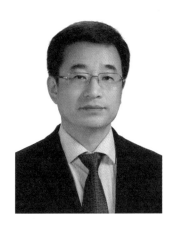

王　辰　中国工程院院士，呼吸病学与危重症医学专家。美国国家医学科学院、欧洲科学院外籍院士，欧洲科学与艺术学院院士，中国医学科学院学部委员。中国工程院副院长，中国医学科学院北京协和医学院院校长，国家呼吸医学中心主任。担任世界卫生组织多项重要专业职务。《中华医学杂志》总编辑，《柳叶刀》新冠委员会成员。长期从事呼吸与危重症医学临床、教学与研究工作。主要研究领域包括呼吸病学、群医学及公共卫生。在慢性气道疾病、肺栓塞、呼吸衰竭、新发呼吸道传染病、控制吸烟等领域做出多项重要创新，改善了医疗卫生实践。在我国静脉血栓栓塞症防治管理体系的建设和肺血栓栓塞症的精准医学研究上做了重要工作。在《新英格兰医学杂志》（ New Engl J Med ）、《柳叶刀》（ Lancet ）等国际权威期刊发表论文290余篇。获得国家科技进步特等奖、一等奖、二等奖。

王辰具有中国工程院、中国医学科学院、北京协和医学院、中日友好医院、卫生部科教司、北京医院、北京市朝阳医院和北京呼吸疾病研究所的领导和管理工作经验，在学科建设和行政管理上取得显著业绩。推动创立我国住院医师、专科医师规范化培训和"4＋4"医学教育制度。

主编《内科学》《呼吸与危重症医学》《肺循环病学》等多部教材与专著。

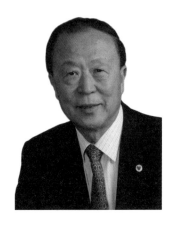

高润霖　中国工程院院士，心血管病学专家。研究员，教授，博士生导师。曾任中国医学科学院心血管病研究所、中国医学科学院阜外医院院（所）长。历任中国医师协会副会长，中华医学会心血管病学分会主任委员，《中华医学杂志》总编辑、《中华心血管病杂志》总编辑，国家心血管病专家委员会第一届委员会主任委员。现任中华医学会常务理事，《中国循环杂志》总编辑，《欧洲心脏杂志》（ European Heart Journal ）国际副主编。

高润霖长期从事心血管病临床及科研工作，是我国介入心脏病学的先驱者之一，1986年开始行经皮冠脉介入治疗，1990年率先在国内开展急性心肌梗死及并发心源性休克的急诊介入治疗和多项新技术，为冠心病介入治疗在我国普及、推广及规范化并扩大我国在国际介入学界的影响做出贡献。在他的领导下，中国医学科学院阜外医院冠心病介入治疗团队已发展成为国际上最大的介入治疗团队。他致力介入治疗再狭窄机制和预防研究、产学研结合，促进药物洗脱支架创新及国产化，完成多种新型药物洗脱支架从实验室到临床的转化。

主编《冠心病》，国家执业医师、护士"三基"训练丛书《临床医学》分册，国家级继续医学教育项目教材《心血管病学》《临床用药须知》《国家处方集》等多部教材与专著。

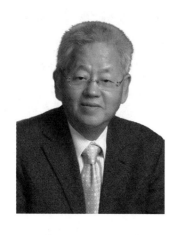

邱贵兴 中国工程院院士，骨科学专家。北京协和医院主任医师、教授、博士生导师。骨骼畸形遗传研究北京市重点实验室主任。华夏医学科技奖理事会副理事长，国际华人脊柱学会主席，白求恩公益基金会理事长，中国医学装备协会医用耗材装备技术专委会主任委员及医用增材制造专委会主任委员，《医学参考报》副理事长兼副总编辑，《中华骨与关节外科杂志》主编。

20世纪80年代初期，邱贵兴就对严重影响中老年人健康的骨关节炎进行了病因学研究，并成功构建了骨关节炎实验动物模型，率先开展了全膝关节置换术治疗骨关节炎和类风湿关节炎，并最早在国内报道了这项技术的临床使用效果，对全膝关节置换在国内的推广应用起到积极推动作用。90年代初，针对我国脊柱外科领域存在的问题，先后从国外引进并积极推广脊柱内固定系统治疗脊柱侧凸，尤其对脊柱畸形的诊治工作进行了全面系统的研究，通过对1600余例脊柱侧凸治疗病例的临床分析，并结合国际上各种特发性脊柱侧凸分型的不足，在国际上首先提出了特发性脊柱侧凸中国的分型方法，该方法在国际脊柱外科权威杂志 *Spine* 上发表，并被命名为"PUMC（协和）分型"。在先天性脊柱侧凸的病因学研究中取得重大突破，在国际上首次发现了先天性脊柱侧凸患者最重要的致病基因。21世纪初其在国内最早倡导骨科手术患者预防下肢深静脉血栓形成，开展了早期的流行病学研究并积极推动药物预防的临床试验研究。

主编《骨科手术学》《脊柱外科新手术》等专著41部，副主编及参编高等院校八年制《外科学》等教材26部。主译《骨科学》等专著14部。

王海峰	吉林大学第一医院	刘梅林	北京大学第一医院
王深明	中山大学附属第一医院	刘维佳	贵州省人民医院
王筱慧	海军军医大学第一附属医院	刘朝中	中国人民解放军空军特色医学中心
王鹏程	河北医科大学第三医院	刘尊敬	中日友好医院
王增慧	中日友好医院	刘锦铭	上海肺科医院
戈小虎	新疆维吾尔自治区人民医院	关振鹏	北京大学首钢医院
毛毅敏	河南科技大学第一附属医院	米玉红	首都医科大学附属北京安贞医院
方保民	北京医院	安友仲	北京大学人民医院
邓鸿儒	首都医科大学附属复兴医院	许小毛	北京医院
邓朝胜	福建医科大学第一附属医院	许启霞	中国科学技术大学附属第一医院
石远凯	中国医学科学院肿瘤医院	阮长耿	江苏省血液研究所
龙安华	首都医科大学附属北京潞河医院	阮燕菲	首都医科大学附属北京安贞医院
叶 平	中国人民解放军总医院	孙 晖	华中科技大学同济医学院附属协和医院
叶 茂	中国医科大学附属第一医院	孙艺红	中日友好医院
田 华	北京大学第三医院	孙雪峰	中国人民解放军总医院
田红燕	西安交通大学第一附属医院	孙寒松	中国医学科学院阜外医院
史旭波	首都医科大学附属北京同仁医院	严晓伟	中国医学科学院北京协和医院
丛玉隆	中国人民解放军总医院	杜永成	山西省人民医院
冯 莹	广州医科大学第二附属医院	李 虎	北京大学人民医院
师树田	首都医科大学附属北京安贞医院	李 晔	中国医学科学院北京协和医院
曲 鹏	大连医科大学附属第二医院	李 笠	北京积水潭医院
朱 玲	山东省立医院	李 辉	首都医科大学附属北京朝阳医院
朱 俊	中国医学科学院阜外医院	李 强	首都医科大学附属北京友谊医院
乔 岩	首都医科大学附属北京安贞医院	李 毅	中国人民解放军北部战区总医院
刘 丽	天津医科大学总医院	李小鹰	中国人民解放军总医院
刘 威	吉林大学第一医院	李天佐	首都医科大学附属北京世纪坛医院
刘 健	北京大学人民医院	李天润	北京大学第三医院
刘 强	山西医学科学院山西白求恩医院	李玉军	北京积水潭医院
刘 鹏	中日友好医院	李世军	中国人民解放军总医院
刘 暴	中国医学科学院北京协和医院	李圣青	复旦大学附属华山医院
刘 璠	南通大学附属医院	李危石	北京大学第三医院
刘大为	中国医学科学院北京协和医院	李环廷	青岛大学附属医院
刘亚波	北京积水潭医院	李拥军	北京医院
刘志宇	大连医科大学附属第二医院	李映兰	中南大学湘雅医院
刘丽萍	首都医科大学附属北京天坛医院	李虹伟	首都医科大学附属北京友谊医院
刘昌伟	中国医学科学院北京协和医院	李惠玲	苏州大学附属第一医院
刘建龙	北京积水潭医院	李毅清	华中科技大学同济医学院附属协和医院

杨 波	中国医学科学院北京协和医院	张建军	首都医科大学附属北京朝阳医院
杨 涛	山西医学科学院山西白求恩医院	张挪富	广州医科大学第一附属医院
杨 楠	兰州大学循证医学中心	张望德	首都医科大学附属北京朝阳医院
杨华丽	北京积水潭医院	张淑香	山东省千佛山医院
杨兴华	首都医科大学公共卫生学院	张湘燕	贵州省人民医院
杨克虎	兰州大学循证医学中心	张瑞岩	上海交通大学医学院附属瑞金医院
杨杰孚	北京医院	张微微	中国人民解放军总医院第七医学中心
杨惠林	苏州大学附属第一医院	张福先	首都医科大学附属北京世纪坛医院
杨媛华	首都医科大学附属北京朝阳医院	张蔚华	吉林大学第一医院
杨新春	首都医科大学附属北京朝阳医院	陆清声	海军军医大学第一附属医院
杨耀国	首都医科大学附属北京安贞医院	阿丽塔	中国医学科学院医学信息研究所
吴 波	无锡市人民医院	陈 红	北京大学人民医院
吴 琦	天津海河医院	陈 忠	首都医科大学附属北京安贞医院
吴丹明	辽宁省人民医院	陈 虹	重庆医科大学附属第一医院
吴世政	青海省人民医院	陈继营	中国人民解放军总医院
吴海山	上海长征医院	陈跃鑫	中国医学科学院北京协和医院
吴新宝	北京积水潭医院	陈雯艾	浙江大学医学院附属第二医院
吴巍巍	清华大学附属清华长庚医院	陈耀龙	兰州大学循证医学中心
邱贵兴	中国医学科学院北京协和医院	林少芒	广州医科大学第二附属医院
应可净	浙江大学医学院附属邵逸夫医院	易 群	四川大学肿瘤医院
应娇茜	中日友好医院	罗本燕	浙江大学医学院附属第一医院
辛世杰	中国医科大学附属第一医院	罗旭飞	兰州大学循证医学中心
汪 麟	中国医学科学院肿瘤医院	季顺东	苏州大学附属第一医院
宋 兰	中国医学科学院北京协和医院	季颖群	大连医科大学附属第二医院
张 玢	中国医学科学院医学信息研究所	金 辉	昆明医科大学第一附属医院
张 茁	首都医科大学附属北京安贞医院	金征宇	中国医学科学院北京协和医院
张 萌	首都医科大学附属北京安贞医院	周玉杰	首都医科大学附属北京安贞医院
张 琪	中日友好医院	郑 帅	首都医科大学附属北京安贞医院
张 磊	河北医科大学第一医院	郑 杨	吉林大学第一医院
张云霞	中日友好医院	郑月宏	中国医学科学院北京协和医院
张太平	中国医学科学院北京协和医院	郑金刚	中日友好医院
张中和	大连医科大学附属第二医院	单兆亮	中国人民解放军总医院
张军波	西安交通大学第一附属医院	孟 旭	首都医科大学附属北京安贞医院
张运剑	北京积水潭医院	赵 立	中国医科大学附属盛京医院
张抒扬	中国医学科学院北京协和医院	赵 菁	中日友好医院
张克石	北京大学首钢医院	赵 渝	重庆医科大学附属第一医院
张秀来	浙江大学医学院附属第二医院	赵世华	中国医学科学院阜外医院

赵永强	中国医学科学院北京协和医院	郭 艾	首都医科大学附属北京友谊医院
赵纪春	四川大学华西医院	郭 伟	中国人民解放军总医院
赵作伟	大连医科大学附属第二医院	郭万首	中日友好医院
赵性泉	首都医科大学附属北京天坛医院	唐 亮	华中科技大学同济医学院附属协和医院
胡 毅	中国人民解放军总医院	唐小利	中国医学科学院医学信息研究所
胡 豫	华中科技大学同济医学院附属协和医院	唐小斌	首都医科大学附属北京安贞医院
胡建莉	华中科技大学同济医学院附属协和医院	唐佩福	中国人民解放军总医院
胡晓芸	山西医科大学第一医院	唐勇军	中南大学湘雅医院
柳志红	中国医学科学院阜外医院	陶新曹	中国医学科学院阜外医院
柳清霞	中日友好医院	黄 曼	浙江大学医学院附属第二医院
钟 梅	南方医科大学附属南方医院	黄连军	首都医科大学附属北京安贞医院
钟南山	广州呼吸健康研究院	黄建华	中南大学湘雅医院
段婉莹	首都医科大学附属北京天坛医院	曹 非	华中科技大学同济医学院附属协和医院
施举红	中国医学科学院北京协和医院	曹克将	江苏省人民医院
施熠伟	山西医科大学第一医院	戚晓昆	中国人民解放军总医院第六医学中心
姜维良	哈尔滨医科大学附属第二医院	崔久嵬	吉林大学第一医院
贺 良	北京积水潭医院	符伟国	复旦大学附属中山医院
贺茂林	首都医科大学附属北京世纪坛医院	彭 斌	中国医学科学院北京协和医院
秦海强	首都医科大学附属北京天坛医院	彭丹涛	中日友好医院
秦新裕	复旦大学附属中山医院	董 强	天津医院
袁祖贻	西安交通大学第一附属医院	董淑杰	北京大学第三医院
袁晋青	中国医学科学院阜外医院	韩加刚	首都医科大学附属北京朝阳医院
聂绍平	首都医科大学附属北京安贞医院	韩雅玲	中国人民解放军北部战区总医院
贾海波	哈尔滨医科大学附属第二医院	覃 晓	广西医科大学第一附属医院
夏书月	沈阳医学院附属奉天医院	程兆忠	青岛大学附属医院
顾 晋	北京大学首钢医院	程晓曙	南昌大学第二附属医院
钱招昕	中南大学湘雅医院	舒 畅	中南大学湘雅二医院
倪松石	南通大学附属医院	谢万木	中日友好医院
徐 懋	北京大学第三医院	谢涌泉	中国医学科学院阜外医院
徐安定	暨南大学附属第一医院	靳建军	郑州大学附属第一医院
徐绍鹏	天津医科大学总医院	雷 韦	新疆维吾尔自治区人民医院
翁习生	中国医学科学院北京协和医院	雷光华	中南大学湘雅医院
高 远	郑州大学附属第一医院	詹思延	北京大学循证医学中心
高 炜	北京大学第三医院	解卫平	江苏省人民医院
高小雁	北京积水潭医院	裴福兴	四川大学华西医院
高忠礼	吉林大学中日联谊医院	翟所迪	北京大学第三医院
高润霖	中国医学科学院阜外医院	翟振国	中日友好医院

熊长明　中国医学科学院阜外医院

潘　磊　首都医科大学附属北京世纪坛医院

瞿　红　首都医科大学附属北京朝阳医院

学术秘书组组长

万　钧　首都医科大学附属安贞医院

学术秘书组副组长

龙安华　首都医科大学附属北京潞河医院

任　静　天津医科大学总医院

学术秘书组成员

刘　东　中日友好医院

陈兆斐　中日友好医院

刁永鹏　北京医院

王　静　北京医院

许小菁　中日友好医院

李　研　北京市和平里医院

杨华丽　北京积水潭医院

张　谦　首都医科大学附属北京天坛医院

邵　翔　中日友好医院

赵　娟　中日友好医院

随着全球人口的老龄化以及现代生活方式和生活习惯的变化，血栓栓塞性疾病逐渐成为全球性的重大健康问题，在世界范围内已是导致人类残疾和死亡的的第一位原因，超过了感染性疾病和恶性肿瘤，因此，近年来该病引起了国际学术界和社会公众越来越多的的关注。血栓栓塞性疾病主要有动脉血栓栓塞性疾病，包括急性冠脉综合征、心房颤动、动脉缺血发作、缺血性脑卒中等；静脉血栓栓塞性疾病，即静脉血栓栓塞症（VTE），包括肺血栓栓塞症（PTE）和深静脉血栓形成（DVT）等。

随着循证医学研究的持续深入，新的临床证据不断涌现，临床医学界发表了大量关于血栓栓塞性疾病相关的循证医学指南或专家共识。1986年，美国胸科医师学会（American College of Chest Physicians，ACCP）发表了第1版《抗栓与溶栓指南》，在随后的三十多年间，该指南每3～4年更新一次；2012年2月初，在ACCP《抗栓及溶栓治疗循证医学临床实践指南》（第8版）的基础上，ACCP第9版《抗栓治疗和血栓预防临床实践指南》发表，增加了血栓防治研究领域的最新成果；2016年1月，ACCP再次更新了《静脉血栓栓塞症抗栓治疗指南》（第10版）的推荐意见。2019年8月，欧洲心脏病学会（European Society of Cardiology，ESC）和欧洲呼吸学会（European Respiratory Society，ERS）也对一系列血栓防治指南进行了更新，涉及肺血栓栓塞症、急性冠脉综合征、心房颤动等诸多领域。2019-2020年，美国血液学会（American Society of Hematology，ASH）再次修订了静脉血栓栓塞性疾病的诊断、治疗和预防推荐意见。2021-2022年，ESC、ERS、ACCP等学术机构进一步更新了指南，对血栓栓塞性疾病的随访和管理、VTE及动脉血栓性疾病的围手术期管理等进行了详细和全面的阐述。上述系列指南对指导血栓性疾病的临床防治发挥了重要作用。

近年来，国内各学科专家对血栓栓塞性疾病的防治高度重视，2018年10月13日，国家卫生健康委员会医政医管局批准的"全国肺栓塞和深静脉血栓形成防治能力建设项目"正式启动，旨在推动我国整体静脉血栓栓塞症防治水平的提升，减少致死性肺栓塞和医院内静脉血栓栓塞症的发生，截至2022年底，全国已有超过1200家医疗机构报名参与项目，覆盖我国30个省份。同时在临床研究及实践中也取得了系列成果，诸多学科制定了本专业相关的血栓栓塞性疾病防治指南或专家共识，随着临床实践的不断深入，我国临床医生在血栓栓塞性疾病临床诊疗方面的能力有了显著提高，但在血栓栓塞性疾病风险识别、早期预警、疾病求因、长期用药管理等方面仍存在一定差距。血栓栓塞性疾病是全身性疾病，涉及各个器官和系统，风险诱因互相叠加、交互影响、互为因果且错综复杂，往往使疾病过程和治疗效果多样化，临床医生在平衡患者获益和风险时面临诸多挑战。目前，VTE仍是医院内患者意外死亡的重要原因之一，也是导致医疗纠纷的主要来源之一。因此，制定一个综合性血栓栓塞性疾病防治指南对提高广大临床医生对血栓栓塞性疾病的风险防范意识、诊疗流程的标准化，以及提高临床干预水平具有重要意义。

《中国血栓性疾病防治指南》（以下简称《指南》）是由王辰院士、高润霖院士、邱贵兴院士倡议并主编的一部多学科指南性专著，由中华医学会和中国健康促进基金会共同发起，在全国肺栓塞与深静脉血栓防治体系和能力建设项目办公室及相关领域多学科专家共同努力下撰稿完成。从2015年4月启动，到2022年底正式出版，历时七年多，经过近30场专家讨论会，上百次反复修改，不断引入新的参考文献，使得内容不断完善。在指南制定过程中，有来自27个临床学科的255位专家参与，其中包括7位院士以及30多位中华医学会各专科分会主任委员、侯任主任委员或副主任委员。《指南》于2018年9月以论文形式在《中华医学杂志》发表。本书为《指南》的完整版，其制定遵循了世界卫生组织及中华医学会关于临床指南制定的方法及流程，全书有五篇十四章，共61万字。指南制定的过程充分反映了目前的循证医学观念，包括依靠高质量的系统综述，基于个体化研究和大量证据的标准化质量评价体系，将证据转换为推荐意见的清晰过程，避免经济和专业化利益冲突的管理策略，以及广泛的专家审阅程序等。证据质量和推荐级别的评判标准基于"推荐、评价、发展和评估分级"（Grades of Recommendation，Assessment，Development，and Evaluation，GRADE）工作组提出的方法。《指南》根据不同的临床问题分章节进行撰写，专家组针对每个临床问题和符合条件的研究都制定了明确的标准，包括人群、干预、比较、结局（population，intervention，comparison，and outcome，PICO）等。专家组和独立的循证医学实践中心对相关研究进行系统查询和证据评价，如果资源和证据充分，专家组会编制出标准化的表格，以清晰透明的方式来描述证据的质量和关键结果。在指南制定过程中，专家组借鉴了欧美最新血栓防治指南制定的推荐意见，充分体现了近年来血栓防治领域的最新研究进展。

应该提出的是，《指南》的推荐意见综合了截至目前系统性研究的文献综述意见。指南的目的是为了提供一般性的信息，并不能够替代专业的临床医生和护理人员的临床诊疗意见。因为在《指南》出版时仍然有最新的研究结果发表，或《指南》的证据受到原始研究的质量和方法学的影响。另外，受限于我国当前该领域的实际研究水平，《指南》中关于我国的研究证据有待进一步加强。另外由于专家来自于多个学科，意见完全归纳整理不易，错误或纰漏在所难免，请广大读者批评斧正。

应该说，在多学科专家的共同努力下，我国血栓栓塞性疾病的防治取得很大进展，但与国际上相关领域研究的迅猛发展相比较，国内仍存在较大差距，还有很多问题亟待解决。在今后《指南》的更新中会持续补充更多的基于国人的循证医学证据，来推动于我国血栓栓塞性疾病的预防和治疗的发展。相信本《指南》的出版及推广也一定能进一步提高我国血栓栓塞性疾病防治的整体水平，促进血栓栓塞性疾病的循证医学研究，进而造福于广大的血栓栓塞性疾病患者。

王　辰　高润霖　邱贵兴

2022年11月20日

北京

◀ 绪　论 ▶

◀ 第一篇　静脉血栓栓塞性疾病 ▶

◀ 第二篇　动脉血栓性疾病 ▶

◀ 第三篇　心腔内血栓性疾病 ▶

第四篇 其他临床情况下的血栓防治

第五篇 血栓性疾病相关的凝血纤溶

绪　论

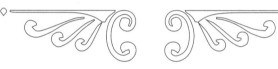

随着人类预期寿命的延长，血栓栓塞性疾病已成为21世纪威胁公众健康的主要医疗保健问题之一。血栓栓塞成因高度复杂，获得性风险与遗传易患性多维交织，表现为血管内皮细胞、血小板、凝血、抗凝血、纤溶等系统功能失衡，机体凝血功能紊乱与疾病发展相互促进，不但是病情加重的驱动因素，也是导致不良临床结局的病理基础。

由于疾病发生机制不同，高危人群（尤其是老年患者）常合并多种危险因素，导致血栓栓塞性疾病的临床表现多样化，治疗效果个体差异显著，不良反应及缺血事件风险伴随治疗始终。因此，普及早期风险筛查，推进诊疗流程的标准化、规范化、同质化，全面提升血栓栓塞性疾病的防治水平，对于切实降低疾病发生率，提高临床救治的安全性和有效性具有重要的实践价值和社会意义。

一、相关概念

血管中流动的血液从溶胶状态转变为凝胶状态的过程称为血液凝固。健康人的血液凝固过程受到多重调控和限制，整体处于低活性水平，其生理意义是在维持人体正常止血能力的同时，避免形成高凝状态。止血过程多局限于受损的血管壁，迅速形成有限栓子以封闭伤口，对机体凝血系统动员规模小且可控，通常不会引发血流灌注障碍。

血栓形成（thrombosis）是血液凝固过程失控、各系统间功能紊乱的结果，所形成的血凝块称为血栓（thrombus），血栓脱落后成为栓子（embolus），栓子随血液循环流动阻塞另一部位称为栓塞（embolism）。血栓形成和栓塞可发生于体循环和肺循环的各级血管中，患者通常伴有高凝状态或易栓倾向，形成高负荷纤维蛋白栓子，导致血流淤滞或血液循环完全停止。

二、发生机制

血液凝固过程有两个阶段，包括一级止血（涉及血流动力学、血管内皮系统、血小板系统）和二级止血（涉及凝血系统、抗凝血系统、纤溶系统）。正常情况下，一级、二级止血过程相互影响，相互制约，形成稳态。在病理情况下，血液凝固过程失控并迅速偏离正常轨道，凝血系统过度活化，使稳定的生理止血状态趋向高凝状态，导致血栓形成风险增加。

（一）血管内皮细胞

血管内皮细胞（endothelial cell）是血管的内衬面，覆盖在血管腔内表面，以间隔血管壁内皮下组织和循环血液，是保障血液流动和血管管腔通畅的关键结构。在生理状态下，血管内皮细胞可通过激活凝血、血小板等系统实现快速止血；而在病理状态下，血管内皮细胞往往由于损伤规模大、结构破坏严重、产生炎性病变，成为异常激活血小板和凝血系统的主要原因，同时其调节凝血、抗凝血和纤溶系统的能力显著减弱，最终可成为诱发血栓形成的重要基础。

1. **血管内皮细胞的抗栓作用**　血管内皮细胞可以通过合成、释放前列环素、硫酸乙酰肝素蛋白多糖、凝血酶调节蛋白（TM）、抗凝血酶（AT）、纤溶酶原激活物及其抑制物等多种因子，对血小板、凝血、抗凝血和纤溶系统进行调控以防止血栓形成。其主要调控机制如下。

（1）前列环素 I_2（PGI_2）：是一种强效的血管扩张剂和血小板抑制物，能使血小板内环腺苷酸（cAMP）增多，阻断血管性血友病因子（vWF）、纤维蛋白原介导的血小板聚集，拮抗凝血酶诱导的血小板聚集，抑制血小板黏附。

（2）硫酸乙酰肝素蛋白多糖（HSPG）：具有调节血液-体液间物质交换和阻止血小板对表皮细胞黏附的作用，内皮细胞表面的HSPG与抗凝血酶结合并加速其灭活凝血酶的作用。

（3）凝血酶调节蛋白：主要存在于血管内皮细胞表面，是凝血酶的受体和辅因子，除中枢神经系统以外的所有血管和淋巴管内皮细胞都含有TM，每个内皮细胞上有30000～100000个TM分子，内皮细胞表面的TM与凝血酶形成1∶1的复合物，进而加速蛋白C活化达1000倍以上，显著提高活化蛋白C（APC）灭活因子Ⅴa和Ⅷa的效果。

（4）纤溶调节因子：内皮细胞通过合成和释放组织型纤溶酶原激活剂（t-PA）和纤溶酶原激活物抑制物-1（PAI-1）对纤溶过程进行调节。单链t-PA多由血管内皮细胞合成，主要表达于大脑、肾、心脏、肾上腺和主动脉等组织中的小血管内皮；单链t-PA在少量纤溶酶、组织激肽释放酶、因子Ⅻa的作用下，裂解成为双链t-PA，双链t-PA对纤溶酶原的激活能力更强（在内皮细胞表面尤为显著）；PAI-1主要由血管内皮细胞和肝上皮细胞分泌和释放，平滑肌细胞、巨核细胞、脂肪组织和胎盘亦能产生，正常情况下PAI-1可结合到内皮细胞表面，与t-PA形成复合物并使其失去活性，以维持机体纤溶系统处于平衡状态，防止过度纤溶。

2. 血管内皮细胞的促凝作用　血管内皮细胞能够通过合成、释放多种活性蛋白，调节促凝蛋白的活性以及为凝血因子活化提供场所，参与凝血过程。其主要调控机制如下。

（1）血管性血友病因子（vWF）：主要由内皮细胞合成（巨核细胞和血小板亦可少量合成），并以二硫键相连的多聚体形式储存于内皮细胞的Weibel-Palade小体。表达vWF的上皮细胞有显著异质性，在特定器官内，大血管合成vWF能力显著强于小血管。内皮细胞分泌多种形式的vWF，如vWF前体、二聚体亚单位和多聚体，未受刺激的内皮细胞主要分泌前两种，当血管壁损伤或刺激状态下，vWF在内皮细胞的Weibel-Palade小体中经特定翻译组装成链状多聚体并释放入血，一端锚定于血管壁内皮受损处，另一端游离于血流中，通过与血小板膜糖蛋白Ⅰb结合介导血小板黏附过程。同时vWF和纤维连接蛋白还可与血小板膜糖蛋白Ⅱb/Ⅲa结合，参与血小板聚集过程。此外，vWF能保护因子Ⅷ的活性，稳定因子Ⅷ的信使核糖核酸（mRNA），防止活化的蛋白C对因子Ⅷa的过度水解。因此，血管内皮大量释放vWF，不但会促进血小板栓子的形成，同时也显著增加动脉、静脉和心腔内血栓形成的风险。

（2）血栓烷A_2（TXA_2）：具有缩血管和活化血小板的作用，血小板和内皮细胞均能合成和释放TXA_2，但合成量显著少于PGI_2的合成量。腺苷三磷酸（ATP）、腺苷二磷酸（ADP）、凝血酶、低密度脂蛋白、白三烯B4和D4等均可刺激内皮细胞合成TXA_2。

（3）内皮细胞与凝血因子的相互作用：内皮细胞能合成因子Ⅴ并表达于细胞膜表面，血管壁受到机械性损伤亦可增强因子Ⅴ表达。内皮细胞还具有结合因子Ⅸ、Ⅸa、Ⅹ和Ⅹa的能力，限制活化凝血因子进入循环血液。与内皮细胞结合的因子Ⅹ可被内皮细胞摄入胞质内而不被降解，并重新出现在细胞膜上，但因子Ⅹa被摄入胞质后在溶酶体中降解。当血管受损时，纤维蛋白原、纤维蛋白可与内皮细胞结合，并沉积于内皮下组织，介导细胞与细胞外基质的相互作用，其生理意义与止血和伤口愈合有关，但在病理情况下可导致纤维蛋白蓄积和附壁血栓形成。

（二）血小板系统

促进止血和加速凝血是血小板的主要功能。在止血过程中血小板黏附于血管损伤部位，并释放ADP、血小板第4因子、β微球蛋白、肾上腺素和5-羟色胺等活性物质，诱导血小板聚集，形成血小板栓子，为凝血活化提供磷脂平台。血小板还有营养和支持毛细血管内皮细胞的作用，使毛细血管脆性减低，维护毛细血管壁完整性。血小板膜是一种附着或镶嵌有蛋白质的双分子层脂膜，膜中含有多种糖蛋白，其中血小板膜糖蛋白Ⅰb与黏附作用有关，血小板膜糖蛋白Ⅱb/Ⅲa与聚集作用有关，血小板膜糖蛋白Ⅴ是凝血酶的受体。

血小板有两种特殊的膜系统，即开放管道系统（OCS）和致密管道系统（DTS），两种管道系统均起源于巨核细胞，二者在结构和功能上关系紧密，在血小板内部组成一个复合体。OCS起源于巨核细胞的细胞膜，是血小板膜向内部凹陷形成的管道系统，在血小板表面有开口，进入血小板内部后管道直径增大，作为血小板与血浆之间物质交换的通道。OCS可将外界刺激和各种物质传递到血小板内部，同时也将血小板内的物质输送到血小板外。DTS起源于巨核细胞的粗面内质网，具有巨核细胞和血小板所特有的血小板过氧化物酶活性，是前列腺素合成酶所在的部位，参与前列腺素代谢过程；DTS不与外界相通，是血小板贮存Ca^{2+}与合成TXA_2的场所，主要调节血小板收缩活动和释放反应。此外，血小板内部还存在多种细胞器，主要有α颗粒、致密颗粒（δ颗粒）、溶酶体（λ颗粒）、线粒体、糖原颗粒、氧化酶小体、内质网和高尔基膜囊结构等。血小板活化时，δ颗粒中释放大量ADP，可诱导血小板聚集；血小板可从血浆中主动摄取5-羟色胺，并贮存于δ颗粒中，5-羟色胺在δ颗粒中与ATP、Ca^{2+}或Mg^{2+}组成大分子复合物，当凝血酶刺激时，5-羟色胺和ATP以同样的比例从血小板中释放入血，产生促凝效应。

当血管内皮细胞受损时，内皮下胶原暴露，并通过vWF与血小板膜糖蛋白Ⅰb连接（黏附过程），同时血小板迅速活化并继发聚集、释放，形成血小板栓子，启动一级止血。血小板激活后，内部活性颗粒向血小板中心部集中，靠近OCS并向循环血液中释放，进而激活更多的血小板，相邻的血小板通过血小板膜糖蛋白Ⅱb/Ⅲa以纤维蛋白原、vWF等为介质诱导血小板聚集，形成血小板栓子。随着凝血酶大量生成，使纤维蛋白原形成纤维蛋白凝块，血小板微丝（肌动蛋白）和肌球蛋白收缩，使血凝块固缩且致密。此外，血小板还可脱离循环血液进而黏附在受损的血管内皮表面，二者间的细胞膜消失，细胞质相互融合，以实现血管内皮修复。当血管损伤部位的止血栓子形成后，为防止血栓持续增大而阻塞血管，血小板通过释放5-羟色胺等物质刺激血管内皮细胞释放t-PA，激活纤溶系统溶解纤维蛋白，保持血管管腔通畅。

（三）凝血系统

凝血系统主要包括因子（blood coagulation factors）Ⅰ、Ⅱ、Ⅲ、Ⅳ、Ⅴ、Ⅶ、Ⅷ、Ⅸ、Ⅹ、Ⅺ、Ⅻ、Ⅷ以及前激肽释放酶和高分子量激肽原。多数凝血因子在肝合成，其中因子Ⅱ、Ⅶ、Ⅸ、Ⅹ的合成需要维生素K参与，又称为维生素K依赖因子，因子Ⅳ是Ca^{2+}，因子Ⅲ即组织因子（tissue factor，TF）。在各种病理生理情况下，凝血系统通过复杂的级联反应过程放大凝血效应形成血液凝固（图0-1）。

1. **外源凝血途径（凝血初始阶段）** 组织因子（TF）激活因子Ⅶ并与因子Ⅶa形成复合物，是凝血途径启动的标志，TF-FⅦa复合物在Ca^{2+}存在的条件下激活因子Ⅹ为因子Ⅹa，因子Ⅹa与因子Ⅴa、Ca^{2+}以及血小板磷脂形成复合物（凝血酶原激活物），进而将凝血酶原转变为凝血酶（因子Ⅱa），凝血酶使纤维蛋白原转变为纤维蛋白。外源凝血途径启动迅速，但动员规模小，纤维蛋白形成负荷量低。另外，TF-FⅦa复合物也可通过直接激活因子Ⅸ以加强凝血途径的活化。

2. **内源凝血途径（效应放大阶段）** 内源凝血途径指凝血酶大量形成后，激活因子Ⅺ成为因子Ⅺa，因子Ⅺa在Ca^{2+}存在的条件下，激活因子Ⅸ为因子Ⅸa，因子Ⅸa激活因子Ⅷ，并与因子Ⅷa、Ca^{2+}以及血小板磷脂形成复合物，激活因子Ⅹ为因子Ⅹa，进而产生更大量的凝血酶（因子Ⅱa）。过量形成的凝血酶除使纤维蛋白原转化为纤维蛋白外，同时也会再次激活因子XI，形成正反馈式活化过程，使凝血效应循环放大，该过程相对较慢，可形成高负荷纤维蛋白。

3. **因子XII和激肽系统**　因子XII和激肽系统对凝血系统的活化相对次要，在接触性血栓（包括医源性血栓）形成过程中可产生一定影响。内皮损伤或异物接触后，激活因子XII为因子XII a，因子XII a激活前激肽释放酶（prekallikrein，PK）为激肽释放酶（kallikrein，KK），激肽释放酶又反馈性激活因子XII，过量的因子XII a激活因子XI，促进凝血活化，在这个激活过程中均有高分子量激肽酶参与。

4. **共同途径**　共同途径指因子X a与因子V a、Ca^{2+}以及血小板磷脂形成凝血酶原激活物，使凝血酶原转变为凝血酶，凝血酶使纤维蛋白原脱下带负电荷的纤维蛋白肽A和B，形成纤维蛋白单体，纤维蛋白单体由于相互间排斥力降低，自动聚合成不稳定的、可溶性的纤维蛋白单体聚合物。因子XIII a（被凝血酶活化）将可溶性纤维蛋白单体间的非共价氢键转变为共价氢键，形成了稳定的、不溶性的纤维蛋白凝块，完成凝血全过程。

总体而言，内、外源凝血途径间存在交互激活机制，共同途径的凝血酶可以激活内源途径中的因子XI，而且因子XI还具有自身激活的作用；另外，外源途径中的TF-FVII a复合物对内源途径中的因子IX有直接激活作用。

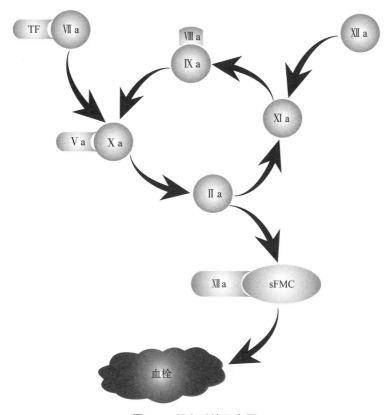

图0-1　凝血系统示意图

注：TF为组织因子；sFMC为可溶性纤维蛋白单体聚合物。

（四）抗凝系统

抗凝系统是人体保护性系统，广泛参与机体抗凝血、抗炎、细胞保护和免疫调节，包括抗凝血酶（AT）、蛋白C（PC）、蛋白S（PS）、凝血调节蛋白（TM）、组织因子途径抑制物（TFPI）、内皮细胞蛋白C受体（EPCR）等十余种功能蛋白，其中AT、PC和PS是主要的生理性抗凝蛋白，对维持机体止凝血平衡起关键作用。遗传性AT、PC和PS缺陷在中国遗传性易栓症人群中是发生率最高的风险因素，常在合并其他风险因素或无明显诱因的情况下导致血栓形成。临床医生应结合患者病史和家族史，通过检测抗凝蛋白活性和/或含量对遗传性易栓症进行诊断和鉴别诊断，为选择治疗方案和制订长期预防策略提供依据。

此外，需要提出的是，许多获得性病理生理因素，包括慢性肝病、肠梗阻、肾疾病、急性血栓形成、肿瘤、急性呼吸窘迫综合征、血管损伤、创伤、脓毒症、弥散性血管内凝血、自身免疫性疾病或人类免疫缺陷病毒（human immunodeficiency virus，HIV）感染、雌激素替代治疗以及妊娠期等均在一定程度上影响血浆抗凝蛋白活性和水平。

1. 抗凝血酶　主要由肝合成，在血管内皮细胞、巨核细胞以及其他脏器（如心、脑、脾、肺、肾和肠）也可少量生成。AT不但是凝血酶的主要抑制物，还可以中和其他活化的凝血因子（丝氨酸蛋白酶），如因子IXa、因子Xa、因子XIa和因子XIIa等。AT的抗凝机制是其活性位点（精氨酸393-丝氨酸394）被丝氨酸蛋白酶裂解，使AT构象发生改变，并与丝氨酸蛋白酶共价结合形成不可逆的1:1复合物，使之失去凝血活性。肝素可与AT的赖氨酸残基结合，改变其蛋白质构象，使其更易与活化的凝血因子结合，产生更大抗凝效应。肝素-抗凝血酶复合物对因子VIIa有缓慢的抑制作用，而对因子VIIa-Ca^{2+}-TF复合物的抑制速度则显著加快。除普通肝素外，低分子量肝素和磺达肝癸钠也以抗凝血酶为作用靶点。

2. 蛋白C　包括TM、PC和PS、活化蛋白C抑制物等。PC是由肝合成的、维生素K依赖的血浆糖蛋白，以双链无活性的酶原形式存在于血浆中，在Ca^{2+}存在的情况下，凝血酶-TM复合物在微血管和小血管的内皮细胞表面使PC快速激活形成活化蛋白C（APC）；在大血管的内皮细胞表面，内皮细胞蛋白C受体（EPCR）使PC活化为APC，而TM可促进APC从EPCR解离。由于ERCP主要在大血管表面高水平表达，而在毛细血管上低表达甚至缺如，因此，大血管中PC的活化更大程度上与ERCP有关。APC有3种主要抗血栓功能，包括对因子Va和因子VIIIa的水解作用，通过灭活血小板表面因子Va进而抑制因子Xa催化凝血酶原的作用，刺激t-PA释放以中和PAI-1进而促进纤溶系统活性。PC缺陷合并其他血栓风险因素时，可使VTE风险明显增加。

PS是由肝细胞和血管内皮细胞合成的维生素K依赖性蛋白质，是PC的辅因子。作为经过一系列翻译修饰后的复杂蛋白质分子，PS本身不能灭活因子Va和因子VIIIa，但加速APC对因子Va和因子VIIIa的灭活作用。此外，PS还与因子Va和因子Xa可逆性结合，从而直接抑制凝血酶原激活物的活性。在血浆中，60%的PS与C4结合蛋白（C4bp）结合并失去APC辅因子活性，其余40%为游离型PS（FPS），具备APC辅因子功能。蛋白S缺陷与VTE发生密切相关，是亚洲人群中发病率较高的易栓症类型。

3. 组织因子途径抑制物　主要是一种由血管内皮细胞合成的生理性抗凝蛋白，平滑肌细胞和巨核细胞亦可少量合成，在体内参与对凝血启动阶段调控，尤其对外源凝血途径有特异性抑制作用。大多数TFPI（50%～80%）结合在内皮细胞表面，在血浆中的TFPI有两种形式，其中80%为脂蛋白结合TFPI，20%为游离TFPI，只有游离TFPI与抗凝活性相关。TFPI也被发现存在于血小板中（占总TFPI的5%～10%），在血小板活化过程中释放。成熟的TFPI有氨基末端酸性区域、3个Kunitz结构域以及一个羧基末端碱性区域。TFPI主要的抗凝作用是通过截短形式的Kunitz 1和3结构域与因子Xa、因子VIIa和TF在Ca^{2+}的参与下形成四联复合物，以抑制凝血活化。如无因子Xa参与，TFPI对因子VIIa-TF的抑制需更大浓度。此外，TFPI可直接抑制因子Xa，对凝血酶原酶复合物中的因子Xa作用更强。内毒素、白介

素 -1 和肿瘤坏死因子-α可刺激内皮细胞合成和释放 TFPI，肝素输注可增加血浆中 TFPI 水平，亦可增加 TFPI 抗因子 X a 的作用。

（五）纤维蛋白溶解系统

纤维蛋白溶解系统（简称"纤溶系统"），由纤溶酶原、t-PA、PAI-1、α$_2$-抗纤溶酶等十余种组分构成，主要作用机制是调控纤溶酶原转变为纤溶酶，降解纤维蛋白。纤溶系统对于维持人体正常生理功能具有重要意义。纤溶系统可溶解纤维蛋白凝块，清除血管和间质内形成或沉积的纤维蛋白，保证血管或腺体管腔的畅通；纤溶系统还可以清除伤口和炎症病灶内的纤维蛋白，促进伤口愈合。在血栓栓塞性疾病中，纤溶系统通过溶解血栓凝块以消除栓塞、抑制高凝状态、限制栓子增大和促进组织修复。在血管损伤或病变时，纤溶系统功能发生显著改变，如心脑血管血栓栓塞、动脉粥样硬化和肾病变等疾病，纤溶系统的功能障碍可对病程发展产生重要影响。此外，纤溶系统的获得性或遗传性缺陷是影响溶栓治疗效果的重要原因。

1. **纤溶酶原激活物（PA）**　血液中存在两种纤溶酶原激活物，即组织型（tissue-type plasminogen activator，t-PA）和尿激酶型（urokinase-type plasminogen activator，u-PA）。两者主要功能相同，均能将纤溶酶原的精氨酸 561-缬氨酸 562 处的肽键裂解，形成有活性的纤溶酶。t-PA 主要由血管内皮细胞合成（通常下肢静脉合成释放 t-PA 的能力低于上肢静脉），其他如单核细胞、巨核细胞、间皮细胞、肥大细胞、血管平滑肌细胞、心肌成纤维细胞和神经元等均可少量合成 t-PA。在正常人血浆中，t-PA 的半衰期为 3～4 分钟，由肝清除。在慢性肝病时，t-PA 因清除减弱导致蓄积，是引发原发性纤溶的重要原因。几乎所有组织中都含有浓度不等的 t-PA，其中子宫、肺、前列腺、卵巢、甲状腺和淋巴结含量最高。t-PA 在中枢神经系统也有广泛表达，可在缺血和外伤时大量释放。血管内皮细胞损伤或受到各种病理生理因素影响时，可刺激或抑制 t-PA 合成与释放。当纤维蛋白存在时，t-PA 对纤溶酶原的激活作用较强；当无纤维蛋白存在，t-PA 对纤溶酶原的激活作用较弱。u-PA 主要由泌尿系统上皮细胞产生（其他如肺泡上皮和乳腺管上皮也可少量产生），血管内皮细胞在正常情况下，不产生 u-PA。u-PA 从肝清除，部分从尿中排出。u-PA 溶解血液纤维蛋白凝块的作用较 t-PA 弱，但全身性纤溶活性较 t-PA 更强。

2. **纤溶酶原激活抑制物 -1（PAI-1）**　PAI-1 是一种单链糖蛋白，由血管内皮细胞合成，平滑肌细胞、巨核细胞、脂肪组织、胎盘亦能少量合成，产生的 PAI-1 进入细胞间质和循环血液（主要贮存于血小板α颗粒中），主要生物学功能是拮抗 t-PA，维持机体纤溶系统的平衡状态。糖皮质激素、胰岛素、肿瘤坏死因子、凝血酶、白介素 -1、转化生长因子 -β、表皮生长因子、内毒素、胰岛素样生长因子 -1 以及脂蛋白 a 等均可促进 PAI-1 的生成和表达，在正常情况下，PAI-1 与 t-PA 间的动态平衡是血浆中纤溶状态的关键调节因素。PAI-1 分泌后会迅速衰变，失去活性，最终从肝清除。贮存于血小板α颗粒中的 PAI-1 在血小板激活时释放入血，因此血清中的 PAI-1 高于血浆中约 5 倍，而释放出的 PAI-1 可再结合到血小板上。PAI-1 是一种非常重要的纤溶抑制物，获得性或遗传性的 PAI-1 高表达，伴随 t-PA 的相对（或绝对）降低，是导致动脉和静脉血栓的重要风险因素；此外，PAI-1 的高度表达还可见于代谢综合征、胰岛素抵抗和 2 型糖尿病，与心血管风险密切相关。

3. **纤溶活化过程**　纤溶系统的激活和调节是跨系统的，涉及血管内皮系统和凝血系统。血液循环中纤溶酶原是纤溶酶的前体形式，在 t-PA 或 u-PA 的作用下转变为有活性的纤溶酶。纤溶系统的激活过程可分为初始阶段和效应放大阶段（图 0-2）。

（1）初始阶段：即纤维蛋白形成，进而强化了 t-PA 对纤溶酶原的激活，纤溶酶原和 t-PA 通过赖氨酸结合部结合于纤维蛋白表面，激活并形成少量的纤溶酶。

（2）效应放大阶段：即纤溶加速阶段，少量的纤溶酶作用于纤维蛋白，使纤维蛋白暴露出更多的与纤溶酶原结合的位点，大量的纤溶酶原结合在这些部位并形成更多的纤溶酶，进而加速纤维蛋白的降解，最终分解产物为A、B、C、D、E 5种片段，统称为纤维蛋白降解产物（fibrin degradation product，FDP），其中呈D-E-D结构的片段称为D-二聚体（D-dimer），是纤维蛋白形成和继发性纤溶亢进的标志，其血浆浓度显著增高与血栓风险密切相关。

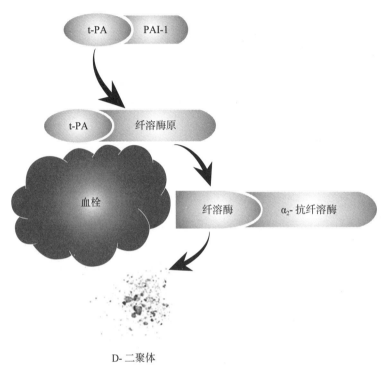

D-二聚体

图0-2　纤溶系统示意图

三、疾病分类

19世纪德国病理学家Virchow提出"血栓形成三要素"的概念，将导致血栓形成的各种风险因素分为3类，包括血流紊乱（淤滞）、血管壁（内皮）损伤和血液成分异常（血液高凝状态）。历经百余年，"血栓形成三要素"仍适用于临床对各类型血栓栓塞性疾病的机制分析和风险评估。

构成血栓栓子的主要成分包括血小板和纤维蛋白，根据血栓内部成分可将血栓分为血小板血栓（常见于微血管）、白色血栓（多见于动脉附壁血栓）、红色血栓（多见于血流淤滞的静脉血管）、混合血栓（多见于动脉粥样斑块破裂后）、微血栓（多见于弥散性血管内凝血、急性呼吸窘迫综合征、颅脑创伤相关凝血病、突发性聋和视网膜中央动脉闭塞等）和感染性血栓，在癌细胞血行转移时亦可见包含肿瘤细胞的瘤栓。根据血栓栓塞部位，临床常见血栓类型包括动脉血栓栓塞性疾病、静脉血栓栓塞性疾病、心腔内血栓和微血管血栓。由于发生机制和疾病过程的差异，不同类型血栓栓塞性疾病在风险诱因、病理机制、疾病过程和治疗原则方面存在显著差异。

（一）静脉血栓栓塞性疾病

静脉血栓栓塞性疾病，即静脉血栓栓塞症（VTE）是一种由环境暴露和遗传风险相互作用引起的多因素疾病。VTE形成过程以凝血系统活化异常或失控为基础，患者多有严重的或进行性高凝状态，VTE栓子的纤维蛋白负荷通常高于动脉血栓，且栓子内部结构更为致密，更不易溶解。导致VTE形成的诱因繁多，多数患者病程隐匿，直到发病前仍无明显症状，甚至在发病初期也常因症状不典型而漏诊。

VTE包括深静脉血栓形成（DVT）和肺血栓栓塞症（pulmonary thromboembolism，PTE），两者是同一疾病的不同阶段，在发病机制上相互关联，风险因素几乎一致。同时，由于患者个体差异大，原发病、合并症以及临床干预等获得性风险因素可叠加出现，许多患者同时还存在遗传性风险（以及表观遗传改变），使VTE的防治变得非常复杂。

在血管壁损伤方面，既有血流动力学异常、免疫失衡、重症感染、代谢紊乱等因素造成的血管内皮细胞破坏和功能紊乱，也有手术、创伤、中心静脉置管、化学药物刺激等因素导致的血管壁结构破坏。

在血液成分异常方面，造成血液处于高凝状态的原因大致可分为凝血系统异常活化、抗凝系统功能减弱、纤溶系统成分缺陷或过度抑制等，包括生理性（如高龄、妊娠期）、病理性（如癌症、抗磷脂综合征、骨科大手术、创伤、脓毒症、心力衰竭等）、遗传性（如易栓症）和药物性（如口服避孕药、激素替代治疗、肝素诱导的血小板减少症、口服华法林初期）等多方面因素。

在血流动力学方面，主要涉及制动（如长期卧床）以及各种病理因素所致的血流淤滞和回流不畅，血流异常的位置多与血栓发生部位相关，既可是外周血管（下肢深静脉），也有内脏血管（门静脉、肠系膜静脉、颅内静脉窦），其中下肢静脉最易发生血栓，致残、致死率高。

在上述因素中，单一风险往往不足以引起血栓形成，VTE常是多种因素异常的综合结果。需注意的是，心脑血管（动脉血栓）现病史、既往史及其相关风险因素同时也是VTE的诱因。

由于VTE形成过程隐匿，发病急骤，因此对于有潜在风险的人群，应全面收集患者信息（病史、治疗史、家族史和检查结果），利用风险评估工具和实验室监测进行血栓风险评估，并根据患者的血栓形成危险程度有针对性地进行临床干预（如抗凝治疗、物理预防等），以降低VTE发生风险。

（二）动脉血栓栓塞性疾病

动脉粥样斑块破裂是动脉血栓形成的基础。长期血管壁慢性炎性病变导致粥样斑块负荷逐渐增大，同时促炎成分（包括白介素-6、趋化因子、C反应蛋白、脂蛋白磷脂酶A2等）和促凝成分（包括vWF、纤维蛋白原、FⅦa、血小板等）水平显著增高，使血管内皮细胞损伤持续存在，血管管腔狭窄，血流灌注不足。随着斑块表面纤维帽变薄和斑块内部糜烂塌陷，斑块不稳定性增强，在血管痉挛、血流剪切应力以及血压波动的作用下，最终斑块破裂。由于斑块中的泡沫细胞（吞噬氧化型低密度脂蛋白胆固醇的单核-巨噬细胞）合成高浓度组织因子和基质金属蛋白酶，在斑块破裂后短时间内释放入血，导致血小板和凝血系统迅速激活。

动脉血栓形成过程中，由于血管内皮损伤严重和组织因子大量释放，血小板和凝血两个系统均发生明显活化并相互作用和影响，在动脉血栓形成的最初阶段，血小板黏附聚集于斑块破损表面，形成较大型的血小板栓子，而持续的凝血活化导致血小板栓子表面形成并覆盖大量纤维蛋白凝块，两类栓子迅速融合，最终构成混合血栓。因此，动脉血栓栓塞性疾病（如急性冠脉综合征、脑血栓形成等）的抗栓药物治疗以及二级预防通常采用抗血小板治疗联合抗凝治疗。

（三）心腔内血栓

心腔内血栓是独立于VTE和动脉血栓的特殊血栓类型，通常分为两类，其一是来自于身体其他部位的脱落血栓，其二是心腔内原位血栓形成。右心回收来自全身静脉系统的血液，因此，右心血栓多由静脉系统血栓脱落而来（偶见右心腔内形成血栓），相关危险因素与VTE相同。左心的血液为肺循环交换过后的新鲜动脉血，由肺静脉形成血栓脱落的情况较少见，主要是原位血栓形成，常见危险因素包括介入操作因素（如起搏器植入、人工瓣膜置换术后）和遗传性或获得性因素导致的心脏或瓣膜结构/功能改变（如心房颤动、风湿性心脏病）。

与多数动、静脉血栓栓塞性疾病相比，心腔内原位形成血栓（尤其是左心）的患者常同时存在严重血管内皮损伤（还包括心肌内膜损伤）、血流动力学异常（局部或全身性血流淤滞）以及血液促凝成分（涉及凝血、纤溶、血小板系统）等多方面的功能异常，一旦心腔内栓子脱落多导致颅内动脉栓塞，致残、致死率高。因此，对于存在心腔内血栓风险的患者，不但需要动态观察和风险预测，同时更要实施长期且充分的抗栓预防。

四、国内外研究现状

（一）流行病学研究

1. 静脉血栓栓塞性疾病　以PTE为主要临床类型的肺栓塞（pulmonary embolism，PE）近年来备受关注，引起PTE的血栓主要来源于下肢DVT。急性PTE由于发病隐匿，病情严重性常被低估，易发生误诊，许多患者因未得到及时诊断和恰当治疗而死亡，另有部分患者由于治疗不规范，后期出现血栓复发或发展为肺动脉高压。因此，早期识别与诊断、及时抢救与治疗、规范随访与管理对于患者至关重要。在全球范围内，PTE和DVT均有很高发病率，美国每年有90万例VTE发生（年发病率为1.08‰），欧盟的6个主要国家中每年的症状性VTE病例超过100万。

VTE发病率随年龄增加，年龄＞40岁的患者较年轻患者风险增高，大约每10年增加1倍。据国际注册登记研究显示，PTE患者的7天全因病死率为1.9%～2.9%，30天全因病死率为4.9%～6.6%。有随访研究数据发现，VTE全因病死率高峰期发生于初始治疗6个月内，随后呈明显下降趋势，其中PTE患者病死率显著高于单纯DVT患者。VTE复发多出现在治疗后的6～12个月。近期数据显示，VTE的6个月复发率约4.3%，1年复发率约为7.2%，10年复发率为35.4%，其中男性10年累积复发率是女性1.3倍；恶性肿瘤人群复发率最高。

国内学者近期分析了2007—2016年国内90家医院VTE患者数据，发现经年龄、性别校正后，VTE住院率从3.2/10万上升到17.5/10万，DVT住院率从2.0/10万增加到10.5/10万。虽然住院率大幅上升，但VTE患者院内死亡率从4.6%降低到2.1%（$P < 0.001$），DVT患者住院死亡率从2.5%降低到0.9%，平均住院时间从14天下降至11天（$P < 0.001$）。2016年的数据显示，老年男性患者和中国北方患者的VTE住院率较高，癌症患者和查尔森合并症指数（Charlson comorbidity index，CCI）＞2的患者病死率较高，在PE和DVT患者亚组中也观察到类似的趋势。研究也显示，中国的VTE患者住院率远低于美国、加拿大和欧洲国家，并且住院时间更长，但住院死亡率相似。10年间PE住院率（伴或不伴DVT）从1.2/10万增加到7.1/10万（增加6倍），死亡率从8.5%降低到3.9%。研究认为，PE、DVT发病率的急剧上升，部

分原因是诊断方法的灵敏度增加（尤其是PE），同时也提示当前预防策略仍有提升空间，预防不足往往是导致VTE发生率大幅上升的原因。

在另一项全国性、多中心、横断面研究（ChiCTR-OOC-16010187）中，纳入了我国六大区域（东北、华北、华东、西北、西南和华南）44个城市60家三级医院（床位数＞500），调查医院内自2016年3～9月因急性内科疾病或手术入院的成年患者（共纳入13609例患者，其中外科6986例，内科6623例），对符合条件的成人住院患者（住院时间≥72小时）进行筛查。纳入标准为接受急症治疗，如感染性疾病、心脏病或呼吸道疾病、癌症、手术、不需要手术的重大创伤患者。结果显示，总体人群中有6155例（45.2%，95% CI：44.4% ～ 46.0%）患者为VTE高危风险，其中外科组（53.4%，95% CI：52.2% ～ 54.6%）高于内科组（36.6%，95% CI：35.4% ～ 37.8%）。采用Caprini评分评估外科患者，结果显示，骨科手术患者（100%，95% CI：99.8% ～ 100%）和肥胖手术患者（100%，95% CI：91.7% ～ 100%）VTE风险最高，住院患者中的VTE低危、中危和高危风险比例分别为13.9%（95% CI：13.1% ～ 14.7%）、32.7%（95% CI：31.6% ～ 33.8%）和53.4%（95% CI：52.2% ～ 54.6%）。采用Padua评分评估内科患者，结果显示，住院患者中的VTE低危和高危风险比例分别为63.4%（95% CI：62.2% ～ 64.6%）和36.6%（95% CI：35.4% ～ 37.8%）。总体而言，外科患者的主要VTE风险来自大型开放手术（52.6%），内科患者的主要VTE风险来自急性感染和/或风湿免疫相关疾病。

2. 动脉血栓栓塞性疾病　《中国心血管健康与疾病报告2019概要》的数据显示，中国心血管疾病（CVD）患病率及死亡率仍处于上升阶段。CVD现患人数估计为3.30亿，其中脑卒中约1300万，冠心病约1100万，肺源性心脏病约500万，心力衰竭约890万，风湿性心脏病约250万，先天性心脏病约200万，下肢动脉疾病约4530万，高血压约2.45亿。目前，CVD死亡占城乡居民总死亡原因的首位，高于肿瘤及其他疾病，农村为45.91%，城市为43.56%，每5例死亡中就有2例为心血管疾病。农村CVD死亡率从2009年起超过并持续高于城市水平。2017年，农村和城市的CVD死亡率分别为311.88/10万和268.19/10万，其中心脏病死亡率为154.40/10万和141.61/10万，脑血管病死亡率为157.48/10万和126.58/10万。

（1）冠心病等CVD：2013年中国第5次卫生服务调查显示，城市地区≥15岁居民冠心病的患病率为12.3‰，农村地区为8.1‰，城乡合计10.2‰，与2008年第4次调查数据相比（城市15.9‰，农村4.8‰，城乡合计7.7‰），城市人群患病率有所下降，农村和城乡合计患病率均明显升高；从2005年开始，急性心肌梗死死亡率快速上升，2013年农村地区急性心肌梗死死亡率超过城市平均水平。根据《中国卫生健康统计年鉴2018》，2017年冠心病死亡率继续了2012年以来的上升趋势，2017年城市居民冠心病死亡率为115.32/10万，农村居民冠心病死亡率为122.04/10万，农村地区高于城市地区，男性高于女性。

China PEACE研究采用两阶段随机抽样设计对全国范围内162家二三级医院2001年、2006年和2011年的18631例急性心肌梗死入院患者进行观察，其中13815例为ST段抬高心肌梗死（STEMI）患者（ClinicalTrials.gov，注册号：NCT01624883），结果发现在2001—2011年的10年间，STEMI住院率增加4倍以上，从2001年的3.5/10万增加到2006年的7.9/10万，再到2011年的15.4/10万。吸烟、高血压、糖尿病和血脂异常等是患病率增加的风险因素。在无治疗禁忌的患者中，阿司匹林在24小时内的使用率从2001年的79.7%（95% CI：77.9% ～ 81.5%）上升为2011年的91.2%（95% CI：90.5% ～ 91.8%），氯吡格雷从2001年的1.5%（95% CI：1.0% ～ 2.1%）上升到2011年的82.1%（95% CI：81.1% ～ 83.0%）。

近期的一项中国人群CVD风险的多中心研究（纳入了全国31个省份141个县级地区的35 ～ 75岁居民，共1680126名参与者）显示，9.5%（160015人）为CVD高危人群（高危定义：预测10年CVD风险超过10%）；男性和女性的CVD高危情况随着年龄的增加而升高，35～39岁男性为1.5%，70～75岁男性为34.7%，35～39岁女性为0.5%，70～75岁女性为27.7%。各年龄组均显示，农村比城市有更高比例的CVD高危人群（分别为10.1%和8.5%）；在每个年龄组中，CVD高危人群比例随体重指数（BMI）增加而升高。在CVD高危人群中，高血压是最常见的危险因素（96.2%），其次是血脂异常（54.9%）、糖尿病（51.6%）和吸烟（29.7%）。此外，高危人群中有18.1%的人正在饮酒，41.9%的人超重，23.1%的人肥胖；与男性相比，女性的高血压、糖尿病、血脂异常和肥胖患病率更高，但吸烟和饮酒率更低。在CVD高危人群中，仅有0.6%和2.4%的人分别服用了他汀类药物和阿司匹林。在高血压、糖尿病和血脂异常的人群中，服用他汀类药物和阿司匹林的人群分别为1.3%和2.9%，城市人群的用药比例高于农村（他汀类药物在城市用药比例为0.7%，农村为0.5%；阿司匹林在城市用药比例为3.0%，农村为2.1%）；在罹患高血压的CVD高危人群中，有31.8%的患者服用降压药物，其中男性占比为27.9%，女性占比为35.5%。

另一项研究显示，2016年，国内约有240万人死于动脉粥样硬化性心血管疾病（ASCVD），占CVD死亡人数的61%，占总死亡人数的25%，高于1990年的100万人（占CVD死亡人数的40%，占总死亡人数的11%）。1990—2016年ASCVD死亡率的上升源于缺血性心脏病（IHD）死亡率的显著上升。1990—2015年，中国33个省份中有22个省份的IHD年龄标化死亡率增加，其中8个省份的增长率超过30%，11个省份的IHD死亡率下降（尤其是在经济发达的省份或区域）。

（2）脑卒中：脑血管病是导致我国人口死亡的主要疾病之一，每5位死亡者中至少有1人死于脑卒中，死亡人数约占全球脑血管病死亡人数的1/3。我国缺血性脑卒中患病率为1700/10万（年龄标化率1256/10万），"脑卒中高危人群筛查和干预项目"数据显示，我国40岁及以上人群的脑卒中人口标化患病率由2012年的1.89%上升至2019年的2.58%。2013年，全国脑卒中流行病学调查（NESS-China）在对我国31个省、市、自治区的155个城市及农村的480687名20岁及以上居民的研究中发现，脑卒中发病率为345.1/10万，平均发病年龄为（66.4±12.0）岁，采用2010年第6次全国人口普查数据进行年龄标化后，脑卒中发病率为246.8/10万，男性（266.4/10万）高于女性（226.9/10万），农村（298.2/10万）显著高于城市（203.6/10万）。2013年，全国短暂性脑缺血发作（TIA）流行病学调查采用了复杂多阶段抽样，对分布于155个疾病监测点的178059户家庭进行面对面调查，人群TIA加权发病率为23.9/10万，其中男性为21.3/10万，女性为26.6/10万，估计全国每年新发TIA为31万；TIA加权患病率为103.3/10万，其中男性为92.4/10万，女性为114.7/10万。根据《中国卫生健康统计年鉴（2018）》的数据，2017年我国城市居民脑血管病死亡率为126.58/10万，农村为157.48/10万，脑血管病死亡率男性高于女性，农村高于城市，2003—2017年农村地区脑血管病死亡率总体高于城市。

（3）心房颤动：2012—2015年中国高血压调查发现，我国≥35岁居民的心房颤动患病率为0.7%，农村居民患病率（0.75%）高于城市居民（0.63%）。其中34.0%的患者为新发现的心房颤动。随年龄增加，心房颤动患病率增加，35～44岁年龄段居民心房颤动患病率为0.1%，≥75岁高达2.4%，各年龄组心房颤动患病率无性别差异。高龄、甲状腺功能亢进、冠心病和风湿性心脏病是我国心房颤动患者的独立危险因素。我国心房颤动患者脑卒中总体发病率为17.5%，其中26.9%的瓣膜性心房颤动患者发生脑卒中，24.2%的非瓣膜性心房颤动患者发生脑卒中。在非瓣膜性心房颤动患者中，年龄＞75岁、高血压、糖尿病和左心房血栓是发生脑卒中的独立危险因素。2013年，中国脑卒中预防项目在我国31个省、市、自治区的76个社区对207323例40岁及以上的社区居民进行了脑卒中患病情况及危险因素流行情况调查，发现年龄标化脑卒中患病率为2.08%，男性为2.38%，女性为1.82%，城市为1.90%，农村为2.29%。中国心房颤动注册研究通过对2011—2014年32家医院7977例非瓣膜性心房颤动患者的分析发现，我国心房颤动患者应用口服抗凝药物比例有很大提升。CHA_2DS_2-VASc评分≥2分和1分的患者中接受口服抗凝药物治疗的比例分别达到36.5%和28.5%，有21.4%的0分患者也使用抗凝药。不同医院抗凝治疗率差异较大，三甲医院为9.6%～68.4%，明显高于非三甲医院（4.0%～28.2%）。根据全国心房颤动注册研究网络平台数据，心房颤动导管消融手术比例逐年增加，2016年、2017年和2018年心房颤动导管消融占总消融手术的比例分别为23.1%、27.3%和31.9%。根据2017年全国质控医院监测数据，缺血性脑卒中患者平均住院为11天，病死率约4‰。根据《中国卫生健康统计年鉴（2018）》，中国2017年出血性脑卒中出院人数为523488例，平均住院为14.5天；缺血性脑卒中出院人数为3122289例，平均住院为10.7天。

（4）颈动脉粥样硬化性疾病：2018年中国脑卒中预防项目分析了106918例40岁及以上城乡社区居民的颈动脉超声检查结果，发现我国40岁及以上居民的颈动脉狭窄≥50%的患病率为0.5%。一项2015年6月至2016年5月间的全国多中心登记研究（纳入9346例缺血性脑卒中住院患者）发现，颈总动脉狭窄≥50%的患病率为0.9%，颅外段颈内动脉狭窄≥50%的患病率为6.9%，颅内段颈内动脉狭窄≥50%的患病率为1.1%。中国脑卒中预防项目用超声检测对84880例40岁及以上居民颈动脉粥样硬化的横断面研究显示，颈动脉粥样硬化的患病率为36.2%，26.5%为颈动脉内中膜厚度增加，13.9%存在动脉斑块。颈动脉粥样硬化的危险因素包括老龄、男性、农村居民、吸烟、饮酒、身体活动减少、肥胖、高血压、糖尿病和血脂异常。

（5）下肢动脉疾病：中国高血压调查分析发现，我国≥35岁的自然人群下肢动脉疾病患病率为6.6%，据此推测我国下肢动脉疾病患者约为4530万，其中约1.9%的患者接受了血运重建，估测实施血运重建的例数约为86万。我国下肢动脉疾病的主要危险因素有吸烟、高血压、高胆固醇血症和2型糖尿病，吸烟的致病性最强（$OR=2.62$，95% CI：1.44～4.76）。

（二）发病学研究

血栓栓塞性疾病是一种由环境暴露和遗传特征相互作用引起的多因素疾病，相关研究覆盖蛋白组学、免疫组学、代谢组学、基因组学和表观遗传学，发病学研究涉及发生原因、发生条件、发生诱因、发展和转归等诸多领域，其共同病理基础是凝血功能紊乱，而作为凝血功能紊乱的严重后果，血栓栓塞已成为造成人类残疾和死亡的重要原因。随着科技发展和人口不断增加，现代社会中人群的饮食结构和社会行为学不断发生改变，为不同类型血栓栓塞性疾病的发生提供了环境基础。同时，人类预期寿命不断延长，高龄群体日益庞大，机体老化引发的一系列改变成为血栓栓塞性疾病发生发展的重要诱因。在临床上，肿瘤、感染、自身免疫性疾病、内分泌疾病、手术治疗以及某些药物也都会引起不同程度的血管损伤和血液高凝状态。此外，由于许多患者存在显性或隐性易栓基因突变，可在合并或未合并其他血栓风险诱因时导致血栓栓塞的发生。通过对病理基础、疾病诱因的深度探索，有助于临床厘清发病基础、判断病情转归、完善治疗方案和制订远期管理策略。

1. **静脉血栓栓塞性疾病** VTE的发病学研究主要涉及获得性和遗传性两个领域。在临床上获得性因素更为多见，并且常叠加出现于同一患者，因此需完整收集患者资料和准确识别潜在风险，以确保VTE风险分层的可靠性。需注意，由于临床治疗、病程发展是动态的，伴随出现的风险因素也会不断变化，往往还有新增风险，因此，需要持续评估。获得性危险因素包括易栓因素和易栓疾病。获得性易栓因素指可能产生和加重血液促凝趋势或血栓风险的各种病理生理因素，如VTE病史、血栓家族史、高龄、妊娠和产褥期、口服避孕药和激素替代治疗、抗心磷脂抗体和/或狼疮抗凝物阳性、肥胖、手术及创伤、长时间制动、肿瘤治疗、甲状腺功能亢进、高同型半胱氨酸血症以及获得性抗凝血蛋白缺陷、中心静脉置管等；当这些风险因素与其他风险合并出现时，会导致患者的VTE风险增加，如甲状腺功能亢进可导致凝血功能紊乱（不足以独立诱发血栓），但会造成外科术后患者VTE风险增加；中心静脉置管本身不是VTE独立风险，但接受置管的患者多为恶性疾病，因而会导致血栓风险增高。获得性易栓疾病是指病程发生发展过程造成止凝血功能紊乱，导致显著血栓风险的各类疾病，如癌症、抗磷脂综合征、肾病综合征、重度感染、炎症性肠病、慢性心力衰竭、肝素诱导的血小板减少症、骨髓增殖性疾病、慢性阻塞性肺疾病和阵发性睡眠性血红蛋白尿症等。

遗传学研究显示，许多VTE患者有一种或多种遗传易患因素，而且表观遗传改变也可成为VTE的重要诱因。借助分子诊断技术，我们开始以新的视角审视先天性因素在VTE疾病成因、遗传模式和个体化治疗中的角色和权重，并尝试通过某些基因的热点突变检测进行疾病求因。VTE遗传风险因素具有高度异质性，其风险权重和独立性差异显著。从机制上，VTE遗传缺陷大致分为4类：①导致蛋白抗凝血功能缺失的基因突变，如抗凝血酶基因（*SERPINC1*）、蛋白C基因（*PROC*）、蛋白S基因（*PROS1*）、凝血酶调节蛋白基因（*THBD*）变异，可导致抗凝血系统功能减弱；②导致促凝功能增强的基因变异，如凝血酶原基因（*F2*）G20210A、因子Ⅴ基因（*F5*）Leiden、血管性血友病因子（*vWF*）及因子Ⅷ（*F8*）相关基因变异，可导致血液促凝趋势增强；③纤溶系统基因异常，如纤溶酶原激活物抑制剂-1基因（*PAI-1*）4G/5G，可导致纤溶系统功能抑制；④其他可间接影响凝血的基因变异或表观遗传学改变，如高DNA甲基化水平可引起多种抗凝因子沉默。

2. 动脉血栓栓塞性疾病 在急性冠脉综合征（ACS）的发生发展过程中，冠状动脉血管壁慢性炎症病变、内皮细胞功能缺陷、斑块破裂和急性血栓形成是其核心病理机制。血管壁持续炎性病变是影响血管内皮功能的重要因素，血液中免疫细胞（如单核细胞、中性粒细胞、淋巴细胞和树突状细胞）、不同来源的细胞因子（如白介素-6/8/10/12/18、肿瘤坏死因子-α、干扰素-γ等）、基质金属蛋白酶以及其他炎性介质（如C反应蛋白、血管细胞黏附分子-1、细胞间黏附分子-1、选择素和内皮素等）与内皮细胞、血小板以及凝血途径相互作用，导致ACS患者内皮功能障碍、斑块不稳定、斑块破裂和血小板-纤维蛋白栓子形成。

（三）诊断学研究

1. 静脉血栓栓塞性疾病 临床上，VTE的诊断是从疑诊、确诊、危险分层到求因的过程，各个环节都与诊断的及时性和准确性相关，同时也是持续完善和改进临床治疗的保障。对于疑似PTE患者，敏锐捕捉临床症状非常重要，主要包括气促、胸痛、咯血、晕厥、低血压等，但多数患者仅表现为其中一两种症状，甚至有患者无明显症状（需通过检查发现PTE）；部分患者因晕厥、胸痛、发热、咳嗽甚至腹痛入院，常被误诊为其他疾病。因此，对PTE早期临床征象有足够的警惕性，才能为进一步检查和确诊提供支撑。对于下肢DVT患者，查体时需注意患侧肢体肿胀、周径增粗（尤其是双下肢腿围的测量、治疗前后腿围的变化）、疼痛、压痛等。DVT与PTE关系密切，90%的PTE源于下肢静脉栓子的脱落，82%的急性PTE患者可以在诊断时发现DVT。因此，临床医生需建立VTE整体观念，即在诊断PTE的同时寻找DVT的证据，在诊断DVT时也要注意是否合并PTE。在实践中，应充分利用评分量表（如Wells评分和Geneva评分）和辅助检查（如血气分析、心电图、胸部X线检查、D-二聚体、超声检查）初步判断VTE可能性，在此基础上针对高度可能性患者实施确诊检查，如CT肺动脉造影（CTPA）、核素肺通气/灌注（V/Q）显像、磁共振肺动脉造影（MRPA）、肺动脉造影等。根据PTE是否合并低血压选择不同的诊断策略，进一步判断PTE的严重程度，也可利用肺栓塞严重程度指数（PESI）或其简化版本（sPESI）作为划分中危和低危的标准，评估患者预后。

2. 动脉血栓栓塞性疾病　对于冠心病患者的诊断过程涉及症状（与心肌缺血相关的胸部不适，如部位、性质、持续时间、诱因等）、先验概率（如通过病史、胸痛性质、性别、年龄等因素综合推断）、体征（如胸痛发作时常见心率增快、血压升高、表情焦虑、皮肤冷或出汗，可能出现第三、第四心音和轻度的二尖瓣关闭不全，但均无特异性）、体格检查（有助于识别非冠脉源性的胸痛，如肺栓塞、急性主动脉综合征、主动脉瓣狭窄；心外病变，如气胸、肺炎或肌肉骨骼疾病；腹部疾病；贫血和甲状腺功能异常诱发的疾病等）、实验室检查（如全血细胞计数、血糖、糖耐量试验、肝肾功能、心肌酶、心力衰竭标志物、血脂、甲状腺功能等）、心电图检查、胸部X线检查、超声检查、诊断心肌缺血的负荷试验（负荷心电图、负荷超声心动图、核素心肌负荷显像）、冠状动脉CT血管成像和冠状动脉造影。

（四）治疗学研究

抗栓治疗是血栓栓塞性疾病治疗的基石，包括抗凝治疗、抗血小板治疗、溶栓治疗和外科治疗。出凝血机制具有高度复杂性，因此在选择治疗方案时应充分考虑患者个体特征、病情复杂程度、联合用药以及禁忌证，并动态评估治疗的安全性和有效性，平衡获益和风险。

1. 抗凝治疗　抗凝药物是各类凝血途径阻断剂的总称，其作用机制是通过降低凝血因子水平或拮抗活化的凝血因子以缓解高凝状态、降低血栓负荷。根据给药方式，抗凝药物可分为口服和胃肠外两类：口服抗凝药包括维生素K拮抗剂（VKAs）和非维生素K拮抗的直接口服抗凝药（DOACs）；胃肠外抗凝药包括普通肝素（UFH）、低分子量肝素（LMWH）、磺达肝癸钠、比伐芦定和阿加曲班等。除VKAs外，其他抗凝药物均以因子Ⅱa和/或因子Ⅹa为拮抗靶点。

（1）华法林和DOACs：以华法林为代表的VKAs在临床上使用逾70年，其疗效肯定且价格低廉，目前仍广泛应用于动、静脉血栓和心腔内血栓治疗及防治领域。华法林的疗效和安全性易受环境和遗传因素影响，因此需常规监测凝血酶原时间、国际标准化比值（INR）。对于INR不稳定的患者，应综合考虑饮食结构、体重、营养状态、甲状腺功能、联合用药等方面的影响。此外，基因检查（尤其是*CYP2C9*和*VKORC1*基因多态性）有助于华法林剂量的调整，如*CYP2C9*3*携带者需给予较低剂量的华法林以降低出血风险，而*VKORC1*基因多态性不但对华法林剂量产生影响且有明显的种族差异。此外，华法林能够透过胎盘屏障，有造成妊娠早期胎儿畸形的风险，因此妊娠期是应用华法林的禁忌领域。DOACs在21世纪初期开始应用于临床，为单靶点药物，包括因子Ⅱa抑制剂（如达比加群酯）和因子Ⅹa抑制剂（如利伐沙班、阿哌沙班和艾多沙班）。DOACs的药代动力学稳定，安全性优于华法林，但肝肾功能障碍、胃肠道吸收不良、联合用药及高龄等因素可能干扰药物代谢；在一些特殊情况下，如严重出血、抗凝失败、药物过量、接受硬膜外隙阻滞麻醉、急症手术以及溶栓治疗等，则需评估凝血功能和血药浓度。

（2）肝素类药物：包括普通肝素（UFH）、低分子量肝素（LMWH）和磺达肝癸钠。UFH由高度硫酸化多糖链构成，分子量为3000～30000道尔顿，UFH中的戊糖结构与抗凝血酶（AT）赖氨酸结合，并使AT的精氨酸反应中心发生构象改变，加速其对因子Ⅱa和因子Ⅹa的抑制（比例为1:1）。相比于UFH，LMWH的糖链更短，很难同时与因子Ⅱa结合，因此LMWH抑制因子Ⅹa的能力强于对FⅡa的抑制[抗因子Ⅹa与抗因子Ⅱa活性比为（2～4）:1]。磺达肝癸钠是人工合成的因子Ⅹa抑制剂，本身即为戊糖结构，分子量为1728道尔顿，对因子Ⅹa有高度选择性，不能抑制因子Ⅱa。此类药物的抗凝效果呈剂量依赖性，在临床应用中可根据患者情况采用固定剂量或体重调节剂量。

UFH由于分子异质性较大，在进入血液后可与多种血浆蛋白质、内皮细胞和巨噬细胞表面的受体结合并被灭活，导致UFH在不同个体或疾病阶段的生物利用度、抗凝活性以及药代动力学差别明显，因此在治疗时需行常规实验监测以评估安全性和有效性，并根据检测结果调整药物剂量。小剂量UFH在不同个体或疾病阶段时的生物利用度差异显著，甚至无法达到预期的抗凝效果；在较大剂量UFH给药时，细胞外基质（皮下注射）、血浆蛋白质或相关受体的结合能力达到饱和，UFH的半衰期随剂量的增加而延长，并最终达到稳定。

LMWH是由UFH解聚制备而成，分子量远小于UFH，其药效学及药代学特性明显不同。与UFH比较，LMWH的糖链更短，成分更均一，皮下注射吸收更快，与血浆蛋白质亲和力更低，皮下注射损失小，这就使得其半衰期比UFH长2～4倍；同时，LMWH结合细胞外基质、内皮细胞受体的能力较弱，生物利用度达到90%，抗凝效果可预测，不需常规监测。此外，LMWH导致骨质疏松的风险低于UFH。

磺达肝癸钠在皮下给药后吸收迅速完全，2小时内出现血药峰值，生物利用度达100%，半衰期17～21小时，3～4天达到稳态血浆浓度。磺达肝癸钠与血浆中其他蛋白无显著结合活性，与华法林、阿司匹林、地高辛和吡罗昔康无药物间相互作用，因此，不需常规监测。

（3）阿加曲班和比伐芦定：以胃肠外方式给药的直接凝血酶抑制剂（DTI）主要包括阿加曲班和比伐芦定，两种药物的共同特征是对FⅡa有高度选择性，能可逆性抑制FⅡa活性，主要用于血栓急性期治疗和肝素诱导的血小板减少症（HIT）的替代治疗。阿加曲班的血浆半衰期为45分钟，主要依赖肝代谢清除；比伐芦定的血浆半衰期为25分钟，主要依赖肾和蛋白酶降解两种途径清除，临床可根据给药剂量酌情选择活化部分凝血活酶时间（APTT）和活化凝血时间（ACT）进行监测。

2. 抗血小板治疗　抗血小板药物是一类能阻断血小板活化通路或拮抗其结合位点的血小板功能抑制剂，广泛应用于心脑血管疾病的治疗和一、二级预防领域，主要包括阿司匹林、P2Y12受体阻断剂（如氯吡格雷、替格瑞洛）和血小板膜糖蛋白Ⅱb/Ⅲa受体阻断剂（如阿昔单抗、依替巴肽和替罗非班）等。抗血小板治疗的效果受血小板对药物反应多样性的影响，血小板功能过度抑制可导致出血，对治疗反应降低（即治疗后残留血小板高反应性）可导致血栓复发。

（1）阿司匹林：其抗血小板机制是诱导环氧合酶-1（COX-1）丝氨酸残基乙酰化，通过改变COX-1活性部位的构象阻断前列腺素和血栓烷A_2的合成，100mg阿司匹林即可有效抑制血小板活性。由于阿司匹林对COX-1的阻断是不可逆的，抗血小板效应会贯穿血小板生存周期（平均7天）。阿司匹林治疗的有效性与血管事件风险水平相关，治疗对低危患者获益小，高危患者获益大。

（2）氯吡格雷：氯吡格雷是本身无活性的前体药物，属于噻吩并吡啶类衍生物，口服后经肝细胞色素酶P450酶系催化形成活性代谢产物后，能与P2Y12受体的半胱氨酸残基结合并对P2Y12受体产生不可逆抑制，从而发挥抗血小板作用。氯吡格雷代谢产物主要由尿液和粪便排出。

（3）替格瑞洛：是一种选择性P2Y12受体阻断剂，化学分类为环戊基三唑嘧啶（ADP衍生物）。替格瑞洛本身为活性药物，有起效快、效应稳定的特点，在口服后迅速吸收代谢，给药早期即可产生较强的抗血小板作用，能有效抑制ADP介导的血小板聚集（作用可逆）。替格瑞洛主要分布于血浆，在尿液和粪便中亦可检出其代谢产物。

（4）阿昔单抗、依替巴肽和替罗非班：血小板膜糖蛋白（glycoprotein，GP）Ⅱb/Ⅲa受体是跨膜受体，也是血小板表面最主要的纤维蛋白原（fibrinogen，Fib）受体（每个血小板上可表达50000～70000个GPⅡb/Ⅲa受体），在静息状态下与Fib的亲和力很低。当血小板激活后，GPⅡb/Ⅲa受体的细胞外区域发生构象改变，与Fib的亲和力显著增加，GPⅡb/Ⅲa受体进一步变形生成配体诱导的结合位点，促进血小板的变形和聚集，因此，阻断GPⅡb/Ⅲa受体即可有效抑制血小板聚集。目前，常用的GPⅡb/Ⅲa受体阻断剂有3种，包括阿昔单抗、依替巴肽和替罗非班。阿昔单抗对GPⅡb/Ⅲa受体有高度亲和力，在循环血液中与血小板不可逆结合的阿昔单抗能存在≥10天，终止给药后，阿昔单抗对血小板的残留抑制作用可持续10天左右；阿昔单抗主要用于高危或急诊经皮冠状动脉介入治疗（PCI）患者。替罗非班对Ⅱb/Ⅲa受体有高度选择性且作用可逆，半衰期约1.8小时，抑制时间与药物的血浆浓度相平行，在停药4小时后血小板功能迅速恢复至基线水平；替罗非班主要用于治疗急性冠脉综合征、行PCI或冠脉内斑块切除术的患者。依替巴肽对Ⅱb/Ⅲa受体有高度选择性且作用可逆，半衰期为10～15分钟，作用持续2～4小时，停药4小时后血小板聚集率迅速恢复至基线水平50%以上；依替巴肽主要用于急性冠脉综合征及行PCI治疗的患者。

3. 溶栓治疗　人体纤维蛋白溶解系统由纤溶酶原、t-PA、PAI-1、α_2-抗纤溶酶等十余种蛋白质构成，主要的生物学功能是降解血管内的纤维蛋白，恢复正常血流灌注，纤溶系统的功能状态取决于促纤溶和抗纤溶之间的平衡。溶栓药物是一类能将纤溶酶原激活为纤溶酶以促进血栓溶解的纤溶激活剂，普遍应用于心脑血管疾病的急性期治疗，常用的溶栓药物包括非特异性纤溶酶原激活剂（如尿激酶、链激酶）和特异性纤溶酶原激活剂（如阿替普酶、瑞替普酶、替奈普酶等）。

（1）非特异性纤溶酶原激活剂：尿激酶和链激酶对纤维蛋白的特异性低，易导致全身性纤溶活性亢进，可引起严重出血。尿激酶是一种丝氨酸蛋白酶，无抗原性，可直接激活纤溶酶原，纤溶效应可持续12～24小时，但血中存在纤溶酶原激活抑制物和α_2-抗纤溶酶，因此，需大量使用才能发挥溶栓作用。链激酶是一种非酶性单链蛋白，不直接激活纤溶酶原，而是与纤溶酶原结合形成复合物，进而转化纤溶酶原为纤溶酶。链激酶有抗原性，易致过敏，重复使用应间隔4年。

（2）特异性纤溶酶原激活剂：此类溶栓药物对纤维蛋白特异性高，与纤维蛋白原亲和力低，能选择性激活血栓中与纤维蛋白结合的纤溶酶原，溶栓作用强于链激酶和尿激酶，不易引发全身性纤溶亢进，无抗原性。阿替普酶是一种基因重组的组织型纤溶酶原激活物（rt-PA），可产生较强的局部纤溶作用，需持续给药，大剂量应用时会降解血液循环中的纤维蛋白原，导致严重出血。瑞替普酶是一种t-PA的非糖基化单链缺失变异体，纤维蛋白特异性较阿替普酶低，但半衰期更长，可间隔给药。替奈普酶是一种t-PA的多位点突变体，对纤维蛋白的特异性比阿替普酶强14倍，对PAI-1的耐受性增加80倍，出血风险更小，血栓溶解和血管再通更为迅速，对形成较久的血栓有明显效果。

（3）溶栓监测：溶栓治疗时需常规检测血浆Fib水平，避免过度纤溶所致的出血风险，Fib＜1.5g/L时应减少药物剂量，Fib＜1.0g/L时应停止溶栓治疗。同时，应密切监测血小板计数（platelet，Plt），Plt＜80×10^9/L或较基础值降低超过20%，应注意出血风险；Plt＜50×10^9/L时，应停用溶栓药物并根据有无出血情况来制订进一步的治疗方案。此外，动态监测血浆D-二聚体水平是评估溶栓疗效的灵敏手段，在溶栓治疗过程中，D-二聚体由高水平逐渐趋于正常或持续处于低水平，提示治疗有效；如为陈旧性血栓，则血浆D-二聚体水平在治疗过程中变化不明显。

4. 外科治疗　手术干预以达到血管畅通的目的，主要使用介入溶栓/置管溶栓、血栓抽吸、手术取栓等方法。通过介入治疗，使溶栓药物直接与血栓接触，促进血栓"溶解"，是大血管（膝关节以上）常用的手术治疗方法；此外，随着介入技术及器械的不断更新，局部短时间溶栓配合AngioJet血栓抽吸，也在临床上得到广泛应用，可降低长时间溶栓导致的并发症和血栓形成后的远期并发症发生率，大大减轻患者痛苦。随着腔内技术的不断进步，手术取栓在临床上的应用逐渐减少。对于中、重度的血栓形成后综合征（PTS）患者，通过手术重建下肢深静脉或修复已损坏的静脉瓣膜，可恢复下肢静脉正常血流。

对于足靴区静脉性溃疡者，如深静脉未完全再通，可行大隐静脉高位结扎、小腿浅静脉剥脱和交通支结扎术，以促进溃疡的愈合。近年来，下肢深静脉PTS的腔内介入治疗技术也得到快速发展，病变血管通过行球囊扩张和支架植入，达到恢复血流的目的，创伤小、操作简便，更符合人体正常的解剖和生理特征。支架植入术后也应口服抗栓药物和进行压力治疗，降低支架植入术后再狭窄的发生率。髂股段静脉PTS支架植入术后，应规律口服抗栓药物（根据患者情况口服抗凝药物及阿司匹林），同时进行压力治疗，对提高支架远期通畅率非常关键。

对于门静脉系统血栓，如抗凝治疗效果不佳，可考虑使用介入治疗方法，包括经肠系膜上动脉插管溶栓、经皮肝穿刺门静脉置管溶栓、经颈内静脉门静脉穿刺等。首先须明确门静脉系统确实存在血栓，其次患者病情较稳定，未出现肠坏死，并且无溶栓治疗的禁忌证。入路是限制介入手术的重要方面，经肠系膜动脉入路并不能直接吸栓，由动脉入路溶栓与全身溶栓的区别不大。经皮经肝至门静脉入路损伤较大，吸栓可以尝试，但溶栓容易导致肝、腹腔出血。经颈经肝静脉至门静脉入路操作更加困难，此时门静脉内因血栓存在往往显影不佳。对于抗凝无效的急性肠系膜静脉血栓栓塞患者（暂不需要外科干预），可行导管下溶栓，可改善症状，使肠切除概率下降，并发症减少（但同时出血风险明显增加）。导管下取栓可作为溶栓治疗和抗凝治疗的辅助手段（取栓对于急性栓塞最有效），这种方法对于大血管血栓形成的患者可快速改善静脉血流通过率，方法包括经皮机械取栓、血管成形和支架以及吸栓。非手术治疗比手术治疗更能改善生存率，减少并发症，但对于血流动力学不稳定、腹膜炎和肠坏死的患者仍需手术治疗。对于已经出现局限性或弥漫性腹膜炎体征的患者，应行急症开腹探查术，术中一旦明确肠系膜静脉血栓，应立即给予静脉抗凝。肠道切除的范围取决于手术探查结果，应尽可能保留肠管，可在首次手术中只切除已明确坏死的肠管，在积极抗凝的同时于24小时后进行二次剖腹探查。

（五）预防性研究

1. **静脉血栓栓塞性疾病** 近年来，关于中国人群VTE的流行病学研究数据日益增多。来自全国肺栓塞与肺血管病防治协作组与国家"十三五"肺栓塞精准研究团队的研究结果显示：从2007—2016年，基于住院患者资料及2010年我国人口普查数据获得的PTE人群患病率，从2007年的1.2/10万上升至2016年的7.1/10万，我国PTE患者住院期间病死率从8.5%下降为3.9%。这样的结果与多年来国内有识之士大力推动、多学科专家紧密协作、系列指南出台、诊治规范推广及国家系列科技支撑研究课题的深入开展关系密切。一项全国性、多中心、横断面研究结果显示，在13609例住院患者中，接受任何预防措施与恰当预防方法的患者比例分别为14.3%和10.3%；1942例患者（14.3%，95% CI：13.7%～14.9%）接受任何VTE预防，包括984例高风险外科患者（26.4%，95% CI：25.0%～27.8%）和312例高风险内科患者（12.9%，95% CI：11.5%～14.2%）；接受恰当VTE预防的971例患者（10.3%，95% CI：9.7%～10.9%）中，包括608例为高风险外科患者（16.3%，95% CI：5.1%～17.5%）和146例高风险内科患者（6.0%，95% CI：5.1%～7.0%）。结论认为，我国大部分住院患者具有VTE风险，但临床上对VTE风险管理不足，依从指南推荐的预防措施实施率很低（特别是内科患者）。该研究在一定程度上反映了我国医院内VTE风险和预防现状，显示我国的预防率显著低于国际上ENDORSE研究10年前发表的结果（内科43%、外科55%），而预防率低是VTE事件发生率不断增高的重要原因。

VTE是一种可防可治的疾病，预防措施主要包括一般措施、药物预防和物理预防。其中，一般措施主要有下肢主动或被动活动、尽早下床活动、避免脱水、精细微创手术操作；药物预防是对无抗凝禁忌的VTE高危患者进行风险分级，根据病因、体重以及肾功能选择药物、确定剂量、药物预防开始和持续时间，对长期药物预防的患者，应评估预防的收益和风险，并征求患者和/或家属的意见；物理预防主要适用于有出血或大出血高风险的VTE高危患者，包括间歇充气加压装置、抗栓弹力袜、足底静脉泵，早期开始大腿、小腿及踝关节活动对于预防DVT有重要意义，当出血或出血风险已降低且VTE风险持续存在时，可调整为抗凝药物预防或药物预防联合物理预防。

2. **动脉血栓栓塞性疾病**　心血管疾病是全球疾病负担和死亡的主要原因，我国心血管疾病防治工作在取得初步成效的同时也面临着严峻的挑战，心血管疾病具有高患病率、高致残率、高复发率和高病死率的特点，带来了沉重的社会及经济负担。数据显示，目前全国现有心血管疾病患者3.3亿，心血管疾病死亡人数由1990年的256万上升到2013年的372万，已成为我国居民因病死亡的首要原因，高于肿瘤及其他疾病，并正加快向年轻人群蔓延。随着工业化、城镇化、人口老龄化、生态环境及生活方式改变等，我国心血管疾病患病率和死亡率仍处于持续上升阶段，心血管疾病住院费用年均增速远高于国内生产总值增速，已成为重大的公共卫生问题，防治心血管疾病刻不容缓。基层和社区医疗机构心血管疾病患者数量众多，且发病急，病情变化快，防治形势刻不容缓。因此，提升全科和基层医生对心血管疾病的诊治能力是实现健康中国建设的重要环节。

五、研究前景与展望

随着国内各类血栓防治指南的制订及专业培训的开展，人们对血栓栓塞性疾病的观念已发生重要转变。近年来VTE防控在国家层面也越来越受到关注，通过VTE相关研究的开展以及指南推广等措施，临床医生对VTE的认知水平和应对能力得到显著提升，为构建医院内VTE防控体系奠定了坚实的基础。在动脉血栓栓塞性疾病领域，对于心血管疾病、脑血管病、外周血管疾病人群，已经构建起从初级预防到三级预防的完备体系，通过推动健康生活方式、开展防病教育、定期筛查、定期体检、专科门诊或康复治疗等方式，有效控制获得性动脉粥样硬化危险因素，延缓病情发展，降低心血管事件的发生或复发风险，提升患者生活质量。

（一）从诊治到预防

1. **VTE**　近年来，VTE已经成为全球性的医疗保健问题。住院患者发生VTE的风险与病情、手术以及其他风险因素（如高龄、肥胖、卧床、并发症等）有关，是导致医院内患者非预期死亡的重要原因。国内外研究数据显示，无论是手术患者还是非手术患者，40%～60%存在VTE风险，但是高危人群的防控比例却很低，亚洲国家的防控比例更低。过去的一段时间，在多学科专家和同道的共同努力下，我国在肺栓塞与深静脉血栓形成领域开展了大量推进工作，其中系列防治指南的发表为我国医学界提供了临床工作的工具和蓝本；相关流行病学研究和预防现状调查研究的开展，为我国VTE的防治贡献了重要的基础性数据；肺栓塞与深静脉血栓形成防治能力建设项目顺利启动，为VTE的规范化防治管理与建设探索了一种培训模式，同时也为全方位提升我国VTE预防和诊治能力、推动我国静脉血栓栓塞性疾病多学科交流提供了很好的平台。

医院内VTE防治体系建设是降低住院患者血栓发生率的关键，其主要工作包括：①提高意识，加强健康教育，提高医务人员、公众、媒体、政府等全社会对VTE的认识与认知；②规范防治，通过指南规范，指导国内临床实践，规范和发展临床诊治与预防关键技术，如PTE相关诊断技术、DVT相关诊断技术、常规检测技术和遗传性易栓症检测技术、治疗关键技术、预防技术等；③深化研究，通过持续临床研究更新临床诊治策略、指导临床实践，研究的重点包括注册登记研究、构建中国人群VTE生物标本库、发展新型与适宜技术；④防治体系，建设医院内综合防治体系、院际间的多学科防治与管理体系以及科室间会诊转诊体系。

2. **动脉血栓栓塞性疾病** 动脉血栓栓塞性疾病相关危险因素主要包括吸烟（增加冠心病的发生率和死亡率）、血脂异常（尤其是低密度脂蛋白水平升高和高密度脂蛋白水平降低）、高血压、糖尿病、男性、绝经后状态等。心血管疾病预防涉及初级预防、一级预防、二级预防和三级预防，覆盖范围包括心血管疾病、脑血管疾病、外周血管疾病。动脉粥样硬化性疾病是心血管疾病致残致死的主要原因，因此，心血管疾病的预防策略旨在控制可改变的动脉粥样硬化危险因素，降低心血管事件的发生率。

（1）初级预防：主要针对无心血管疾病人群（未暴露于危险因素），以人群预防为基础，避免心血管危险因素的发生。由于任何危险因素都会增加心血管疾病风险，因此应在控制危险因素的同时，推动健康的生活方式，避免危险因素的发生。

（2）一级预防：主要目的是消除或减少危险因素，减少个体发病风险，降低群体发病率。一级预防包括针对全体居民的群体预防策略以及针对高危个体和人群（吸烟、高血压、高血脂、肥胖）的高危预防策略。一级预防要求采取综合性的社会卫生措施，针对心血管疾病的危险因素提出干预办法，通过推动健康生活方式、开展防病教育、定期对高危人群筛查等方式实现早期干预。

（3）二级预防：指对已罹患心血管疾病的患者采用早发现、早诊断和早治疗等干预措施（药物或非药物方式），逆转病情，提高疗效，预防疾病复发或病情加重，降低患者经济负担，提升患者生活质量。二级预防的主要实施方式包括普查、筛查、定期体检和设立专科门诊等。

（4）三级预防：指对有严重或多种并发症且病情危重或病程长、预后不良的高血压患者、心肌梗死或缺血性脑卒中反复发作患者采取积极的临床干预和康复措施，防止病情恶化，预防严重并发症，防止伤残。同时，对已丧失劳动能力或伤残者进行康复治疗，开展功能性及心理康复，提升患者生活质量，延长寿命。三级预防除合理药物治疗外，根据患者情况可采用心血管介入或外科疗法。

（二）从专业领域到社会公众

近年来，国际VTE相关研究不断深入且备受关注，循证指南持续更新，VTE防治网络体系初见端倪，但我国VTE防治领域依然面临严峻挑战：首先是观念问题，医务人员、公众、政府、媒体等各方对VTE的认识严重不足；其次是规范问题，VTE临床表现无特异性，易漏诊和误诊，不同学科对PTE和DVT的诊治水平差异较大；最后是预防问题，预防意识淡薄，人群预防率低，预防措施不足。在动脉血栓栓塞性疾病领域，提倡健康生活方式，采用规范化风险评估工具，全面分析影响疾病发生发展的社会性因素，完善特定个体的预防措施；开展高水平临床研究，为医生选择合理的治疗手段、完善诊治策略、提高诊治水平、探索新型临床管理思路提供依据；借助信息技术发展推动从以医生为中心向以患者为中心的转变，促进医疗服务模式的变革。

1. **VTE防治的核心工作**

（1）体系建设与政策支持：从国家和行政层面给予政策配套，同时与各级卫生行政主管部门合作，在时间、设备、人员以及信息等方面增加投入，推动建立国家级的VTE防治能力建设项目。在2019年开始实施的三级公立医院新型绩效考核标准中，已将医院内VTE防治作为重要评估要素。

（2）中心建设与区域联盟：完善中国VTE防治中心建设和认证的组织架构和管理体系；为了达到VTE预防目标，在各中心成立多学科VTE小组或指导委员会，并且向主管部门定期报告进展情况。推动全国各区域成立VTE区域联盟，推广VTE中心规范化建设在省级、地市级和基层落地；建立具有示范作用的区域防治中心，通过参访交流，实现全国各区域分中心的标准化和同质化。

（3）信息平台与医疗质控：建立全国急性肺栓塞和深静脉血栓形成的注册登记平台和医疗质控平台；制订可靠的数据收集方案，不断评价和跟进项目实施的效果。制订统一的质控指标，建立全国、省级、地市级和医院内的质控体系，切实保障患者安全，提升医疗质量；制订特定的项目目标，有确定的项目计划，确定的时间表，可预期（测量）的过程指标和结局指标。制订一个经过验证的质量改进（quality improvement，QI）框架，用于指导、协调整个项目中每一个突破性改进步骤。

（4）项目实施与教育培训：标准化VTE风险评估的计划书应嵌入到患者管理中。计划书的设计方案必须高度可靠，并且能够得到有效实施，包括制订一个基于循证医学证据的标准化VTE风险评估和预防策略实施的计划书；制订一个保证计划书能够顺利实施的方案（执行机构的基础设施、政策保证、临床实践和培训教育计划）。通过广泛开展公众教育，提高医生、护士、管理者、患者、患者家属对肺栓塞及深静脉血栓形成的认知和预防意识。

（5）合作研究与国际交流：推动肺栓塞和深静脉血栓形成相关临床研究，结合中国人特点，制订出适合于我国人群的风险评估和预防方案，推广中国模式；国内专家也应与国际血栓领域专家和示范中心保持联系和交流，吸收先进的防治理念和技术，全面提升我国的VTE防治水平，在国际舞台上传递中国声音。

（6）鼓励社会公众关注VTE：缺少预防意识已成为防治VTE的掣肘。设立"世界血栓日"，鼓励社会公众关注VTE，了解VTE的症状、体征及危险因素，让公众（患者及其家属）充分了解VTE风险以及基本预防措施，从医患双方着力，让VTE风险评估及预防成为医疗工作的常规行为，从而推动VTE防治工作。世界卫生组织向全球发出了关注VTE的承诺书，强调除了让医护人员了解评估、防治知识并给予适当的软硬件配置外，还要让VTE患者及社会大众都知晓该权利，能够主动要求医务人员落实风险评估，并采取必要的预防措施，一旦出现症状立刻寻求治疗。

2. 积极推进动脉血栓栓塞性疾病的防治　对于动脉血栓栓塞性疾病风险人群而言，终生的健康生活方式是预防动脉粥样硬化性血管疾病、心力衰竭和心房颤动的重要方法，临床医生应评估影响个体健康的社会决定因素，以便为治疗决策提供信息和制订预防心血管疾病的有效策略。40～75岁的成年人在开始药物治疗之前（如降压治疗、他汀类药物或阿司匹林），通过"10年动脉粥样硬化性心血管疾病（ASCVD）"风险评估，医生应与患者做充分讨论，无论是否存在其他风险增强因素，都有助于完善特定个体的预防性干预决策。

开展高水平规范化的临床研究（包括随机对照临床试验、多中心前瞻性队列研究），不但为医生客观评价治疗手段安全性和有效性、完善诊治策略、提高诊治水平提供依据，同时也是不断探索临床管理新思路的重要基础。尽管我国开展临床研究的条件和临床研究管理的质量已明显改善，但整体研究水平仍与发达国家有明显差距，高水平临床研究较少。因此，如何提高大规模临床研究的设计、运行和管理水平，使其结果得到更多国际同行认可，仍是我们面临的巨大挑战。

随着信息技术的高速发展，心血管疾病防治领域将与互联网、大数据、人工智能、生物技术深度融合，不断改变人群健康管理模式，如：①人工智能通过对超声心动图或心电图的学习来识别瓣膜病和心肌病的病理特征，进而有效识别心律失常事件；②通过构建神经网络模型识别有潜在缺血性心血管事件的高危个体；③可穿戴设备用于监测和诊断心律失常或心力衰竭；④人工智能基于大数据来制订和调整接受长期抗凝治疗患者的用药方案。信息技术的发展将有力推动从以医生为中心向以患者为中心的转变，将为心血管疾病领域带来医疗服务模式的巨大变革。

（三）从临床防治到医院内全方位管理

致死性PTE的救治要从源头抓起。规范我国VTE的临床管理，构建各级医院内VTE防治管理体系，推动我国整体VTE防治水平的提升，可有效减少致死性PTE的发生。2018年10月，由国家卫生健康委员会医政医管局正式批准的"全国肺栓塞和深静脉血栓形成防治能力建设项目"正式启动。根据国家卫生健康委员会《关于同意开展加强肺栓塞和医院内静脉血栓栓塞症防治能力建设项目》（国卫医资源便函〔2018〕139号）的精神和要求，促进分级诊疗政策落地，通过全国呼吸专科医联体，启动了国家肺栓塞和医院内VTE防治能力建设项目，项目将通过构建肺栓塞与医院内VTE防治管理体系，采取积极的风险评估手段，制订有效的预防方法和策略，规范肺栓塞与VTE的预防、诊断与治疗，降低VTE导致的疾病负担，同时改善患者预后，提高医疗质量，保障住院患者医疗安全。通过系统的流行病学和临床研究进一步探索中国人群发病规律，带动我国整体肺栓塞和医院内VTE防治水平的提升。项目运行2年以来，越来越多的医院通过中心建设、实地参访和交流，在VTE的临床、护理、管理等多个层面得到了全方位的建设与提高。全国各省市积极响应国家卫生健康委员会的精神和要求，多省已建立省级VTE区域联盟，各省VTE区域性组织作为"全国肺栓塞和深静脉血栓形成防治能力建设项目"的重要抓手，承担区域VTE防治体系建设与发展的重要任务，配合开展一系列医政管理、临床实践、科学研究以及参访、认证等工作。

（四）从参考国外指南到制订自己的指南

指南制订的目的是总结和评估可用的循证医学证据，从而帮助临床医生和专业人员针对患者提出最佳的治疗策略。近年来，欧洲呼吸学会/欧洲心脏病学会（ERS/ESC）、美国胸科医师学会（ACCP）以及其他协会和组织陆续发布了多种血栓防治指南。这些指南在撰写过程中对病情评估、诊断/治疗过程、资源使用和指南执行情况做了大量的注册登记工作，通过收集日常临床实践数据，使指南更好地反映了世界各地的医疗实践情况。此外，指南的更新意见对于指导临床实践也具有非常重要的价值。

近年来，我国的指南也正在随着新的临床证据出现逐渐进行更新。另一方面，尽管国际上已有大量VTE相关诊断、治疗和预防指南的发布，但在临床应用过程中尚存在许多问题：首先是国际指南的质量良莠不齐，不同指南的推荐意见之间常存在不一致性；其次，影像诊断技术和生物学标志物的临床应用虽然提升了对PTE诊断和危险分层的认识水平，但欧美指南的评估规则以及分型标准是否适合中国人尚需临床验证；再次，国际指南推荐的PTE治疗方案与我国的实际情况存在差异。基于此，为更好指导我国医生的临床实践，来自呼吸、心血管、血液、影像、超声、药学、检验、循证医学及统计等领域国内外专家共同参与，基于当前循证医学证据，制订了《肺血栓栓塞症诊治与预防指南》《医院内静脉血栓栓塞症防治与管理建议》和《中国血栓性疾病防治指南》，并相继发表于《中华医学杂志》，这3部指南的制订严格参照国际指南制订流程和标准，采用经科学评估的国内外循证医学文献证据，充实了国人循证医学资料，将循证推荐和临床实践经验相结合，使之更适合我国国情和临床实践。新版指南结合我国人群的特点，尊重国人的固有习惯和思维方式，最大程度兼顾了不同层次医生需求，既具有中国特色，又与国际接轨，是符合我国人群和国情特点的临床诊治和预防指南。指南的发布、解读和推广，对规范血栓栓塞性疾病的诊疗有重要意义，为广大临床医生诊疗方案的制订提供简便易用、切实可行的指导和参考。

（五）从几个学科到多个学科综合防治

由于血栓栓塞性疾病机制复杂，风险因素繁多且相互叠加，临床表现不典型，疾病发展过程隐匿，因此在疾病求因、危险度分层、药物干预等方面存在许多困难。在临床实践中，几乎所有学科都在不同程度上面临血栓预防问题，患者个体特征（如高龄、肥胖、遗传缺陷）、原发病、合并症、制动（如长期卧床）、治疗因素（如手术后、肿瘤药物治疗）等，使得单一学科很难有效应对风险识别、预防性干预以及合理治疗方面的挑战。随着现代医学技术发展日新月异，大型医院学科分类越来越细，专科和亚专科大量出现，利用多学科诊疗团队（MDT）解决疑难血栓栓塞性疾病的防治问题正在成为主流。MDT是由来自不同临床科室、医技科室医生共同组成的专家团队，围绕特定患者或疾病，通过定期/不定期会诊形式，共同讨论、制订科学、合理、规范的诊疗方案，继而由相关学科实施或多学科联合执行的新型模式。MDT打破传统学科部门间的壁垒，以患者为核心，实现多学科资源和优势的充分整合，有效推进学科建设，提高诊治质量，实现医院、科室、医生整体临床诊疗水平的共同进步，从根本上降低医疗费用，大大改善患者就医体验，近年来已成为现代国际医疗领域广为推崇的先进诊疗模式。MDT模式在中国、美国及欧洲国家开始普及并逐渐建立起相关工作制度，其优势包括能制订出更完善的治疗方案、促进多学科学习交流、优化资源并提高诊疗效率、加强专业间合作、最大限度上降低诊疗过程中因专业差异以及医生主观因素所致的潜在风险。

（翟振国　门剑龙　孙艺红）

参考文献

［1］ ZHANG Z，LEI J，SHAO X，et al. Trends in hospitalization and in-hospital mortality from VTE，2007 to 2016，in China［J］. Chest，2019，155（2）：342-353.

［2］ ZHAI Z，KAN Q，LI W，et al. VTE risk profiles and prophylaxis in medical and surgical inpatients：The identification of chinese hospitalized patients' risk profile for venous thromboembolism（dissolve-2）-a cross-sectional study［J］. Chest，2019，155（1）：114-122.

［3］ 中华医学会呼吸病学分会肺栓塞与肺血管病学组，中国医师协会呼吸医师分会肺栓塞与肺血管病工作委员会，全国非栓塞与肺血管病防治协作组. 肺血栓栓塞症诊治与预防指南［J］. 中华医学杂志，2018，98（14）：1060-1087.

［4］ 刘凤林，秦净. 从指南到实践：解析《中国普通外科围手术期血栓预防与管理指南》［J］. 协和医学杂志，2018，9（2）：144-149.

［5］ KHAN F，TRITSCHLER T，KAHN SR，et al. Venous thromboembolism［J］. Lancet，2021，398（10294）：64-77.

［6］ MCCABE BE，VESELIS CA，GOYKHMAN I，et al. Beyond pulmonary embolism；nonthrombotic pulmonary embolism as diagnostic challenges［J］. Curr Probl Diagn Radiol，2019，48：387-392.

［7］ WEITZ JI，CHAN NC. Novel antithrombotic strategies for treatment of venous thromboembolism［J］. Blood，2020，135：351-359.

［8］ MONREAL M，AGNELLI G，CHUANG LH，et al. Deep vein thrombosis in europe-health-related quality of life and mortality［J］. Clin Appl Thromb Hemost，2019.25：1076029619883946.

［9］HEIT JA，SPENCER FA，WHITE RH．The epidemiology of venous thromboembolism［J］．J Thromb Thmmbolysis，2016，41（1）：3-14.

［10］JIMENEZ D，DE MIGILEL-DIEZ J，GUIJARRO R，et al．Trends in the management and outcomes of acute pulmonary embolism：analysis from the RIETE registry［J］．J Am Coll Cardiol，2016，67（2）：162-170.

［11］ARSHAD N，BJØRI E，HINDBERG K，et al．Recurrence and mortality after first venous thromboembolism in a large population-based cohort［J］．J Thromb Haemost，2017，15（2）：295-303.

［12］张宇，翟振国，王辰．全外显子测序在VTE的研究现状和展望［J］．中华结核和呼吸杂志，2018，41（12）：974-978.

［13］李溪远，李扬，任静，等．VTE的遗传学研究有助于病因探索［J］．中华检验医学杂志，2020，43（8）：768-775.

［14］LI J，LI X，ROSS JS，et al．Fibrinolytic therapy in hospitals without percutaneous coronary intervention capabilities in China from 2001 to 2011：China PEACE-retrospective AMI study［J］．Eur Heart J Acute Cardiovasc Care，2017，6（3）：232-243.

［15］LU JP，LU Y，YANG H，et al．Characteristics of high cardiovascular risk in 1.7 million chinese adults［J］．Ann Intern Med，2019，170（5）：298-308.

［16］ZHAO D，LIU J，WANG M，et al．Epidemiology of cardiovascular disease in China：current features and implications［J］．Nat Rev Cardiol，2019，16（4）：203-212.

［17］中华医学会心血管疾病学分会介入心脏病学组，中华医学会心血管疾病学分会动脉粥样硬化与冠心病学组，中国医师协会心血管内科医师分会血栓防治专业委员会，等．稳定性冠心病诊断与治疗指南［J］．中华心血管疾病杂志，2018，46（9）：680-694.

［18］韩雅玲．以科技创新驱动引领我国心血管疾病领域高质量发展［J］．中华心血管疾病杂志，2021，49（1）：1-2.

第一篇
静脉血栓栓塞性疾病

第一章

肺血栓栓塞症

第一节 概　述

肺栓塞（PE）是以各种栓子阻塞肺动脉或其分支为发病原因的一组疾病或临床综合征的总称，包括肺血栓栓塞症（PTE）、脂肪栓塞综合征、羊水栓塞、空气栓塞、肿瘤栓塞等，其中PTE是最常见的肺栓塞类型。引起PTE的血栓主要来源于下肢的深静脉血栓形成（DVT）。因此PTE和DVT合称为静脉血栓栓塞症（VTE），两者具有相同易患因素，是VTE在不同部位、不同阶段的两种临床表现形式。血栓栓塞肺动脉后，血栓不溶、机化，肺血管重构等造成血管狭窄或闭塞，导致肺血管阻力（PVR）增加，肺动脉压力进行性增高，最终可引起右心室肥厚和右心衰竭，称为慢性血栓栓塞性肺动脉高压（CTEPH）。

一、流行病学

PTE和DVT密切相关，大部分关于PTE流行病学、危险因素和自然病史的现存数据来自VTE的研究。

1. **发病率**　在全球范围内PTE和DVT均有很高的发病率。在美国，VTE的年发病率为1.08‰，每年有90万例VTE发生；在欧盟的6个主要国家，症状性VTE的发生例数每年超过100万。随着年龄增加，VTE发病率增加，年龄＞40岁的患者较年轻患者风险增高，其风险大约每10年增加1倍。亚洲地区部分国家尸检VTE发生率与西方国家相近，以我国为例，最近发表的关于中国人群静脉血栓栓塞症（含肺栓塞与深静脉血栓形成）近10年的流行病学大数据显示，从2007—2016年，基于住院患者资料及2010年我国人口普查数据获得的肺栓塞人群患病率，从2007年的1.2/10万人上升至2016年的7.1/10万，我国肺栓塞住院期间病死率从8.5%下降为3.9%。近10年，各家医院诊治PE与DVT的病例数不断攀升，整体数量增加5倍之多，其原因除与国内医疗机构的VTE诊断意识及手段提高相关之外，医院获得性VTE事件（即住院后新发VTE）增加已成为主要因素。

2. **病死率、复发率和CTEPH发生率**　据新近国际注册登记研究显示，PTE 7天全因病死率为1.9%～2.9%，PTE的30天全因病死率为4.9%～6.6%。随访研究数据提示，VTE全因病死率高峰期发生于初始治疗6个月内，随后呈明显下降趋势，其中PTE患者病死率显著大于单纯DVT的患者，VTE

的复发多发生在治疗后的6～12个月。近期数据显示，VTE的6个月复发率约4.3%，1年复发率约为7.2%，10年复发率为35.4%，其中男性10年累积复发率是女性的1.3倍，恶性肿瘤人群复发率最高。急性PTE后的CTEPH发生率为0.1%～9.0%，大多数发生于24个月之内。最新的一项荟萃分析结果显示，CTEPH总体发生率为2.3%，复发性VTE及特发性PTE与CTEPH发生有明显相关性。

二、危险因素

任何可以导致静脉血流淤滞、血管内皮损伤和血液高凝状态的因素（即Virchow三要素）均为VTE的危险因素，包括遗传性和获得性两类（表1-1）。

表1-1 VTE常见危险因素

遗传性危险因素	获得性危险因素		
	血液高凝状态	血管内皮损伤	静脉血流淤滞
抗凝血酶缺乏	高龄	手术（多见于全髋关节或膝关节置换）	瘫痪
蛋白S缺乏	恶性肿瘤	创伤/骨折（多见于髋部骨折和脊髓损伤）	长途航空或乘车旅行
蛋白C缺乏	抗磷脂综合征	中心静脉置管或起搏器植入	急性内科疾病住院
因子V Leiden突变（活性蛋白C抵抗）	口服避孕药	吸烟	居家养老护理
凝血酶原20210A基因变异（罕见）	妊娠/产褥期	高同型半胱氨酸血症	
因子XII缺乏	静脉血栓个人史/家族史	肿瘤静脉内化疗	
纤溶酶原缺乏	肥胖		
纤溶酶原不良血症	炎症性肠病		
凝血调节蛋白异常	肝素诱导的血小板减少症		
纤溶酶原激活物抑制因子过量	肾病综合征		
非"O"血型	真性红细胞增多症		
	巨球蛋白血症		
	植入人工假体		

（一）遗传性危险因素

由遗传变异引起，常以反复发生的动、静脉血栓形成为主要临床表现。＜50岁的患者如无明显诱因反复发生VTE或呈家族性发病倾向，需警惕存在遗传性易栓症。

（二）获得性危险因素

指后天获得的易发生VTE的多种病理生理异常，如手术、创伤、急性内科疾病（心力衰竭、呼吸衰竭、感染等）或某些慢性疾病（抗磷脂综合征、肾病综合征、炎症性肠病、骨髓增殖性疾病等）。获得性危险因素可以单独致病，也可同时存在并协同作用。年龄是独立的危险因素，随着年龄的增长，VTE的发病率逐渐增高。恶性肿瘤是VTE发生的重要风险因素，肿瘤处于活动期时VTE风险显著增加，但不同类型肿瘤的VTE风险不同，血液系统、肺、消化道、胰腺以及颅脑恶性肿瘤被认为有更高的VTE风险。

VTE与某些动脉性疾病，特别是动脉粥样硬化有共同的危险因素，如吸烟、肥胖、高胆固醇血症、高血压病和糖尿病等。在临床上，心肌梗死和心力衰竭患者常合并VTE风险。

部分VTE患者经较完备的检测手段仍不能明确危险因素，称为特发性VTE，部分特发性VTE由隐匿性恶性肿瘤所致，应注意筛查和随访。

三、病理与病理生理

PTE栓子可来源于下腔静脉路径、上腔静脉路径或右心腔，其中大部分来源于下肢深静脉。多数情况下PTE继发于DVT，约70%PTE患者的下肢可发现DVT；而在近端DVT患者中，约有50%的患者存在症状性或无症状PTE。随着颈内静脉、锁骨下静脉置管和静脉内化疗的增多，来源于上腔静脉路径的血栓亦有增多趋势；右心腔来源的血栓所占比例较小。PTE的栓塞区域可以是单一部位的，也可以是多部位的，病理学检查发现多部位或双侧性的血栓栓塞更为常见。影像学检查发现栓塞更易发生于右侧和下肺叶。PTE发生后，栓塞局部可继发血栓形成并影响病程发展。

（一）PVR增加和心功能不全

栓子阻塞肺动脉及其分支达一定程度（30% ~ 50%）后，因机械阻塞作用以及神经体液因素（如血栓烷A_2和5-羟色胺的释放）和低氧所引起的肺动脉收缩，导致PVR增加，动脉顺应性成比例下降。PVR的突然增加造成右心室后负荷增加，肺动脉压力升高。右心室继发性扩张致室间隔左移，使左心室功能受损，因此左心室在舒张早期发生充盈受阻，导致心输出量降低，进而可引起体循环低血压和血流动力学不稳定。由于心输出量下降、主动脉内低血压和右心室压升高，使冠状动脉灌注压下降，特别是右心室心内膜下心肌处于低灌注状态。

（二）呼吸功能不全

PTE的呼吸功能不全主要为血流动力学障碍的结果，心输出量降低导致混合静脉血氧饱和度下降。PTE导致血管阻塞、栓塞部位肺血流减少，肺泡死腔量增大；肺内血流重新分布，而未阻塞血管灌注增加，通气/血流比例失调而致低氧血症。部分患者（约1/3）因右心房压力增加而出现卵圆孔再开放，产生右向左分流，可导致严重的低氧血症（同时增加矛盾性栓塞和猝死的风险）。远端小栓子可造成局部的出血性肺不张，引起局部肺泡出血，表现为咯血，并可伴发胸膜炎和胸腔积液，从而对气体交换产生影响。由于肺组织同时接受肺动脉、支气管动脉和肺泡内气体三重氧供，故肺动脉阻塞时较少出现肺梗死，但如存在基础心肺疾病或病情已严重影响到肺组织多重氧供，则可能导致肺梗死。

（三）慢性血栓栓塞性肺动脉高压

部分急性PTE经治疗后血栓不能完全溶解，血栓机化，肺动脉内膜发生慢性炎症并增厚，发展为慢性PTE；此外，DVT多次脱落反复栓塞肺动脉亦是慢性PTE形成的主要原因，肺动脉血栓机化的同时伴随不同程度的血管重构、原位血栓形成，导致管腔狭窄或闭塞，PVR和肺动脉压力逐步升高，形成肺动脉高压，称之为CTEPH；多种影响因素如低氧血症、血管活性物质（包括内源性血管收缩因子和促炎细胞因子）的释放可促进这一过程，右心后负荷进一步加重，最终可致右心衰竭。

第二节　诊　　断

急性PTE的临床表现缺乏特异性，容易漏诊和误诊，应根据临床可能性评估结果对疑诊患者进行检查，一旦确诊PTE，需进一步探寻潜在危险因素。建议以基于疑诊、确诊、求因、危险分层的策略，对急性PTE患者进行诊断和评估。

一、临床表现

急性PTE临床表现多种多样，但缺乏特异性，容易被忽视或误诊，其严重程度亦有很大差别，轻症者症状常被忽视，重症者可出现血流动力学不稳定甚至猝死。在PTE的诊断过程中，要注意是否存在DVT，特别是下肢DVT。急性PTE的临床表现见表1-2。

表1-2　急性PTE的临床表现

症　状	体　征
呼吸困难及气促（80%～90%）	呼吸急促（52%）
胸膜炎性胸痛（40%～70%）	哮鸣音（5%～9%），细湿啰音（18%～51%），血管杂音
晕厥（11%～20%）	发绀（11%～35%）
烦躁不安、惊恐甚至濒死感（15%～55%）	发热（24%～43%），多为低热，少数患者可有中度以上的发热（11%）
咳嗽（20%～56%）	颈静脉充盈或搏动（12%～20%）
咯血（11%～30%）	心动过速（28%～40%）
心悸（10%～32%）	血压变化，血压下降甚至休克
低血压和/或休克（1%～5%）	胸腔积液体征（24%～30%）
猝死（<1%）	肺动脉瓣区第二心音亢进（$P_2 > A_2$）或分裂（23%～42%）
	三尖瓣区收缩期杂音

二、实验室及其他检查

（一）疑诊相关检查

1. **血浆D-二聚体**　D-二聚体是交联纤维蛋白在纤溶系统作用下产生的可溶性降解产物，血栓形成时因纤溶亢进导致D-二聚体浓度升高。D-二聚体分子量的异质性很大，基于不同原理的试验方法对D-二聚体检测的灵敏度差异显著。采用酶联免疫吸附分析、酶联免疫荧光分析、高灵敏度定量微粒凝集法和化学发光法等D-二聚体检测方法，灵敏度高，其阴性结果在低度或中度临床可能性患者中能有效排除急性VTE。

D-二聚体对急性PTE的诊断灵敏度在92%～100%，对于低度或中度临床可能性患者有较高的阴性预测价值，若D-二聚体含量<500μg/L，可基本排除急性PTE。恶性肿瘤、炎症、出血、创伤、手术和

坏死等情况可引起血浆D-二聚体水平升高，因此D-二聚体对于诊断PTE的阳性预测价值较低，不能用于确诊。

D-二聚体的诊断特异度随着年龄的升高而逐渐下降，以年龄调整临界值可以提高D-二聚体对老年患者的诊断特异度。证据显示，随年龄调整的D-二聚体临界值［>50岁患者为年龄（岁）×10μg/L］可使特异度增加到34%～46%，灵敏度>97%。

2. **动脉血气分析** 急性PTE常表现为低氧血症、低碳酸血症和肺泡-动脉血氧分压差［$P_{(A-a)}O_2$］增大，但部分患者的结果可正常，其中40%的PTE患者动脉血氧饱和度正常，20%的PTE患者肺泡-动脉氧分压差正常。

3. **血浆心肌肌钙蛋白** 心肌肌钙蛋白I（cTnI）及心肌肌钙蛋白T（cTnT）是评价心肌损伤的指标，急性PTE并发右心功能不全（right ventricular dysfun-ction，RVD）可引起肌钙蛋白水平升高，水平越高提示心肌损伤程度越严重，目前认为肌钙蛋白水平升高提示急性PTE患者预后不良。

4. **脑钠肽（BNP）和N-末端脑钠肽前体（NT-proBNP）** BNP和NT-proBNP是心室肌细胞在心室扩张或压力负荷增加时合成和分泌的心源性激素，急性PTE患者右心室后负荷增加，室壁张力增高，血BNP和NT-proBNP水平升高，且与RVD及血流动力学紊乱的严重程度相关。无明确心脏基础疾病患者，如果BNP或NT-proBNP水平增高，需考虑PTE的可能，同时该指标也可用于评估急性PTE的预后。

5. **心电图** 大多数病例表现有非特异性心电图异常，较为多见的表现包括V_1～V_4的T波改变和ST段异常，部分病例可出现$S_1Q_{III}T_{III}$征（即Ⅰ导联S波加深，Ⅲ导联出现Q/q波及T波倒置），其他心电图改变包括完全或不完全右束支传导阻滞、肺型P波、电轴右偏和顺钟向转位等。心电图改变多在发病后即刻开始出现并随病程的发展演变而呈动态变化，心电图的动态改变比静态异常对于提示PTE更具意义。

心电图表现有助于预测急性PTE不良预后，与不良预后相关的表现：窦性心动过速、新发的心房颤动、新发的完全或不完全性右束支传导阻滞、$S_1Q_{III}T_{III}$征、V_1～V_4导联T波倒置或ST段异常等。

6. **胸部X线检查** PTE患者胸部X线检查常有异常表现，如区域性肺血管纹理变细、稀疏或消失，肺野透亮度增加，肺野局部浸润性阴影，尖端指向肺门的楔形阴影，肺不张或膨胀不全，右下肺动脉干增宽或伴截断征，肺动脉段膨隆以及右心室扩大征，患侧横膈抬高，少量或中量胸腔积液征等。但这些表现均缺乏特异性，因此仅凭胸部X线检查不能确诊或排除PTE。

7. **超声心动图** 在提示PTE诊断和排除其他心血管疾病方面有重要价值。超声心动图检查可发现右心室后负荷过重的征象，包括出现右心室扩大、右心室游离壁运动减低，室间隔平直、三尖瓣收缩期反流峰值压差>30mmHg（1mmHg＝0.133kPa）、下腔静脉扩张及吸气塌陷率减低等。超声心动图可作为危险分层的重要依据，在少数患者中若超声发现右心系统（包括右心房、右心室及肺动脉）血栓，同时临床表现符合PTE，即可诊断PTE。

超声心动图检查可床旁进行，对于血流动力学不稳定的疑似PTE患者有诊断及排除诊断价值，如果超声心动图检查显示没有右心室负荷过重或功能不全的征象，应该寻找其他导致血流动力学不稳定的原因。

（二）确诊相关影像学检查

PTE的确诊检查包括CT肺动脉造影（CTPA）、核素肺通气/灌注（V/Q）显像、磁共振肺动脉造影（MRPA）、肺动脉造影等。

1. **CTPA**　可直观地显示肺动脉内血栓形态、部位及血管堵塞程度，对PTE诊断的灵敏度和特异度均较高，且无创、便捷，目前已成为确诊PTE的首选检查方法。PTE的直接征象为肺动脉内充盈缺损，部分或完全包围在不透光的血流之间（轨道征），或呈完全充盈缺损，远端血管不显影；间接征象包括肺野楔形、条带状密度增高影或盘状肺不张，中心肺动脉扩张及远端血管分支减少或消失等。CTPA可同时显示肺及肺外的其他胸部病变，具有重要的诊断和鉴别诊断价值。

2. **核素肺V/Q显像**　核素肺V/Q显像是PTE重要的诊断方法。典型征象是呈肺段分布的肺灌注缺损，并与通气显像不匹配。但由于许多疾病可以同时影响患者的肺通气和血流状况，致使V/Q显像在结果判定上较为复杂，需结合临床进行判读。

V/Q平面显像结果分为3类。①高度可能：2个或2个以上肺段通气/灌注不匹配；②正常；③非诊断性异常：非肺段性灌注缺损或<2个肺段范围的通气/灌注不匹配。V/Q断层显像（SPECT）发现1个或1个以上肺段V/Q不匹配即为阳性；SPECT检查很少出现非诊断性异常；如果SPECT阴性可基本除外肺栓塞。

V/Q显像辐射剂量低，示踪剂使用少，较少引起过敏反应，因此V/Q显像可优先应用于临床可能性低的门诊患者、年轻患者（尤其是女性患者）以及妊娠、对造影剂过敏、严重肾功能不全等人群。

如果患者胸部X线检查正常，可以仅行肺灌注显像。SPECT结合胸部低剂量CT平扫（SPECT-CT）可有效鉴别引起肺血流或通气受损的其他因素（如肺部炎症、肺部肿瘤、慢性阻塞性肺疾病等），避免单纯肺灌注显像造成的误诊。

3. **MRPA**　可以直接显示肺动脉内的栓子及PTE所致的低灌注区，从而确诊PTE，但对肺段以下水平的PTE诊断价值有限。MRPA无X线辐射，不使用含碘造影剂，可以任意方位成像，但对仪器和技术要求高，检查时间长。肾功能严重受损、对碘造影剂过敏或妊娠患者可考虑选择MRPA。

4. **肺动脉造影**　选择性肺动脉造影为PTE诊断的金标准。其灵敏度约为98%，特异度为95%～98%。PTE的直接征象有肺血管内造影剂充盈缺损，伴或不伴轨道征的血流阻断；间接征象有肺动脉造影剂流动缓慢、局部低灌注、静脉回流延迟等。如缺乏PTE的直接征象，则不能诊断PTE。肺动脉造影是一种有创性检查，发生致命性或严重并发症的可能性分别为0.1%和1.5%，应严格掌握其适应证。随着CTPA的发展和完善，肺动脉造影已很少用于急性PTE的临床诊断。

（三）求因相关检查

对于确诊的PTE患者应进行求因相关检查，对于疑似遗传缺陷患者，应先做病史和家族史的初筛，主要评估指标包括（但不限于）：血栓发生年龄<50岁、少见的栓塞部位、特发性VTE、妊娠相关VTE、口服避孕药相关VTE以及华法林治疗相关的血栓栓塞等；家族史包括（但不限于）：≥2个父系或母系的家族成员发生有（无）诱因的VTE。

1. **抗凝蛋白**　抗凝血酶、蛋白C和蛋白S是血浆中重要的生理性抗凝蛋白。抗凝血酶是凝血酶（因子Ⅱa）的主要抑制物，此外还可中和其他多种活化的凝血因子（如因子Ⅸa、因子Ⅹa、因子Ⅺa和因子Ⅻa等）；蛋白C系统主要灭活因子Ⅴa和因子Ⅷa；蛋白S是蛋白C的辅因子，可加速活化的蛋白C对因子Ⅴa和因子Ⅷa的灭活作用。抗凝蛋白缺陷患者易在合并其他风险因素或无明显诱因的情况下发生VTE。

抗凝药物可干扰抗凝蛋白检测的结果。抗凝血酶是普通肝素（UFH）、低分子量肝素（LMWH）和磺达肝癸钠等药物的作用靶点，此类药物的使用可短暂影响血浆中抗凝血酶活性水平。蛋白C和蛋白S

是依赖维生素K的抗凝蛋白，在维生素K拮抗剂（VKAs）用药期间蛋白C和蛋白S水平降低。因此，在使用上述药物期间不宜测定抗凝蛋白，以避免药物对测定结果的干扰，其中抗凝血酶活性检测需在停用肝素类药物至少24小时后进行；蛋白C和蛋白S活性（包括游离蛋白S含量）检测应在停VKAs至少2～4周后进行，并通过检测凝血酶原时间或国际标准化比值（INR）评估患者VKAs停药后是否残留抗凝效应。

2. **抗磷脂综合征相关检测** 抗磷脂综合征实验室检查应包括狼疮抗凝物、抗心磷脂抗体和抗β_2糖蛋白1抗体。临床上需要对以下患者进行抗磷脂综合征相关检测：＜50岁的无明显诱因的VTE和无法解释的动脉血栓栓塞、少见部位发生血栓形成、习惯性流产、血栓形成或病理妊娠合并自身免疫性疾病（包括系统性红斑狼疮、类风湿关节炎、免疫相关性血小板减少症和自身免疫性溶血性贫血），部分患者可见活化部分凝血活酶时间（APTT）延长。其他抗体检查包括抗核抗体、抗可溶性核抗原抗体和其他自身抗体等，主要用于排除其他结缔组织病。如果初次狼疮抗凝物、抗心磷脂抗体和β_2糖蛋白1抗体检测阳性，建议3个月之后再次复查。

3. **易栓症相关基因检测** 基因检测对遗传性易栓症的筛查和诊断价值尚待明确，近年来已有少数针对相关基因外显子潜在突变位点的检测应用于临床，但仍需结合先期遗传背景调查和蛋白缺陷表型进行综合分析，作为临床诊断的辅助依据。

三、危险分层综合评估

PTE危险分层主要基于患者血流动力学状态、心脏生物学标志物及右心室功能等指标进行综合评估，以便于医生对PTE患者病情严重程度进行准确评价，从而采取更加个体化的治疗方案。

（一）血流动力学

PTE可导致急性右心功能衰竭，其定义为由于右室充盈受损或输出量减低导致的外周循环淤血的急性进展性综合征，是急性PE临床严重性和预后重要的决定因素。显著的右室衰竭体征和血流动力学不稳定，提示早期死亡的高风险其包括的临床特征（表1-3）。

表1-3 血流动力学不稳定的定义

心搏骤停	梗阻性休克	持续低血压
需要心肺复苏	收缩压＜90mmHg或尽管血容量足够，仍需升压药物使收缩压≥90mmHg，且终末器官低灌注状态（表现为精神状态改变；皮肤寒冷，潮湿；少尿/无尿；血清乳酸增加）	收缩压＜90mmHg或收缩压下降≥40mmHg，持续时间超过15分钟，且除外由新发心律失常、低血容量或脓毒症引起的

注：出现以上任一临床表现时，提示高危PTE。

（二）心脏生物标志物

血浆肌钙蛋白浓度升高常提示PTE预后较差。在急性PTE患者中，30%（传统方法测定）至60%（高敏法测定）的患者肌钙蛋白I或T升高，肌钙蛋白浓度升高与死亡风险升高有关。当肌钙蛋白与临床和影像学表现结合起来时，可有助于识别出 PTE 相关风险的升高，进行进一步的危险分层。

急性 PTE 所致右室压力负荷过重，增加心肌张力，促进 BNP 和 NT-proBNP 释放。因此，血浆利钠肽水平反映了急性 PE 患者右室功能不全和血流动力学损害的严重程度。为提高早期不良结局预测的特异性，NT-proBNP ＞ 600pg/ml 可能是一个合适的临界值。

（三）右心功能不全标准

RVD 的诊断标准：影像学证据包括超声心动图或 CT 提示 RVD，超声检查符合下述指标中 2 项指标及以上：①右心室扩张（右心室舒张末期内径/左心室舒张末期内径＞ 1.0 或 0.9）；②右心室前壁运动幅度减低（＜ 5mm）；③吸气时下腔静脉不萎陷；④三尖瓣反流速度增快，估测三尖瓣反流压差＞ 30mmHg。

CTPA 检查符合以下条件：四腔心层面发现的右心室扩张（右心室舒张末期内径/左心室舒张末期内径＞ 1.0 或 0.9）。

四、诊断策略

对存在危险因素，特别是并存多个危险因素的患者，应有较强的诊断意识，需注意：①临床症状和体征，特别是高度可疑病例出现不明原因的呼吸困难、胸痛、咯血、晕厥或休克，或伴有单侧或双侧不对称性下肢肿胀、疼痛等，对诊断有重要提示意义；②结合心电图、胸部 X 线片、动脉血气分析等基本检查，可初步疑诊 PTE 或排除其他疾病；③宜尽快常规行 D-二聚体检测，以做出排除诊断；④超声检查可以迅速得到结果并可在床旁进行，虽通常不能作为确诊方法，但对于提示 PTE 诊断和排除其他疾病具有重要价值，宜列为疑诊 PTE 时的一项优先检查项目；若同时发现下肢 DVT 的证据则更增加了诊断的可能性。

根据临床情况进行临床可能性评估可以提高疑诊 PTE 的准确性，目前已有多种明确的临床可能性评分，其中最常用的包括简化 Wells 评分表、修订版 Geneva 评分表等（表 1-4）。

急性 PTE 的诊断与处理主要基于疑诊、确诊、求因、危险分层的策略。

（一）疑诊

【推荐意见】

推荐以基于危险因素、临床表现及辅助检查结果的综合评估，筛选可疑的 PTE 患者【1C】。

疑诊 PTE 的患者，推荐根据是否合并血流动力学障碍，采取不同的诊断策略【1C】。

推荐以基于临床判断或应用临床可能性评分（简化 Wells 评分表、修订版 Geneva 评分表）联合 D-二聚体筛查急性 PTE【1A】。无临床征象的患者，D-二聚体＜ 1000μg/L，有临床征象的患者，D-二聚体＜ 500μg/L，可临床除外急性 PTE，否则推荐行确诊检查【2A】。临床评估高度可能的患者，推荐直接行确诊检查【1A】。

【推荐意见说明】

单纯临床可能性评估为低度可能或单纯 D-二聚体检测结果阴性均不能除外 PTE。评估 D-二聚体检测结果的诊断价值时应考虑年龄因素影响，D-二聚体的排除诊断阈值需随年龄进行修正。

对临床可能性评估为高度可能的患者，D-二聚体检测呈阴性的可能性比较低，在实践中，无论 D-二

表1-4　PTE临床可能性评分表

简化Wells评分	计分	修订版Geneva评分[a]	计分
PTE或DVT病史	1	PTE或DVT病史	1
4周内制动或手术	1	1个月内手术或骨折	1
活动性肿瘤	1	活动性肿瘤	1
心率（次/分）≥100	1	心率（次/分）	
咯血	1	75～94	1
DVT症状或体征	1	≥95	2
其他鉴别诊断的可能性低于PTE	1	咯血	1
		单侧下肢疼痛	1
		下肢深静脉触痛及单侧下肢水肿	1
		年龄>65岁	1
临床可能性		临床可能性	
低度可能	0～1	低度可能	0～2
高度可能	≥2	高度可能	≥3

注：PTE为肺血栓栓塞症。DVT为深静脉血栓形成。[a]为修订版Geneva评分三分类法，0～1分为低度可能；2～4分为中度可能；≥5分为高度可能。

聚体检测结果如何，基于临床经验和临床研究结果，均应对患者进行影像学检查。

　　近期，荷兰学者开发建立YEARs评分对疑诊PE患者进行筛查，并通过多中心、前瞻性队列研究进行验证。YEARs评分来源于更简化的Wells评分，仅包括3项内容，即DVT临床症状、有无咯血、PE是否为最优先考虑的诊断。研究基于评分采取不同标准的D-二聚体阳性阈值，以决定是否进一步行CTPA等确诊检查，其中若YEARs评分0分，D-二聚体<1000μg/L，或YEARs评分≥1分，D-二聚体<500μg/L，则排除PE；入组患者均进行了CTPA确诊检查，结果发现在最初排除PE的2946例（85%）患者中，仅18例（0.61%，95% CI：0.36%～0.96%）在随访3个月期间发生VTE，48%的患者应用该筛查流程避免行CTPA检查，提示临床可能性评分结合不同标准D-二聚体阳性阈值可以安全排除PE。

（二）确诊

【推荐意见】

　　血流动力学不稳定的PTE疑诊患者诊断策略　如条件允许，建议完善CT肺动脉造影（CTPA）检查，以明确诊断或排除PTE【2C】。如无条件或不适合行CTPA检查，建议行床旁超声心动图检查。如发现右心室负荷增加和/或发现肺动脉或右心腔内血栓证据，排除其他疾病的可能性后，建议先按照PTE进行治疗，在临床情况稳定后行相关检查明确诊断【2C】。建议行肢体静脉加压超声检查（CUS），如发现DVT证据，则VTE诊断成立并可启动治疗【2C】。

　　血流动力学稳定的PTE疑诊患者的诊断策略　推荐将CTPA作为首选的确诊检查手段【1B】。如果存在CTPA检查相对禁忌（如造影剂过敏、肾功能不全、妊娠等），建议选择核素肺通气/灌注（V/Q）显像、磁共振肺动脉造影等其他影像学确诊检查技术【2B】。

【推荐意见说明】

血流动力学不稳定是指出现低血压或休克的临床情况，即体循环动脉收缩压<90mmHg，或较基础值下降幅度≥40mmHg，持续15分钟以上，评估时需除外新发的心律失常、低血容量及脓毒症等其他因素导致的血压下降。CTPA能够清晰显示肺动脉内栓子的形态、范围，有助于判断栓塞的急、慢性，测量肺动脉及心腔内径，评估心功能状态；结合肺窗还可观察肺内病变，可评价合并症及并发症。需注意，受CT空间分辨率影响，CTPA对于亚段以下肺动脉栓子的评估价值有限。

超过50%的近端下肢DVT患者同时存在PTE，超过80%的PTE患者存在DVT。在临床疑诊PTE的患者中，CUS诊断PTE的灵敏度为39%、特异度为99%。一项前瞻性诊断试验研究发现，在急诊科105例血流动力学不稳定或疑诊PTE的患者中，当CUS与超声心动图检查均呈阳性时，PE诊断特异度可提高到100%，可进一步增加确诊PE的准确性；反之，若CUS与超声心动图检查均正常，则可较安全排除PE，阴性预测值达96%。

（三）求因

【推荐意见】

急性PTE患者，建议积极寻找相关危险因素，尤其是某些可逆的危险因素（如手术、创伤、骨折、急性内科疾病等）【2C】。

不存在急性可逆诱因的患者，建议探寻潜在疾病，如恶性肿瘤、抗磷脂综合征、炎症性肠病、肾病综合征等【2C】。

年龄相对较轻（<50岁），且没有确切获得性危险因素的急性PTE患者，建议进行易栓症筛查【2C】。

家族性VTE，且没有确切获得性危险因素的急性PTE患者，建议进行易栓症筛查【2C】。

【推荐意见说明】

求因对于确定VTE的治疗策略和疗程至关重要。在急性PTE的求因过程中，需要探寻任何可能导致静脉血流淤滞、血管内皮损伤和血液高凝状态的因素，包括遗传性和获得性两类。部分PTE即使经充分评估，仍找不到相关危险因素，通常称为特发性PTE，对这部分患者应进行密切随访，需要注意隐匿的恶性肿瘤、风湿免疫性疾病、骨髓增殖性疾病等疾病的可能性。

（四）危险分层

【推荐意见】

建议对确诊的急性PTE患者进行危险分层以指导治疗。首先根据血流动力学状态区分其危险程度，血流动力学不稳定者定义为高危，血流动力学稳定者定义为非高危【2C】。

对血流动力学稳定的急性PTE患者，建议根据是否存在右心室功能不全（RVD）和/或心脏生物学标志物的升高，将其区分为中高危和中低危【2B】。

【推荐意见说明】

心脏生物学标志物包括BNP、NT-proBNP、心肌肌钙蛋白，其升高与PTE短期预后显著相关。

国际指南也有以PESI或sPESI评分作为评估病情严重程度的标准，基于目前的循证医学证据和国内临床实际情况，其应用价值有限但对患者具有一定评估价值。

第三节 治　疗

一、一般支持治疗

对高度疑诊或确诊急性PTE的患者，应严密监测呼吸、心率、血压、心电图及血气的变化，并给予积极的呼吸与循环支持。

对于高危PTE，如合并低氧血症，应使用经鼻导管或面罩吸氧；当合并呼吸衰竭时，可采用经鼻/面罩无创机械通气或经气管插管行机械通气；当进行机械通气时，注意避免其对血流动力学的不利影响，机械通气造成的胸腔正压可以减少静脉回流、加重RVD，应该采用低潮气量（6～8ml/kg）使吸气末平台压＜30cmH$_2$O（1cmH$_2$O＝0.098kPa）；需尽量避免做气管切开，以免在抗凝或溶栓过程中发生局部大出血。

对于合并休克或低血压的急性PTE患者，必须进行血流动力学监测，并予支持治疗。血管活性药物的应用对于维持有效血流动力学至关重要；去甲肾上腺素仅限于急性PTE合并低血压的患者，可以改善右心功能，提高体循环血压，改善右心冠脉的灌注；肾上腺素也可用于急性PTE合并休克患者；多巴酚丁胺以及多巴胺可用于心指数较低的急性PTE患者。

对于有焦虑和惊恐症状的患者应予安慰，可适当应用镇静剂；胸痛者可予镇痛剂；对于有发热、咳嗽等症状的患者可予对症治疗，以尽量降低耗氧量；对于合并高血压的患者，应尽快控制血压；另外应注意保持大便通畅，避免用力，以防止血栓脱落。

【推荐意见】

对于急性PTE，若血流动力学稳定，在充分抗凝的基础上，建议尽早下床活动【2C】。

【推荐意见说明】

对于近端DVT与高危PTE，考虑其血栓脱落及再次加重的风险，建议在充分抗凝治疗之后，尽早下床活动；对于远端DVT与低危PTE，建议尽早下床活动。

二、急性期抗凝治疗

抗凝治疗为PTE的基础治疗手段，一旦明确急性PTE诊断，宜尽早启动抗凝治疗，可以有效防止血栓复发，同时促进机体自身纤溶机制溶解已形成的血栓。目前应用的抗凝药物主要分为胃肠外抗凝药物和口服抗凝药物。

（一）胃肠外抗凝药物

胃肠外抗凝药物主要包括以下几种。

1. UFH　静脉给药首选UFH，先给予2000～5000U或按80U/kg静注，继之以18U/（kg·h）持续静脉泵入。在开始治疗后的最初24小时内每4～6小时监测APTT，根据APTT调整剂量（表1-5），使APTT在24小时之内达到并维持于正常值的1.5～2.5倍。达到稳定治疗水平后，改为APTT监测1次/

天。UFH也可采用皮下注射方式给药。一般先予静注负荷量2000～5000U，然后按250U/kg皮下注射，1次/12小时。调节注射剂量使APTT在注射后的6～8小时达到治疗水平。

表1-5　静脉泵入UFH时APTT的监测与药物调整

APTT监测	初始剂量及调整剂量	下次APTT测定的间隔时间（小时）
治疗前检测基础值	初始剂量：80U/kg静脉注射，继以18U/（kg·h）静脉滴注	4～6
＜35秒（＜1.2倍正常值）	予80U/kg静脉注射，继以静脉滴注剂量增加4U/（kg·h）	6
35～45秒（1.2～1.5倍正常值）	予40U/kg静脉注射，继以静脉滴注剂量增加2U/（kg·h）	6
46～70秒（1.5～2.3倍正常值）	无须调整剂量	6
71～90秒（2.3～3.0倍正常值）	静脉滴注剂量减少2U/（kg·h）	6
＞90秒（＞3倍正常值）	停药1小时，复查APTT，若＜90秒继以静脉滴注剂量减少3U/（kg·h），恢复静脉滴注	6

UFH可能会引起肝素诱导的血小板减少症（HIT）。对于HIT高风险患者，建议在应用UFH的第4～14天（或直至停用UFH），每隔2～3天行血小板计数。如果血小板计数下降＞基础值的50%，和/或出现动静脉血栓的征象，应停用UFH，并改用非肝素类抗凝药。对于高度可疑或确诊的HIT患者，不推荐应用VKAs，除非血小板计数恢复正常（通常至少达$150×10^9$/L）。

对于出现HIT伴血栓形成的患者，推荐应用非肝素类抗凝药，如阿加曲班和比伐芦定。合并肾功能不全的患者，建议应用阿加曲班。病情稳定后（如血小板计数恢复至$150×10^9$/L以上）时，可转为华法林或利伐沙班。

2. LMWH　须根据体重调整LMWH给药剂量。不同种类LMWH的剂量不同，1～2次/天，皮下注射。我国用于PTE治疗的LMWH种类见表1-6。对于大多数病例，按体重给药是安全有效的，但对过度肥胖者或妊娠期女性宜监测血浆抗因子Ⅹa活性并据之调整剂量。

抗因子Ⅹa活性在注射LMWH后4小时达高峰，在下次注射之前降至最低。2次/天应用的控制目标范围为0.6～1.0U/ml。应用LMWH的疗程＞7天时，应注意监测血小板计数。

LMWH由肾清除，对于肾功能不全慎用，若应用则需减量并监测血浆抗因子Ⅹa活性。对于严重肾功能不全者（肌酐清除率＜30ml/min），建议应用静脉UFH。对于大剂量应用UFH，但APTT仍不能达标者，推荐测定抗因子Ⅹa活性以指导剂量调整。

3. 磺达肝癸钠　为选择性因子Ⅹa抑制剂，通过与抗凝血酶特异性结合，介导对因子Ⅹa的抑制作用。磺达肝癸钠应根据体重给药，1次/天皮下注射，无须监测，应用方法见表1-6。对于中度肾功能不全（肌酐清除率30～50ml/min）患者，剂量应该减半。对于严重肾功能不全（肌酐清除率＜30ml/min）患者禁用磺达肝癸钠。目前没有证据表明磺达肝癸钠可以诱发HIT。

初始抗凝治疗通常指前5～14天的抗凝治疗。与UFH相比，LMWH和磺达肝癸钠发生大出血或者HIT的风险较低，宜首选用于PTE患者的初始抗凝治疗。UFH半衰期较短，抗凝易于监测，且鱼精蛋白可以快速逆转其作用，因此对于需要进行再灌注治疗、有严重肾功能不全（肌酐清除率＜30ml/min）、严重肥胖的患者，推荐应用UFH。

表1-6　常用LWMH和磺达肝癸钠的使用方法和注意事项

药品	使用方法（皮下注射）	注意事项
依诺肝素	100U/kg，1次/12小时或1.0mg/kg，1次/12小时	单日总量不＞180mg
那屈肝素	86U/kg，1次/12小时或0.1ml/10kg，1次/12小时	单日总量不＞17100U
达肝素	100U/kg，1次/12小时或200U/kg，1次/天	单日剂量不＞18000U
磺达肝癸钠	（1）5.0mg（体重＜50kg），1次/天 （2）7.5mg（体重50～100kg），1次/天 （3）10.0mg（体重＞100kg），1次/天	

4. **阿加曲班**　为精氨酸衍生的小分子肽，与凝血酶活性部位结合发挥抗凝作用，在肝代谢，药物清除受肝功能影响明显，可应用于HIT或怀疑HIT患者的替代抗凝治疗。用法：2μg/（kg·min），静脉泵入，监测APTT维持在1.5～3.0倍基线值（≤100秒），酌情调整用量［≤10μg/（kg·min）］。

5. **比伐芦定**　为一种直接凝血酶抑制剂，其有效抗凝成分为水蛭素衍生物片段，通过直接并特异性抑制凝血酶活性而发挥抗凝作用，作用短暂（半衰期25～30分钟）且效应可逆，可应用于HIT或怀疑HIT患者的替代抗凝治疗。使用方法：肌酐清除率＞60ml/min，起始剂量为0.15～0.2mg/（kg·h），监测APTT维持在1.5～2.5倍基线值，肌酐清除率在30～60ml/min与＜30ml/min时，起始剂量分别为0.1与0.05mg/（kg·h）。

（二）口服抗凝药物

口服抗凝药物主要包括以下2种。

1. **华法林**　胃肠外初始抗凝（包括UFH、LMWH或磺达肝癸钠等）治疗启动后，应根据临床情况及时转换为口服抗凝药物，最常用华法林。华法林初始剂量可为3.0～5.0mg，＞75岁和出血高危患者应从2.5～3.0mg起始，INR达标之后可以每1～2周检测1次INR，推荐INR维持在2.0～3.0（目标值为2.5），稳定后可每4～12周检测1次。

对于口服华法林的患者，如果INR在4.5～10，无出血征象，应将药物减量，不建议常规应用维生素K；如果INR＞10，无出血征象，除将药物暂停使用外，可以口服维生素K；如果出现大出血，应立即停用华法林并给予维生素K治疗，5～10毫克/次，建议静脉应用。除维生素K外，联合凝血酶原复合物浓缩物或新鲜冰冻血浆均可起到快速逆转抗凝的作用。

2. **DOACs**　指能通过直接抑制某一靶点而产生抗凝作用的口服抗凝药物，目前的DOACs主要包括直接因子Ⅹa抑制剂与直接凝血酶（因子Ⅱa）抑制剂。直接因子Ⅹa抑制剂的代表药物包括利伐沙班（rivaroxaban）、阿哌沙班（apixaban）和艾多沙班（edoxaban）等。直接凝血酶抑制剂的代表药物是达比加群酯（dabigatran）。DOACs的具体用法详见表1-7。

如果选用利伐沙班或阿哌沙班，在使用初期需给予负荷剂量（利伐沙班15mg，2次/天，3周；阿哌沙班10mg，2次/天，1周）；如果选择达比加群酯或艾多沙班，应先给予胃肠外抗凝药物5～14天。

目前国内尚缺乏DOACs特异性拮抗剂，因此患者一旦发生出血事件，应立即停药，可考虑给予凝血酶原复合物、新鲜冰冻血浆等。

表1-7 DOACs的特点及其在PTE中的用法

药物	用法用量	肾清除
达比加群酯	胃肠外抗凝至少5天，150mg，2次/天	++++
利伐沙班	15mg，2次/天×3周，后改为20mg，1次/天	++
阿哌沙班	10mg，2次/天×7天，后改为5mg，2次/天	+
艾多沙班	胃肠外抗凝至少5天，60mg，1次/天	++

接受抗凝治疗的患者，目前尚无恰当方法评估出血风险。表1-8中危险因素可能增加抗凝治疗患者的出血风险。

表1-8 抗凝治疗的出血高危因素

患者自身因素	合并症或并发症	治疗相关因素
年龄＞75岁	恶性肿瘤	抗血小板治疗中
既往出血史	转移性肿瘤	抗凝药物控制不佳
既往脑卒中史	肾功能不全	非甾体抗炎药物使用
近期手术史	肝功能不全	
频繁跌倒	血小板减少	
嗜酒	糖尿病	
	贫血	

【推荐意见】

临床高度可疑急性PTE，在等待诊断结果过程中，建议开始应用胃肠外抗凝治疗（UFH、LMWH、磺达肝癸钠等）【2C】。

一旦确诊急性PTE，如果没有抗凝禁忌，推荐尽早启动抗凝治疗【1C】。

急性PTE，初始抗凝治疗推荐选用LMWH、UFH、磺达肝癸钠、负荷量的利伐沙班或阿哌沙班【2B】。

急性PTE，如果选择华法林长期抗凝，推荐在应用胃肠外抗凝药物的24小时内重叠华法林，调节INR目标值为2.0～3.0，达标后停用胃肠外抗凝【1B】。

急性PTE，如果选用利伐沙班或阿哌沙班，在使用初期需给予负荷剂量；如果选择达比加群酯或者艾多沙班，应先给予胃肠外抗凝药物至少5天【1B】。

【推荐意见说明】

不推荐常规使用药物基因组检测来指导华法林的剂量调节。

对于疑诊的急性PTE患者，若无出血风险，在等待明确诊断的过程中应给予胃肠外抗凝，包括静脉泵入UFH、皮下注射LMWH或者磺达肝癸钠等。

对于急性高危PTE患者，首选UFH进行初始抗凝治疗，以便于及时转换到溶栓治疗。

（三）初始抗凝策略

1. **胃肠外抗凝** 在高度及中度临床可能性的PTE患者中，在等待确诊检查过程中即应启动抗凝治疗。通常可选择皮下注射LMWH（按体重给药）或磺达肝癸钠，或静脉泵入UFH。基于药代动力学研究数据，非维生素K依赖的DOACs同样可发挥快速的抗凝效应，且Ⅲ期临床试验揭示了口服抗凝药物单药治疗策略（高剂量阿哌沙班7天或利伐沙班3周）并不劣于传统抗凝方案。

由于LMWH及磺达肝癸钠发生大出血及HIT的风险较UFH更低，因此对于PE患者的初始抗凝治疗，LMWH及磺达肝癸钠要优于UFH且无需常规检测抗因子Xa活性。目前，UFH大多用于因显著血流动力学异常或即将出现血流动力学失代偿而需要再灌注治疗的PE患者中，同时UFH也被推荐用于严重肾功能不全（肌酐清除率＜30ml/min）或重度肥胖的患者中。LMWH在肌酐清除率为15～30ml/min的患者中使用时应调整剂量，UFH主要依据APTT进行剂量调节。

2. 非维生素K拮抗的DOACs　达比加群酯主要作用于凝血酶，阿哌沙班、艾多沙班及利伐沙班则主要作用于因子Xa，基于DOACs的生物利用度及药代动力学相对稳定的特点，DOACs可给予固定剂量而无需常规性实验室监测。与维生素K拮抗剂相比，DOACs与其他药物间的相互作用更少。

在Ⅲ期的VTE临床试验中，达比加群酯、利伐沙班及阿哌沙班在中度肾功能不全（肌酐清除率30～60ml/min）的患者中均无须减少剂量，而艾多沙班则需减量至30mg。阿哌沙班的临床试验中排除了肌酐清除率＜25ml/min的患者，而在达比加群酯、艾多沙班及利伐沙班的临床试验中则排除了肌酐清除率＜30ml/min的患者。

关于VTE急性期治疗及延展期治疗（初始6个月后）的Ⅲ期临床试验显示，DOACs在预防症状性及致死性VTE的复发方面不劣于LMWH重叠华法林的抗凝方案，且大出血发生率显著降低。

3. 维生素K拮抗剂　在过去50多年的时间里，VKAs曾经是口服抗凝药物的首选。使用VKAs需与UFH、LMWH或磺达肝癸钠重叠使用超过5天，直到INR连续2天维持于2.0～3.0。在较年轻且既往体健患者中（如年龄＜60岁），可以10mg作为华法林起始剂量，而在年长的患者中则通常＜5mg。在之后的5～7天中，华法林的日剂量可根据INR进行调整，以维持INR在2.0～3.0。华法林相关药物代谢基因多态性检测有助于提升华法林剂量调节的准确性，可改善特定患者的抗凝管理，并可能减少华法林相关出血的发生率，但并不减少血栓事件的发生率及病死率。

三、抗凝管理

抗凝疗程原则上不少于3个月，部分患者在3个月的抗凝治疗后，血栓危险因素持续存在，为降低其复发率，需要继续进行抗凝治疗，通常将3个月以后的抗凝治疗称为延展期抗凝治疗。

急性PTE是否要进行延展期抗凝治疗，需充分考虑延长抗凝疗程的获益/风险比，如特发性VTE、复发性VTE、相关危险因素持续存在、活动期肿瘤、存在残余血栓及D-二聚体水平持续升高等情况，VTE复发风险进一步增加，延展期抗凝治疗对于预防VTE复发具有重要意义。

延长抗凝疗程会带来出血的风险。出血危险因素包括高龄、近期出血、肿瘤、肝肾功能不全、血小板减少、贫血等（表2-7），具备2个及以上危险因素者，出血风险会进一步增加。因此需要在出血和复发之间寻求风险与获益的最佳平衡点，如果复发风险显著超过出血风险，则需延长抗凝治疗时间。

【推荐意见】

有明确可逆性危险因素的急性PTE，在3个月抗凝治疗后，如危险因素去除，建议停用抗凝治疗【2B】。

危险因素持续存在的PTE，在3个月抗凝治疗后，建议继续抗凝治疗【2C】。

特发性PTE治疗3个月后，如果仍未发现确切危险因素，同时出血风险较低，推荐延长抗凝治疗时间，甚至终生抗凝【1C】。

特发性PTE治疗3个月后，如出血风险高，建议根据临床情况，动态评估血栓复发与出血风险，以决定是否继续进行抗凝治疗【2B】。

【推荐意见说明】

延展期抗凝治疗的药物通常与初始抗凝药物一致，也可根据临床实际情况做出适当调整。常用的延展期抗凝药物有华法林、LMWH，DOACs（如利伐沙班、达比加群酯、阿哌沙班等）。

此外，在延展期抗凝治疗过程中，如果患者拒绝抗凝治疗或无法耐受抗凝药物，尤其是既往有冠心病史，并且曾因冠心病应用抗血小板治疗的患者，可考虑给予阿司匹林进行VTE二级预防。

四、偶然发现的肺血栓栓塞症或亚段肺血栓栓塞症的处理

偶然发现的PTE指因其他原因（而不是疑诊PTE）行影像学检查时发现的肺动脉内充盈缺损，常见于恶性肿瘤住院患者等。偶然发现的PTE大多无明显症状，但也有个别患者存在相关临床症状。

亚段PTE指发生在亚段肺动脉的血栓栓塞，可有症状或无症状。对于亚段PTE，如果不合并近端DVT，且无血栓进展危险因素或VTE复发风险，可选择临床观察。

目前对于偶然发现的或亚段PTE患者是否应进行抗凝治疗尚存争议，但大多数专家认为偶然发现的或亚段PTE若合并肿瘤、其他VTE复发或进展的危险因素，则应进行抗凝治疗。

【推荐意见】

无症状偶然发现的PTE，如果存在VTE进展危险因素或复发风险，建议给予至少3个月的抗凝治疗，推荐应用与急性PTE相同的治疗方案【2C】。

亚段PTE，如果存在相关临床症状，建议给予至少3个月的抗凝治疗，推荐应用与急性PTE相同的治疗方案【2C】。

亚段PTE（无症状且无下肢近端DVT），若VTE复发风险低，建议临床观察；若VTE复发风险高，建议给予至少3个月的抗凝治疗，推荐应用与急性PTE相同的治疗方案【2C】。

【推荐意见说明】

VTE进展或复发的危险因素：住院、制动、活动期肿瘤（尤其是出现转移或化疗阶段）、持续存在的VTE相关危险因素、不能用其他原因解释的心肺功能下降或有显著症状。

亚段PTE常出现假阳性，应注意避免误诊。当存在以下临床特征时，提示亚段PTE的诊断成立：①CTPA显示栓塞肺动脉远端未显影；②多个亚段存在充盈缺损；③累及更近端的亚段肺动脉；④多项影像学检查发现缺损；⑤缺损与周围形成明显对照，并未附着于肺动脉壁；⑥多次显影均有缺损；⑦存在相应临床症状；⑧临床初筛PTE高度可能；⑨不能解释的D-二聚体水平升高等。

五、复发性深静脉血栓形成与肺血栓栓塞症的抗凝治疗

急性PTE或DVT经过一段时间治疗后，如果出现新的深静脉血栓形成或血栓栓塞证据，称之为复发。

VTE复发的诊断标准：抗凝治疗过程中或停止抗凝后，通过影像学检查（包括静脉超声、CTV、CTPA、核素肺V/Q显像、MRPA、肺动脉造影、超声心动图等）发现在原先无栓塞的深静脉或肺动脉检测到新的血栓，或发现血栓在原有基础上有所延展，可诊断VTE复发。复发的患者可伴有或不伴有VTE相关的症状。

抗凝过程中VTE复发的原因可分为两大类：①患者内在因素，如合并恶性肿瘤、抗磷脂综合征、遗传性易栓症等；②治疗相关的因素，如抗凝药物剂量不足、未遵循医嘱用药、擅自减量或停药、同时使用影响抗凝药物效果的其他药物等。

【推荐意见】

抗凝治疗期间，如出现VTE复发，建议首先积极寻找复发原因【2C】。

使用口服抗凝药物治疗过程中，如出现VTE复发，建议暂时转换为LMWH治疗【2C】。

接受长期LMWH抗凝治疗过程中，如出现VTE复发，建议增加LMWH的剂量【2C】。

【推荐意见说明】

在抗凝治疗期间出现复发，应首先注意是否存在抗凝治疗不规范的情况，如抗凝方案不正确、药物剂量不足等。若为此原因，需进行规范化抗凝治疗。排除以上因素后，当出现不能解释的复发性VTE时，应评估患者是否存在潜在疾病。

在规范抗凝治疗过程中出现PTE或DVT复发，应考虑将口服VKAs转换为LMWH抗凝治疗，或将原来应用的LMWH剂量适当增大（增加1/4 ～ 1/3剂量），同时积极寻找复发的可能原因并进行干预。

六、急性肺血栓栓塞症的再灌注治疗

（一）急性PTE溶栓治疗

溶栓治疗可迅速溶解部分或全部血栓，恢复肺组织再灌注，减小肺动脉阻力，降低肺动脉压，改善右心室功能，降低严重PTE患者的病死率和复发率。

溶栓的时间窗一般定为14天以内，但鉴于可能存在血栓的动态形成过程，对溶栓的时间窗不做严格规定。

溶栓治疗的主要并发症为出血，用药前应充分评估出血风险，必要时应配血，做好输血准备。溶栓前宜留置外周静脉套管针，以方便溶栓中取血监测，避免反复穿刺血管。

溶栓治疗的禁忌证分为绝对禁忌证和相对禁忌证（表1-9）。对于致命性高危PTE，绝对禁忌证亦应被视为相对禁忌证。

表1-9　溶栓治疗禁忌证

绝对禁忌证	相对禁忌证
结构性颅内疾病	收缩压＞180mmHg
出血性脑卒中病史	舒张压＞110mmHg
3个月内缺血性脑卒中	近期非颅内出血
活动性出血	近期侵入性操作
近期脑或脊髓手术	近期手术

续　表

绝对禁忌证	相对禁忌证
近期头部骨折性外伤或头部损伤	3个月以上缺血性脑卒中
出血倾向（自发性出血）	口服抗凝治疗（如华法林）
	创伤性心肺复苏
	心包炎或心包积液
	糖尿病视网膜病变
	妊娠
	年龄＞75岁

注：1mmHg＝0.133kPa。

常用的溶栓药物有尿激酶、链激酶和rt-PA，三者溶栓效果相仿，临床上可根据条件选用，具体用法见表1-10。rt-PA可能对血栓有更快的溶解作用，低剂量溶栓（50mg rt-PA）与美国食品药品监督管理局（FDA）推荐剂量（100mg rt-PA）相比疗效相似，而安全性更好。

表1-10　溶栓药物使用方法

药物	方案
链激酶	负荷量25万U，静脉注射30分钟，继以10万U/h持续静脉滴注12～24小时
	快速给药：150万U持续静脉滴注2小时
尿激酶	负荷量4400U/kg，静脉注射10分钟，继以2200U/（kg·h）持续静脉滴注12小时
	快速给药：2万U/kg持续静脉滴注2小时
rt-PA	50mg持续静脉滴注2小时

注：rt-PA，重组组织型纤溶酶原激活剂。

溶栓治疗结束后，应每2～4小时测定1次APTT，当其水平＜正常值的2倍，即应重新开始规范的抗凝治疗。考虑到溶栓相关的出血风险，更安全的给药模式为溶栓治疗结束后，可先应用UFH抗凝，然后再切换到LMWH、磺达肝癸钠或利伐沙班等。

【推荐意见】

急性高危PTE，如无溶栓禁忌，推荐溶栓治疗【1B】。急性非高危PTE患者，不推荐常规溶栓治疗【1C】。

急性中高危PTE，建议先给予抗凝治疗，并密切观察病情变化，一旦出现临床恶化，且无溶栓禁忌，建议给予溶栓治疗【2B】。

急性PTE应用溶栓药物，建议rt-PA 50mg、尿激酶2万U/kg或重组链激酶150万U，2小时持续静脉滴注【2B】。

急性高危PTE，溶栓治疗前如需初始抗凝治疗，推荐首选UFH【2C】。

【推荐意见说明】

临床恶化的标准：在治疗和观察过程中出现低血压、休克；尚未进展至低血压、休克，但出现心肺功能恶化，如症状加重、生命体征恶化、组织缺氧、严重低氧血症、心脏生物学标志物升高等。

急性PTE患者溶栓治疗后，如效果不佳或出现临床恶化，可考虑适当追加溶栓药物剂量。

对于急性高危PTE如果存在溶栓禁忌证，如条件允许，建议介入治疗或手术治疗。

（二）急性PTE介入治疗

急性PTE介入治疗的目的是清除阻塞肺动脉的栓子，以利于恢复右心功能并改善症状和生存率。介入治疗措施：经导管碎解和抽吸血栓，或同时进行局部小剂量溶栓。介入治疗的并发症包括远端栓塞、肺动脉穿孔、肺出血、心包压塞、心脏传导阻滞或心动过缓、溶血、肾功能不全以及穿刺相关并发症。

对于有抗凝禁忌的急性PTE患者，为防止下肢深静脉大块血栓再次脱落阻塞肺动脉，可考虑放置下腔静脉滤器，建议应用可回收滤器，通常在2周之内取出，一般不考虑永久应用下腔静脉滤器。

【推荐意见】

1. 急性高危PTE或伴临床恶化的中危PTE，若有肺动脉主干或主要分支血栓，并存在高出血风险或溶栓禁忌，或经溶栓或积极的内科治疗无效，在具备介入专业技术和条件的情况下，可行经皮导管介入治疗【2C】。

2. 低危PTE不建议导管介入治疗【2C】。

3. 已接受抗凝治疗的急性DVT或PTE，不推荐放置下腔静脉滤器【1B】。

【推荐意见说明】

经皮导管介入治疗最常用于出血风险高的高危或中危PTE患者，应在有经验的中心机构进行，可以在经皮导管介入治疗同时辅以肺动脉内溶栓治疗。对于系统性溶栓出血风险高的患者，如果有导管直接溶栓的设备和人员，导管直接溶栓优于系统性溶栓，导管溶栓时溶栓剂量可以进一步减低，从而降低出血风险。

（三）急性PTE手术治疗

肺动脉血栓切除术可以作为全身溶栓的替代补救措施，适用于经积极内科或介入治疗无效的急性高危PTE，要求医疗单位有施行手术的条件与经验。

【推荐意见】

急性高危PTE，若有肺动脉主干或主要分支血栓，如存在溶栓禁忌、溶栓治疗或介入治疗失败、其他内科治疗无效，在具备外科专业技术和条件的情况下，可考虑行肺动脉血栓内膜切除术【2C】。

【推荐意见说明】

对于顽固性低氧，循环不稳定的高危PTE，内科或介入治疗效果不佳，准备手术之前，可尝试用体外膜氧合（ECMO）以加强生命支持。ECMO对高危PTE患者来说是一项有效的治疗措施，但治疗效果仍有待进一步研究探讨。

七、急性肺血栓栓塞症诊断后的管理与随访

急性PTE患者的治疗不仅局限于早期的起始抗凝阶段。在PTE病程中，尤其是确诊后的第一年，患者可能会经历各种不良事件，包括大出血、复发性VTE、动脉心血管疾病和CTEPH。选择最佳抗凝药物并在病程早期对危险因素进行有针对性的管理有可能改善患者的预后。关于恢复体育活动、旅行的建

议需要在确诊PTE后与患者讨论，并纳入包括专门康复计划在内的整体护理路径。对癌症和获得性易栓症、动脉心血管疾病的风险因素的评估和肺栓塞后综合征（post-pulmonary embolism syndrome，PPES）的早期筛查应作为常规管理。

（一）出血风险

出血风险的管理贯穿于整个治疗过程，筛查出血的风险因素并动态评估十分关键。最相关的可改变风险因素包括肾功能不全、肝病、血小板减少症、贫血、高血压以及抗血小板药物或非甾体抗炎药的使用。目前有证据支持应用美国胸科医师学会出血风险工具或VTE-BLEED评分判断出血并发症风险最低的患者进行长期抗凝治疗可能是安全的。然而没有证据支持基于上述两种风险分层工具高出血风险人群应避免长期抗凝治疗。推荐对出血风险较高的患者减少阿哌沙班或利伐沙班的剂量。在长期抗凝期间，需要定期评估药物耐受性、药物相互作用、血压、肾功能和治疗依从性，以优化治疗的有效性和安全性。此外，应及时逆转新出现的可改变出血风险因素。

（二）肿瘤

推荐对无诱因VTE患者进行癌症筛查以便早期诊断。筛查包括彻底的病史、体检、基本实验室检查和肺部影像学检查。年龄和性别特异性检测（如乳房X光摄影、宫颈涂片和前列腺特异性抗原检测）应按照国家指南和当地实践进行。在随访期间出现以下情况应高度怀疑癌症：有较近期治愈癌症史（VTE可能是癌症复发的标志）、进行抗凝治疗但VTE进展或复发、短期抗凝治疗后的出血。如果在PTE治疗过程中发现癌症，应调整抗凝剂的种类和剂量以及治疗时间。尽管癌症筛查有利于更早的癌症诊断，但缺乏证据表明筛查可以降低癌症相关的发病率或死亡率。

（三）遗传与获得性易栓症

详见第十三章。

（四）妇女相关PTE

现有证据表明，在急性PTE抗凝期间接受激素联合避孕药或仅孕激素避孕药的妇女复发VTE的风险没有增加。对于在PTE治疗中患有抗凝剂相关异常子宫出血（AUB）的女性，建议包括停用一天NOAC、调整抗凝剂的剂量或类型、进行孕激素或氨甲环酸治疗或应用局部介入措施。现有证据表明，停止激素避孕和抗凝治疗后复发VTE的风险低于激素避孕相关VTE的风险。因此，建议停止激素避孕后进行限定时间的抗凝治疗，而非无限期抗凝治疗。最后，建议未接受长期抗凝治疗的既往VTE患者在产前和产后应接受预防性或中等强度抗凝治疗。

（五）运动、旅行与生活方式

由于PTE后右心功能不全可能持续数天到数周，如果右心负荷增加患者将面临心衰风险，如易感患者乘坐飞机时可能发生缺氧，肺血管收缩致阻力升高最终导致右心衰。建议患者出院后逐步恢复常规体育活动，例如每周至少150～300分钟中等强度的有氧运动或每周75～150分钟高强度有氧运动或中等强度和高强度有氧运动的等效组合。进行与身体直接接触有关的体育运动应谨慎，警惕大出血的风险。停止抗凝治疗后，长途航空旅行与PTE风险增加有关。我们建议对所有先前停止抗凝治疗并计划长途飞行（＞4小时）的PTE患者使用压缩袜或预防性高强度抗凝。建议飞行当天开始药物预防，持续时间延长至飞行后2～4天。

（六）肺栓塞后综合征

PPES定义为急性肺栓塞后至少3个月的充分抗凝治疗后出现新的或进行性呼吸困难、运动耐力下降和/或功能或精神状态削弱，不能用预先存在的合并症解释。有研究表明40%～60%的肺栓塞存活患者可能存在PPES。CTEPH在持续呼吸困难的PTE存活患者中占5%～8%，但尚不清楚PTE在CTEPH自然病程中的作用。目前指南不建议通过影像学检查对无症状肺栓塞患者进行常规随访。超声心动图是CTEPH患者的首选一线诊断检查。慢性血栓栓塞性肺病（chronic thromboembolic pulmonary disease，CTEPD）表现为静息时平均肺动脉压正常但运动耐力受限的慢性肺血管阻塞。CTEPD患者在通过通气灌注扫描确认慢性肺血管阻塞持续存在后，应转诊至有经验的中心排除CTEPH。在PPES患者中，心肺运动试验是一种非常有用的诊断检查，可以识别导致症状的心血管、肺和骨骼肌系统的改变。

（七）动脉心血管疾病

人群水平和队列研究表明VTE患者的动脉粥样硬化患病率高于无VTE的患者。建议在3个月的常规随访中对患者进行整体评估，包括吸烟、高血压等个人危险因素。对于已经确诊心血管疾病的PTE患者，在急性期可能需要停用或调整心血管药物，例如β受体阻滞剂和降压药物，尤其是出现低血压和/或严重右心室功能障碍的急性PTE时，进行个体化决策至关重要。对于支架内血栓形成风险超过出血风险时，应考虑进行三联抗栓治疗1周以上，总疗程也应根据风险评估结果确定，而高缺血风险患者可考虑行三联抗栓治疗6个月。

（八）基于复发危险分层的抗凝疗程

停止治疗后VTE的复发风险与血栓事件特点密切相关。研究发现：与短暂性危险因素相关的PTE，停止治疗后复发率为每年不到2.5%；在没有明确危险因素的情况下，PTE发生后每年复发率高达4.5%。因此，基于血栓复发危险分层（表1-11）推荐不同的抗凝疗程：①对于继发于重要短暂/可逆危险因素的初发PTE/VTE患者，建议在3个月后停止口服抗凝治疗。②对于无短暂或可逆危险因素即出现的复发性VTE（即至少有一次PTE或DVT发作）的患者，建议延长口服抗凝治疗时间；对于抗磷脂抗体综合征患者，建议延长使用VKAs口服抗凝治疗时间。③对于初发PTE且没有可识别的危险因素的患者，应考虑延长口服抗凝治疗时间；对于初发PTE并伴有抗磷脂抗体综合征以外的持续性危险因素的患者，应考虑延长口服抗凝治疗时间；对于初发PTE伴有较轻的短暂或可逆性危险因素的患者，应考虑延长口服抗凝治疗时间。

表 1-11　基于VIE长期复发风险的危险分层

估算复发的长期风险[a]	PE的风险因素类别[b]	举例[b]
低度风险（＜3%每年）	重要的短暂或可逆危险因素使VTE事件风险增加＞10倍（与没有危险因素的患者相比）	全身麻醉的手术时间＞30分钟 由于急性疾病或慢性病急性加重在医院卧床（仅起床使用卫生间）≥3天 创伤伴骨折
中度风险（3%～8%每年）	短暂或可逆危险因素使初发VTE事件风险增加≤10倍	小手术（全身麻醉＜30分钟） 患有急性疾病，入院时间＜3天 雌激素治疗/避孕 妊娠或产褥期 因急性疾病院外卧床≥3天 腿部受伤（无骨折）导致行动不便≥3天 长途飞行
	非恶性持续性危险因素	炎症性肠病 活动性自身免疫性疾病
	没有已发现的危险因素	
高度风险（＞8%每年）		活动性肿瘤 在没有重大短暂或可逆危险因素的情况下，既往发生一次或多次的VTE事件 抗磷脂抗体综合征

注：a 如果在前3个月后停止抗凝治疗（根据Baglin等和Iorio等的研究结果）；b VTE事件的危险因素分类与国际血栓和止血学会提出的分类一致。

第四节　前景与展望

近年来，PTE越来越引起国内外医学界的关注，相关学会发布了系列诊断、治疗和预防指南，但这些指南在临床应用过程中尚存在以下问题：①国际指南的质量良莠不齐，不同指南的推荐意见常存在不一致性；②影像诊断技术和生物学标志物的临床应用，虽然丰富了对PTE诊断和危险分层的认识，但欧美指南的分型标准是否适于国内临床实践尚需进一步验证；③国际指南推荐的PTE治疗方案与我国的实际情况可能存在差异，如溶栓药物的方案、DOACs的剂量调节等。基于此，为更好指导我国医师的临床实践，中华医学会呼吸病学分会肺栓塞与肺血管病学组、中国医师协会呼吸医师分会肺栓塞与肺血管病工作委员会基于当前的循证医学证据，制订了《肺血栓栓塞症诊治与预防指南》。

该指南结合近5年发表的系列指南，系统评价了国内外近年来发表的PTE相关循证医学研究资料，增加了基于国人循证医学研究的数据，进一步规范了我国PTE的诊断、治疗与预防。

该指南推荐内容主要有以下几个方面的更新：①首次将欧美指南的格式和表述方法与国人临床实际情况结合起来；②提出符合中国医师临床实践的诊断流程（疑诊、确诊、求因、危险分层）；③重视DVT的探寻在急性PTE诊断和临床处理中的价值，对某些患者一旦确诊DVT，无论是否有条件确诊PTE，均可以按照PTE进行处理；④强调求因在PTE临床处理中的价值，求因不仅是对DVT的探寻，还包括对某些特定人群易栓症的筛查以及探寻临床上所有可能的VTE危险因素；⑤增加了DOACs在PTE治疗和预防中的循证医学证据和相关推荐意见；⑥明确推荐半量溶栓方案［重组组织型纤溶酶原激活剂

（rt-PA）50mg〕用于急性PTE治疗，无论是对高危PTE，还是对于某些中危PTE，基于中国人群的随机对照研究证据和目前的荟萃分析，半量溶栓方案均具有很好的临床疗效和安全性；⑦对特殊情况下PTE的临床处理提出指导性建议，如妊娠、恶性肿瘤、活动性出血、血小板减少、围手术期、右心血栓等临床情况；⑧强调预防的重要性，尤其是对某些合并血栓风险与出血风险的患者，基于循证医学结论和临床经验，提出专家推荐意见。

指南制定的目的是总结和评估可用的循证医学证据，从而帮助临床医生和专业人员针对特定的患者提出最佳的治疗策略。近年来欧洲心脏病学会（ESC）以及其他协会和组织也发布了大量的指南。这些指南对临床实践的影响很大，并且为了使指南的使用者了解所有决策的依据，在制定指南过程中还确立了相关质量标准。ESC对病情评估、诊断/治疗过程、资源使用和指南执行情况进行了大量的注册登记工作，这些注册通过收集日常临床实践数据，更好地涵盖了欧洲及世界各地的医疗实践情况。2019年9月，ESC更新了肺栓塞指南，新指南的更新要点包含以下几个方面：①应该遵循一定的诊断流程，对于疑似肺栓塞患者，首先需评估临床症状和D-二聚体检查，根据病情的严重程度和紧急程度，选择CTPA或心脏超声协助诊断，尽可能准确、快速地诊断肺栓塞，并尽早启动抗凝治疗；②建议结合临床、影像学和实验室结果来综合判断肺栓塞的严重程度，并进行危险分层，针对不同危险分层的患者，建议采用单纯抗凝药，或联合使用溶栓药物、导管介入、外科手术等不同治疗方案；③CTPA有助于区别新鲜血栓和CTEPH引起的慢性阻塞，新版指南建议对两者区别对待，制定相对应的诊疗方案；④指南更新了恶性肿瘤合并肺栓塞的药物选择的推荐意见，由于恶性肿瘤患者具有高复发风险，需要长期抗凝治疗；⑤急性肺栓塞是导致产妇死亡的主要原因，其症状往往与正常妊娠的症状相似，其诊断具有挑战性，指南对于如何诊断和治疗孕妇相关肺栓塞进行了系统阐述；⑥抗凝药物可用于治疗急性肺栓塞急性发作和防止复发，但会增加出血的风险；此外，指南提到了如何确定治疗的持续时间，同时对于何时以及如何进行随访提出了建议，其中建议CTEPH患者在专家中心进行诊断和治疗；⑦在急性期和出院后采用多学科团队综合治疗肺栓塞，诊疗团队应包括医生、有资历的护士和其他相关的专业人员，旨在确保医院专家和家庭医生之间的平稳过渡，优化患者的长期管理，以预防血栓复发。

（万　钧　翟振国）

参考文献

［1］WITT DM, NIEUWLAAT R, CLARK NP, et al. American Society of Hematology 2018 guidelines for management of venous thromboembolism: optimal management of anticoagulation therapy［J］. Blood Advances, 2018, 2（22）: 3257-3291.

［2］邵翔，翟振国，王辰. 医院相关性静脉血栓栓塞症［J］. 中华医学杂志，2018，98（46）: 3792-3794.

［3］ELIAS A, SCHMIDT J, BELLOU A, et al. Opinion and practice survey about the use of prognostic models in acute pulmonary embolism［J］. Thromb Res, 2021, 198（12）: 40-48.

［4］CHIEN CH, SHIH FC, CHEN CY, et al. Unenhanced multidetector computed tomography findings in acute central pulmonary embolism［J］. BMC Med Imaging, 2019, 19（1）: 65.

［5］FENNER E, JOCHIM H. Diagnosis of acute pulmonary embolism［J］. Journal of Thrombosis & Haemostasis, 2018, 38（1）: 11-21.

［6］KONSTANTINIDES SV，MEYER G，BECATTINI C，et al. 2019 ESC Guidelines for the diagnosis and management of acute pulmonary embolism developed in collaboration with the European Respiratory Society（ERS）［J］. Eur Heart J，2020，41（4）：543−603.

［7］BARCO S，MAHMOUDPOUR SH，PLANQUETTE B，et al. Prognostic value of right ventricular dysfunction or elevated cardiac biomarkers in patients with low-risk pulmonary embolism：a systematic review and meta-analysis［J］. Eur Heart J，2019，40（11）：902−910.

［8］STEVENS SM，ANSELL JE. Thrombophilic evaluation in patients with acute pulmonary embolism［J］. Semin Respir Crit Care Med，2017，38（1）：107−120.

［9］GRIGORITA L，THOMAS B. Circulatory collapse，right ventricular dilatation，and alveolar dead space：A triad for the rapid diagnosis of massive pulmonary embolism［J］. Am J Emerg Med，2018，36（4）：722.

［10］ROBERTSON L，JONES LE. Fixed dose subcutaneous low molecular weight heparins versus adjusted dose unfractionated heparin for the initial treatment of venous thromboembolism［J］. Cochrane Database Syst Rev，2017，2（2）：CD001100.

［11］BRUNSON A，HO G，WHITE R，et al. Inferior vena cava filters in patients with cancer and venous thromboembolism（VTE）does not improve clinical outcomes：A population-based study［J］. Thrombosis Research，2017，153：57−64.

［12］LEHNERT P，MØLLER CH，MORTENSEN J，et al. Surgical embolectomy compared to thrombolysis in acute pulmonary embolism：morbidity and mortality［J］. Eur J Cardiothorac Surg，2017，51（2）：354−361.

［13］CORSI F，LEBRETON G，BRECHOT N，et al. Life-threatening massive pulmonary embolism rescued by venoarterial-extracorporeal membrane oxygenation［J］. Crit Care，2017，21（1）：76.

［14］KEARON C，DE WIT K，PARPIA S，et al. Diagnosis of pulmonary embolism with d-dimer adjusted to clinical probability［J］. N Engl J Med，2019，381（22）：2125−2134.

［15］RAHAGHI FN，MINHAS JK，HERESI GA. Diagnosis of deep venous thrombosis and pulmonary embolism：new imaging tools and modalities［J］. Clin Chest Med，2018，39（3）：493−504.

［16］AL YAMI MS，SILVA MA，DONOVAN JL，et al. Venous thromboembolism prophylaxis in medically ill patients：a mixed treatment comparison meta-analysis［J］. J Thromb Thrombolysis，2018，45（1）：36−47.

［17］STUCK AK，SPIRK D，SCHAUDT J，et al. Risk assessment models for venous thromboembolism in acutely ill medical patients［J］. Thromb Haemost，2017，117（4）：801−808.

［18］中华医学会呼吸病学分会肺栓塞与肺血管病学组，中国医师协会呼吸医师分会肺栓塞与肺血管病工作委员会，全国肺栓塞与肺血管病防治协作组. 肺血栓栓塞症诊治与预防指南［J］. 中华医学杂志，2018，98（14）：1060−1087.

［19］STEVENS SM，WOLLER SC，BAUMANN KL，et al. Antithrombotic therapy for vte disease：second update of the chest guideline and expert panel report-executive summary［J/OL］. Chest，2021，S0012-3692（21）01507-5. https：//journal.chestnet.org/article/S0012-3692（21）01507-5/PDF

［20］YANG X，LI N，GUO T，et al. Comparison of the effects of low-molecular-weight heparin and fondaparinux on liver function in patients with pulmonary embolism[J]. J Clin Pharmacol, 2020, 60（12）: 1671-1678.

［21］OSTERESCH R, FACH A, HAMBRECHT R, et al. ESC-Leitlinien 2019 zu Diagnostik und Management der akuten Lungenembolie［ESC guidelines 2019 on diagnostics and management of acute pulmonary embolism］［J］. Herz, 2019, 44（8）: 696-700.

［22］LEE KA, CHA A, KUMAR MH, et al. Catheter-directed, ultrasound-assisted thrombolysis is a safe and effective treatment for pulmonary embolism, even in high-risk patients［J］. J Vasc Surg Venous Lymphat Disord, 2017, 5（2）: 165-170.

［23］FREDERIKUS A KLOK, WALTER AGENO, CIHAN AY, et al. Optimal follow-up after acute pulmonary embolism: a position paper of the European Society of Cardiology Working Group on Pulmonary Circulation and Right Ventricular Function, in collaboration with the European Society of Cardiology Working Group onAtherosclerosisand Vascular Biology, endorsed by the European Respiratory Society ［J］. Eur Heart J, 2022, 43（3）: 183-189.

第二章

深静脉血栓形成

第一节 概　述

深静脉血栓形成（DVT）指外周深静脉内的血液异常凝固并形成血栓，导致管腔完全或部分梗死的临床症状群。血栓脱落则可能导致肺血栓栓塞症（PTE），出现相应的呼吸和循环障碍等临床表现，因此DVT和PTE合称为静脉血栓栓塞症（VTE）。为了进一步规范DVT的诊治与预防，参照2017年中华医学会外科学分会血管外科学组《深静脉血栓形成的诊断和治疗指南（第三版）》、2016年《美国胸科医师学会静脉血栓栓塞症抗栓治疗指南》及2022年第二次更新、2020年《美国血液学会静脉血栓栓塞症治疗指南》以及2021年《欧洲血管外科学会静脉血栓临床实践指南》的推荐意见，同时结合国内外近年来发表的DVT相关的循证医学研究资料和专家推荐意见，制订了《中国血栓性疾病防治指南》。

一、流行病学

VTE被认为是继冠心病、高血压后第三位最常见的心血管疾病。2003年White RH报道美国症状性VTE年发病率为（71～117）/10万，其中2/3的患者表现为DVT，约1/3为PTE。我国目前尚没有关于大规模社区人群DVT发病率的数据，但在一些特定人群中，我国的DVT患病率见表2-1。

表2-1　我国一些特定人群DVT患病率

特定人群	DVT患病率（%）
高危住院患者	10.20
神经内科住院患者	12.70
骨科住院患者	10.00
妇科住院患者	6.30
孕产妇围生期	0.05
内科ICU患者	15.10
脑卒中住院患者	21.70

Stein PD的横断面抽样调查表明，经年龄因素修正后，男性、女性人群DVT和PTE发病率基本无差别。来自韩国和中国台湾省的两项大规模基于医疗保险体系调查的研究则显示，亚洲人的VTE发生率可能低于西方人种。韩国的研究显示，2007—2011年993459例患者VTE总体发生率在骨科大手术患者、肿瘤患者和其他外科手术患者中分别为1.24%、0.67%和0.05%，其中髋关节骨折（1.60%）和结直肠恶性肿瘤手术（1.67%）是最高的。中国台湾省基于医保的研究显示，2002—2006年共有114026例患者接受了髋关节（$n=61460$）和膝关节（$n=52556$）置换手术，术后VTE总体发生率为0.44%，PE发生率分别为髋关节置换4/10000和膝关节置换7/10000。在这两项基于医保的研究中，VTE发生率低的原因可能与仅收集了症状性VTE病例有关。此外，在亚洲（尤其是中国），随着人口老龄化的加剧，也可能使得以往的研究数据无法代表现阶段VTE的真实发病率。

远端深静脉血栓（DDVT）在DVT中占较大比例。有研究显示，门诊人群中，DDVT甚至可能占DVT人群的60%～70%。目前对于DDVT的确切发病率尚无大型的流行病学资料，由于DDVT患者可能无症状，因此，DDVT实际发生率可能高于临床诊断率。国人数据显示，院内获得性DVT人群中，孤立性DDVT（IDDVT）的发病率是近端DVT（PDVT）的5.02倍（1.24/1000 vs 0.26/1000，$P<0.01$）。

二、危险因素

19世纪，Virchow提出了高凝状态、血流淤滞、血管内皮损伤是血栓形成的三要素，能导致上述三要素改变的风险诱因均可能成为DVT的危险因素。临床实践也显示，DVT的发生往往是多因素共同作用的结果。

（一）高凝状态

高凝状态可分为继发性和原发性。常见的继发性因素包括恶性肿瘤、妊娠、围生期、创伤史、手术史（尤其是下肢、髋关节、腹部和盆腔手术）、炎症性肠病、肾病综合征、系统性红斑狼疮、脓毒症等；原发性高凝状态主要指遗传性易栓症，如蛋白C缺乏、蛋白S缺乏、抗凝血酶缺乏和高加索人群常见的因子V Leiden突变等。

（二）血流淤滞

各种因素导致的卧床或制动是最常见的血液淤滞原因（长途旅行也是可能导致血液淤滞的原因），此外还包括心房颤动（房颤）、心力衰竭、静脉曲张或瓣膜功能不全、静脉受压或梗阻等。

（三）血管内皮损伤

血管内皮细胞损伤可由直接创伤、手术、静脉穿刺等因素导致，也可以是化学药物输注、静脉留置导管所致。

（四）其他和DVT有关的危险因素

包括年龄、VTE病史、种族、动静脉畸形和下腔静脉畸形等。

第二节　诊　　断

一、临床表现

根据发病时间，可以将DVT分为急性期、亚急性期和慢性期。急性期指发病14天以内；亚急性期指发病15～30天；发病30天以后进入慢性期；早期DVT包括急性期和亚急性期。

急性DVT以下肢最为常见，也可见发生于上肢深静脉、盆腔静脉、上腔静脉和下腔静脉，其临床表现根据血栓部位、形成时间、侧支循环代偿情况、血栓进展程度、患者体位以及治疗手段的不同而特征各异。以急性下肢DVT为例，患者可以表现为：

（一）肢体肿胀和张力升高

单侧肢体凹陷性水肿是DVT的常见症状，伴有患肢张力升高，卧床或抬高患肢可缓解。下腔DVT亦可导致双下肢对称性水肿。查体时须用卷尺测量下肢膝关节上下腿围，并与健侧下肢对照。

（二）肢体疼痛

多以肢体沉胀钝痛为主，卧床或抬高患肢可缓解。查体时可发现沿着深静脉走行出现深压痛，包括小腿肌肉、腘窝、内收肌管及腹股沟下方静脉走行区域。当肢体高度水肿、张力明显升高时肢体可出现剧烈疼痛。患者患肢伸直，足被动背屈时，引起腓肠肌等小腿后侧肌群疼痛，为Homans征阳性。挤压小腿后侧肌群，引起局部疼痛，为Neuhof征阳性。

股白肿和股青肿是下肢DVT的两种严重表现，由于下肢静脉血栓广泛，静脉回流严重受阻，肢体组织张力明显增高，可出现下肢动脉痉挛、动脉供血不足、皮肤苍白和皮温降低，严重时出现肢体高度水肿、疼痛伴皮肤青紫、水泡形成，最终可能导致肢体坏疽。

（三）皮肤颜色、温度变化

由于静脉血液回流淤滞，患肢皮肤多呈现紫红色，皮温略升高，如果同时合并感染，肢体皮温升高明显。当出现股青肿、股白肿时，由于肢体动脉血供受到影响，肢体皮肤可出现颜色苍白、发绀甚至花斑，同时伴有患侧肢体皮肤温度降低。

（四）浅静脉扩张

深静脉回流受阻，浅静脉系统回流增加，长期作用下，会出现代偿性浅静脉增多、曲张，需要与原发性下肢静脉曲张相鉴别。部分患者浅静脉内同样可以形成血栓，可表现为局部条索样硬结，疼痛、压痛明显，甚至局部可看到暗红色静脉网。

静脉血栓脱落导致PTE，可根据肺循环受阻的不同程度不伴或伴有PTE相关症状。

DVT进入到慢性期，临床表现主要源于各种原因所致的血栓残留或在血栓纤溶、机化过程中深静脉瓣膜遭到破坏而出现的慢性静脉功能不全和静脉高压综合征，也称为血栓后综合征（PTS）。PTS主要表现为肢体沉重不适、水肿，久站或活动多后加重，可伴有间歇性静脉性跛行、浅静脉曲张、皮肤色素沉着、皮肤营养障碍、皮肤增厚粗糙、瘙痒和湿疹样皮炎，甚至形成经久不愈或反复发作的慢性溃疡等。

二、实验室及其他检查

（一）实验室检查

1. D-二聚体　可作为急性VTE的初筛指标，对DVT患者具有较高灵敏度（95%），但特异度较低（35%～55%）。尽管D-二聚体灵敏度高，阴性预测值也高，但是仍有假阴性情况存在，主要是见于亚急性或慢性DVT患者、IDDVT患者或已经接受抗凝治疗的DVT患者。D-二聚体的假阳性主要见于感染、肿瘤、妊娠等情况。老年患者的基线D-二聚体水平偏高，应采用年龄调整后的临界值（age-adjusted cutoff）作为评判指标。动态观察D-二聚体水平有助于评估病情进展情况和疗效。

2. 血栓调节蛋白（TM）位于血管内皮细胞，也叫凝血酶调节蛋白，TM可以通过一系列机制调控凝血酶的活性。血管内皮损伤时TM可以升高。另外、肾功能不全、糖尿病、系统性血管炎时TM也可以升高。

3. 凝血酶-抗凝血酶复合物（TAT）是血液中相对不活跃的凝血酶与抗凝血酶1∶1结合形成的复合物。TAT显著升高，反映血液高凝状态或血栓高负荷。抗凝治疗过程中，TAT降低提示抗凝治疗有效。

4. 组织型纤溶酶原激活物-激活抑制物-1复合物（tPAIC）能够反映内皮细胞的损伤，是纤溶系统激活的分子标志物。tPAIC升高提示血管内皮细胞损伤、血栓形成可能。

5. 纤溶酶-抗纤溶酶复合物（PIC）是纤溶酶与抑制因子α2抗纤溶酶以1∶1结合形成的复合物，是直接反映纤溶系统激活程度的生物标志物。PIC升高提示纤溶系统激活，可用于高凝状态预测，也可用于血栓治疗效果监测。

TM、TAT、tPAIC、PIC合称为新凝血四项，与D-二聚体联合可以用于预测血液高凝倾向、指导抗凝治疗。

6. 血管性血友病因子（vWF）　由内皮细胞合成，主要功能为在内皮细胞受损时介导血小板黏附于血管损伤部位，并参与凝血过程，可作为反映血管内皮损伤和血液高凝状态的指标。

（二）影像学检查

1. 彩色多普勒超声　灵敏度、特异度均较高，是DVT诊断的首选方法，适用于对患者的筛查和监测。下肢DVT超声检查方法主要包括：加压超声（CUS）和全腿超声（WLUS）。CUS是诊断DVT最为常用的客观标准，对PDVT的诊断敏感性90%～100%，特异性95%～100%。但值得注意的是，CUS对DDVT的诊断有局限性。WLUS耗时较长，操作相对烦琐，但可以检出DDVT。CUS和WLUS对于下腔静脉和髂静脉血栓的评估受技术、肠气和肥胖程度等多种因素的影响。

2. CT静脉成像和磁共振静脉成像　CT静脉成像（CTV）和磁共振静脉成像（MRV）准确性较高，可同时检查腹部、盆腔和下肢深静脉情况。核磁直接血栓成像对鉴别血栓的新旧程度，确定DVT是否复发，具有一定的优势。

3. 下肢深静脉造影　下肢深静脉造影曾经被认为是下肢DVT诊断的金标准。但是，在超声和CTV/MRV等影像检查广泛应用的情况下，有创的下肢深静脉造影已经较少采用。主要是用于直观判断静脉有无血栓及血栓的位置、大小形态和侧支循环情况、评估静脉反流等情况；常常在进行DVT腔内治疗的同时施行。

三、诊断策略

（一）疑诊

【推荐意见】

当疑诊下肢DVT时，推荐将DVT-Wells评分用于评估DVT验前概率（pre-testprobability）【1C】。下肢DVT的Wells评分三分法：总分≤0分，提示DVT临床可能性为低度；总分1～2分，提示DVT临床可能性为中度；总分≥3分，提示高度可能罹患DVT【1B】。也可以按照Wells评分二分法，将罹患下肢DVT的可能性分为临床不可能（评分＜2分）或临床可能（评分≥2分）。

DVT临床中、低可能性（Wells评分≤2分）的患者，推荐进行高敏D-二聚体检查【1B】，优于直接进行多普勒联合加压超声检查【2B】。如D-二聚体结果阴性可排除急性DVT【1B】；如D-二聚体结果阳性，多普勒超声联合加压超声可以作为下一步检查手段【1B】。

DVT临床高度可能（Wells评分≥3分）的患者，多普勒超声联合加压超声可以作为首选的影像学检查手段【1B】，而D-二聚体检查不能单独作为诊断或排除DVT的证据【1B】。

下述情况下，如仅有单次CUS阴性，建议1周内复查CUS：①临床中度可能性的患者（Wells评分1～2分）且D-二聚体阳性【1B】；②临床高度可能性的患者（Wells评分≥3分），无论D-二聚体阴性或阳性【2B】。

对于临床高度怀疑DVT的患者，如果CUS为阴性或存在不确定之处，也可考虑行MRV、CTV或静脉造影作为进一步检查措施【2B】。

Wells等的研究纳入593例疑似DVT患者，对验前概率的测算方法和流程结合做了验证，旨在最大限度减少静脉造影或重复超声检查；在验前概率低、中和高组患者中显示罹患DVT的比例分别为5%、17%和53%；28%的患者需要进行连续超声检查，6%的患者需要进行静脉造影（表2-2）。2003年Wells对该方法进行了改良，增加了既往DVT病史的评分项目，并将患者分为临床不可能（评分＜2分）或临床可能（评分≥2分），两组人群罹患DVT的可能性分别为6%和28%（表2-2～表2-4）。

表2-2 DVT的临床可能性评分表（Wells评分表）

项目	评分
活动性肿瘤（近6个月内接受肿瘤治疗或目前正采取姑息疗法）	1
下肢麻痹、瘫痪或下肢石膏固定	1
4周内卧床3天以上或4周内大手术史	1
沿深静脉系统走行的局部压痛	1
下肢肿胀	1
胫骨结节下方10cm处测量的小腿腿围较对侧增加3cm以上	1
患肢凹陷性水肿	1
浅静脉侧支循环（非静脉曲张）	1
其他比DVT更符合的诊断	−2

注：如果双侧下肢均有症状，以症状严重侧为准。

表2-3 改良版Wells-DVT评分表

项目	评分
活动性肿瘤（近6个月内接受肿瘤治疗或目前正采取姑息疗法）	1
下肢麻痹、瘫痪或下肢石膏固定	1
4周内卧床3天以上或4周内大手术史	1
沿深静脉系统走行的局部压痛	1
下肢肿胀	1
胫骨结节下方10cm处测量的小腿腿围较对侧增加3cm以上	1
患肢凹陷性水肿	1
浅静脉侧支循环（非静脉曲张）	1
既往DVT病史	1
其他比DVT更符合的诊断	−2

注：如果双侧下肢均有症状，以症状严重侧为准。

表2-4 下肢Wells-DVT评分表分值与临床可能性分层

三分法			二分法		
Wells评分总分	临床可能性	患下肢DVT概率（%）	Wells评分总分	临床可能性	患下肢DVT概率（%）
≤0分	低度可能	5	<2分	临床不可能	6
1～2分	中度可能	17	≥2分	临床可能	28
≥3分	高度可能	53			

Bates SM等的前瞻性队列研究纳入556例可疑DVT患者，在其中283例临床评估可能性为中、低危且D-二聚体为阴性的患者中，只有1例患者出现DVT，由此认为中、低危疑似DVT患者如D-二聚体为阴性，可基本排除DVT而无需进一步检查。Fancher TL等报告了低危患者的D-二聚体水平正常可除外DVT。Well PS等在2006年的回顾性分析纳入8000例DVT患者的14项研究，D-二聚体在低危组的灵敏度、特异度、阴性似然比分别为88%、72%、0.18%，在中危组分别为90%、58%、0.19%，在高危组则为95%、45%、0.16%；由此认为低危组患者D-二聚体阴性可除外DVT，无需进一步超声检查，而高危组不推荐单独使用D-二聚体进一步检查。

一项前瞻性双盲研究结果表明，CUS诊断DVT的特异度可达96%～100%，灵敏度可达90%～100%。Schellong SM等对1646例患者的前瞻性研究表明，有1023例患者CUS显示为阴性，在3个月随访期内仅0.3%的患者发生血栓事件，因此认为CUS的技术成功率高，CUS阴性有利于排除DVT。Gibson NS等报告了快速CUS和WLUS在诊断方面同样安全、有效。Bernardi E等的一项前瞻性随机多中心研究表明，对怀疑下肢DVT的症状性患者采用近端深静脉CUS和WLUS诊断是等效的。

针对DDVT，WLUS是常用的检查方法，能有效提高DDVT诊断的灵敏度和准确率。应当注意的是，WLUS诊断DDVT有较高的假阳性率，尤其是对于无症状的患者，假阳性率更高，甚至可能高达50%。局限于远端静脉的假阳性结果可能包括：肌间血肿、陈旧性DDVT、静脉内瘀滞状态或血栓前表现等。对于临床表现不符合DDVT的患者，可以考虑采用7天后序贯复查WLUS的策略，以提高DDVT的诊断准确率。未进行抗凝治疗或者不适合进行抗凝治疗的DDVT患者，也可以考虑7天后序贯复查WLUS或

CUS，确定下一步治疗计划。

Byun SS等对髋/膝关节置换术后DVT的研究表明，CTV的灵敏度、特异度、阳性预测值和阴性预测值可达90%、97%、96%和91%。Thomas SM等的荟萃分析纳入13篇研究，结果显示CTV的灵敏度为71%～100%，特异度为93%～100%，荟萃分析结果为灵敏度达95.9%，特异度达95.2%。

有几项研究证实了连续CUS监测策略的安全性。Birdwell BG等的研究纳入了405例临床高度怀疑VTE的患者，其中335例CUS显示正常的患者在5～7天后复查CUS后再决定是否抗凝，在3个月的随访中0.6%（95% CI：0.1%～2.1%）的患者发生了血栓相关事件。Cogo A等的研究纳入1702例临床怀疑血栓的患者，其中初次CUS或1周后复查CUS异常的患者才使用抗凝，随访6个月的累积血栓相关事件发生率0.7%（95% CI：0.3%～1.2%）。Bernardi E等的研究纳入946例临床评估高危的患者，其中对D-二聚体阳性者进行1周后CUS复查，在3个月的随访中，累积血栓事件发生率为0.4%（95% CI：0～0.9%）

一篇荟萃分析纳入14篇研究，显示MRI诊断DVT的灵敏度可达91.5%，特异度达94.8%，并且诊断PDVT的灵敏度较DDVT灵敏度高（93.9%和62.1%）。Fraser DG等的一项前瞻性双盲研究表明，MRI诊断PDVT的灵敏度可达97%～100%，特异度可达96%～100%。

【推荐意见说明】

DVT的Wells评分是最常用的DVT临床可能性评分，主要包括患者的症状、体征和可能的危险因素，Wells评分有一定的假阴性率，用于DVT诊断时不能单独使用，而需要与D-二聚体、CUS等联合应用。

急性DVT时，D-二聚体水平显著升高。需注意，D-二聚体水平升高还可见于恶性肿瘤、高龄、创伤、感染、妊娠、手术后、炎性疾病、心房颤动、休克或弥散性血管内凝血等多种临床情况下，因此作为急性VTE的生物标志物，D-二聚体灵敏度高而特异度低。单独根据D-二聚体水平不足以诊断或排除DVT，与Wells评分联用时可提高DVT的诊断率和排除率。对于D-二聚体水平正常，且Wells评分为2分以下的患者，可以排除DVT而不必进行其他检查。对于D-二聚体水平升高但彩超检查为阴性的患者，则需要严密随访、重复彩超检查。此外，D-二聚体检测方法的选择需要医疗机构根据技术的可获得性、费用、报告时间来选择。

CUS可作为DVT的首选影像检查方法，尤其对于PDVT特异度和灵敏度均较高。需注意的是，CUS对DDVT的诊断尚有一定局限性；WLUS是诊断DDVT常用的方法，能有效提高DDVT诊断的灵敏度和准确率。CUS和WLUS对于腔静脉和髂静脉血栓的评估受技术、肠气和肥胖程度等多种因素影响。

CTV是了解下肢静脉、下腔静脉管腔情况的有效方法，能明确诊断DVT的部位、范围以及血栓和管壁间的关系。对于PDVT，CTV灵敏度可达98%～100%，特异度为94%～100%，阳性预测值为92%，阴性预测值为100%。CT肺动脉造影（CTPA）并用于诊断DVT患者是否合并肺栓塞，并用于判断肺栓塞的部位，其优点是准确率高，但缺点是CTPA是有创检查，并且对病人具有辐射。

静脉造影一度被认为是诊断DVT的金标准，根据造影入路的不同，分为顺行静脉造影和逆行静脉造影。静脉造影是有创检查，临床应用受到一定限制，现在已经基本被无创检查所替代，仍可在诊断不确定时、溶栓、机械溶栓和取栓时应用，以评估治疗效果和血栓负荷。

MRV诊断DVT的灵敏度为95%～100%，特异度为96%～100%，对于PDVT，MRV灵敏度优于DDVT。MRV在检查中心型和盆腔DVT中有重要作用，通过静脉壁强化的程度还可以鉴别急性血栓和慢性血栓。

核素显像突出的优点是在急性DVT患者中诊断特异度和灵敏度更高。^{99m} Tc-apcitide是放射性核素锝

99m的复合物，能与活化的血小板膜糖蛋白Ⅱb/Ⅲa受体结合，对急性血栓形成灵敏，但与其他检查相比，该技术在临床较少应用。

（二）确诊

【推荐意见】

DVT的诊断，需联合患者的验前概率评分、临床表现、D-二聚体检测水平和辅助检查结果，进行综合的评估和诊断【1A】。

关于复发性DVT的诊断目前尚无金标准，超声、阻抗容积描记和MRV可能有助于复发DVT的诊断【2C】。

【推荐意见说明】

DVT的诊断，需联合患者的验前概率评分、临床表现、D-二聚体检测水平和辅助检查结果，进行综合的评估和诊断。采取的诊断流程见图2-1。

复发性DVT的诊断标准和策略一直以来没有定论，原因是对于血栓是新鲜还是陈旧，很难通过相关的辅助检查来识别，目前较多利用血管加压后的管径变化来间接反映是否为复发血栓。通常情况下建议在结束抗凝治疗时，复查WLUS，并将此作为新的基线，以便后续进行比对。有研究认为阻抗容积描记术对于提示DVT复发较血管超声的准确性更高，因为对于下肢DVT患者，阻抗容积描记术的结果可以更快恢复正常，当其再次出现异常结果时则可能提示血栓复发。在一项研究中，161例曾确诊下肢DVT并且阻抗容积描记结果异常的患者，3个月后复查67%患者结果正常，9个月后复查92%的患者结果正常。而对于CUS而言，1年后复查结果正常者只占60%～70%。随着时间的延长，血栓内的铁蛋白浓度会升高，因此，也有研究认为可通过MRV血栓信号改变来评估血栓复发。近年来，还有研究建议将新出现

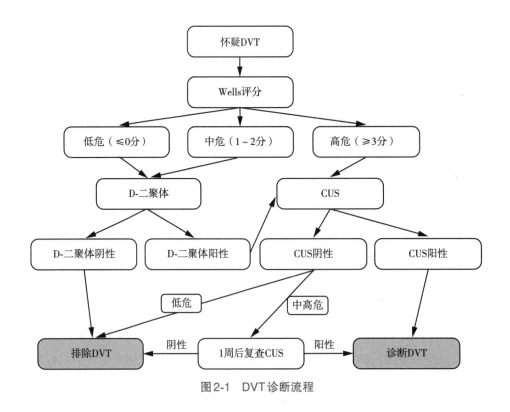

图2-1　DVT诊断流程

的不可压陷的静脉节段或静脉直径＞4mm作为DVT复发的诊断标准。

（三）求因

【推荐意见】

急性DVT患者，应积极寻找相关危险因素，并区分该因素是一过性的还是持续性的【1A】。

对于初次发生的有明确诱因的DVT患者，不建议常规进行易栓症筛查或者恶性肿瘤筛查【2C】。

对于无诱因DVT患者，尤其是年轻患者、少见部位DVT患者、有VTE家族史患者、育龄期女性DVT患者或复发性VTE患者，应考虑易栓症筛查【2C】。

对于无明显诱因的DVT患者，尤其是高龄患者、吸烟男性患者、低体重患者，或合并血小板计数升高、贫血、慢性肺部疾病等患者，应考虑进行恶性肿瘤的筛查，主要包括询问病史，体格检查和基础的肿瘤指标检测【2B】。

根据是否存在诱发因素，DVT被分为有诱因DVT（provoked DVT）和无诱因DVT（unprovoked DVT）。无诱因DVT指未发现可识别的导致DVT的环境或获得性危险因素。相对应的，有诱因DVT则指存在诱发本次DVT的危险因素，根据该诱因持续时间长短，又分为一过性诱因和持续性诱因，后者指在发生DVT事件后该危险因素仍持续存在。对于急性DVT患者，积极寻找并控制可能的危险因素，对制定DVT的治疗策略，判断其复发风险，有重要意义。根据一过性诱因可能导致VTE风险的大小，可以分为严重（major）的一过性诱因和轻微（minor）的一过性诱因。前者例如全麻手术时间＞30分钟，因急症院内卧床≥3天、剖宫产、雌激素替代治疗、妊娠期或产褥期等，这种严重的一过性诱因可以让患者初次罹患VTE的风险升高10倍，而后续抗凝疗程结束后，患者复发VTE的风险较低。轻微的一过性诱因例如全麻手术时长＜30分钟、因急症住院＜3天、因急症在院外卧床≥3天、腿部外伤后活动能力降低≥3天等，这种轻微的一过性诱因可以让初次罹患VTE的风险升高3～10倍。持续性或进展性诱因，例如活动性肿瘤等，如该因素持续存在，将明显升高患者VTE复发风险。

对于无明显诱因的DVT患者，要考虑到可能合并潜在的未被发现的易栓因素的可能性，例如遗传性或获得性易栓症、隐匿性恶性肿瘤等。筛查主要包括：

1. **遗传性或获得性易栓症筛查**　指标主要包括：抗凝血酶Ⅲ，蛋白C和蛋白S，活化蛋白C（APC）抵抗和/或因子Ⅴ Leiden突变，凝血酶原G20210A突变、同型半胱氨酸和抗磷脂抗体（包括狼疮抗凝物、抗β-2糖蛋白Ⅰ和抗心磷脂IgG和IgM抗体）等。

现有的遗传性易栓症筛查指标并不能检出所有的遗传性易栓症的患者。有研究显示，即使患者有明确的家族VTE病史，仅有50%的家庭能检出现已认识的遗传性易栓症指标阳性。也就意味着，对于有明确的家族VTE病史的DVT患者，即使筛查阴性也不能排除遗传性易栓症的可能。另外，不同类型的遗传性易栓症，罹患和复发VTE的风险不尽相同。例如因子Ⅴ Leiden杂合子突变，在黄种人中较为少见，其发生和复发VTE的概率非常小。常见的遗传性或获得性易栓症见表2-5。

哪些患者需要进行易栓症的筛查，应做区别对待。对于初次发生的有明确诱因的DVT患者，不建议常规做易栓症筛查，除非患者在治疗过程当中出现病情反复、疗效不佳等影响治疗的情况。如果患者合并以下情况，可考虑进行易栓症筛查：①无明确诱因首次发生DVT的患者，尤其是年轻患者。APS等常见易栓症的筛查，有助于判断患者停药后复发风险，为患者确定合适的抗凝疗程。②少见部位（如脑静脉）DVT患者，特别是无明显诱因的患者、有VTE家族史的患者和45岁以下的年轻患者。③育龄期女性DVT患者，APS筛查对预防产科并发症有重要意义。④复发性VTE患者或VTE家族史患者。

进行易栓症筛查时需要注意，在DVT急性期，尤其是患者正在使用华法林或直接口服抗凝药（DOACs）时，蛋白C、蛋白S以及常规的狼疮抗凝物血浆检测水平会受到华法林或DOACs的影响。必须检测时，需在停用华法林后至少2周或停用DOACs后至少3天。基因的检测不受正在使用的抗凝药物的影响。

表2-5　遗传性或获得性易栓症

遗传性易栓症	获得性易栓症
抗凝血酶缺乏	抗磷脂抗体综合征
蛋白C缺乏	阵发性睡眠性血红蛋白尿
蛋白质S缺乏	骨髓增殖性综合征伴JAK2V617F突变
活化蛋白C抵抗	
因子V Leiden突变	溶血状态（镰状细胞危象）
异常纤维蛋白原血症	炎症性疾病（感染、肺炎等）
凝血酶原Yukuhashi突变（ⅡR596L）	免疫性疾病（类风湿关节炎、炎性肠病、系统性红斑狼疮、贝赫切特病）
凝血酶原G20210A突变	肾病综合征

2. **恶性肿瘤筛查**　即使患者被诊断DVT时不合并肿瘤病史，仍然有4%～12%的患者在DVT治疗期间被诊断出肿瘤。有研究证据表明，对于复发性DVT患者、高龄DVT患者、吸烟的男性DVT患者、低体重DVT患者，或者DVT患者合并血小板计数升高、贫血、慢性肺部疾病等时，应考虑进行恶性肿瘤的筛查。不加区别地对所有DVT患者进行恶性肿瘤的筛查，不但会增加患者接受辐射的风险，也会增加患者的心理负担和个人及社会双重经济负担；同时，也不能降低肿瘤或VTE相关的发病率和死亡率。恶性肿瘤筛查主要包括询问病史、体格检查和基础的肿瘤筛查指标。广泛肿瘤指标筛查尽管能增加隐匿性肿瘤的检出率，但对患者的生存等预后并没有本质上的优势。

值得注意的是，DVT也可能是多个危险因素共同作用的结果。一项纳入1231例VTE患者的研究发现，96%以上的患者存在1个及以上血栓的危险因素，并且随着危险因素数量的增加，血栓发生概率明显增高。例如，有易栓症背景的患者，DVT的初发和复发也可能是其他危险因素与易栓症共同作用的结果。

【推荐意见说明】

不同DVT的药物治疗的策略不同，而明确DVT病因对于治疗药物的选择、疗程的确定以及治疗方案的优化具有重要意义。此外，病因确定也有助于指导预防DVT复发。在急性DVT求因过程中，可以围绕Virchow提出的血栓形成三要素展开，积极寻找一过性或持续性诱因。对于即便充分评估仍未找到诱发DVT因素的无诱因DVT患者，应密切随访，警惕合并恶性肿瘤、风湿免疫性疾病、骨髓增殖性疾病，遗传性易栓症等疾病的可能性。

（四）DVT解剖分型

根据受累静脉的部位，DVT可分为PDVT与DDVT。PDVT指髂静脉、股静脉、腘静脉的血栓形成，无论是否伴发DDVT。DDVT是指腘下（不含腘静脉）深静脉血栓，可能累及轴向小腿深静脉（胫前静脉、胫后静脉或腓静脉）和/或小腿肌间静脉（如腓肠肌静脉或比目鱼肌静脉）。其中不伴有PTE的DDVT被称为IDDVT。不同部位DVT，其PTE风险、PTS的风险和总体预后不同，DVT的解剖分型对于制定诊疗措施，判断预后有重要作用。

第三节 治 疗

一、急性深静脉血栓形成的抗凝治疗

急性DVT抗凝治疗可以分为3个阶段：初始治疗期、主要治疗期和延长治疗期。

（一）抗凝治疗起始时间

【推荐意见】

急性DVT一旦确诊，建议立即开始抗凝治疗，除非存在抗凝禁忌【1B】。

临床高度怀疑急性DVT的患者，推荐无须等待辅助检查结果，可立即开始抗凝治疗【2C】。临床中度怀疑急性DVT的患者，推荐如获得辅助检查结果的时间预计超过4小时，则无须等待，需立即开始抗凝治疗【2C】。临床低度怀疑急性DVT的患者，如获得辅助检查结果的时间在24小时内，推荐等待辅助检查结果以确定是否开始抗凝治疗【2C】。

伴有以下一种或多种危险因素的IDDVT患者应接受抗凝治疗：①D-二聚体明显升高；②血栓广泛；③靠近近端腘静脉；④诱发因素暂时不可逆（如制动、合并其他无法去除的高凝因素等）；⑤活动性恶性肿瘤；⑥VTE病史；⑦住院；⑧合并COVID-19感染的患者；⑨急性症状性IDDVT患者；⑩不愿意反复复查影像的患者【2B】。

对于①门诊偶然发现的D-二聚体阴性的无症状性DDVT患者，且患者无VTE危险因素；②高出血风险患者，可考虑暂时不抗凝治疗，而采取2周内序贯复查WLUS策略，并再次进行临床风险-收益评估决定是否需要启动抗凝【2C】。如2周连续复查影像学提示血栓未蔓延，则不建议常规抗凝治疗【1B】。如2周连续复查影像学检查提示血栓蔓延但仍局限于远端静脉，则建议可开始抗凝治疗【2C】。如2周连续复查影像学检查提示血栓蔓延至近端静脉，建议开始抗凝治疗【1B】。

Barritt等的随机对照研究比较了抗凝治疗与非抗凝治疗对于DVT或PTE患者预后的影响，结果显示两组的血栓复发率分别为0/16和10/19，死亡率分别为1/16和5/19，该研究认为抗凝治疗能显著减少血栓复发及死亡率。Brandjes等的随机对照研究比较了在初始抗凝阶段肝素联合华法林与单纯华法林抗凝治疗的效果，结果显示两组在VTE复发、重要出血、死亡率方面分别为6.6%和20%（$RR=0.33$，95% CI：$0.11\sim0.98$）、3.4%和5.0%（$RR=0.67$，95% CI：$0.12\sim3.85$）、1.7%和3.3%（$RR=0.5$，95% CI：$0.05\sim5.37$），该研究认为早期有效的抗凝治疗能减少血栓复发风险，同时并不增加出血风险。

DDVT是否需要抗凝治疗以及抗凝治疗的时长，还存在一定的争议。支持抗凝治疗的理由是：①DDVT存在血栓向近心端蔓延形成PDVT、发生PTE以及近期复发等可能，抗凝治疗能降低上述并发症的发生率；②真实世界中，DDVT抗凝治疗相关的大出血风险并不高。不支持抗凝治疗的理由是：在血栓风险较低的患者、门诊患者或者偶然发现DDVT的患者中，DDVT出现蔓延、复发和PTE的风险微乎其微，在监测措施到位的情况下，可以不进行抗凝治疗。

我们认为，应对DDVT患者进行分层，根据其血栓的风险和出血的风险决定是否需要抗凝治疗。2021CHEST指南更新中提到，伴有以下一种或多种危险因素的IDDVT患者应接受抗凝治疗：①D-二聚体明显升高（尤其是在没有其他原因的情况下明显升高时）；②血栓广泛（例如长度＞5cm，累及多条静脉，最大直径＞7mm）；③血栓靠近近端腘静脉；④诱发因素不可逆；⑤活动性恶性肿瘤；⑥VTE病史；⑦住院患者；⑧合并COVID-19感染的患者；⑨急性症状性IDDVT患者；⑩不愿意反复复查影像的患者。相反，如果血栓仅累及肌间静脉（如比目鱼肌、腓肠肌肌间静脉），或者患者具有中高出血风险或不愿意接受抗凝治疗，则倾向于不进行抗凝治疗，并在接下来的两周中序贯复查彩超再决定是否需要启动抗凝治疗。Andrei Brateanu对于DDVT患者进行了分析，他认为住院和患者年龄＞60岁是导致DDVT血栓蔓延或发生PTE的危险因素，因此，他认为这部分人群需要接受抗凝治疗。合并IDDVT的住院患者，标准抗凝治疗能显著减少IDDVT的血栓蔓延（$OR=0.07$，$P=0.007$），降低全因死亡率（$OR=0.37$，$P=0.02$），而不显著增加大出血风险。创伤患者由于活动受限，发生VTE的风险更高。Olson等人研究发现，12.9%的创伤合并DDVT的患者进展为PDVT或PTE；与PDVT相比，DDVT与较高的PTE发生率相关。作者认为，创伤合并DDVT应积极考虑抗凝治疗。膝下静脉受累的数量也与患者的预后相关。

【推荐意见说明】

抗凝治疗开始时间的确定主要取决于对患者血栓形成风险、出血风险及检查结果回报时间长短的综合评估。患者验前概率评分越高，考虑血栓形成的可能性越大，在诊断检查结果回报前更倾向于缩短等待抗凝治疗的时间窗。相反，如果患者存在增加出血风险的高危因素，在诊断检查结果回报前适当延长等待抗凝治疗的时间窗是合理的。此外，患者的全身情况（如心、肺、肝、肾功能储备）也是需要考虑的因素。

（二）急性DVT抗凝治疗时长

【推荐意见】

对于继发于一过性诱因的PDVT，建议抗凝治疗至少3个月【1A】。

对于继发于一过性严重诱因的PDVT，3个月抗凝优于6个月或更长时间抗凝【2C】。

对于继发于一过性轻微诱因的PDVT，在定期充分评估血栓复发风险和出血风险的前提下，可以考虑3个月以上的延长期抗凝【2C】。

对于继发于一过性诱因的IDDVT，一旦采取抗凝治疗，则建议抗凝治疗3个月，优于短期抗凝【2C】，也优于3个月以上延长期抗凝【1B】。

无诱因PDVT，建议抗凝治疗至少3个月，优于短期抗凝【1B】。无诱因DDVT，如果启动抗凝，则建议抗凝治疗3个月，优于短期抗凝【2B】。

初发、无明显诱因的PDVT，如评估出血风险中、低危，建议延长抗凝治疗而非仅抗凝3个月【2B】；如评估出血风险高危，建议抗凝3个月而非延长抗凝治疗【1B】。

复发性DVT，如出血风险低危，建议延长抗凝治疗，优于3个月抗凝【1B】；如出血风险中危，建议延长抗凝治疗，优于3个月抗凝【2B】。如出血风险高危，建议3个月抗凝，优于延长抗凝【2B】。

如诱发DVT的危险因素持续存在或不能去除，建议在充分评估出血风险的前提下，延长抗凝时间，直到DVT的危险因素去除【1B】。

对于接受长期抗凝治疗的DVT患者，应定期进行风险收益比评估，以决定是否继续该治疗【1C】。

恶性肿瘤相关的DVT，抗凝治疗至少3个月。如果肿瘤仍活动或正在接受治疗，抗凝治疗需要持续【2B】。

抗凝疗程长短主要取决于停止抗凝后血栓复发风险与继续抗凝所增加出血风险之间的权衡。DVT患者VTE复发率与合并的危险因素和采取的治疗方案等相关，分为近期复发和远期复发。近期复发主要是指DVT发病3个月以内的复发。远期复发主要是指停用抗凝剂后较长时间内VTE的复发。

停止抗凝后血栓复发风险分层：①外科手术导致的VTE，1年和5年血栓复发风险分别为1%和3%；②非手术一过性危险因素导致的VTE，1年和5年血栓复发风险分别为5%和15%；③无诱因VTE，1年和5年血栓复发风险分别为10%和30%；④肿瘤相关VTE的血栓复发风险为每年15%，远期的随访数据缺乏。此外，复发性DVT的血栓复发风险是初发血栓的1.5倍。

DVT患者抗凝期间出血的危险因素包括：高龄、既往出血病史、肿瘤、肝、肾功能不全、血小板减少、糖尿病、合用抗血小板药物、INR控制不佳、合并其他疾病、近期手术、频繁跌倒和酗酒等。出血风险分层详见表2-6：①低危，无出血高危因素，年出血风险≤0.8%；②中危，1个出血高危因素或年出血风险≤1.6%；③高危，2～3个出血高危因素或年出血风险≥6.5%。不同的抗凝药物，出血风险有所不同。在最初3个月，LMWH出血风险低于普通肝素，高龄和肾功能不全是LMWH相关出血风险的高危因素。DOACs与LMWH桥联VKAs方案相比，大出血、颅内出血和致命性出血风险较低。达比加群酯、利伐沙班和艾多沙班胃肠道出血风险高于LMWH桥联VKAs。

表2-6　抗凝治疗的出血风险分层

抗凝治疗	低风险 （0个出血高危因素）	中度风险 （1个出血高危因素）	高风险 （≥2个出血高危因素）
3个月内的抗凝			
基线风险（%）	0.6	1.2	4.8
增加风险（%）	1.0	2.0	8.0
总的风险（%）	1.6	3.2	12.8
超过3个月的抗凝			
基线风险（%，每年）	0.3	0.6	≥2.5
增加风险（%，每年）	0.5	1.0	≥4.0
总的风险（%，每年）	0.8	1.6	≥6.5

前瞻性RIETE注册研究数据分析显示，1921例IDDVT患者与9165例PDVT患者相比，在抗凝比例基本一致的情况下（分别有89.1%和91.8%接受了抗凝治疗），随访3个月，VTE复发率两组基本相当，PDVT略高但未达到统计学显著性差异（2.0% vs 2.7%，$P=0.07$）。Command VTE注册研究中，DDVT患者3个月内VTE总体复发率为3.2%，与PDVT无显著差异（9%，$P=0.79$）。OPTIMEV研究中，DDVT患者与PDVT患者相比，3个月内VTE复发率相似，分别为2.2%和2.5%。GARFIELD-VTE注册研究中，2145例IDDVT患者均接受了抗凝治疗，随访12个月时，IDDVT患者VTE复发率显著低于PDVT患者（HR 0.76，95%CI 0.60～0.97）。

1项荟萃分析（纳入5项研究2185例患者）对比了长期抗凝（3个月或6个月）与短期抗凝（4周或6周）的治疗效果，数据显示，两组在血栓复发率、重大出血事件发生率及死亡率方面分别为6.4% vs

11.7%（$HR = 1.83$，95% CI：1.39～2.42）、1.2% vs 0.7%（$HR = 0.54$，95% CI：0.22～1.32）、5.5% vs 5.3%（$HR = 0.97$，95% CI：0.68～1.38），短期抗凝所增加的血栓复发风险远大于其所减少的出血风险。另一项研究荟萃了3000例患者，分别对抗凝1～1.5个月，抗凝3个月和抗凝6个月进行了比较。结果显示随访24个月，抗凝1～1.5个月的患者VTE复发风险显著高于抗凝3个月和6个月的患者。

一项荟萃分析（纳入6项随机对照研究2061例患者），对比了3个月与限定期限的延长期抗凝治疗效果，结果显示，两组在血栓复发率、重大出血事件发生率及死亡率方面分别为11.5% vs 10.2%（$HR = 0.89$，95% CI：0.69～1.14），0.9% vs 2.2%（$HR = 02.49$，95% CI：1.2～5.16），4.4% vs 5.7%（$HR = 1.3$，95% CI：0.82～2.08），限定期限的延长期抗凝并不能有效减低血栓复发风险，但增加了2.5倍的出血风险。2014年Cancer-DACUS研究公布了利用低分子量肝素进行6个月与18个月抗凝治疗的效果比较，该研究共纳入347例初发中心型DVT的活动性恶性肿瘤患者，结果认为18个月抗凝治疗组的血栓复发率低于6个月抗凝治疗组，但在停止抗凝治疗后两组的血栓复发率差异无统计学意义。1项研究荟萃了5项使用华法林抗凝的研究，共纳入1184例患者，荟萃结果显示，延长期抗凝与抗凝3个月相比，1年随访期内的血栓复发的RR为0.57（95% CI：0.09～0.38），而重要出血事件发生的RR为2.63（95%CI：1.02～6.76），华法林延长期抗凝治疗能有效减少接近90%的血栓复发，但同时增加了2.6倍的出血风险。而另外3项关于DOACs的研究分别报道了利伐沙班、达比加群酯、阿哌沙班在3个月与延长期治疗期间的血栓复发风险及出血风险，其中利伐沙班的研究纳入1196例患者，血栓复发风险分别为7.1%和1.4%（$RR = 0.19$，95% CI：0.09～0.4），达比加群酯的研究纳入1343例患者，血栓复发风险分别为5.6%和0.5%（$RR = 0.08$，95% CI：0.09～0.4），阿哌沙班的研究纳入1669例患者，血栓复发风险分别为8.8%和1.7%（$RR = 0.19$，95% CI：0.11～0.33），主要出血风险分别为0.5%和0.3%（$RR = 0.49$，95% CI：0.09～2.64），作者认为延长抗凝能减少80%的VTE复发且并未增加出血风险。该3项研究的随访时间仅为6～12个月，纳入人群也呈多样性，因此在一定程度上限制了该研究结果的推广。

DURAC研究中，227名第2次发生VTE的患者被随机分配到6个月组和无限期抗凝治疗组。随访4年，抗凝6个月组20.7%患者第3次发生VTE（第2次复发），而无限期抗凝组仅2.6%第2次复发（$RR = 8.0$，95% CI：2.5～25.9）。无限期抗凝组尽管出血风险有升高的趋势，但是两组之间死亡率无统计学显著性差异。

【推荐意见说明】

抗凝治疗是DVT治疗的关键，根据DVT复发率不同，从最初诊断DVT开始，DVT的抗凝治疗被分为3期，包括初始治疗期（7～10天以内）、主要治疗期（初始治疗期后至最初3个月）和延长治疗期（超过3个月且无明确终止时间点）。延长治疗期与限定期限的延长治疗期（指限定6个月、12个月、24个月的抗凝）的主要差异在于，延长治疗期过程中会对患者发生血栓或出血的风险进行重新评估，根据评估结果调整治疗策略，因此，与限定期限的延长期抗凝相比显得更灵活且能优化治疗策略。对于所有接受延长期抗凝治疗的患者，必须定期评估风险收益比以确定是否需要继续抗凝治疗。

抗凝疗程的决定往往需要根据DVT发病原因、初发/复发DVT、DVT部位（PDVT/DDVT）和出血风险大小等因素决定抗凝疗程。对危险因素不明的初发DVT患者，推荐给予3个月的抗凝治疗，3个月后再次评估风险获益比来决定是否延长抗凝时长；对于具有血栓形成原发性危险因素的初发DVT患者，推荐长期抗凝治疗；反复发病的DVT患者，推荐长期抗凝治疗。

（三）初始治疗期的抗凝药物选择

【推荐意见】

未合并肿瘤的急性DVT的初始抗凝，推荐应用DOACs（利伐沙班、达比加群酯、艾多沙班）或LWMH，优于UFH和VKAs【2C】。

合并肿瘤的急性DVT的初始抗凝，推荐应用LWMH，优于UFH（2C）和VKAs【2C】。

急性DVT初始治疗期往往指开始抗凝治疗的7～10天，主要的治疗目的是快速启动有效的抗凝，防止DVT和PTE蔓延。目前尚缺乏不同抗凝药物的初始抗凝效果比较的研究，因此对于初始抗凝治疗药物选择的推荐意见主要参照了长期抗凝的研究结果，同时结合了不同抗凝药物的特点。

【推荐意见说明】

达比加群酯和艾多沙班在开始应用前，首先需要胃肠外抗凝药物治疗至少5天，因此不作为急性DVT初始抗凝的推荐。阿哌沙班虽可作为急性DVT初始抗凝，但在国内未获得CFDA批准的治疗急性DVT的适应证。急性IDDVT患者，如确定需开始抗凝治疗，抗凝治疗方案的选择等同于急性PDVT患者。

（四）主要治疗期的抗凝药物选择

【推荐意见】

未合并肿瘤的DVT患者，建议DOACs长期抗凝治疗，优于VKAs【2B】。

未合并肿瘤的DVT患者，如果不愿意或不能应用DOACs进行长期抗凝治疗，建议应用VKAs，优于LWMH【2C】。

合并肿瘤的DVT患者，建议应用LWMH长期抗凝治疗，优于VKAs和DOACs【2C】；在特定的合并肿瘤的DVT患者，可考虑应用DOACs抗凝。

急性IDDVT患者，如确定需开始抗凝治疗，则抗凝治疗方案的选择等同于急性PDVT患者【2C】。

1项荟萃分析纳入9项研究3637例患者，比较了LMWH和华法林对于不同病因DVT的长期抗凝效果，数据显示LMWH和华法林相比血栓复发的 RR 为0.65（95% CI: 0.51～0.83），其中，无恶性肿瘤组血栓复发率分别为1.9%和3%，非活动性恶性肿瘤组的血栓复发率分别为5.2%和8%，转移恶性肿瘤组血栓复发率分别为13%和20%；两组的出血的 RR 为0.86（95% CI: 0.56～1.32），死亡的 RR 为1.01（95% CI: 0.89～1.14）。汇总分析认为，LMWH治疗能降低VTE的复发风险，且并不增加出血风险及死亡率，这种获益对于恶性肿瘤组更加明显。

最近的一项研究荟萃了23项随机对照试验共6980例肿瘤相关DVT患者，LMWH比VKAs更能有效预防VTE复发（ RR 0.58，95% CI 0.45～0.75）和DVT复发（ RR 0.44，95% CI 0.29～0.69）；DOACs与VKAs相比也更能预防VTE复发（ RR 0.65，95% CI 0.45～0.95），但两者总体死亡率和出血率相当。

Hokusai VTE Cancer研究随机将1050名合并肿瘤的DVT患者分为艾多沙班组和达肝素钠组治疗6～12个月，1年随访时，主要终点事件发生率（复发性VTE或大出血）相当，分别为12.8% vs 13.5%（非劣效 HR 0.97， P = 0.006）；其中复发性VTE发生率分别为7.9% vs 11.3%（ P = 0.09），大出血发生率分别为6.9% vs 4.0%（ P = 0.04）。艾多沙班组大出血事件主要来自胃肠道肿瘤患者。

SELECT-D试验中，406名患有VTE的活动性癌症患者被分为达肝素组和利伐沙班组，治疗6个月，VTE复发率分别为11% vs 4%（ HR 0.43，95% CI 0.19～0.99），6个月大出血累积发生率分别为4% vs 6%

（ $HR1.83$ ， $95\%CI\,0.68\sim4.96$ ），临床相关的非严重出血率分别为4%和13%（ $HR3.76$ ， $95\%CI\,1.63\sim8.69$ ）。

另一项随机对照研究，比较了阿哌沙班与达肝素在300例合并活动期癌症的VTE患者中的疗效，两组复发性VTE发生率分别为7% vs 6.3%（ $HR\,0.099$ ； $P=0.028$ ），大出血发生率分别为0% vs 1.4%（ $P=0.14$ ），而严重出血或临床相关的非严重出血率两组均为6%。CAR-AVAGIO研究是一项针对急性PDVT或PTE的癌症患者的非劣效性随机对照试验，阿哌沙班对照达肝素钠，两组VTE复发率分别为5.6% vs 7.9%（ $HR\,0.63$ ， $P<0.001$ ），大出血发生率相似（3.8% vs 4.0%， $HR\,0.82$ ， $P=0.60$ ）。值得注意的是，CAR-AVAGIO研究中包括了少数患有上消化道疾病的患者，这部分患者出血风险明显增加。

上述4项对照DOACs和达肝素的随机对照试验的荟萃分析显示，尽管抗因子Xa DOACs在预防VTE复发方面比达肝素更有效，但出血风险有增加的趋势。值得注意的是，合并消化道肿瘤和泌尿系统肿瘤的DVT患者，应用DOACs后出血风险增加。另外，患者如果是正在接受化疗，或者合并使用可能与DOACs存在相互作用的药物，应考虑使用LMWH治疗，而不是DOACs。

有6项研究比较了DOACs与华法林的长期抗凝效果，其中2项关于达比加群酯与华法林比较的研究共纳入5107例患者，两组的血栓复发率、出血率及死亡率分别为2.5%和2.2%（ $RR=1.12$ ， $95\%\,CI$ ： $0.77\sim1.62$ ）、1.5%和2.0%（ $RR=0.73,95\%\,CI$ ： $0.48\sim1.10$ ）、1.8%和1.8%（ $RR=1.0,95\%\,CI$ ： $0.67\sim1.50$ ）。2项关于利伐沙班与华法林比较的研究共纳入8281例患者，两组的血栓复发率、出血率和死亡率分别为2.1%和2.3%（ $RR=0.90,95\%\,CI$ ： $0.68\sim1.2$ ）、0.9%和1.7%（ $RR=0.55,95\%\,CI$ ： $0.38\sim0.81$ ）、2.3%和2.4%（ $RR=0.97$ ， $95\%\,CI$ ： $0.73\sim1.27$ ）。1项关于阿哌沙班与华法林比较的研究共纳入5365例患者，两组的血栓复发率、出血率和死亡率分别为2.3%和2.7%（ $RR=0.84$ ， $95\%\,CI$ ： $0.6\sim1.8$ ）、0.5%和1.8%（ $RR=0.31$ ， $95\%\,CI$ ： $0.17\sim0.55$ ）、1.5%和1.9%（ $RR=0.79$ ， $95\%\,CI$ ： $0.53\sim1.19$ ）。1项关于艾多沙班与华法林对比的研究共纳入8240例患者，两组的血栓复发率、出血率和死亡率分别为2.9%和3.5%（ $RR=0.83$ ， $95\%\,CI$ ： $0.57\sim1.21$ ）、1.4%和1.6%（ $RR=0.85$ ， $95\%\,CI$ ： $0.60\sim1.21$ ）、3.3%和1%（ $RR=1.05$ ， $95\%\,CI$ ： $0.82\sim1.33$ ）。6项研究结果显示，无论是否合并肿瘤，应用DOACs与华法林抗凝治疗的血栓复发风险相近；而合并肿瘤患者，LMWH在降低血栓复发风险方面优于华法林。此外，虽然没有LMWH与DOACs直接对比的研究资料，但间接对比认为，对于合并肿瘤患者的抗凝，LMWH优于DOACs；分析结果认为，合并肿瘤患者的长期抗凝，优先选择LMWH；对于非恶性肿瘤患者，鉴于DOACs的便利性，优先推荐DOACs。1项网状荟萃分析研究，间接比较了不同的DOACs的疗效和安全性。研究结果显示，不同的DOACs疗效相当，但安全性略有不同：阿哌沙班与其他DOACs相比，大出血风险和临床相关的非大出血风险较低。

【推荐意见说明】

本指南抗凝用药推荐主要基于以下几点：①降低DVT复发率的疗效；②长期用药的出血风险；③长期用药的方便性；④各种抗凝药物的特点；⑤各种抗凝药物获得国家药品监督管理局关于治疗DVT适应证的批准情况。目前，利伐沙班、达比加群酯、艾多沙班均被国家药监局批准可用作急性DVT抗凝治疗。

需要注意的是，接受利伐沙班或阿哌沙班治疗的患者，无须UFH或LMWH预处理过渡，但利伐沙班治疗前3周以及阿哌沙班治疗前1周，需要分别给予负荷量。接受达比加群或艾多沙班治疗的患者，在切换到DOACs之前需要用UFH或LMWH预处理5～10天。使用VKAs治疗的患者，需INR连续24小时达到2以上，方可停用UFH或LMWH。

目前，因为缺乏头对头试验的比较，因此并没有直接证据表明哪种DOACs更优，但是，根据DVT患者和不同抗凝药物的特点，可以在用药选择上实现个体化：①无法应用或不愿意注射治疗者，建议用利伐沙班或阿哌沙班，因为VKAs、达比加群酯和艾多沙班应用之初均要与胃肠外抗凝药物桥接；

②希望每天口服一次药的患者，可考虑应用利伐沙班、艾多沙班或VKAs；③肝病或凝血功能障碍的患者，可考虑应用LMWH抗凝；④肌酐清除率＜30ml/min的严重肾功能不全患者，建议应用VKAs抗凝；⑤合并冠心病的患者，建议应用VKAs、利伐沙班、阿哌沙班或艾多沙班抗凝；如情况允许，尽量避免与阿司匹林等抗血小板药物联用；不建议应用达比加群酯；⑥既往消化道出血史的患者，建议VKAs或阿哌沙班抗凝；不建议消化不良的患者应用达比加群酯，因其可能增加消化不良概率；⑦依从性较差的患者，可通过INR监测抗凝效果，建议采用VKAs抗凝；⑧同时应用溶栓药物的患者，建议持续UFH泵入；⑨可能需要对抗凝效果进行拮抗的患者，建议应用VKAs或UFH抗凝，两者分别可通过维生素K和鱼精蛋白拮抗；⑩妊娠期女性建议应用LMWH抗凝，其他药物可能会通过胎盘屏障，因此，不建议应用。⑪对于同时合并使用P-糖蛋白抑制剂或诱导剂，或细胞色素P450 3A4的诱导物（CYP3A4）酶强抑制剂或诱导剂等药物的患者，因为DOACs与上述药物间的相互作用，因此应考虑使用VKAs或LMWH治疗，而不是DOACs。⑫另外，抗磷脂抗体综合征患者，减肥手术、肠道短小或其他可能影响药物吸收的情况，以及处于极端体重情况的患者，DOACs可能不是最佳选择。

（五）延长治疗期的抗凝药物选择

【推荐意见】

对于无诱因PDVT患者，经过评估需要延长期抗凝治疗，可考虑DOACs抗凝【2C】。

对于非高复发风险的无诱因PDVT患者，经过评估需要延长期抗凝治疗，可以考虑采用减低剂量的DOACs抗凝方案【2C】，而不建议采用阿司匹林或VKAs【3A】。

对于接受延长期抗凝治疗的DVT患者，推荐定期进行出血风险和血栓复发风险评估，以确定是否继续抗凝【1A】。

延长期治疗阶段是指超过3个月以后的抗凝治疗，没有固定的终止时间。这一期治疗的主要目的是减少VTE的长期复发风险。延长期抗凝治疗与结束抗凝治疗后VTE二级预防，两者含义不同。

1项研究荟萃了总共6778名患者，延长期抗凝治疗的时长从6个月到37个月，VKAs和DOACs组的患者VTE复发率均低于阿司匹林组和安慰剂组。EINSTEIN CHOICE研究结果显示，在延长期抗凝治疗期间，与阿司匹林100mg每天一次相比，利伐沙班10mg每天一次组和利伐沙班20mg每天一次组均能够有效降低VTE复发风险，而出血风险与阿司匹林组相当。Cohen A等的随机双盲研究显示（纳入2486例患者），延长期口服阿哌沙班5mg，每天2次，与低剂量组2.5mg，每天2次相比，两组VTE复发率和大出血发生率基本相当。另外一项荟萃分析也显示，DOACs减量可以成为延长期抗凝治疗的可选方案，一方面可以降低VTE复发的风险，另一方面出血风险也较低。但是需要注意的是，合并肿瘤或严重的易栓症等高复发风险的DVT患者，常常被排除在上述研究以外。通常对于这一类高复发风险的DVT患者，不建议在延长期抗凝治疗期间，减少抗凝药物的剂量。

无诱因的初发DVT患者，VTE复发风险如何评估，有几个可用的评估模型：①Vienna预测模型：这个模型相对比较简洁，主要纳入的因素包括性别、DVT部位和D-二聚体水平，通过在线计算的形式可以计算出患者1年和5年的累计VTE复发风险。②DASH评分量表：主要纳入的复发血栓的危险因素包括：D-二聚体异常、年龄小于50岁、男性和使用激素，可以计算出患者1年、2年和5年的VTE复发风险。③HERDOO2模型：在这个模型中，男性DVT患者被认为是高复发风险人群；而女性DVT患者如果合并2个或2个以上的危险因素（有PTS症状、抗凝期间D-二聚体水平≥250pg/L、BMI≥30kg/m²、年龄大于65岁）也被视为是高复发风险人群。

对于有诱因的DVT患者，有证据显示，如果一过性诱发因素是轻微的（例如手术时间＜30分钟，住院＜3天，腿部外伤活动减少≥3天），或者持续存在诱因的患者，仍然有较大的复发风险。

（六）抗凝治疗期间DVT复发患者的抗凝治疗

【推荐意见】

抗凝治疗期间DVT复发的患者，一方面应积极寻找可能的病因并加以控制；另一方面可以调整抗凝策略【1B】

【推荐意见说明】

虽然VKAs、LMWH和DOACs等治疗DVT都非常有效，但仍然存在抗凝治疗失败的病例。如果怀疑抗凝治疗失败，需要依次进行以下的处理：①确定是否真的发生了新的VTE事件。某些情况下，患者出现的症状可能是来自PTS或者非VTE相关的其他原因；②如果明确是发生新的VTE事件，应评估患者应用抗凝药物的依从性如何，或评估抗凝药物的剂量是否足量，是否有其他因素影响抗凝药物的疗效（如合并用药、器官功能不全等）；③如果足量足程抗凝仍然复发VTE，要考虑患者是否合并其他可能促进VTE再发的因素，如恶性肿瘤、潜在的血栓形成倾向（抗磷脂综合征、遗传性易栓症、肝素诱导的血小板减少症、髂静脉压迫综合征或胸廓出口综合征所致的血管受压、异常纤维蛋白原血症、阵发性睡眠性血红蛋白尿症）等；肿瘤是最常见的导致抗凝期间VTE复发的原因，对于无法解释的VTE复发患者要考虑合并肿瘤的可能。④如考虑新的VTE事件是因为抗凝药物剂量不足所致，应注意调整抗凝药物剂量；如考虑新的VTE事件与合并因素相关，应考虑这些合并因素是否能够去除。例如合并高同型半胱氨酸血症的患者，通过口服叶酸和B族维生素降低同型半胱氨酸水平。⑤如果进行了严格的抗凝治疗，但仍再发，可考虑以下策略：改变抗凝药物类型（例如，原口服抗凝改为LMWH抗凝），或改为其他机制的抗凝药物（例如，在VKAs治疗期间INR不达标而复发VTE的患者，DOACs可以作为合理的选择），或增加LMWH的剂量，或提高VKAs的INR目标值（例如，从INR2.0～3.0调整到2.5～3.5），或在出血风险低的患者中添加抗血小板药物等。调整抗凝策略前应重新进行出血风险分层评估。

（七）抗凝疗程结束后的替代治疗

【推荐意见】

无诱因的PDVT患者抗凝疗程结束后（无须延长期抗凝或不愿意继续接受抗凝），如无阿司匹林用药禁忌，建议口服阿司匹林进行二级预防【2B】。

终止抗凝治疗后1个月，应监测D-二聚体水平，确定患者是否要继续终止用药，或进入延长期抗凝治疗【2C】。

抗凝疗程结束后进行替代治疗的目的主要是为了降低VTE的复发风险。

2012年，《新英格兰杂志》发表了两项比较阿司匹林与安慰剂在已停用抗凝治疗的无诱因PDVT人群中预防血栓复发效果的随机对照研究（共1224例患者），2014年Simes J等对上述两项研究做汇总分析，发现在中位数为30.4个月的随访时间内共有193例发生复发性VTE，其中阿司匹林组与安慰剂组减少的血栓年复发率分别为7.5%和5.1%（$HR = 0.6$，95% CI：$0.51 \sim 0.90$，$P = 0.008$），其中减少的DVT事件的HR为0.66（95% CI：$0.47 \sim 0.92$，$P = 0.01$），减少的PTE事件的HR为0.66（95% CI：$0.41 \sim 1.06$，$P = 0.08$）；而两组在减少重要血管事件年发生率方面分别为8.7%和5.7%（$HR = 0.66$，95% CI：$0.50 \sim 0.86$，$P = 0.002$），其中减少的重要出血事件年发生率分别为0.5%和0.4%。

Errichi BM等开展了舒洛地特对于DVT预防效果的注册登记研究，该研究共纳入405例已完成抗凝6个月的DVT患者，其中治疗组（$n=189$）给予舒洛地特治疗24个月，对照组（$n=178$）每6个月复查一次超声，结果显示，第6个月、12个月时，治疗组患者的血栓复发率均低于对照组（$P<0.05$）；第24个月时，治疗组与对照组的DVT复发率分别为7.4%和17.9%（$P<0.05$），该研究认为舒洛地特可在抗凝结束后有效预防高危人群的DVT复发。

在SURVET的研究中，该研究将615例已完成口服抗凝治疗3～12个月后的初发无诱因VTE患者随机分为舒洛地特组（$n=307$）和安慰剂组（$n=308$），并进行为期2年的治疗随访，两组的VTE复发率分别为4.89%和9.74%（$RR=0.49$，95% CI：0.27～0.92，$P=0.025$）。如将"失访"病例归为失败，所产生的治疗组与对照组的RR为0.54（95% CI：0.35～0.85，$P=0.009$）。两组各有2例患者发生临床相关出血事件，两组的不良事件发生率相近。该研究结果认为停止抗凝治疗后使用舒洛地特可有效降低不明原因VTE患者的血栓复发风险，且不增加出血风险。

Douketis J等汇总了7项（共2554例）初发DVT患者的研究，分析显示，在1年和3年的随访中，女性与男性患者的血栓复发率分别为9.5%（95% CI：7.9%～11.4%）和5.3%（95% CI：4.1%～6.7%）、19.7%（95% CI：16.5%～23.4%）和9.1%（95% CI：7.3%～11.3%）。亚组分析显示，对于无诱因的DVT人群，男性的血栓复发风险明显高于女性（$HR=2.2$，95% CI：1.7～2.8）；而对于继发性DVT人群，男性与女性患者血栓复发风险的差异没有统计学意义（$HR=1.2$，95% CI：0.6～2.4）。

Douketis J等纳入7项研究共1818例初发无诱因的VTE患者，平均随访26.9个月（$SD=19.1$），通过多元回归分析显示D-二聚体阳性者比阴性者的血栓复发风险高（$HR=2.59$，95% CI：1.90～3.52）。

Palareti G等开展了一项纳入1010例VTE患者的注册研究，所有患者均接受3个月以上抗凝治疗，定期复查D-二聚体，其中D-二聚体持续阴性并停止抗凝者528例，D-二聚体阳性并接受抗凝者373例，D-二聚体阳性未接受抗凝者109例。3组人群中血栓年复发率分别为3.0%（95% CI：2.0%～4.4%）、0.7%（95% CI：0.2%～1.7%）和8.8%（95% CI：5.0%～14.1%）；后两者的血栓年复发的RR为2.92（95% CI：1.87%～9.72%，$P=0.006$）；而继续抗凝治疗组的大出血年发生率为2.3%（95% CI：1.3%～3.9%）。

Kearon C等联合13个中心开展的前瞻性单盲注册研究，共纳入410例接受3～7个月抗凝治疗的VTE患者，在2次监测D-二聚体为阴性且未接受抗凝治疗的319例患者中，血栓年复发率为6.7%（95% CI：4.8%～9.0%），其中男性VTE患者中为9.7%（95% CI：6.7%～13.7%），与雌激素无关的女性VTE患者中为5.4%（95% CI：2.5%～10.2%），与雌激素相关的女性VTE患者中为0.0%（95% CI：0～3.0%），3组间的差异有统计学意义（$P=0.001$）。

【推荐意见说明】

由于阿司匹林预防VTE复发的疗效远不及抗凝药物，对于需接受延长抗凝治疗的患者，不推荐阿司匹林作为抗凝药物的替代治疗。如决定停用抗凝药物或无须延长期抗凝，可口服阿司匹林预防复发性DVT。口服阿司匹林带来的临床获益需要与其增加的出血风险及其他不便因素进行权衡，因此患者停止抗凝治疗时，应全面评估是否需使用阿司匹林。

舒洛地特的抗血栓效果与剂量依赖性抑制因子Ⅹa有关，其干扰凝血酶的作用则在其次。此外，舒洛地特还能通过降低纤维蛋白原和极低密度脂蛋白浓度而改善血液循环，使有血栓形成危险的血管病变患者的血黏度参数恢复正常。

终止抗凝治疗后，男性患者VTE复发的风险是女性患者的1.75倍。而停止抗凝治疗后1个月，D-二聚体水平升高的患者，VTE复发的风险是D-二聚体阴性患者的2倍。联合性别与D-二聚体监测结果分析显示，女性且D-二聚体阴性者5年的DVT复发风险接近15%，因此对于此类患者可考虑停止抗凝治疗；而男性且D-二聚体阴性者5年的DVT复发风险接近25%，因此对于此类患者在停止抗凝治疗的选择上应更加谨慎。

（八）急性DVT患者的住院/院外治疗

【推荐意见】

急性DVT，情况允许时，推荐家庭治疗优于住院治疗【1C】。

【相关证据汇总】

1996年，Koopman MM等在《新英格兰杂志》上发表了比较院内使用普通肝素（unfractionated heparin，UFH）（$n = 198$）与院外使用LMWH（$n = 202$）的治疗研究。结果显示，两组的血栓复发率分别为8.6%和6.9%（95% CI: 3.6 ~ 6.9），大出血率为2.0%和0.5%（95% CI: -0.7 ~ 2.7）；此外，院外治疗组在体力及功能恢复方面获益更多。随后，又有4项研究比较了院内使用UFH与院外使用LMWH的治疗效果，均得到类似结论。2000年，Boccalon H等首次采用同一药物（LMWH）进行院内、院外治疗的比较，共纳入201例PDVT患者，结果同样显示院外抗凝治疗并不增加血栓复发率及出血风险（3.0%和3.9%），且能减少56%的治疗费用。对上述6篇文献共1708例患者的汇总分析显示，院外治疗组与院内治疗组在死亡率、血栓复发率、主要出血事件方面分别为3.3%和4.6%（$RR = 0.72$, 95% CI: 0.45 ~ 1.15）、4.5%和7.4%（$RR = 0.61$, 95% CI: 0.42 ~ 0.9）、1.4%和2.1%（$RR = 0.67$, 95% CI: 0.33 ~ 1.36）。同时，随着DOACs应用越来越广泛，DVT患者院外治疗更为方便。

另外，有7篇关于卫生经济学评价的文章，结果均表明院外治疗能有效降低治疗费用，降低程度可达到64%（95% CI: 56% ~ 72%）。

【推荐意见说明】

由于现有DOACs和LMWH等抗凝药物的应用，大多数急性DVT患者均可以在院外接受抗凝治疗。少数不适合院外治疗而需要住院治疗的情况：①近期（7天以内）手术史；②心肺功能不稳定；③静脉阻塞症状严重；④高危的肺动脉栓塞（系统收缩压 < 90mmHg，或收缩压下降 > 40mmHg，持续15分钟，排除其他因素）；⑤血小板减少症（血小板计数 < 50×10^9/L）；⑥其他内科或外科情况需要住院治疗；⑦依从性差；⑧距离远或电话联系不方便；⑨肝功能差（INR ≥ 1.5）或肾功能不全；⑩家庭卫生环境差。

（九）患者的早期下地活动

【推荐意见】

急性DVT患者在充分抗凝治疗的前提下，推荐早期下地活动，除非患者有严重的肢体肿痛症状【2C】。

【相关证据汇总】

2015年，李拥军等汇总了13项研究（含10项随机对照研究）共3269例患者的荟萃分析，结果显示，在充分抗凝的前提下，早期下地活动并不增加PTE和DVT进展以及DVT相关死亡的发生率（$RD = -0.03$, 95% CI: -0.05 ~ 0.02, $Z = 1.24$, $P = 0.22$；随机效应模型，Tau2 = 0.01）；此外，对于一些中、重度症状的患者，早期下地活动甚至有助于改善肢体疼痛（$SMD = 0.42$, 95% CI: 0.09 ~ 0.74; $Z = 2.52$, $P = 0.01$；随机效应模型，Tau2 = 0.04）。由于考虑到纳入研究的异质性，因此，在推荐的级别上有所保守。

【推荐意见说明】

在充分抗凝治疗的前提下，急性DVT患者早期下地活动不会增加PTE概率，同时还可能降低PTS发生率，因此推荐急性DVT患者在充分抗凝治疗的前提下早期下地活动。

二、压力治疗

【推荐意见】

对于急性PDVT患者，建议早期开始穿着30～40mmHg2级压力弹力袜，有助于减轻疼痛、肿胀，减少残余静脉血栓量【1B】。

对于急性PDVT患者，弹力袜有助于减少PTS的风险和严重程度【2B】。

症状和体征轻微的PDVT患者，可考虑弹力袜穿着6～12个月【2B】。

当Villata连续两个月评分≤4分，可考虑停用弹力袜压力治疗【2B】。

DVT患者在急性期，由于静脉回流受阻和炎症反应，往往出现患肢的疼痛和肿胀。弹力袜（Elastic compression stockings，ECS）可以改善静脉高压、促进静脉回流，改善小腿肌肉泵功能，从而减轻水肿和疼痛。有5项研究显示，在急性DVT发病的最初7～9天内，应用ECS可以改善患者肢体的肿胀和疼痛，其中1项研究还显示，ECS可以改善DVT早期的临床严重性评分。但是在7～9天以后，ECS的益处就显得不那么明显了。有2项研究显示，早期应用ECS还可以降低残余静脉血栓量，从而有助于降低DVT复发率。

PTS是慢性DVT最常见的并发症，在DVT后1～2年的发病率20%～50%。PTS的主要病理改变是由于静脉壁重构、静脉梗阻和静脉瓣膜反流共同导致的慢性静脉高压，主要表现为一系列静脉功能不全的症状，例如：疼痛、肢体沉胀不适、胫前水肿、皮肤硬结、色素沉着等，严重时可出现静脉性溃疡。Villata评分是常用的诊断PTS和评估其严重性的工具。目前没有切实有效的方法能够彻底治愈PTS，因此在急性DVT治疗阶段，采取有效的措施预防PTS的发生和减轻PTS的严重程度显得至关重要。目前已知的罹患PTS的危险因素包括：高龄、肥胖、既往同侧DVT病史、PDVT、之前合并静脉功能不全，或者是在急性DVT最初3个月未能进行有效抗凝等。

在急性DVT早期应用ECS是否能够减少PTS的发生，降低其严重程度？针对这一问题，还缺乏高质量的循证医学证据。一项小样本随机对照研究显示，45例患者随访2年，弹力袜＋运动组PTS发生率较低。另外一项随机对照研究中，即刻穿着ECS的患者较14天后穿着ECS的患者，14d和90d时通过彩超评估的残余血栓量更少，静脉再通更好。IDEAL DVT研究中，592例患者分为即刻压力治疗组和非压力治疗组，前者出现残余静脉血栓阻塞（RVO）的比例更小（46.3% vs 66.7%；*OR* 0.46，95% *CI*：0.27～0.80），PTS发生率更低（46.0% vs 54.0%；*OR* 0.65，95% *CI*：0.46～0.92）。最新的荟萃分析显示，DVT患者使用ECS能将PTS的*RR*降低38%（*RR* = 0.62，95%*CI* 0.38～1.01；*P* = 0.05）。

即便如此，ECS是否能够预防PTS仍然存在争论。Brandjes等和Prandoni等的研究均证实当弹力袜踝压为30～40mmHg能有效减少PTS的发生率，两个研究中穿和不穿弹力袜两组PTS发生率分别为20%和47%，25%和49%。Kolbach等纳入3项共421例慢性DVT患者的荟萃分析结果表明，穿弹力袜相对于未穿弹力袜者能有效减少血栓后2年PTS的发生率（*OR* = 0.3，95% *CI*：0.2～0.5）。而Ginsberg等对47例

PTS的患者评估显示，弹力袜踝压为20～30mmHg时并不能使血栓患者获益。此外，SOX研究纳入410例患者，结果显示，6个月后弹力袜组与对照组累计PTS发生率分别为14.2%和12.7%（$HR = 0.13$，95%CI：$0.73 ～ 1.76$，$P = 0.58$），该研究认为穿弹力袜并不能减少PTS的发生率。

1项研究显示及膝长度的ECS与大腿长度的ECS相比疗效无差异（$RR = 0.92$，95%CI：$0.66 ～ 1.28$；$P = 0.60$），但与大腿长度ECS相关的不良反应率更多（40.7% vs 27.3%；$P = 0.017$）

OCTAVIA研究入组518例患者，将已完成1年ECS治疗的患者随机分为延长ECS治疗组和对照组，结果显示，两组PTS发生率为13.0% vs 19.9%。生活质量在两组之间没有差异。IDEAL DVT拓展研究（864例）是另一项非劣效性研究，旨在评估ECS采取个性化治疗时间的疗效是否不劣于采用标准治疗时长的疗效，结果发现，两者PTS发生率为28.9%和27.8%（$OR = 1.06$，95%CI：$0.78 ～ 1.44$）。结合定期评估Villata评分，可帮助患者制定个体化的ECS压力治疗策略。急性DVT后ECS治疗6个月，如果连续2个月评估Villata评分均≤4分，可停用ECS，否则，可能需要更长时间的压力治疗。

三、血栓后综合征的治疗

对于已经明确诊断为PTS的患者，弹力袜和间歇性压力治疗能改善患者PTS相关症状。Ginsberg JS等纳入15例较重PTS患者的交叉研究显示，间歇性气压治疗（40mmHg）对于改善PTS是有效的，且80%的患者对于间歇性气压治疗的感觉良好。

一项纳入8项研究（共547例下肢溃疡患者）的荟萃分析结果表明，促血液循环药物（己酮可可碱）能有效改善伤口的愈合，与非己酮可可碱治疗组相比，（$RR = 1.5$，95%CI：$1.1 ～ 2.0$）。Nikolovska等纳入80例患者的研究得到了类似的结果。另外，纳入5项关于黄酮类复合物对于静脉血栓溃疡作用效果研究的荟萃分析显示，相对于对照组，6个月的伤口愈合率分别为61%和48%（$RR = 32%$，95%CI：$3% ～ 70%$，$P < 0.03$），亚组分析显示，溃疡直径＜5cm的患者获益更加明显。Coccheri S等开展了随机双盲研究（共纳入230例静脉溃疡患者），结果表明，口服或肌内注射糖胺聚糖同样能改善溃疡的愈合，与安慰剂组相比，（$RR = 1.37$，95%CI：$1.07 ～ 1.74$），且在常规加压等治疗措施的基础上，分别给予舒洛地特与安慰剂治疗，两组在2个月、3个月的溃疡愈合率分别为35%和21%，52%和33%，差异有统计学意义。Kucharzewski M等纳入94例溃疡患者的随机对照研究中也得到同样结论，标准治疗组与标准治疗联合舒洛地特组随访2个月的溃疡愈合率（36% vs 58%；$P = 0.03$），总的愈合时间分别为110天和72天（$P = 0.08$）。

有2项最新发表的系统评价和荟萃分析给出了最有力的循证依据。2016年，Wang等的研究纳入1987例慢性髂静脉病变合并溃疡并接受支架治疗的患者，结果显示，植入支架后总的溃疡愈合率为72.1%（PTS组为70.3%，非血栓性髂静脉病变组为86.9%，$P = 0.0022$），总的溃疡复发率为8.7%。1年与3年的一期通畅率、辅助一期通畅率及二期通畅率分别为91.4%、95.0%、97.8%及77.1%、92.3%、94.3%。而30天的血栓事件发生率为2.0%（血栓后综合征组为4.0%，非血栓性髂静脉病变组为0.8%，$P = 0.0022$）；穿刺点并发症及支架移位发生率分别为1.7%和1.3%。该荟萃分析认为，支架对于慢性髂静脉病变是安全有效的。2016年，Seager MJ等纳入16项研究（共4959例在髂静脉内成功植入支架的患者）进行系统评价，其中PTS患者2373例，非血栓性髂静脉疾病患者2586例。术后总的溃疡愈合率为56%～100%，并且部分为药物保守治疗无效的患者；术后一期通畅率和二期通畅率分别为32%～98%和66%～96%，主要并发症发生率为0～8.7%。该研究认为闭塞性髂静脉内植入支架是安全有效的。相对于动脉血管壁而言，静脉血管壁薄、支撑力和弹性较差，并且部分髂静脉闭塞病变来自周围组织的压迫（如Cockett综合征），因此在静脉系统中的支架植入对支架本身的径向支撑力和顺应性会有更高要求，以防止出现血管壁塌陷、支架断裂等情况，从而更有效地维持远期通畅率。

四、应用肝素和维生素K拮抗剂治疗深静脉血栓形成的相关问题

【推荐意见】

如果用LMWH/UFH/利伐沙班作为急性DVT初始抗凝治疗，且VKAs作为长期抗凝治疗，推荐在治疗第1天开始联合应用VKAs和LMWH/UFH/利伐沙班在INR稳定并连续24小时≥2.0后停用LMWH / UFH/利伐沙班【1B】。

如果采用静脉UFH治疗，推荐持续静脉给药并调节剂量，达到并维持活化的凝血酶原时间（APTT）延长至相当于血浆UFH水平0.3～0.7U/ml的抗FXa活性水平【1C】。

对于每天需要大剂量UFH治疗而又达不到APTT治疗水平的患者，推荐通过测定抗FXa的水平来指导用药剂量【1B】。

对于接受LMWH治疗的急性DVT患者，不推荐常规进行抗FXa水平测定【1A】。

对于接受LMWH治疗的急性DVT患者，如果合并严重肾功能不全者（肌酐清除率＜30ml/min），慎用LMWH，建议减量并监测抗FXa活性【2C】。

接受华法林治疗的患者，推荐INR治疗范围2.0～3.0【1B】；高龄患者INR治疗范围可下调至1.8～2.5【2C】。

设定华法林初始剂量时，不推荐常规进行药物遗传学检测【1B】。

长期使用华法林的患者，在达到治疗水平前应严密测定INR，其后2周每周监测2～3次，以后根据INR的稳定情况，每周监测1次或更少。对于INR持续稳定的患者，建议将INR检测频率延长到最多每12周1次【2B】。

对于应用华法林治疗、前期INR已经稳定的患者，若偶尔1次INR测定超出治疗范围≤0.5（包括增高或降低），建议继续维持目前剂量，并在1～2周之内进行复查，不建议常规应用肝素桥接治疗【2C】。

INR在4.5～10，患者无出血征象，不建议常规应用维生素K【2B】。如果INR＞10，无出血征象，建议口服维生素K【2C】。如果出现大出血，建议应用因子Ⅳ凝血酶原复合物浓缩剂并联合应用5～10mg维生素K，而非单独应用凝血因子【2C】。

华法林治疗期间不建议常规补充维生素K【2C】。建议避免同时应用非甾体抗炎药物，包括选择性COX-2抑制剂以及某些抗生素【2C】。建议避免同时应用抗血小板药物，除非在某些临床情况下，如机械瓣膜置换、急性冠脉综合征或是近期进行过冠状动脉支架植入或冠状动脉旁路移植术等，联合应用此类药物的收益明确或者收益相对大于出血风险【2C】。

【相关证据汇总】

1972年，Basu等开展的回顾性观察研究显示调整静脉泵入UFH用量使APTT增加1.5倍较标准1000U/h的抗凝效果更佳。1994年，Levine等开展的随机对照研究显示，如果APTT延长相当于血浆UFH水平0.35U/ml的抗因子Xa活性水平，即使APTT不达标也不需要增加UFH的用量。另外，有几项研究表明，UFH的用量应该达到对应的APTT水平。

Van Dongen等的荟萃分析纳入17项比较LMWH（通过体重调整用量）与UFH（监测下）抗凝效果的研究，其中LMWH治疗组206例，UFH治疗组3614例，两组的血栓复发率、重大出血率及死亡率分别为3.6%和5.4%（$OR=0.68$, 95% CI: $0.55\sim0.84$）、1.2%和2.0%（$OR=0.57$, 95% CI: $0.39\sim0.83$）、4.5%和6.0%（$OR=0.76$, 95% CI: $0.62\sim0.92$）。

Lim等的荟萃分析纳入18项研究，对其中12项研究共4971例使用LMWH抗凝治疗患者的分析发现，肌酐清除率≤30ml/min组的出血风险（5.0%）较肌酐清除率＞30ml/min组（2.4%）增加（$OR=2.25$, 95% CI: $1.19\sim4.27$, $P=0.013$）。当LMWH全量使用时，严重出血事件发生率也增加（8.3%和2.4%，$OR=3.88$, 95% CI: $1.78\sim8.45$）；当LMWH剂量根据临床情况进行调整时并不增加出血风险（0.9%和1.9%，$OR=0.58$, 95% CI: $0.09\sim3.78$, $P=0.23$）。该研究认为，对肾功能不全的患者应适当减少LMWH用量。

Arnesen等的荟萃分析纳入19项研究（共80000例患者），结果显示，当INR在2.0～3.0时，血栓复发风险及严重大出血风险发生率最低。当INR＜2.0时，其联合事件相较于INR 2.0～3.0时的风险增加（$RR=2.4$, 95% CI: $1.9\sim3.1$）；当INR为3.0～5.0时，$RR=1.8$（95% CI: $1.2\sim2.6$）；当INR＞5.0时，$RR=11.9$（95% CI: $6.0\sim23.4$）。

目前尚缺乏关于早期INR监测频率的临床研究，但考虑到INR受多因素的影响且个体差异较大，因此对于开始服用华法林的早期阶段推荐采取更频繁的监测策略。有3项关于INR达到稳定阶段的不同监测频率的随机对照研究，其中1项研究比较了6周与4周的监测时间窗，另外2项研究比较了12周与4周的监测时间窗。上述3项研究（共994例患者）的汇总结果显示，延长监测时间窗与4周监测1次的血栓复发率、出血风险分别为1.3%和1.2%（$OR=1.05$, 95% CI: $0.28\sim3.97$）、3.7%和3.3%（$RR=1.12$, 95% CI: $0.57\sim2.23$）。汇总分析认为，对于INR达到稳定阶段的患者，适当延长监测时间窗并未增加血栓风险及出血风险，且不影响INR的调控。

有4项随机对照研究比较了维生素K与安慰剂对于INR为4.5～10患者出血事件的差异。共923例患者的汇总分析结果显示，两组的严重大出血事件发生率分别为2%和0.8%，血栓事件发生率分别为1.2%和0.9%。因此，对于INR 4.5～10的患者，使用维生素K并未给患者带来更多获益。

Gunther等的回顾性研究纳入89例患者，比较了口服维生素K（每天2.0mg）与空白对照组对于INR＞10患者的疗效，两组的严重大出血事件发生率分别为11.1%和46.7%。Crowther等的回顾性研究纳入107例患者，分析了口服维生素K（每天2.5mg）对于INR＞10且未发生出血患者的疗效，随访90天，严重大出血事件发生率为3.9%（95% CI: $1.1\sim9.7$）。

Dentali等的荟萃分析（10项随机对照研究共纳入54180例患者）比较了华法林联合阿司匹林与单纯华法林治疗的效果，结果显示，联用阿司匹林能有效降低动脉血栓发生风险（$OR=0.66$, 95% CI: $0.52\sim0.84$），但这种获益仅限于心脏机械瓣膜置换术后的患者，联用阿司匹林增加了重大出血事件的发生率（$OR=1.43$, 95% CI: $1.00\sim2.02$）。

有6项研究比较了华法林联用选择性环氧合酶（COX）-2抑制剂组与单纯华法林组的出血风险，结果显示，联用非选择性非甾体抗炎药组将增加出血风险，RR波动于1.9（95% CI: $1.4\sim3.7$）～4.6（95% CI: $3.3\sim6.5$）。此外关于联用选择性环氧合酶（COX）-2抑制剂的出血风险较单纯华法林组相比，$RR=1.4$（95% CI: $0.44\sim4.30$），$OR=3.1$（95% CI: $1.4\sim6.7$）。在联合抗生素使用的研究中，联合使用磺胺甲基异噁唑的出血风险的$OR=2.54$（95% CI: $2.08\sim3.10$），$RR=5.1$（95% CI: $2.1\sim12.3$）。联用喹诺酮的出血风险$OR=1.55$（95% CI: $1.30\sim1.86$），$RR=5.9$（95% CI: $1.9\sim18.6$）。上述研究结果

认为，华法林联用非甾体抗炎药（无论是否为选择性环氧合酶（COX）-2抑制剂）、抗血小板药以及部分抗生素时均明显增加出血风险。

【推荐意见说明】

肠外抗凝药物主要包括UFH、LMWH和磺达肝癸钠等。UFH和LMWH均可通过抑制因子Ⅱa和因子Ⅹa活性而起到抗凝作用（LMWH的因子Ⅱa活性抑制率低于UFH）。磺达肝癸钠是人工合成的戊糖，选择性抑制因子Ⅹa活性。以上药物均是通过与抗凝血酶结合来发挥其抗凝作用的。另一个较常用的肠外抗凝药物是阿加曲班，是一种直接因子Ⅱa抑制剂。

目前，在临床中实际应用最多的抗凝药物是LMWH和UFH。磺达肝癸钠和阿加曲班对于确诊或疑诊肝素诱导的血小板减少症的患者更为合适。

静脉泵入UFH是DVT备选的初始治疗之一。UFH的治疗窗窄，必须进行监测，以确保取得最佳疗效和安全性，常用的监测方法是APTT（表2-7）。不推荐反复间断静脉推注UFH（出血危险较高）。皮下注射UFH每天两次可作为静脉UFH的替代方法，需使用足够的起始剂量，并调整剂量达到治疗范围APTT，皮下注射UFH与静脉UFH有同样的安全性和有效性。

表2-7　APTT监测与肝素的使用

APTT（秒）	肝素剂量
初始剂量	80U/kg负荷剂量，然后以18U/（kg·h）持续泵入
<35	80U/kg负荷剂量，然后增加4U/（kg·h）
35～45	40U/kg负荷剂量，然后增加2U/（kg·h）
46～70	不必调整
71～90	输注速度降低2U/（kg·h）
>90	暂停输注1小时，然后输注速度降低3U/（kg·h）

与UFH相比，LMWH对因子Ⅹa具有更强的抑制能力，生物利用度更高，半衰期更长，发生肝素诱导的血小板减少症概率更低。临床按体重给药，采用皮下注射。每天1次用法：200U/kg，每天1次皮下注射，每天总量不超过18000U。每天2次用法：100U/kg，皮下注射每天2次，该剂量适用于出血危险较高的患者（表2-8）。多数患者无须监测，但在某些情况下，如严重肾衰竭或妊娠时，需要测定血浆抗因子Ⅹa活性水平以调整剂量达到治疗目标。

表2-8　不同LMWH的用法用量

给药频率	剂量范围
每天2次依诺肝素	1mg/kg
每天2次那屈肝素	0.1ml/10kg
每天2次肝素	100U/kg
每天1次达肝素	200U/kg

华法林是经典的口服抗凝药物，该药为间接起效的香豆素类口服抗凝药，通过抑制维生素K在肝细胞内合成因子Ⅱ、Ⅶ、Ⅸ、Ⅹ，从而发挥抗凝作用。肝细胞线粒体内的羧基化酶能将上述凝血因子的谷

氨酸转变为γ-羧基谷氨酸，后者与钙离子结合，才能发挥其凝血活性。华法林的量效关系受遗传因素及环境因素的共同影响，包括细胞色素P450基因位点的突变、肝酶对华法林S型异构体氧化代谢的活力。目前，临床上多通过INR监测来调整华法林的剂量，以保证疗效，通常临床推荐的INR有效范围为2.0～3.0，理想水平为2.5。此外，药物代谢基因多态性已被认为是调整华法林初始剂量和估算维持用量的个体化、精准化治疗依据之一。华法林的量效关系受遗传因素及环境因素的影响较大，个体差异明显，因此对其进行有效监测是非常重要的，同时监测的过程也带来了诸多不便（如交通往返、抽血等）。在不同的阶段对监测频率的要求也不同，一般分为3个阶段：第一阶段为开始使用华法林抗凝治疗的5～7天内；第二阶段为抗凝起效阶段（即INR达到2.0以上）；第三阶段为INR稳定阶段（即至少3个月不需要调整华法林的用量且INR指标在抗凝有效范围内）。另外，也有文献表明：纤溶酶联合抗凝可促进血管再通，且不增加出血风险。

五、早期血栓清除治疗

【推荐意见】

对于急性DVT，推荐单纯抗凝治疗优于系统性溶栓【2C】；对于急性髂股DVT，如全身情况好、预期生存期≥1年、出血风险较小时，建议选用CDT而非单纯抗凝治疗【2C】。

已进行CDT治疗的DVT患者，长期抗凝治疗强度和疗程等同于未行CDT治疗的患者【1C】。

对于初次发生急性髂股静脉血栓、症状为14天以内、既往运动能力好、预期生存期长的患者，经皮机械性血栓清除可作为早期血栓清除的一线治疗手段【2C】。

对于局限于股、腘静脉或小腿静脉的急性DVT，早期血栓清除不作为常规推荐措施【2C】。

进行血栓清除后，若发现髂静脉狭窄率＞50%，可考虑选用球囊扩张和/或支架植入术【2C】。

药物抗凝和压力治疗，虽然能有效改善DVT患者症状，防止血栓复发和蔓延，但是由于不能完全消除残留血栓，也无法保护瓣膜功能，因此仍然不是预防和治疗PTS的最优方法。即使经过正规的抗凝治疗，PTS的发生率仍然可以高达25%～75%。基于此，早期血栓清除已经越来越多的用于治疗急性DVT。

早期血栓清除的策略主要包括：①手术取栓，手术取栓是最早采用的清除血栓的方法，由于其创伤较大，现在已经较少采用，并逐渐被腔内血栓清除措施所替代；②CDT，CDT是将溶栓药物通过多侧孔导管定向喷入静脉血栓内部。最常用的溶栓药物主要是尿激酶或重组组织纤溶酶原激活剂（recombinant tissue plasminogen activator，rtPA）。腘静脉和胫后静脉是最常用的CDT穿刺部位。CDT治疗主要的并发症风险是出血，其中大出血（定义为颅内出血、需要手术干预/停药或输血的出血）发生率为2.2%～3.3%；③经皮/药物机械血栓清除术（PMT），主要有腔内血栓切除或腔内血栓抽吸装置等；④超声辅助导管溶栓术（UACDT），UACDT在CDT的基础上提供了额外的超声能量，低频超声诱导产生的稳定空化作用有助于溶栓药物向血栓内部的分布，而高频超声诱导产生的惯性空化作用有助于击碎血栓，可以缩短溶栓总时间，减少溶栓药物剂量和出血风险。另外，球囊扩张和支架植入有助于解除血栓清除后残余的流出道梗阻。研究显示CDT后髂静脉支架植入率17%～80%。

瑞典一项随机对照研究比较了13例手术取栓和17例口服抗凝的髂股静脉DVT患者10年随访结局。结果显示，手术组10年通畅率明显优于口服抗凝组（83% vs 41%）。此外，手术组腿部肿胀率较口服抗凝组明显减少（71% vs 46%），腿部溃疡发生率手术组也明显低于口服抗凝组（8% vs 18%）。

Laiho等开展的单中心回顾性研究比较了系统性溶栓与CDT的差异。结果显示，系统溶栓与CDT的血栓清除率分别为31%和50%，静脉瓣膜功能保护率分别为13%和44%，同时系统性溶栓将需要更大的溶栓药物用量，并增加非操作相关的出血风险，该研究认为CDT优于系统性溶栓。Watson LI等的荟萃分析（汇总17项研究共1103例患者），从死亡率、VTE复发、重大出血事件发生率及PTS预防效果4个方面比较了系统性溶栓与抗凝治疗的效果差异，早期及中期的随访数据显示，溶栓治疗的血栓清除效果均优于抗凝治疗组（$RR=4.91$，95% CI：$1.66\sim14.53$，$P=0.004$）和（$RR=2.44$，95% CI：$1.40\sim4.27$，$P=0.002$）；溶栓组5年累计PTS发生率低于抗凝治疗组（$RR=0.66$，95% CI：$0.53\sim0.81$，$P<0.001$），同时也增加了出血风险（$RR=2.23$，95% CI：$1.41\sim3.52$，$P<0.001$）。

Vedantham等的回顾性观察（纳入19个临床中心共计1046例行CDT治疗的急性DVT患者），结果显示，溶栓总成功率为88%，其中在急性期的成功率可达92%，经造影证实血栓溶解95%以上者占44%，且急性髂股静脉血栓形成的时间越短疗效越好。国内各临床中心也相继开展了DVT的CDT治疗，从发布的临床数据来看，均提示了该治疗方式具有良好的效果。

CaVenT研究是一项随机对照研究，176例髂股DVT患者被随机分为CDT联合抗凝组和单纯抗凝组。主要疗效终点是随访24个月时PTS（定义为Villalta量表评分≥5分）或患肢溃疡。该研究表明，24个月时，CDT联合抗凝组PTS的发生率明显低于单纯抗凝组（41.1% vs 55.6%，$P=0.047$），绝对风险降低14.5%。随访6个月时的髂股通畅率CDT联合抗凝组明显高于单纯抗凝组（65.9% vs 47.4%，$P=0.012$）。随访60个月，CDT联合抗凝组PTS发生率较单纯抗凝组减少了28%（43% vs 71%，$P<0.0001$）。Elsharawy M等的随机对照研究（纳入35例DVT患者）显示，CDT组与抗凝治疗组在随访6个月后的通畅率分别为72%和12%（$P<0.001$），静脉反流率11%和41%（$P=0.04$）。Enden T等的随机对照研究（纳入103例患者）比较了CDT与标准抗凝的治疗效果，两组随访6个月的通畅率分别为64.0%和35.8%（$P=0.004$）；股静脉反流率分别为60.0%和66.0%（$P=0.53$）。Casey ET等的荟萃分析（纳入15项研究）显示，CDT在有效减少术后PTS、静脉反流及静脉闭塞的发生率方面要优于标准抗凝治疗，两组间的RR分别为0.19（95% CI：$0.07\sim0.48$）、0.21（95% CI：$0.09\sim0.53$）和0.35（95% CI：$0.17\sim0.34$），该结果与Enden T等的系统评价结果一致。但需注意的是，随着CDT技术的进步及患者选择标准的提高，溶栓带来的出血风险正逐步减少。Vedantham S等的汇总分析（纳入19项研究）显示，溶栓治疗的主要出血并发症发生率、PTE发生率、颅内出血发生率、死亡率分别为8.3%、0.9%、0.2%和0.3%。Bashir R等回顾分析了90618例住院治疗的DVT患者，其中CDT治疗组3649例，CDT组与抗凝治疗组的出血率分别为11.1%和6.5%（$OR=1.85$，95% CI：$1.57\sim2.20$，$P<0.001$），PTE发生率分别为17.9%和11.4%（$OR=1.69$，95% CI：$1.49\sim1.94$，$P<0.001$）；颅内出血率分别为0.9%和0.3%（$OR=2.72$，95% CI：$1.40\sim5.30$，$P=0.03$）；下腔静脉滤器植入率分别为34.8%和15.6%（$OR=2.89$，95% CI：$2.58\sim3.23$，$P<0.001$）。同时CDT组与抗凝组相比住院时间更长（7.2天 vs 5.0天，$OR=2.27$，95% CI：1.49-1.94，$P<0.001$），同时也增加了治疗费用。

2017年《新英格兰医学杂志》发表的ATTRACT研究，将692例急性PDVT患者随机分为两组，一组接受抗凝治疗和PMT（治疗组），另一组接受单纯抗凝治疗（对照组）。结果显示：在6个月至24个月之间，PTS发生率无显著的组间差异（治疗组47% vs 对照组48%，RR 0.96；95% CI：$0.82\sim1.11$，$P=0.56$）。但是中重度PTS的发生率治疗组低于对照组（治疗组18% vs 对照组24%，RR 0.73；95% CI $0.54\sim0.98$，$P=0.04$）。Karthikesalingam A等的系统评价（纳入16项研究）评估了PMT的作用效果及风险，结果显示，操作相关的死亡率或脑卒中率为0，PTE发生率＜1%，大出血事件发生率为0。Dasari TW等的系统评价（纳入8项研究共2528例患者）也未报道操作相关的出血及死亡。有2项直接比较了PMT与单纯药物溶栓的研究，其中Lin等的研究（纳入98例患者）报道了两组的血栓清除率分别为75%和70%，溶栓时间分别为（76±34）分钟和（18±8）小时，且PMT组可显著节省费用，两组在主要出血并发症方面没有差异；Kim HS等的小样本研究（纳入45例患者）也表明PMT能有效减少操作时间 [（30.3±17.8）分钟 vs（56.5±27.4）小时）]并减少尿激酶用量（295万±182万单位 vs 670万±590万单位），且大出血并发症方面的差异没有统计学意义（7.1% vs 8.7%）。

CAVA研究是一项多中心随机对照试验，该研究将184名急性髂股静脉血栓患者随机分为UACDT组与单独抗凝组。尽管两组随访12个月PTS发生率无明显差异，但对成功再通的DVT患者的亚组分析表明，UACDT组严重PTS显著减少，VCSS评分改善（3.50 vs 4.82，$P = 0.02$），生活质量获得了显著提高（EQ5D 40.2 vs 23.4，$P = 0.007$）。

一项研究荟萃了TORPEDO、CaVenT、ATTRACT和CAVA四项研究，结果显示，早期血栓清除能有效预防PTS（RR 0.67，95% CI：0.45～1.00；$P = 0.05$），尤其是显著降低中重度PTS的发生率（RR 0.59，95% CI：0.44～0.80；$P < 0.001$）

虽然CDT技术已成为治疗下肢DVT重要的手段，且CDT过程中的血栓溶解率已达到85%～100%，但单纯CDT术后1年血管通畅率并不高。髂静脉受压未予解除是其主要原因。李晓强等对155例DVT患者行CDT治疗，其中74例患者髂静脉狭窄＞50%，随后对45例患者进行球扩支架植入术，29例的髂静脉狭窄未予处理，术后平均1年随访，两组通畅率比较差异有统计学意义（87.5% vs 29.6%）。

【推荐意见说明】

溶栓治疗包括CDT和系统性溶栓。CDT是将溶栓导管植入静脉血栓内，溶栓药物直接作用于血栓，能够提高血栓溶解率，减少PTS的发生率。系统性溶栓是经外周静脉全身应用溶栓药物，系统性溶栓的血栓溶解率较CDT低，不推荐常规应用。溶栓过程中须监测血浆纤维蛋白原和凝血酶时间，纤维蛋白原＜1.0g/L时应停药。

相对于抗凝而言，溶栓增加了出血的风险，通常不作为常规推荐的治疗方式，但对于以下患者可考虑选择CDT或PMT而不是单纯抗凝治疗：①PDVT，症状＜14天，一般情况良好，预期生存期超过1年，出血风险低的患者；②注重预防PTS，对生活质量要求高的患者；③对CDT/PMT的复杂性、高费用及高出血风险有较高的接收度的患者。

CDT对于血栓的治疗效果已经得到肯定，但对于标准抗凝治疗而言，其仍具有较高出血风险，因此在使用上受到了一定的限制。PMT或UACDT可考虑代替CDT应用于出血风险高的患者，作为早期血栓清除的治疗手段。PMT或UACDT装置对医生及设备的要求相对较高，可在有经验的中心施行。

目前缺乏关于DVT患者行CDT治疗后抗凝治疗相关的研究，但机械性的操作过程可能导致血管内膜的破坏，增加血栓复发的风险，因此对于行CDT术后的患者，我们强烈推荐行积极的抗凝治疗，抗凝的强度和疗程等同于其他DVT患者。

对于腔内血栓清除术后仍然残余髂股静脉狭窄的患者，可考虑采用球囊扩张、髂静脉支架等措施解除流出道梗阻。

六、下腔静脉滤器的使用

【推荐意见】

对急性下肢DVT的患者，在可以使用抗凝的前提下，不推荐常规放置下腔静脉滤器【1B】。

对急性下肢PDVT的患者，如果存在抗凝禁忌，推荐放置下腔静脉滤器【1B】。

对急性下肢PDVT、PTE和放置了下腔静脉滤器的患者，建议在出血风险降低后常规进行抗凝治疗【2B】。

如需放置下腔静脉滤器，可回收型滤器优于永久型滤器，特殊患者可选永久型滤器【2B】。

下腔静脉滤器（IVCF）应用于临床已经50余年，从最初的Greenfield滤器到现代IVCF，无论在形态、尺寸和设计理念上都有了巨大的改变。关于IVCF的应用存在一定的争论，主要集中在未能回收而又是按临时放置设计的滤器，存在远期血栓风险。尽管如此，针对存在抗凝禁忌的DVT患者，尤其是PDVT患者，IVCF在降低PTE相关严重并发症发生率和死亡率方面仍然有着不可替代的作用。

PREPIC研究对396例PDVT患者的8年随访结果显示，下腔静脉（IVC）植入永久型滤器将增加DVT复发率（35.7% vs 27.5%，$P=0.042$），降低PTE发生率（6.2% vs 15.1%，$P=0.008$），但PE＋DVT总的复发率、PTS发生率及死亡率的差异均没有统计学意义；而Fox MA等的系统评价（汇总11项研究共1552例患者）显示，永久型滤器的植入将会增加PTS的风险。

2012—2014年发表的5项大样本的研究结果认为，IVCF的植入可能有助于降低VTE患者的早期死亡率，但文献的证据级别并不高（多为回顾性系统评价）。另外一项联合17个中心的PREPIC 2研究在2015公布最新结果（滤器＋抗凝组200例，抗凝组199例），滤器组共有193例患者成功植入滤器，其中对164例患者进行滤器回收操作，93.29%的患者（153/164）成功取出滤器。3个月的随访结果显示，两组的PTE发生率为3.0%和1.5%（$RR=2.0$，95% CI：0.51～7.89，$P=0.50$），其他指标的差异均没有统计学意义，在6个月的随访中也得到同样结论。

对于特定的患者，可回收型IVCF可作为更佳的选择（如短期内抗凝禁忌的患者）。早在2007年，Mismetti P等回顾性分析了220例IVCF植入患者，其中10.9%为血栓复发的患者，21.8%合并一过性出血事件，26.8%存在抗凝禁忌，37.7%近期拟行手术或有创操作，滤器植入总成功率为98.6%，滤器取出操作成功率为92.7%。因为滤器植入的主要目的是减少PTE等严重事件的发生，其本身对于静脉血栓的治疗并没有益处，甚至增加血栓复发的风险，因此当出血风险降低时应尽早恢复抗凝治疗。

急性DVT早期做血栓清除治疗的患者是否需要放置IVCF相关的循证医学证据较为匮乏。FILTER-PEVI研究中，141例早期做血栓清除治疗的患者被随机分为下腔静脉滤器组和无滤器组。仅对有症状的患者进行PTE的筛查，滤器组1例症状性PTE，而无滤器组有8例症状性PTE，然而两组之间死亡率并无显著差异。同时由于缺乏基线水平的肺动脉评估，让研究的可信度受到了影响。

【推荐意见说明】

下腔静脉滤器可分为临时型、可回收型滤器和永久型滤器两大类，主要应用于PTE高风险的静脉血栓患者，对于不宜接受抗凝治疗或抗凝失败，或对后续PTE耐受性极差（如大面积PTE或者慢性血栓栓塞性肺动脉高压患者），预防性下腔静脉滤器植入是一种选择。目前尚没有充分的数据比较各种类型下腔静脉滤器安全性与有效性，因此在滤器的选择上没有足够的循证医学证据来指导。如果可回收型滤器因各种原因没有被取出，其所带来的风险可能要高于永久型滤器。

七、中心静脉置管相关性深静脉血栓形成的治疗

【推荐意见】

若中心静脉导管仍通畅且有必要使用的，建议不必拔除导管【2C】。

对于中心静脉导管相关性血栓患者，建议抗凝疗程至少3个月【2C】。

若中心静脉导管已拔除，推荐抗凝疗程为3个月，无论是肿瘤患者【2C】还是非肿瘤患者【1B】。

若中心静脉导管尚未拔出，即使已抗凝3个月，仍推荐继续抗凝，直到导管拔除【1C】。

中心静脉导管（CVC）在临床较为常见，包括经外周静脉穿刺中心静脉置管（PICC）、透析通路导管、输液港等。由于内皮损伤、血流淤滞、血液高凝状态等，可能导致导管相关血栓（CRT）。通过静脉造影、超声或CT诊断的CRT患者可能在所有CVC中占16%～18%。

一项荟萃分析研究了5636例合并肿瘤的CRT患者，结果显示，CVC插入的部位（股静脉＞锁骨下静脉＞颈静脉）、CVC尖端的位置、CVC的类型（PICC＞输液港）、肿瘤转移以及既往DVT病史与CRT的发生相关。

目前对于CRT患者，如何进行抗凝治疗以及何时拔除导管，这些问题尚缺乏高质量的临床研究证据。一项系统性回顾研究分析了使用UFH或VKAs抗凝治疗的CRT患者，抗凝的疗程从8d到6个月不等，中位随访期1～5年，PTE发生率2.8%，DVT复发率7%，大出血发生率2.8%。RIETE注册研究中，67%孤立性CRT和49%的CRT合并PTE患者使用LMWH长期抗凝治疗；27%孤立性CRT和47%的CRT合并PTE患者使用VKAs分别治疗3.5个月和4.5个月。关于CRT应用DOACs抗凝的回顾性研究较少。一些共识认为，在以下情况下，CRT患者可考虑拔除CVC：①CVC不再需要使用；②CVC不通畅或已经不能使用；③抗凝有禁忌，无法抗凝；④抗凝期间症状不缓解；⑤CRT威胁患者的肢体存活或生命。若CVC仍通畅且有必要使用时，建议不必拔除导管。有2项回顾性研究认为，拔除CVC后可应用LMWH或VKAs继续抗凝3个月。对于CVC已经拔除的无其他诱因的CRT患者，在接受抗凝治疗后的血栓复发率低，因此，3个月的抗凝治疗是合适的。如CVC继续存在，导致CRT的危险因素未去除，建议继续抗凝，直到导管拔除。

【推荐意见说明】

目前CVC被广泛用于临床，由此也成为导致CRT常见原因，但在充分抗凝的基础上，导管血栓风险将减低，若CVC仍通畅且有必要使用时，建议不必拔除导管。

八、内脏静脉血栓形成的治疗

【推荐意见】

对于急性内脏静脉血栓形成的患者，抗凝治疗开始的时间、疗程和药物选择原则等同于其他急性静脉血栓患者【2B】。

对于急性内脏静脉血栓形成的患者，不常规推荐溶栓治疗，除非患者合并肠系膜静脉血栓形成，面临肠坏死风险且抗凝治疗无效时方可考虑溶栓【2B】。

合并活动性出血的急性内脏静脉血栓形成患者，在成功处理出血部位且患者一般情况稳定时，可考虑开始抗凝治疗【2C】。

偶然发现的内脏静脉血栓形成，不推荐常规抗凝治疗【2C】；如患者合并VTE复发的危险因素且出血风险小，可考虑抗凝治疗【2B】。

Douma RA等在对838例恶性肿瘤患者影像学检查的评估中发现有0.9%的患者合并内脏静脉血栓，其中5例合并门静脉血栓，3例合并肠系膜静脉血栓。由于该病的发生率低，目前仍缺乏关于症状性或偶然发现的内脏静脉血栓的预后转归的相关数据。

有2项前瞻性研究和4项回顾性研究显示，内脏静脉血栓抗凝后发生肠坏死的发生率＜2%，当停止抗凝后血栓复发率约5%；汇总结果认为抗凝对于预防血栓复发是有效的，而对于增加的出血发生率是可以接受的。

Plwssier A等的前瞻性研究（纳入102例门静脉血栓患者）显示，对95例接受抗凝治疗患者的随访中（中位数时间为234d），门静脉血栓通畅率提高26%（13% ～ 39%），脾静脉提高23%（57% ～ 80%），肠系膜上静脉提高31%（42% ～ 73%），未充分通畅的门静脉主要是由于腹水（$HR=3.8$）、脾静脉闭塞（$HR=3.5$）等因素；而血栓蔓延（＜2%）、肠坏死、重要出血的发生率均少见。Amitrano L等的前瞻性研究（纳入39例门静脉血栓合并肝硬化患者）显示，检查发现者占39.3%，急性腹痛者占10.7%，食管胃底静脉曲张出血占50%；食管胃底静脉经内镜套扎止血后所有患者接受抗凝治疗［依诺肝素200U/（kg·d）］，治疗6个月后33.3%完全开通，50%部分开通，16.7%对治疗没有反应；12例患者延长抗凝治疗至7 ～ 17个月，最后有75%的患者抗凝效果良好，且严重不良反应发生率低。

Condat B等的研究回顾分析136例内脏静脉血栓患者，随访中位数时间46个月，肠道出血发生率为12.5%，血栓复发率为5.5%（95% CI: 3.8 ～ 7.2）；而内脏静脉梗阻率在抗凝与未行抗凝组的发生率分别为0.82% vs 5.2%（$P=0.01$）。Amirano L等的研究回顾分析了121例内脏静脉血栓患者，因不同病因发现的比例分别为检查发现者占28.1%、腹部脏器梗死28.1%、肠坏死或急性门脉血栓32.2%、继发食管胃底静脉曲张出血11.6%；对其中95例患者随访14个月，内脏静脉血栓复发率为7.3%（7/95）。Dentail等的研究回顾分析77例内脏静脉血栓患者，平均随访36个月，抗凝治疗的血栓年复发率为2.34%，停止抗凝组为4.59%，严重大出血发生率为2.6%；该研究证实了抗凝治疗能减少血栓复发率，且出血发生率在可接受范围内。Riva N等的研究回顾分析375例内脏静脉血栓患者，华法林抗凝治疗中位数时间为1.98年，主要出血事件年发生率为1.24%（95% CI: 0.75 ～ 2.06），而食管胃底静脉曲张是主要的出血原因；动静脉血栓事件年发生率为1.37%（95% CI: 0.84 ～ 2.23）；年死亡率为0.83%（95% CI: 0.44 ～ 1.54）。

此外，既往有足够的研究证据证实了下肢症状性DVT的抗凝治疗是安全有效的，因此我们同样建议对于症状性内脏静脉血栓实施抗凝治疗。由于对无症状内脏静脉血栓的研究尚缺乏，抗凝的决定可根据血栓情况综合考虑，对于急性血栓、影像学检查提示血栓进展或合并恶性肿瘤活动的血栓患者，可选择更积极的抗凝治疗。目前尚缺乏合并活动性出血的内脏静脉血栓治疗选择的研究数据，而在诊断为内脏静脉血栓的患者中，高达25%的患者可能合并胃肠道出血，因此应充分评估患者出血及血栓进展所带来的后果，活动性出血通常被认为是抗凝治疗的禁忌（但并非绝对），若出血能被有效控制，同时又面临血栓进展的严重后果，在成功处理出血部位且患者一般情况稳定时，可考虑开始抗凝治疗。

【推荐意见说明】

我们将累及门静脉系统的血栓形成，包括肠系膜静脉、脾静脉和门静脉的血栓形成，统一称为内脏静脉血栓形成。由于目前关于内脏静脉血栓治疗的相关研究仍较少，因此在治疗的推荐上，我们在一定程度上借鉴了下肢静脉血栓形成的相关研究。

九、急性浅静脉血栓形成的治疗

【推荐意见】

急性症状性浅静脉血栓，可考虑抗凝治疗，尤其是对于长度≥5cm，或合并血栓复发/蔓延危险因素的患者，可予以预防剂量的抗凝治疗，至少持续45天【2B】。

输注所致的症状性血栓性浅静脉炎的治疗：建议口服双氯芬酸钠或其他非甾体抗炎药【2B】，局部涂双氯芬酸钠软膏【2B】或肝素软膏【2B】，直至症状消退或2周以上。不推荐进行全身抗凝【1C】。

POST研究显示，浅静脉血栓形成（SVT）患者在诊断时约25%已延伸进入深静脉，10.2%患者在最初3个月出现DVT、PTE或SVT复发/进展。另一些研究显示，SVT在最初3个月有6%～22.6%患者复发血栓，其中包括1.5%～6.2%复发VTE。抗凝治疗有助于降低SVT复发血栓事件的风险。通常情况下，SVT相对温和，但是如果患者合并肿瘤或者SVT血栓范围广泛，尤其是位于大隐静脉或小隐静脉入深静脉入口处，则SVT复发或进展的风险较大。

2010年在《新英格兰医学杂志》上发表了CALISTO研究的结果，该研究是目前关于SVT治疗的最大样本的研究，将3002例自发性SVT（超过5cm）患者分为试验组（磺达肝癸钠2.5mg治疗45天）和安慰剂组。患者完成3个月的随访，试验组和对照组的VTE复发率分别为0.6%和3.3%（$HR=0.18$，95% CI：0.06～0.53）；SVT复发率分别为0.6%和1.9%（$HR=0.31$，95% CI：0.14～0.68）；死亡率分别为0.4%和0.8%（$HR=1.99$，95% CI：0.18～21.87）；对2987例患者进行47d的随访，两组的重要出血发生率分别为0.1%和0.1%（$HR=0.06$，95% CI：0.06～15.86）。该研究证实磺达肝癸钠有助于控制SVT的进展、减少VTE及SVT的复发，且不增加出血率。

Stenox研究入选了在超声检查中至少有5cm长SVT的患者，与安慰剂相比，使用治疗剂量和预防剂量的依诺肝素12d，能将SVT复发的风险从安慰剂组29%降低为5.7%（治疗剂量）和8.2%（预防剂量），随访97d，三组复发事件无差异。

SURPRISE研究中，472例症状性SVT患者被随机分为10mg利伐沙班组和2.5mg皮下注射磺达肝癸钠组，总共治疗45d。入组标准主要为症状性SVT，位于膝盖以上，长度至少5cm，至少合并一个额外的风险因素（年龄＞65岁，男性，既往VTE病史，合并肿瘤，合并自身免疫性疾病，和非曲张静脉血栓形成）。主要疗效结局指标（症状性DVT、PTE、SVT进展/复发和45d全因死亡率的组合指标）两组相当（利伐沙班组3% vs磺达肝癸钠组2%，非劣效性检验$P=0.003$），且两组均无大出血。

2015年Di Nisio M等纳入13项研究共917例患者的荟萃分析，分别比较药物治疗（局部、口服、肠外）与安慰剂组、空白对照组在输液所致的症状性SVT的疗效。分析结果显示，局部用药（肝素类、双氯芬酸）在改善疼痛方面明显优于安慰剂组及空白对照组。2000年，Becherucci等研究双氯芬酸对于输液相关的SVT的疗效，该研究共纳入120例患者，随机分为口服双氯芬酸组、局部使用双氯芬酸组与未干预组各40例，减少症状体征率分别为60%、60%和20%（相对于控制组RR为3.00，95% CI：1.54～5.86，$P=0.0001$），且3组在不良反应方面没有明显差异。此外，2012年Rathbun等比较了达肝素钠（每天1次）和布洛芬（每天3次）在SVT中的治疗作用，共纳入72例患者，观察14天，两组的血栓进展人数分别为0和4（$P=0.05$），但是在3个月时两组间的差异无统计学意义，且两组在治疗期间均未发生出血事件。该研究认为肝素与非甾体抗炎药对于SVT均有效。

（陈跃鑫　李拥军　王志伟　戚晓昆）

参考文献

［1］中华医学会外科学分会血管外科学组. 深静脉血栓形成的诊断和治疗指南（第三版）［J］. 中华普通外科杂志，2017，32（9）：807-812.

［2］STEVENS SM，WOLLER SC，KREUZIGER LB，et al. Antithrombotic Therapy for VTE Disease：Second Update of the CHEST Guideline and Expert Panel Report［J］. Chest，2021 Dec，160（6）：e545-e608.

［3］ORTEL TL，NEUMANN I，AGENO W，et al. American Society of Hematology 2020 guidelines for management of venous thromboembolism：treatment of deep vein thrombosis and pulmonary embolism［J］. Blood Adv，2020，4（19）：4693-4738.

［4］WELLS PS，OWEN C，DOUCETTE S，FERGUSSON D，TRAN H. Does this patient have deep vein thrombosis？［J］JAMA，2006，295（2）：199-207.

［5］KAKKOS SK，GOHEL M，BAEKGAARD N，et al. Editor's Choice-European Society for Vascular Surgery（ESVS）2021 Clinical Practice Guidelines on the Management of Venous Thrombosis［J］. Eur J Vasc Endovasc Surg，2021，61（1）：9-82.

［6］QIU T，ZHANG T，LIU L，et al. The anatomic distribution and pulmonary embolism complications of hospital-acquired lower extremity deep venous thrombosis［J］. J Vasc Surg Venous Lymphat Disord，2021，9（6）：1391-1398.

［7］陈跃鑫，郑月宏. 远端深静脉血栓诊治微循环专家共识［J］. 血管与腔内血管外科杂志，2021，7（7）：1-19.

［8］CHAOCHANKIT W，AKARABORWORN O. Phlegmasia cerulea dolens with compartment syndrome［J］. Ann Vasc Dis，2018，11（3）：355-357.

［9］LAI HT，HUANG SH. Phlegmasia cerulea dolens with compartment syndrome［J］. N Engl J Med，2018，378（7）：658.

［10］郭文城，余波，史伟浩. 外科住院病人并发下肢深静脉血栓高危因素及诊治进展［J］. 中国实用外科杂志，2020，40（5）：594-598.

［11］RAJASEKHAR A，STREIFF MB. How I treat central venous access device-related upper extremity deep vein thrombosis［J］. Blood，2017，129（20）：2727-2736.

［12］PRANDONI P，VEDOVETTO V，CIAMMAICHELLA M，et al. Residual vein thrombosis and se-rial D-dimer for the long-term management of patients with deep venous thrombosis［J］. Thromb Res，2017，154：35-41.

［13］袁媛，张冉，李桂云. 颅脑肿瘤患者术后下肢深静脉血栓的危险因素分析［J］. 北京医学，2020，42（3）：210-213.

［14］张福先，李晓强，刘建龙，等. 腔静脉滤器临床应用指南［J］. 中国实用外科杂志，2019，39（7）：651-654.

［15］BORGEL D，BIANCHINI E，LASNE D，et al. Inflammation in deep vein thrombosis：a therapeutic target？［J］. Hematology，2019，24（1）：742-750.

［16］BEYER-WESTENDORF J. Controversies in venous thromboembolism：to treat or not to treat superficial vein thrombosis［J］. Hematology Am Soc Hematol Educ Program，2017，2017（1）：223-230.

［17］KLEMEN ND，FEINGOLD PL，HASHIMOTO B，et al. Mortality risk associated with venous throm-boembolism：a systematic review and Bayesian meta-analysis［J］. Lancet Haematol，2020，7（8）：e583-e593.

［18］KRUGER PC, EIKELBOOM JW, DOUKETIS JD, et al. Deep vein thrombosis: update on diagnosis and management［J］. Med J Aust, 2019, 210（11）: 516-524.

［19］ROBERT-EBADI H, RIGHINI M. Should we diagnose and treat distal deep vein thrombosis?［J］. Hematology Am Soc Hematol Educ Program, 2017, 2017（1）: 231-236.

［20］DONADINI M P, DENTALI F, PEGORARO S, et al. Long-term recurrence of venous thromboembolism after short-term treatment of symptomatic isolated distal deep vein thrombosis: A cohort study ［J］. Vasc Med, 2017, 22（6）: 518-524.

［21］VALERIANI E, RIVA N, DI NISIO M, et al. Splanchnic vein thrombosis: current perspectives［J］. Vasc Health Risk Manag, 2019, 15: 449-461.

［22］金煜婷，朱红灿，焦淑洁. 重症脑梗死患者下肢深静脉血栓形成的危险因素及预防［J］. 中国实用神经疾病杂志, 2017, 20（10）: 12-16.

［23］DUFFETT L, CARRIER M. Inferior vena cava filters［J］. J Thromb Haemost, 2017, 15（1）: 3-12.

［24］LENZ CJ, WYSOKINSKI WE, HENKIN S, et al. Ovarian vein thrombosis: incidence of recurrent venous thromboembolism and survival［J］. Obstet Gynecol, 2017, 130（5）: 1127-1135.

［25］SILVIS SM, DE SOUSA DA, FERRO JM, et al. Cerebral venous thrombosis［J］. Nat Rev Neurol, 2017, 13（9）: 555-565.

［26］LIM MS, ARIYARAJAH A, OLDMEADOW C, et al. A systematic review and meta-analysis comparing anticoagulation versus no anticoagulation and shorter versus longer duration of anticoagulation for treatment of isolated distal deep vein thrombosis［J］. Semin Thromb Hemost, 2017, 43（8）: 836-848.

［27］SARTORI M, COSMI B. Anticoagulant therapy for symptomatic calf deep vein thrombosis［J］. Lancet Haematol, 2017, 4（4）: e156.

［28］BARNES GD. Preventing recurrence from distal deep vein thrombosis: Still searching for answers［J］. Vasc Med, 2017, 22（6）: 525-526.

［29］YAMASHITA Y, SHIOMI H, MORIMOTO T, et al. Asymptomatic lower extremity deep vein thrombosis-clinical characteristics, management strategies, and long-term outcomes［J］. Circ J, 2017, 81（12）: 1936-1944.

［30］HOUGHTON DE, LEKAH A, MACEDO TA, et al. Resolution of acute lower extremity deep vein thrombosis with rivaroxaban compared to warfarin［J］. J Thromb Thrombolysis, 2020, 49（2）: 199-205.

［31］QU SW, CONG YX, WANG PF, et al. Deep vein thrombosis in the uninjured lower extremity: a retrospective study of 1454 patients with lower extremity fractures［J］. Clinical and Applied Thrombosis/ Hemostasis, 2021, 27（23）: 107602962098686.

［32］EVANS A, DAVIES M, OSBORNE V, et al. Evaluation of the incidence of bleeding in patients prescribed rivaroxaban for the treatment and prevention of deep vein thrombosis and pulmonary embolism in UK secondary care: an observational cohort study［J］. BMJ Open, 2020, 10（11）: e038102.

［33］RINDE FB, FRONAS SG, GHANIMA W, et al. D-dimer as a stand-alone test to rule out deep vein thrombosis［J］. Thromb Res, 2020, 191（22）: 134-139.

［34］HUISMAN MV，KLOK FA．Duration of anticoagulant treatment for unprovoked deep-vein thrombosis-is prolonged long enough？［J］．Haematologica，2019，104（7）：1300−1301．

［35］ANTIGNANI PL，ALLEGRA C，FAREED J．Treatment of deep vein thrombosis with rivaroxaban and its potential to prevent the post-thrombotic syndrome［J］．Int Angiol，2019，38（1）：17−21．

第三章

静脉血栓栓塞症的预防

第一节　概　　述

静脉血栓栓塞症（VTE）是包括深静脉血栓形成（DVT）和肺血栓栓塞症（PTE）在内的一组血栓栓塞性疾病，同时也是受遗传性和获得性因素共同影响的全身性疾病。DVT是指血液在深静脉内异常凝结，导致静脉回流障碍的疾病。DVT好发于下肢深静脉，可无症状或局部疼痛、压痛和远端肢体水肿。发生于腘静脉以上的近端DVT是PTE栓子的重要来源。PTE是指来自静脉系统或右心的血栓阻塞肺动脉或其分支所致的疾病，可导致呼吸循环功能障碍，常表现为呼吸困难、胸闷、胸痛，严重时可发生低血压、休克甚至猝死。致死性PTE是猝死的主要原因之一，在综合医院约25%死于PTE的患者有近期手术史，其他多为因内科疾病而制动的患者，占内科非手术住院患者总死亡人数的10%。尽管VTE的预防已受到临床医生的广泛重视，但是对于非手术患者VTE预防的认识仍相对不足。研究显示，39%～40%的VTE高危患者中进行了一级预防，我国内科住院患者的VTE预防率仅为13.0%～20.2%，其中ICU患者的VTE预防率为16.9%，慢性阻塞性肺疾病急性加重患者VTE预防率为26.6%。因此，科学评估非手术患者VTE危险，对VTE高危患者一级预防的有效实施尤为重要。

第二节　不同临床情况下静脉血栓栓塞症的预防

VTE是住院患者的常见并发症，主要危险因素包括遗传性因素和获得性因素，对于住院患者而言，在获得性因素中有较多风险类型与住院相关：①住院期间进行手术治疗，如普外科手术、骨科手术、心脏手术、神经外科手术等；②导致急性入院的因素，如急性呼吸衰竭、急性脑卒中、急性心力衰竭、急性感染性疾病或因骨折、外伤等原因入院治疗；③合并有慢性基础疾病，如既往VTE病史、静脉曲张、慢性心力衰竭、恶性肿瘤、偏瘫、慢性肺部疾病、糖尿病及易栓症等；④进行有创治疗及操作，如机械通气、中心静脉置管、抗肿瘤治疗、永久性起搏器植入、激素替代治疗等；⑤患者自身易栓情况，如高龄、肥胖、卧床等。对于上述危险因素，存在两项以上的患者发生VTE的风险更高。

一、围手术期静脉血栓栓塞症预防

（一）骨科手术

骨科手术患者在围手术期发生VTE的风险较高，早期研究数据显示骨科手术患者住院期间发生VTE的比例高达40%，因此早期识别高危患者，及时进行预防，可以明显降低围手术期VTE的发生率。

1. **关节置换手术**　主要包括全髋关节置换术（THA）及全膝关节置换术（TKA），进行关节置换术的患者有较高的VTE风险。

【推荐意见】

对于全髋关节置换术（THA）或全膝关节置换术（TKA）患者，可使用LMWH、磺达肝癸钠、DOACs（阿哌沙班、达比加群酯、利伐沙班）、低剂量普通肝素（LDUH）、调整剂量的维生素K拮抗剂（VKAs）、阿司匹林等药物预防深静脉血栓形成，预防效果优于不预防【1B】。

应用LMWH进行血栓预防的患者，推荐术前12小时以前或术后12小时以后应用药物预防，不推荐手术前及术后4小时内用药【1B】。

建议住院期间联合应用物理预防措施及药物预防措施【2B】。对于不配合以及拒绝接受注射药物或使用间歇充气加压装置（IPC）的患者，推荐使用阿哌沙班或达比加群酯进行血栓预防；没有上述药物时可替换为利伐沙班或调整剂量的VKAs，而不推荐其他预防措施【1B】。

对THA及TKA患者，建议药物预防时间可考虑由术后10～14天延长至35天【2B】。

【推荐意见说明】

推荐髋膝关节置换患者应用DOACs剂量：①阿哌沙班5mg，口服，一天两次，术后6～10小时（硬膜外隙导管拔除后6～10小时）开始使用；②利伐沙班10mg，口服，术后12～24小时（硬膜外隙导管拔除后6～10小时）开始使用。VKAs的主要缺点是治疗剂量范围窄，个体差异大，易受药物及食物影响，需常规监测INR，应调整剂量控制INR在2.0～2.5，INR＞3.0会增加出血危险。

对于接受髋膝关节置换的患者，与无预防措施相比，应用LMWH患者的非症状性下肢DVT风险降低约50%，症状性DVT风险降低50%以上。研究显示，应用LMWH的患者均未见PE病例，但未能证实或排除LMWH对大出血的影响。有系统评价显示，中等证据证实LMWH优于UFH，因子Xa抑制剂可能优于LMWH，LMWH与VKAs之间因出血事件的差异无法直接对比。

加拿大的一项大型随机对照试验（EPCAT Ⅱ）对比了髋膝关节置换术后混合使用阿司匹林与利伐沙班预防VTE的效果。对于THA患者术后前5天服用利伐沙班（10mg，1次/天），接下来26天随机服用利伐沙班（10mg，1次/天）或阿司匹林（81mg，1次/天）；TKA患者前5天同样使用利伐沙班，后续9天随机服用阿司匹林或利伐沙班。结果显示阿司匹林不劣于利伐沙班，症状性VTE发生率分为0.64%、0.70%（$P=0.84$），大出血发生率分别为0.47%、0.29%（$P=0.42$）。一项系统评价纳入13项随机对照试验，共计6060例髋膝关节置换患者，平均年龄63.0岁。接受阿司匹林治疗的患者与其他抗凝药物患者的VTE发生率及出血事件发生率在统计学上没有显著差异。

一项系统评价对比了手术前12小时、术后12～24小时及手术前后（术前2小时、术后4小时）应用LMWH对髋部手术患者预防血栓的有效性及安全性。结果显示，在出血风险方面，手术前2小时和术后4小时使用抗凝药物组出血率最高，为5%～7%，手术前12小时和术后12～24小时应用抗凝药物组出血率为1%～3%。在术前开始应用抗凝药物，其预防VTE发生的效果优于术后开始预防。

一项系统评价对比了物理预防与药物预防VTE发生情况，发现物理预防可明显降低大血栓事件（$RR=0.48$，95% CI：$0.32\sim0.72$）。一项纳入14项随机对照试验的系统评价对比了髋膝关节置换患者使用间歇充气加压装置（IPC）或使用药物预防后VTE发生情况，研究显示两者并无显著差异（$RR=1.39$，95% CI：$0.73\sim2.64$）。

一项系统评价纳入3篇以THA患者为主的系统回顾文献（涵盖7项安慰剂对照研究），结果显示，延长抗凝时间能显著降低VTE发生率（$OR=0.14$，95% CI：$0.04\sim0.47$），与抗凝10～14天的患者相比，抗凝用药延长至35天可使每千例患者减少9例症状性VTE，且并不引起出血风险增加。2016年发布的Cochrane系统评价纳入16项研究（共计24930例受试者）对比延长抗凝时间对于髋膝关节置换术后VTE预防效果。结果显示中等质量证据显示THA患者应当考虑延长抗凝时间预防VTE，对于TKA患者是否建议延长抗凝时间仍需更进一步研究证据。

2. 髋部骨折手术　髋部骨折即股骨近端骨折，保守治疗或接受手术的患者均具有较高的VTE风险应早期采取预防措施。

【推荐意见】

对于髋部骨折患者，推荐使用以下任何一种药物预防VTE，LMWH、磺达肝癸钠、UFH和调整剂量的VKAs【1B】。

建议髋部骨折患者在术前即开始血栓预防，不推荐手术前后4小时内应用抗凝药物【1B】。

建议药物或物理预防至少应用10～14天，推荐延长至术后28～35天【1B】。

推荐髋部骨折患者在住院期间同时使用物理预防及药物预防，效果优于单独使用物理预防或药物预防【2C】。对出血风险较高的患者建议使用物理预防【2C】。

【推荐意见说明】

LMWH和磺达肝癸钠是VTE药物预防的一线选择。若患者不方便每天注射可选择其他方法，如口服抗凝药物或单纯物理预防。阿司匹林因存在证据冲突，本指南不纳入推荐范围，尽管DOACs有相当证据显示其有效性及安全性，但因国内适应证问题，亦不纳入推荐范围。

最近一项研究纳入两个髋部骨折的随机对照试验共2520例患者，综合分析其症状性VTE发生率为2.5%，其中约半数病例发生于手术6周后。

系统评价显示，LMWH可降低髋部骨折患者50%以上DVT发生率（$RR=0.50$，95% CI：$0.43\sim0.59$），但尚无证据表明LMWH可有效预防PE发生（$RR=0.58$，95% CI：$0.22\sim1.47$）。LMWH应用于每1000例髋部骨折患者可减少约13例VTE发生，症状性DVT发生率约为1.8%，PE发生率约为1%。应用LMWH的出血风险较低，研究表明并未增加患者出血风险（$RR=0.81$，95% CI：$0.38\sim1.72$）。

髋部骨折手术患者使用阿司匹林预防VTE的建议主要基于一项对预防肺栓塞（PEP）研究结果的重新评价。PEP试验是一项随机性研究，主要观察16000例进行全髋关节置换或髋部骨折手术的患者采用阿司匹林（160mg，5周）预防症状性VTE的发生情况，结果显示，阿司匹林与安慰剂相比，对于髋部骨折组患者，无论DVT还是PE发生率均下降（P值分别为0.03和0.002），差异有统计学差异。在每1000例患者中，低剂量阿司匹林连续使用35天，可减少7例有症状的VTE事件，但有3例患者出现大出血，另有2例非致命性的心肌梗死。虽然应用阿司匹林预防收益与不良事件密切相关，但与完全不预防相比，有中等质量的证据支持使用阿司匹林进行预防。从血肿清除的情况来看，阿司匹林组（0.4%）和安慰剂组（0.4%）出血率没有明显的差异。在一项纳入8项（随机对照试验）的系统评价中，髋部骨折亚组分析显示，阿司匹林组并没有降低VTE发生率（$RR = 1.60$，95% CI：$0.80 \sim 3.20$）。

对于DOACs（如利伐沙班、阿派沙班、达比加群酯等），目前国内外均没有批准其在髋部骨折手术后的适应证，但有若干临床研究分析了该类药物在髋部骨折手术后预防VTE的疗效及安全性。XAMOS研究在全球范围纳入17000多例骨科大手术患者，其中包括790例骨折手术患者，结果显示，利伐沙班组症状性VTE事件发生率低于标准治疗组（分别为0.6%和1.1%）。一项系统评价纳入5项研究共4748例髋部骨折患者，对比使用DOACs与LMWH预防VTE的效果及安全性，结果显示二者并无统计学差异。

一项双盲研究对比了髋部骨折术后患者应用7天磺达肝癸钠后随机分为安慰剂和药物抗凝组的数据，研究显示，药物抗凝组患者术后3周DVT发生率从35.0%降至1.4%，并且没有观察到出血事件明显增加。另一项随机对照试验则对比了术后应用2周或是延长至6周LMWH抗凝的效果，结果显示，延长抗凝将术后DVT发生率从14.2%降至5.0%，成本效益分析表明延长抗凝时间并不显著增加患者花费且可获得更好的临床效益。

一项纳入6项随机对照试验的系统评价显示，物理预防联合药物预防较单独使用药物预防对于预防骨科大手术患者VTE事件发生更有效（$RR = 0.48$，95% CI：$0.32 \sim 0.72$）。另一项系统评价则比较了IPC预防VTE的有效性，结果显示，IPC联合药物预防能更有效减少VTE事件的发生（$RR = 0.54$，95% CI：$0.32 \sim 0.91$，$P = 0.02$），IPC单独使用较药物预防能降低出血风险（$RR = 0.41$，95% CI：$0.25 \sim 0.65$，$P < 0.01$）。

3. **骨盆髋臼骨折手术**　包括骨盆骨折手术、髋臼骨折手术和同时合并骨盆和髋臼骨折的手术，因其骨骼形态复杂、位置深在、变异较大、周围重要组织器官密布，手术风险极高，一直是创伤骨科领域最复杂、最具有挑战性的手术。同时，此类手术创伤较大、术后多需要制动，因此接受骨盆髋臼骨折手术的患者有较高的VTE风险。

【推荐意见】

建议骨盆髋臼骨折患者在保证血流动力学稳定后或伤后24小时内早期开始药物预防，可使用LMWH进行预防。有限的证据支持药物预防持续至术后12周【1C】。

【推荐意见说明】

血流动力学不稳定患者禁用药物抗凝，但可选择物理预防。昏迷患者无法口服抗凝药，可选择LMWH。

2009年，一篇系统评价提示对于骨盆髋臼骨折患者倾向于使用LMWH预防，但仍缺乏直接证据。2013年，有限证据推荐伤后24小时开始药物预防，建议持续12周，药物可选择LMWH、华法林、阿司匹林或DOACs。

一项随机对照试验建议在入院24小时内或者血流动力学稳定后早期开始药物预防。2022年，一项系统评价纳入3项研究共计3107例骨盆髋臼骨折患者，晚期药物预防（伤后48小时后）显著增加VTE发生率（$OR = 1.9$，95% CI：$1.2 \sim 3.2$）及全因死亡率（$OR = 4.0$，95% CI：$1.5 \sim 11$）。

一项Cochrane系统评价对比了LMWH抗凝延长至4周与仅在住院期间抗凝的疗效，结果显示，延长抗凝时间不仅降低了VTE发生率，且没有增加继发性出血风险。2020年，一项研究向103名骨科创伤协会（OTA）会员的调查显示，多数骨盆髋臼骨折手术医生赞同使用LMWH预防VTE，但抗凝时长却没有达成共识。

4. **下肢单发骨折或损伤手术**　单纯性下肢外伤包括膝关节以远部位骨折、韧带损伤、膝关节或踝关节软骨损伤以及踝关节骨折与足部骨折等。

【推荐意见】

对于单纯性下肢外伤而需要下肢制动的患者，推荐使用LMWH预防VTE【1A】。

【推荐意见说明】

ACCP第9版指南以症状性血栓作为终点事件，不建议在该类患者中常规进行血栓预防，最近证据显示，LMWH预防的有效性毋庸置疑，但没有关于预防时限的相关证据，临床应用需根据具体情况酌情决定。

一项纳入超过1500例患者的Cochrane系统评价比较了是否使用LMWH在因下肢损伤需要石膏或支具制动的患者中VTE发生率的差异，结果显示，LMWH可明显降低VTE发生率（$OR=0.49$，95% CI：0.34～0.72）。2020年，一项纳入13项随机对照试验共6857例下肢制动患者的系统评价比较使用药物预防VTE的效果，LMWH（$OR=0.52$，95% CI：0.37～0.71）及磺达肝癸钠（$OR=0.13$，95% CI：0.05～0.30）均可显著降低VTE发生率。

5. 其他骨科手术　包括骨科关节镜手术、脊柱手术、骨科肿瘤手术、多发创伤手术等。

【推荐意见】

对于行关节镜手术的患者，不推荐常规进行VTE预防，对VTE高风险患者建议使用药物预防【2B】。

对于接受膝关节镜下前交叉韧带重建手术患者建议使用LMWH预防【1B】。

推荐多发创伤患者在无出血风险的条件下同时使用物理预防及药物预防，效果优于单独使用物理预防或药物预防【2C】；药物预防效果优于物理预防，LMWH预防效果优于LDUH【1B】。

【推荐意见说明】

对于未合并血栓危险因素的关节镜手术患者，术后VTE发生率较低，因此，不建议关节镜术后常规进行血栓预防。但对于手术时间较长、合并韧带损伤或术后需长期制动的患者，应注意血栓预防，LMWH的预防效果及安全性均得到指南推荐。

一项系统评价对比了接受膝关节镜手术患者术后使用任何一种LMWH预防与不预防的VTE发生率，结果显示，药物预防可明显降低VTE发生率（$RR=0.16$，95% CI：0.05～0.52），但也同时增加了不良反应（主要是轻微出血）的发生率（$RR=2.04$，95% CI：1.21～3.44）。另一项系统评价显示，膝关节镜术后应用LMWH预防可降低VTE发生率（$RR=0.180$，95% CI：0.065～0.499），发生率从1.5%降低至0.3%。2022年，一项纳入9项研究共4526例接受膝关节镜手术患者的网状系统评价对比LMWH（包括短期或延长方案）、利伐沙班或不预防，结果显示以上各种方案对VTE发生率、大出血发生率及全因死亡率均无统计学差异。但另一项纳入8项随机对照试验共4113例接受膝关节镜手术患者的系统评价显示，对于接受前交叉韧带重建手术患者，LMWH显著降低VTE发生率（$RR=0.22$，95% CI：0.06～0.73）。

一篇Cochrane系统评价比较创伤患者使用药物预防与物理预防联合应用、单独预防、不预防的效果，结果显示，联合预防对于降低DVT发生率更有效（$RR=0.52$，95% CI：0.32～0.84），药物预防比物理预防更有效（$RR=0.48$，95% CI：0.25～0.95），LMWH比LDUH更有效（$RR=0.68$，95% CI：0.50～0.94）。另一项系统评价比较了物理预防与药物预防的效果，结果显示，药物预防较物理预防更有效（$RR=1.80$，95% CI：1.16～2.79）。

对于脊柱手术及骨肿瘤手术患者，因目前临床研究证据不充分，尚无对此类人群VTE预防的推荐意见，但临床仍需重视这部分患者，医生可根据实际情况进行个体化预防。

（二）普通外科和盆腹腔手术

VTE是外科手术常见并发症，外科住院患者中，64.4%的患者存在VTE风险。在没有合理预防的情况下，普通外科手术患者DVT发生率为10%～40%，腹部外科手术患者DVT和PE发生率约19%和1.6%，盆腔外科手术患者DVT发生率约16%。国内研究显示，86.1%的外科住院患者面临中/高度VTE风险，但接受任意VTE预防措施（包括药物或物理预防等）的比例为19%，而接受符合指南推荐的恰当预防的比例仅为11.8%。

我国张震宇教授团队在Caprini评分量表基础上，进一步提出了妇科盆腔手术后DVT形成的6个高危因素，包括：年龄≥50岁、高血压、静脉曲张、手术时间≥3小时、术后卧床时间≥48术后小时以及开腹手术。据此建立G-Caprini评分（Gynecological Caprini Score），用于评估接受开腹和腹腔镜盆腔手术后血栓形成风险，简便易行，可供中国妇科医生参考。

【推荐意见】

（1）术中预防措施

术中VTE预防建议首选间歇充气加压装置（IPC），其次是弹力袜，均优于不做预防【2C】。不推荐下腔静脉滤器作为术中一级预防措施【1C】。

（2）普外科及盆腹腔手术住院患者

推荐使用一种VTE风险评估模型（Caprini评分为佳）用于指导普外科及盆腹腔手术患者预防VTE【2A】。

对于极低风险患者（Caprini评分为0分），推荐早期下床活动，不需要特殊药物预防【1B】或物理预防【2C】。

对于低风险患者（Caprini评分1～2分），建议应用物理预防，最好是IPC，优于不进行预防【2C】。IPC的使用时间每天至少18小时。

对于中风险患者（Caprini评分3～4分），应评估其出血风险，如无大出血风险，建议应用LMWH【2B】、LDUH【2B】或物理预防（IPC为佳）【2C】；如果出血风险较高或出血并发症的后果较严重，建议应用物理预防措施（IPC为佳）【2C】。

对于高风险患者（Caprini评分≥5分），应评估其出血风险，如果大出血风险不高，推荐应用LMWH【1B】进行预防，并建议在药物预防的基础上同时加用IPC或梯度压力弹力袜【2C】；如存在较高的大出血风险或出血可能引起严重后果，建议应用物理预防（IPC为佳），直到出血风险降低后改为药物预防【2C】。如果患者存在LMWH及普通肝素的应用禁忌或无条件应用这些药物，且不存在大出血的高风险，建议应用低剂量阿司匹林【2C】、磺达肝癸钠【2C】或物理预防，IPC为佳【2C】。

对于接受腹部或盆腔肿瘤手术的VTE高度风险患者，推荐延长预防药物的应用时间（4周），而不是限期应用预防【1B】。

炎症性肠病（IBD）患者存在高DVT风险，延长VTE预防时间可以获益【2C】。

对于普外科及盆腹腔手术患者，不建议应用下腔静脉滤器作为VTE的一级预防措施【2C】。

（3）对于门诊/日间手术患者

建议针对门诊/日间手术患者进行VTE风险评估【1B】。对于接受低风险手术的患者，没有Caprini评分提及的风险因素，推荐采取一般预防措施（包括早期下地活动或者适量补液），优于其他措施（物理或药物预防）【1B】。对于接受低风险手术的患者，伴有额外的VTE风险因素，推荐一般预防（包括早期下床活动或者适量补液）【1B】。如需药物预防，LMWH优于其他药物【2B】。对于出血风险增加的患者，建议使用物理预防（IPC为佳）【2C】。对于接受高风险手术的患者，没有额外的VTE风险因素，推荐采取一般预防措施（包括早期下床活动或者适量补液）【1B】。如需药物预防，LMWH优于其他药物【2B】。对于出血风险增加的患者，建议使用物理预防（IPC为佳）【2C】。对于接受高风险手术的患者，伴有额外VTE风险因素，推荐一般预防（包括早期下床活动或者适量补液），以及药物预防，LMWH优于其他药物；出血风险增加的患者，建议使用机械预防（IPC为佳）【2C】。对于药物预防，至少7天的预防时间优于3天或单次剂量【1B】。对于某些高风险手术的患者，建议延长预防时间至4周【2B】。若选择LMWH进行药物预防，首剂时间建议在术前约12小时或术后6～8小时【2C】。对于计划进行椎管内麻醉手术的患者，采用术后预防为佳【2C】。

【推荐意见说明】

我国研究显示，外科住院患者的常见VTE危险因素：大型开放性手术（52.6%）、年龄＞40岁（45.4%）、限制卧床＞72小时（30.6%）、恶性肿瘤（27.5%）、腔镜手术＞45分钟（23.7%）等。

国外研究显示，超过70岁即为术后VTE危险因素。建议术前明确老年患者中已经存在的、可能导致VTE风险增加的合并症和治疗方式（如充血性心力衰竭、肺循环障碍、肾功能不全、淋巴瘤、转移癌、肥胖、关节炎、绝经后激素替代治疗、贫血、凝血障碍）。对老年患者建议使用LDUH或者体重调整的LMWH。

VTE发生率与手术复杂程度及时间长短相关，脾切除术、肝手术和胰腺手术VTE发生率较高，乳腺手术和阑尾/胆囊切除术VTE发生率相对较低。

VTE可以发生于任何的外科手术后，根据随机对照研究显示，结直肠手术患者围手术期这一并发症风险较高，超过30%的结直肠外科手术患者会发生VTE，即使接受药物预防，VTE发生率仍高达9%。

血栓并发症风险的增高与术中体位、解剖和额外风险因素的出现相关，包括恶性肿瘤或炎症性肠病（IBD）。虽然VTE预防的焦点在恶性肿瘤患者上，但IBD患者与普通人群相比，DVT的风险增加2～3倍。

术后尽可能不使用止血药物，止血药物的使用是DVT的独立影响因素。

术后DVT多发生于24小时内，并考虑到抗凝药物可能导致的出血风险，建议药物预防于术后6～12小时开始使用。

口服抗凝药物与胃肠道和泌尿道出血风险增加有关，因此，应慎用于泌尿道或胃肠道损伤、病变的患者。

（三）心脏手术

心脏手术后VTE的风险是不确定的。围手术期血流淤滞、炎症反应以及凝血系统激活都是术后VTE的危险因素，但术前使用抗凝药物和抗血小板药物也会对VTE产生影响。

【推荐意见】

心脏手术患者如果术后恢复顺利，物理预防优于无预防和药物预防【2C】。

心脏手术后患者因一种或多种非出血并发症导致住院时间延长，应在物理预防基础上给予LDUH或LMWH进行药物预防【2C】。

White等的大型临床研究评估了心脏手术后VTE的风险，瓣膜置换或冠状动脉旁路移植（CABG）术后91天内VTE的风险分别为0.5%和1.1%。Hannan等的注册研究发现，在16325例CABG患者中，术后30天内有133例（0.8%）患者因VTE再次入院。多个研究表明，大多数心脏手术患者处于VTE中度风险，其中心脏手术后VTE风险增加的因素包括高龄、术后并发症、术前住院时间和术后恢复时间延长，CABG患者VTE风险高于瓣膜手术患者，非体外循环CABG高于体外循环CABG患者。

Reynolds等的系统回顾（纳入6项研究）评价了心脏手术后出血风险，结果显示，心脏手术后主要出血风险（二次开胸止血）约为4.7%，因此大多数心脏手术患者术后处于出血的高危状态。心脏手术后出血的危险因素有多种，体外循环CABG和非体外循环CABG的出血风险无明显差异，而在术前3天内使用阿司匹林或氯吡格雷的患者，术后出血风险是正常的2倍。一项纳入2898例CABG患者的研究发现，术后因出血需要二次开胸止血的危险因素包括术后、非择期手术、搭桥超过5根以及高龄。更早的一项入选6015例体外循环心脏手术的研究显示，高龄、肾功能不全、体外循环时间过长以及CABG同期其他心脏手术是术后出血的独立危险因素。

大多数心脏手术后患者VTE是中危，而出血是高危，对这些患者进行预防性抗凝可能有潜在危害。相反，使用物理方法（梯度压力弹力袜、间断挤压并非物理预防）预防VTE似乎有更好的疗效。当患者出现VTE高危因素时，预防性抗栓治疗比无抗栓治疗可能对患者更有利。心脏手术后患者的高出血风险随着术后时间的延长逐渐降低，而VTE的风险会随住院时间延长逐渐升高，因此，以物理预防手段联合药物预防将会使患者受益。

（四）胸外科手术

肺癌和食管癌是胸部最常见的恶性肿瘤，也是胸外科最常见的两种疾病。根据2019年公布的全国恶性肿瘤登记资料，2015年我国肺癌新发病例78.7万例，死亡病例63.1万例，均排全部恶性肿瘤第一位，而食管癌新发病例24.6万例，排第六位，死亡病例18.8万例，排第四位。

胸部恶性肿瘤患者在围手术期VTE发生率较高，但发病隐匿，常无症状或症状不典型，易被忽视，临床应予以高度重视。虽然国内外已有很多VTE防治共识或指南，但针对胸部恶性肿瘤围手术期VTE预防尚属空白。鉴于此，中国胸外科静脉血栓栓塞研究组2018年制订了《胸部恶性肿瘤围手术期静脉血栓栓塞症预防中国专家共识》，在此基础上，2022年制订了《中国胸部恶性肿瘤围手术期静脉血栓栓塞症预防与管理指南》，其目的是对胸部恶性肿瘤患者进行VTE风险评估分层、规范VTE预防，以期降低围手术期VTE发生率。

一项大型流行病学研究纳入1993—1999年的91933例新诊断肺癌患者，发现1年内累积VTE发生率约3%，2年内VTE累积发生率约3.4%。另一项针对肺部恶性肿瘤接受肺叶、肺段、楔形、气管及全肺切除等术后患者的研究显示，尽管所有患者术后均接受了基于指南的VTE预防直至出院，但VTE总发生率仍高达12.1%。Agneli等收集了2373例接受各种不同部位肿瘤切除术后患者的数据，发现胸部恶性肿瘤切除术后VTE发生率约5%。一项针对44656例肿瘤切除术后患者的多中心研究显示，肺癌患者术后VTE发生率约2.7%，PE和DVT的发生率均为1.4%。Connolly等回顾性对比了6732例肺癌患者和17284例非肺癌患者，发现肺癌患者VTE的发生率为13.9%，而非肺癌患者为1.4%。Christensen等回顾了近60年来已发表的相关文献（共纳入19项研究），统计肺癌术后VTE的总发生率为2.0%（0.2%～19%）。

我国一项流行病学调查证实，在新诊断肺癌患者中，VTE事件发生率为13.2%。在新近发表的一项中国单中心前瞻性队列研究中，在未经VTE预防的胸外科术后患者（含肺癌和食管癌），VTE的总发生率为13.9%，其中恶性肿瘤术后为17.5%。进一步分析肺手术患者资料发现，围手术期总体VTE发生率为11.5%，而肺癌术后VTE发生率高达15.0%。

目前，关于食管癌患者发生VTE的流行病学资料不多，而且仅限于有症状患者，因此该人群术后VTE的真实发病率可能被低估。2015年，美国外科医师学会进行了一项针对5种恶性肿瘤手术患者术后并发症的大型回顾性研究，共有74361例患者接受了评估，其中包括3126例食管癌患者。研究发现，食管癌术后VTE的发生率为5.9%，为所有统计的癌症患者中最高。

胸部恶性肿瘤患者围手术期可因合并VTE而使死亡率陡然上升。Merkow等的大型多中心回顾性研究显示，恶性肿瘤患者术后一旦合并VTE，死亡率从1.3%上升至8.0%。Kalweit等研究了125例在施行肺部切除手术后早期死亡的患者，其中32例患者死于急性心肺循环功能衰竭，对其中19例死亡患者的尸检证实了存在致死性PE，共占术后早期死亡患者的15.2%（19/125）。Trinh等回顾了8种不同种类实体肿瘤术后的患者（共2508916例），发现肺癌术后发生VTE的患者的死亡风险是未发生VTE患者的8.7倍，死亡率约为19.8%；食管癌术后发生VTE的患者，死亡率约13.6%，而未发生VTE的患者，死亡率仅为6.9%。

【推荐意见】

对因胸部恶性肿瘤拟行手术治疗患者应进行围手术期VTE危险因素分层以筛选高危人群，推荐应用改良Caprini风险评估量表进行动态评估【1A】。

胸部大手术后对于VTE的主要监控时间应在术后1周和术后3个月内【1B】。

对VTE高危患者，手术前后均应进行VTE预防，但术前药物抗凝预防应在术前12小时停药，术后尽早重启药物抗凝【1B】，同期联合物理预防【1A】。

术后LMWH预防用药时间，对于中危患者持续7～10天；对于高危患者，抗凝预防应延长至术后28~35天，以覆盖围手术期VTE风险时间窗【1A】。

依据目前已有的证据，我们推荐对于胸部恶性肿瘤患者，采用改良Caprini风险评估量表进行VTE风险评估，对于VTE高风险患者（≥9分）且低出血风险，建议LMWH抗凝28~35天联合物理预防；VTE中度危险患者（5～8分）且低出血风险，建议使用LMWH抗凝7～10天联合物理预防；VTE低风险患者（0～4分），建议单纯物理预防。而对于VTE中、高风险（≥5分）但出血高风险患者，应首先采用物理预防，当出血风险降低或消失，应立即加用LMWH进行预防。

【推荐意见说明】

大量证据显示，接受胸部大手术患者是围手术期VTE发生的高危人群，特别是肺癌和食管癌手术患者。

目前，临床主要采用Caprini风险评估量表评价外科患者的VTE风险，应用范围涉及普通外科、骨科、妇产科以及肿瘤外科等，但在实践中，经典的Caprini风险评估量表并不完全适合胸部恶性肿瘤患者（几乎所有因胸部恶性肿瘤接受手术的患者都会被评为高风险）。近年来，一种改良的Caprini风险评估量表已经被国外胸外科使用（表3-1）。改良的Caprini风险评估量表将中危风险的临界值提高，并将分级简化为3个级别：0～4分为低风险，5～8分为中风险，9分及以上为高风险，该模式对经典Caprini风险评估量表中的中危及以下患者仅采用物理预防措施，使之更适合胸部恶性肿瘤患者人群（表3-2）。风险分层评估强调动态性，至少在术前和术后即刻都要进行单独评估（图3-1）。在其他特殊情况下，如病情发生重大变化或治疗方案改变时还应进行再评估。

有研究发现，胸外科围手术期发生VTE的时间分布可从术后7天内至出院后，因此强调在这些时间段内应重点监控。

应用改良Caprini风险评估量表识别出的VTE高危的胸部恶性肿瘤患者，药物抗凝预防措施应在术前12小时开始，术后尽早继续给予药物抗凝预防。建议临床实践中，在除外了术后胸腔出血后即可启动抗凝，通常在术后12～24小时。

美国临床肿瘤学会（American Society of Clinical Oncology，ASCO）2019版《肺癌患者静脉血栓栓塞症防治指南》，推荐抗凝预防从入院开始至术前12小时术后维持最少7～10天；ACCP第9版《静脉血栓栓塞症防治指南》推荐对VTE高危肿瘤患者抗凝预防时间应延长至术后4周；美国国家综合癌症网络（National Comprehensive Cancer Network，NCCN）2017版《癌症相关静脉血栓栓塞性疾病指南》则建议依据患者VTE风险评分与出血风险分层来选择VTE预防药物种类，在术后12～72小时内给予药物抗凝预防，维持7～10天，并在患者出院后继续VTE预防治疗，对于极高危患者，预防时间则应延长至术后4周。现已有多项研究表明，延长抗凝预防时间，可降低出院后患者的VTE发生率。

表3-1　改良Caprini风险评估量表

风险评分	项　　目
1分/项	年龄41～59岁
	肺功能异常
	肥胖（BMI＞30）
	充血性心力衰竭（1个月内）
	炎症性肠病史
	大手术史（1个月内）
	不明原因死产、习惯性流产，早产伴有新生儿毒血症或发育受阻
	口服避孕药或激素替代治疗
	脓毒血症（1个月内）
	严重的肺部疾病，含肺炎（1个月内）
	下肢水肿
	计划小手术
2分/项	年龄60～74岁
	需要卧床＞72小时
	恶性肿瘤（既往或现在）
	中心静脉置管
	大手术（＞45分钟）
3分/项	年龄≥75岁
	深静脉血栓形成/肺栓塞病史
	血栓家族史
	化疗
	抗心磷脂抗体阳性
	狼疮抗凝物阳性
5分/项	急性脊髓损伤（瘫痪）（1个月内）
	大手术（＞6小时）

表3-2　胸外科术后患者VTE预防的推荐意见

VTE风险度 （Caprini评分）	不伴高出血风险人群	高出血风险人群
低风险（0～4分）	物理预防	
中风险（5～8分）	LMWH（7～10天） ＋物理预防措施	物理预防
高风险（≥9分）	LMWH（28～35天） 联合物理预防	首选物理预防 当出血风险降低或消除时，可加用药物预防

注：当患者为中/高危风险（≥5分），但LMWH过敏、肝素诱导的血小板减少症（HIT）或LMWH无法获取时，推荐使用磺达肝癸钠联合物理预防。

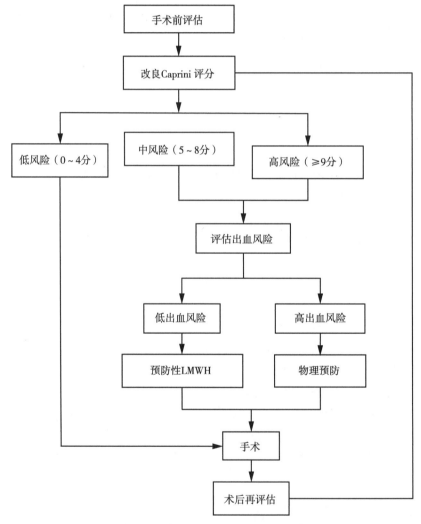

图3-1　围手术期VTE风险评估流程

（五）神经外科手术VTE的预防

在颅内出血（ICH）患者中症状性深静脉血栓发生率为1%～2%，而静脉血管超声检出率为20%～40%，肺动脉栓塞的发生率为0.5%～2.0%，其中约有一半出现致死性后果。动脉瘤性蛛网膜下腔出血（aSAH）患者是VTE高风险人群，急性下肢DVT发生率为1.5%～24%，临床上PE发生率为1.2%～2%。有20%～30%的恶性胶质瘤患者会发生VTE，脑肿瘤开颅手术患者DVT的发生风险高达31%。在脊柱手术患者中，非恶性肿瘤患者术后VTE发生率约为0.5%，而恶性肿瘤患者VTE发生率则约为2.0%。颅脑外伤（TBI）是引发多发外伤患者发生DVT的独立危险因素，可能由于活动减少、长时间通气、凝血系统活化等原因导致，在严重TBI患者中，DVT发生率为13%～17%。

1. 病因和发病机制　在神经外科手术后，血液丢失和患者卧床可引起血流动力学改变（如血流减少和血液回流减慢）。其次，血管壁和内皮细胞的直接损伤导致灌注压下降和炎症介质的增多，这些病理因素诱发血小板激活和纤维蛋白形成，最终造成微循环障碍。再次，星形细胞上的膜结合组织因子产生并刺激外源凝血途径，同时抗凝血蛋白消耗可加速血栓形成。脑肿瘤、风湿性疾病及炎性疾病也能通过影响中枢和周围神经系统引起内皮细胞活化，促进血栓形成。

2. 危险因素　神经外科患者及其病程有着高度异质性，因此，接受不同手术治疗的患者所暴露的危险因素不尽相同。对于颅内出血及蛛网膜下腔出血患者，如有严重神经功能障碍和D-二聚体水平增高，则DVT风险显著增加。对于急性脑卒中（缺血性或出血性）患者，特定危险因素包括肢体活动障碍、高龄、多种共病（包括心力衰竭、呼吸衰竭等）、陈旧性心肌梗死或缺血性脑卒中病史、脑卒中严重程度等。脑肿瘤患者VTE发生风险很高，危险因素包括恶性肿瘤、高龄、手术时间长、肢体活动障碍等；此外，恶性肿瘤、转移瘤及手术后放化疗均会增加VTE风险。脊柱手术患者接受前后路联合手术、多节段脊柱手术的患者，如合并高龄、VTE病史、恶性肿瘤，VTE发生风险仍较高。对于颅脑脊柱创伤患者，其危险因素包括创伤性炎症、骨折、制动和手术等。

3. 预防措施

（1）颅内出血患者

【推荐意见】

推荐从入院开始使用下肢间歇充气加压装置（IPC）预防VTE【1A】。单纯使用梯度压力弹力袜（GCS）对于静脉血栓栓塞的预防无获益【3B】。推荐血肿稳定及没有凝血功能障碍的ICH患者，在入院48小时内进行预防剂量的普通肝素（UFH）或低分子量肝素（LMWH）治疗【2C】。对于使用药物预防VTE的ICH患者，推荐联合使用物理预防（如IPC等）【2C】。

【推荐意见说明】

有荟萃分析证明，使用UFH或LMWH预防可有效减少PE的发生，但在DVT、血肿扩大及死亡率方面没有明显差异。

（2）动脉瘤性蛛网膜下腔出血患者

【推荐意见】

除动脉瘤破裂即将接受外科手术的患者外【1C】，建议对所有aSAH患者使用UFH预防VTE【1A】。建议对所有住院的aSAH患者使用IPC预防VTE【1B】。建议aSAH患者在外科手术或栓塞手术后24小时后使用UFH进行VTE预防【1B】。

【推荐意见说明】

在急性颅内出血的情况下，对于VTE采用药物预防策略是具有挑战性的。aSAH患者可能会进行开颅手术或栓塞手术以及脑室外引流等操作，药物预防会增加出血风险。对于改良Rankin评分良好的aSAH患者，早期活动（如下肢活动操等）有助于减少VTE发生，而下肢梯度压力弹力袜（GCS）并不能显著降低DVT风险，反而会增加皮肤损伤的风险。UFH已被证实能降低DVT发生风险，在出血后和开颅手术后的前几天接受低剂量的UFH治疗可能更安全。而LMWH虽然也可以降低DVT的风险，但会增加颅内出血的风险。

（3）脑肿瘤手术患者

【推荐意见】

对于大出血风险较低和没有出血征象的脑肿瘤患者，推荐在住院期间使用LMWH或UFH预防VTE【1B】。推荐在胶质瘤标准切除术后24小时内使用IPC和LMWH或UFH预防VTE【1B】。

【推荐意见说明】

脑肿瘤患者存在一些VTE危险因素，如多形性胶质母细胞瘤、肿瘤体积较大、下肢瘫痪、高龄、较长的手术时间、化疗和激素使用等。

（4）脊柱手术患者

【推荐意见】

特定的手术体位，如俯卧位或跪式，不导致任何VTE的发生，建议只考虑IPC用于VTE预防【2C】。标准的择期脊柱手术，建议下床活动或物理预防措施（GCS或IPC），也可联合LMWH。对于VTE高风险患者，建议下床活动、GCS或IPC与LMWH的联合治疗【1B】。由于会增加出血风险，UFH只作为其他VTE预防措施的备选方案【1B】。

【推荐意见说明】

目前对于非恶性肿瘤患者术后不推荐常规使用药物预防，而恶性肿瘤患者可考虑接受抗凝药物预防。

（5）颅脑外伤患者

【推荐意见】

建议在TBI发生或开颅术后24小时内使用IPC预防VTE【2C】。建议TBI和ICH患者，在疾病发生的24～48小时内或开颅术后24小时内开始使用LMWH或UFH预防VTE【2C】。

【推荐意见说明】

目前缺乏TBI患者关于药物预防（UFH和LWMH）或物理预防（IPC）应用于VTE的统一标准。有研究证明，TBI患者延迟超过4天进行抗凝治疗会使DVT发生率增加2倍。国外指南认为在严重颅脑损伤的情况下，选择何种抗血栓药物是未知的，且没有足够证据支持VTE抗凝预防时机的推荐。

对于脑室外引流患者，有研究表明给予预防剂量抗凝治疗可降低超过半数的VTE发生风险，而脑室造口相关出血罕见且体积很小。由于因大面积脑梗死行去骨瓣减压术的患者在给予药物预防和物理预防后DVT发生率仍高达35%，此类人群应常规筛查DVT并采取有效措施预防DVT。此外，大部分神经外科手术均进行经外周静脉穿刺的中心静脉导管（PICC），可能增加上肢静脉血栓形成风险。有研究表明，相比于经中心静脉植入中心静脉导管，PICC发生DVT的风险更高。而在锁骨下静脉、颈静脉和股静脉置管中，经锁骨下静脉植入PICC发生DVT的风险最低。

神经外科围手术期患者VTE风险很高，可以采用单纯物理方法预防DVT，不能达不到预防效果，也可应用药物预防。采用药物预防时应仔细权衡使用抗凝药物的获益风险比，医生应平衡患者术中和术后的出血风险和围手术期VTE的风险，以期达到最佳预后。围绕VTE预防，还需要大量的临床试验来解决临床问题。我们鼓励指南使用者们在临床实践中将自身经验与文中的证据综合运用。

（六）脊柱手术

脊柱后路手术取俯卧位，术中腹压增加、刺激自主神经导致血管收缩，腹、盆腔静脉回流受阻，血流变缓；而脊柱前路手术则会牵拉胸腹腔大血管，导致血管壁损伤，这些因素都构成VTE的风险。有文献报道此类患者的VTE发生率为0.4%～12.5%，脊柱术后VTE的预防同样包括基本预防、物理预防和药物预防等措施。

【推荐意见】

对于常规脊柱手术的患者建议应用物理预防措施（首选IPC），优于不采取措施【2C】。

对于存在VTE高风险的脊柱手术患者（包括截瘫、恶性肿瘤或前后联合切口手术等），建议在充分止血且出血风险降低后，在物理预防基础上加用LMWH等药物预防【2C】。建议药物预防于术后24～36小时内开始应用【2C】，截瘫患者预防时间应持续到伤后3个月【2C】。

【推荐意见说明】

脊柱手术包括传统的脊柱开放手术以及脊柱微创手术，目前尚缺少有关脊柱手术后VTE发生率的高质量研究。最近一项系统评价显示脊柱畸形或退行性疾病择期手术患者术后VTE发生率为3.7%。另一项纳入26项研究共计3216187例脊柱手术患者的系统评价则提示总体VTE发病率为0.35%（0.15%～29.38%）。

脊柱手术后VTE预防的高质量研究较少，尤其是缺乏高质量随机对照试验。Sansone等回顾分析4383例择期脊柱外科手术患者，无预防措施VTE发生率为5.8%，物理预防为1.8%，LMWH联合物理预防为0.01%，提示脊柱手术后VTE预防的重要性。一项纳入8373例接受脊柱手术患者的系统评价提示LMWH显著降低术后VTE发生率（$RR=0.42$，95% CI：0.21～0.86）。

药物抗凝能明显降低脊柱手术后VTE的发生风险，但同时会增加出血风险，目前仍缺乏详细的关于药物预防相关获益与风险评估的研究。贾连顺等对脊柱手术后患者进行了队列研究，入组患者均于术后6～8小时之内预防性给予LMWH，研究结果显示，术后患者DVT、PE、硬膜外血肿、表浅血肿、切口出血的发生率均处于较低水平。Strom等对用药时机进行了回顾性队列研究，选取接受减压性椎板切除术的367例患者于术后24～36小时之内开始预防性全量给予依诺肝素直至出院，术后3年内患者PE的发病率为1.1%，且没有患者出现硬膜外血肿、表浅血肿及持续伤口渗血，提示术后24～36小时开始预防性全量给予LMWH安全有效。一项随机对照试验纳入接受腰椎手术的324例患者，对术后6～8小时开始接受LMWH（每天4000U直至术后14天为止）进行观察，结果显示，3.1%的患者术后出现DVT，5.2%的患者术后出现出血性并发症，提示应警惕抗凝药物出血并发症。

《中国脊柱手术加速康复—围手术期管理策略专家共识》建议，对合并截瘫患者，在无出血风险情况下应联合药物预防，预防时间从术后24～36小时内开始，并持续到伤后3个月。

目前，下腔静脉滤器（IVCF）植入相关研究较少，对于术后需严格维持脊柱稳定性而无法早期下地活动、单纯物理预防效果欠佳、出血风险较高或存在药物抗凝禁忌的患者，如高度提示合并DVT、具有多个VTE高危因素或风险分级为高危及以上者，可进一步采用IVCF预防PE发生以降低死亡率。McClendon等的回顾分析219名接受颈腰椎重建术的患者，发现预防性使用IVCF可降低PE发生风险。

（七）严重创伤

严重创伤患者是VTE的高发人群。公认危险因素包括脊髓损伤、头部外伤、下肢骨折、骨盆骨折、手术干预、年龄、静脉导管、需手术修复的静脉损伤、固定时间延长、住院时间延长和损伤严重程度评分。多发伤患者VTE风险很高，而PE则是存活3天以上患者的第三大死亡原因。

【推荐意见】

当患者静卧并有出血风险时，建议早期使用IPC物理预防【1C】。

建议出血被控制后的24小时内，使用IPC联合LMWH预防血栓，直至患者可以活动为止【1B】。

不建议单用梯度压力弹力袜预防血栓【1C】，不建议常规性使用下腔静脉滤器作为血栓预防措施【1C】。

【推荐意见说明】

目前，几乎没有对比严重创伤患者血栓预防措施的高质量随机对照试验，一项系统评价纳入了4项关于创伤患者血栓预防的随机对照试验，结果发现，与不进行预防相比，接受预防的患者发生DVT的风险显著降低（4% vs 9%，$RR=0.52$，95% CI：$0.32 \sim 0.84$）。与不进行预防相比，物理预防降低DVT风险（$RR=0.43$，95% CI：$0.25 \sim 0.73$）；与物理预防相比，药物预防降低DVT风险（$RR=0.48$，95% CI：$0.25 \sim 0.95$），但轻度增加小出血风险（$RR=2.37$，95% CI：$0.32 \sim 4.98$）。另一项系统评价则显示，没有可靠证据表明IPC可以降低DVT的发生率，但由于出血风险低，物理预防措施仍在严重创伤患者中广泛应用。

虽然ICU患者使用IPC及GCS预防血栓的相关证据不足，但仍有部分文献推荐联合IPC与GCS用于ICU患者血栓预防。对于出血风险较高的患者，与单用GCS相比，IPC联合GCS能将第$1 \sim 6$天的VTE发生率由9.2%降至5.6%。CLOTS3研究认为，单用IPC可将脑卒中患者DVT发生率由12.1%降至8.5%，虽然CLOTS3研究主要针对脑卒中患者，但由于其与严重创伤患者均有较长时间制动及急性应激，因此其结论有一定参考价值。

对于严重创伤患者，LMWH同样可用于血栓栓塞性疾病预防，有系统评价提示显示，ICU患者使用LMWH预防VTE不会增加大出血发生率或死亡率，但严重创伤患者应用LMWH时应警惕肝素诱导的血小板减少症，用药期间需注意动态监测血小板计数。同时，肾功能损伤的患者在应用LMWH预防血栓时发生出血并发症的风险更高，应酌情慎用或禁用。此外，应用LMWH预防血栓的失败率也应引起重视。有研究发现，在接受LMWH抗凝预防的危重患者中仍有7.7%发生了VTE。

有较高出血风险的患者，推荐在出血风险消失前单纯使用物理预防。有文献建议药物预防血栓的禁忌证应包括：①已经接受全剂量抗凝治疗；②严重血小板减少症（血小板计数$<50\times10^9$/L）；③未经治疗的遗传性或获得性出血性疾病；④有明确活动性出血；⑤高血压未控制（血压$>230/120$mmHg）；⑥最近4小时内接受过或未来12小时即将接受腰椎穿刺或蛛网膜下腔阻滞操作（若为创伤患者应为24小时）等。

关于重症患者何时开始进行药物预防，目前仍没有足够可靠的证据。新西兰的一项研究纳入17万例ICU患者的数据提示，在最初的24小时内未接受血栓预防的患者有更高的死亡风险。

一项系统评价纳入8项对照研究数据，发现创伤患者中预防性使用IVCF并未显著降低患者DVT发生率及死亡率。2019年，一项多中心随机对照试验对比是否接受早期IVCF治疗的严重创伤患者，发现90天时患者出现症状性PE或死亡率并无统计学差异。但在存活超过7天且7天内未接受预防性抗凝治疗的患者亚组中，IVCF组患者90天内症状性PE发生率明显低于对照组。

目前尚没有证据表明，在严重创伤患者中预防性使用下腔静脉滤器联合药物预防比单用药物预防效果更好，考虑到静脉滤器本身的风险、成本及增加有创操作等因素，我们不推荐常规应用该措施。

二、内科住院患者

既往研究显示，公认的住院患者VTE危险因素包括高龄（特别是＞70岁）、VTE病史、已知血栓形成倾向、癌症、心力衰竭或呼吸衰竭、制动至少3天、激素治疗等，但如何评估内科住院患者的VTE风险，各国指南推荐的风险因素和评估标准却不尽相同。有证据显示，以下两种方法有助于非手术住院患者的VTE风险评估。

【推荐意见】

应用Padua评估量表预测VTE危险，积分≥4分为高危患者；＜4分为低危患者（表3-3）【2B】。

40岁以上非手术住院患者，卧床＞3天，同时合并下列疾病或危险因素之一，可认为是VTE高危患者，包括年龄＞75岁、肥胖（体重指数＞30）、VTE病史、呼吸衰竭、慢性阻塞性肺疾病急性加重、急性感染性疾病（重症感染或感染中毒症）、急性脑梗死、心力衰竭（美国纽约心脏病协会心功能分级Ⅲ级或Ⅳ级）、急性冠脉综合征、下肢静脉曲张、恶性肿瘤、炎症性肠病和慢性肾疾病【2C】。

表3-3　Padua评估量表

危险因素	评分
活动性恶性肿瘤 [a]	3
既往静脉血栓栓塞症（除外表浅静脉血栓形成）	3
活动能力降低 [b]	3
有血栓形成倾向 [c]	3
近期（≤1个月）创伤或外科手术	2
年龄≥70岁	1
心力衰竭和/或呼吸衰竭	1
急性心肌梗死和/或缺血性脑卒中	1
急性感染和/或风湿性疾病	1
肥胖（体重指数≥30）	1
正在进行激素治疗	1

注：累计≥4分为VTE高危患者。a为肿瘤有局部或远端转移和/或6个月内接受过化疗和放疗；b为因自身原因或遵医嘱需卧床休息至少3天；c包括抗凝血酶缺乏、蛋白C缺乏或蛋白S缺乏、因子V Leiden基因突变、凝血酶原20210A基因突变、抗磷脂综合征。

（一）VTE的预防策略

内科住院患者的VTE预防措施包括物理预防和药物预防，临床根据患者个体情况选择物理预防和/或药物预防措施，一般需6～14天，预防过程中应对患者的VTE和出血风险进行动态评估。

1. 物理预防　物理预防包括梯度压力弹力袜（GCS）、间歇充气加压装置（IPC）和足底静脉泵（VFP）。目前，单独物理预防措施在内科住院患者中的疗效尚缺乏大规模随机对照临床研究。物理预防禁忌证：严重下肢动脉硬化性缺血、充血性心力衰竭、肺水肿、下肢DVT（GCS除外）、血栓性静脉炎、下肢局部严重病变（如皮炎、坏疽）、近期手术及严重畸形等。

【推荐意见】

建议对VTE高危患者首选药物预防或联合物理措施预防VTE的发生【1A】。

出血或出血高危患者，建议单独应用梯度压力弹力袜（GCS）【2C】、间歇充气加压装置（IPC）【2C】或足底静脉泵（VFP）【2C】进行VTE物理预防。

如患肢无法或不宜应用物理预防措施者，可以在对侧实施预防【2C】。

【推荐意见说明】

一项涉及全球9个国家的研究（纳入3114例急性脑卒中患者）比较了过膝长筒袜与膝下长筒袜预防VTE的效果。结果显示，过膝长筒袜组VTE发生率（6.3%）低于膝下长筒袜组（8.8%），而皮肤破损的发生率两组间差异无统计学意义。Lacut等的研究显示，对缺血性脑卒中患者以GCS联合IPC预防VTE与单用GCS相比，应用10天后经超声诊断的DVT发生率在联合预防组为4.7%，单用GCS组为15.9%。郑虹等的研究显示，采用GCS联合LMWH比单独采用GCS预防的VTE发生率更低（0.8% vs 8.1%，$P=0.01$），提示物理预防联合药物预防可能优于单独物理预防。

2. 药物预防　包括LDUH、LMWH、磺达肝癸钠、DOACs等。

（1）LDUH：皮下注射LDUH可以预防VTE。早期研究结果显示，与应用安慰剂比较，使用LDUH降低无症状DVT的患病率，但住院病死率的差异无统计学意义。在ICU患者中，与安慰剂组比较，使用LDUH患者VTE发生的相对危险显著降低。LDUH的有效剂量为5000U，尚不明确3次/天给予LDUH的疗效是否优于2次/天，但主要出血事件增加，而2次/天组的VTE事件虽有增加但不显著。基于患者依从性和耐受性，2次/天的LDUH给药可能优于3次/天。

（2）LMWH：LMWH皮下注射用于预防内科住院患者VTE的疗效明显。多中心随机对照临床研究显示，LMWH组的总体VTE危险比安慰剂组减少50%，依诺肝素有效剂量为40mg皮下注射（1次/天），达肝素为5000U（1次/天）。在221例接受机械通气治疗的重症COPD患者中，那屈肝素组较安慰剂组的DVT相对危险降低了45%，而大出血发生率未增加。亚组分析显示，充血性心力衰竭患者（美国纽约心脏病协会心功能分级Ⅲ级、Ⅳ级）中，40mg/d依诺肝素组的VTE发病率为4.0%，安慰剂组为14.6%。LMWH预防用药时间一般为6～14天。在一项超过4000例患者延长使用LMWH的随机研究中，分别给予LMWH 6～14天和30天，经下肢加压静脉超声（CUS）筛查证实，VTE发病率分别为4.9%和2.8%，有症状的VTE分别为1.1%和0.3%，但延长预防组的出血和大出血发生率增加，全因病死率无差异。2010年，一项入组6085例急症内科患者的临床研究再次证实，延长预防时间可能导致大出血风险增加。有4项临床随机对照试验直接比较了LDUH和LMWH的疗效，结果显示，DVT发病率和出血事件两者间差异无统计学意义。一项系统回顾分析显示，用LDUH和LMWH进行血栓预防时两者大出血发生率相似，但在另一项纳入8项研究的荟萃分析中，LMWH组比LDUH组大出血的发生率减低52%。Sherman等的研究发现，在1762例急性缺血性脑卒中患者中，LMWH（依诺肝素，40mg/d）比LDUH（5000U，2次/天）更有效地预防DVT（尤其是近端DVT）的发生，且不增加出血并发症。Counseil等的荟萃分析显示，急性缺血性脑卒中患者无症状DVT患病率在LDUH组为22%，而在达肝素和依诺肝素组为13%。LMWH的疗效不亚于LDUH，其生物利用度更好，蛋白结合率更低，不良反应更少，且不需常规监测APTT和ACT等凝血指标，临床应用简便易行。

（3）磺达肝癸钠：可有效预防内科住院患者VTE的发生。有研究显示，应用磺达肝癸钠6～14天后，VTE总发病率为5.2%，安慰剂组为10.5%。在充血性心力衰竭（美国纽约心脏病协会心功能分级Ⅲ级、Ⅳ级）、急性呼吸系统疾病、急性感染性疾病患者以及入院时同时存在多个危险因素的患者中，磺达肝癸钠预防VTE的疗效优于安慰剂。有回顾性队列研究显示，与LDUH相比，磺达肝癸钠治疗组症状性VTE发病率较低，并且与出血并发症增加无关。由8个国家35个中心参与的随机双盲对照研究显示，磺达肝癸钠预防老年急症患者无症状性或有症状性的静脉血栓事件是有效的，并且大出血的发生率与安慰剂是相似的。

（4）DOACs：DOACs主要在骨科膝关节和髋关节置换术患者VTE预防中应用，在内科患者VTE预防的研究较少。内科急症住院患者服用阿哌沙班2.5mg/d（30天）与应用依诺肝素40mg/d（6～14天）比较，前者预防效果未显优势，但出血风险增加。利伐沙班用于内科急症VTE预防不劣于依诺肝素，延长利伐沙班治疗期可降低VTE风险，但显著升高出血风险。Kearon等比较了利伐沙班和依诺肝素对VTE的预防作用（纳入8101例内科急症住院患者），给药10天时，利伐沙班（10mg/d）组与依诺肝素（40mg/d）组VTE发生率均为2.7%，临床相关性出血率分别为2.8%和1.2%；35天时利伐沙班组与依诺肝素组VTE发生率分别4.4%和5.7%，出血率分别为4.1%和1.7%。

【推荐意见】

对于内科住院患者的VTE常规药物预防剂量做以下推荐：

推荐LDUH 5000U/次，1次/12小时，皮下注射【1A】。

推荐依诺肝素40mg，1次/天，皮下注射【1A】；达肝素钠5000U，1次/天，皮下注射【1A】；体重小于60kg的患者那屈肝素0.4ml/次，体重大于60kg者那屈肝素0.6mg/次，1次/天，皮下注射【1A】。

推荐磺达肝癸钠2.5mg，1次/天，皮下注射【1B】。

不推荐DOACs、华法林、阿司匹林作为内科住院患者VTE预防药物【1B】。

【推荐意见说明】

在LDUH应用中需重视的问题：①密切观察出血并发症和严重出血危险，一旦发生，除立即停用肝素外，可静脉注射硫酸鱼精蛋白（1mg/100U肝素）；②用药期间对年龄>75岁、肾功能不全、进展期肿瘤等出血风险较高的人群监测APTT以指导剂量调整；③监测血小板计数，警惕肝素诱导的血小板减少症，如血小板计数下降50%以上，并排除其他因素引起的血小板下降，应立即停用肝素。LDUH禁忌证：活动性出血、活动性消化性溃疡、凝血功能障碍、外伤与术后渗血、先兆流产、产后恶性高血压、细菌性心内膜炎、严重肝肾功能损害以及对肝素过敏者。

LMWH应用中需要注意的问题：①每2～3天监测血小板计数；②不推荐常规监测抗因子Ⅹa活性，如有条件，可对特殊患者（如肾功能不全、肥胖）进行测定，并据此调整剂量。LMWH的禁忌证：对LMWH过敏，其余禁忌证同普通肝素。VTE高危患者如有LMWH过敏、肝素诱导的血小板减少症或LMWH无法获取时，推荐使用磺达肝癸钠，同时使用物理预防措施。

近几年有研究显示，普通人群中应用DOACs预防VTE效果优于华法林，并且出血风险更低。

需强调的是，在预防VTE复发方面，抗凝药物较阿司匹林更为有效，不能简单地将阿司匹林作为抗凝药的替代品。

（二）一些特殊临床情况下的VTE预防

1. **急性心肌梗死**　急性心肌梗死患者DVT的发生率为17%～38%，且多发生于心肌梗死的最初3天，相关风险因素包括制动时间延长、心力衰竭、休克和高龄等。急性心肌梗死患者虽有较高的VTE风险，但由于其常规治疗中已包括充分抗凝治疗，不需再实施常规的VTE预防。

【推荐意见】

推荐VTE高危的急性心肌梗死患者（包括老年人、大面积心肌梗死、心力衰竭或以往有VTE病史）LMWH治疗时间延长至2周，延长治疗期间LMWH改为预防剂量，可联合物理预防措施【2B】。

【推荐意见说明】

尽管急性心肌梗死患者可有较高的VTE风险，但由于其常规治疗中已经包括充分的抗凝治疗，因此，不需进行VTE常规预防。

2. COPD急性加重 Barba等的回顾性队列研究（纳入313233例成年COPD急性加重患者）显示，VTE是COPD急性加重患者的重要威胁，所有高危患者均应考虑药物预防措施。Børvik等的基于人群的队列研究显示，严重COPD患者会增加VTE危险，合并VTE的COPD患者较无VTE患者死亡率明显增加。COPD急性加重患者有高凝倾向，当合并感染、卧床、红细胞增多症、心力衰竭难以纠正、因呼吸衰竭需要无创或有创机械通气时，如无禁忌证均可考虑进行VTE预防。

【推荐意见】

推荐VTE高危COPD患者应用LMWH、LDUH或磺达肝癸钠预防VTE的发生【1A】。对于高出血风险患者可应用物理预防措施，优先使用梯度压力弹力袜【2C】。

【推荐意见说明】

VTE高危的COPD急性加重患者可考虑使用UFH或LMWH抗凝以预防血栓形成，疗程7～10天或直到危险因素去除。

3. 急性缺血性脑卒中 VTE是缺血性脑卒中住院患者严重的并发症，Sherman等的研究显示，在1762例急性缺血性脑卒中患者中，LMWH（依诺肝素，40mg/d）比LDUH（5000U，2次/天）能更有效地预防DVT（尤其是近端DVT）发生，且不增加出血并发症。Counseil等的荟萃分析显示，急性缺血性脑卒中患者无症状DVT患病率在LDUH组为22%，在达那肝素和依诺肝素组为13%。Douds等的队列研究（包含149916例缺血性脑卒中患者）显示，尽管缺血性脑卒中患者总体的VTE预防率很高，但是实际仍有3%左右的VTE发生率。PREVAIL研究证明，依诺肝素预防缺血性脑卒中患者VTE的效果优于UFH，可使VTE风险降低43%，在预防急性脑卒中（特别是严重脑卒中）患者VTE风险时，与UFH比较，依诺肝素更能降低患者的临床事件发生率。

【推荐意见】

推荐VTE高危的急性缺血性脑卒中患者优先考虑LDUH或LMWH抗凝以预防VTE的发生【1A】，建议联合物理预防措施，给药前须充分权衡血栓和出血风险【1A】。

【推荐意见说明】

缺血性脑卒中患者应尽早考虑抗凝治疗，建议联合物理预防措施，但用药前必须仔细权衡获益与风险。

4. 肾疾病 肾病综合征和肾小球肾炎等肾疾病与VTE危险增加有关。肾移植后严重的慢性肾病是患者晚期发生VTE的高危因素；估算肾小球滤过率严重降低的VTE患者与VTE再发、出血、总体死亡率增加有关。

【推荐意见】

肾功能不全会延长LMWH的半衰期而增加出血风险，因此基于安全考虑，推荐VTE高危的中、重度肾功能不全或急性肾损伤患者（eGFR＜30ml/min），建议选择磺达肝癸钠（1.5mg/d）（eGFR＜20ml/min禁忌）【1B】；或选用LDUH作为预防性抗凝治疗的药物【2C】，建议每1～2天监测抗因子Ⅹa活性水平，据此调整剂量。

【推荐意见说明】

肾功能不全会延长LMWH的半衰期而增加出血风险，因此基于安全考虑，严重肾功能不全的患者，建议减少抗凝药物剂量，推荐选用LDUH作为VTE预防药物。

5. 其他人群

【推荐意见】

对于过度肥胖或消瘦的VTE高风险患者，应根据体重指数调整预防药物剂量【2C】；对高龄患者采用药物预防时需加强临床监测【2C】；当高龄患者伴有肾功能损害、多种并发症、对口服抗凝药过敏以及联合用药时，药物预防可能增加出血风险，因此推荐物理预防【2C】。

【推荐意见说明】

对于VTE高危合并过度肥胖或消瘦、高龄或多器官功能衰竭的患者，应用抗凝药预防VTE前须进行个体化评估，权衡抗凝获益与出血风险。抗凝给药时如发生严重出血，应立即停药并及时采取相应处理措施。此外，即使进行了积极的VTE预防，仍有发生VTE的风险，一旦发生，应采取相应治疗措施。

三、恶性肿瘤相关静脉血栓栓塞症的预防

（一）危险因素及风险评估

VTE是恶性肿瘤患者的重要并发症和常见死因，肿瘤患者发生VTE的风险较非肿瘤患者高4～7倍。与未发生VTE的肿瘤患者相比，合并VTE的患者有更高的住院率和肿瘤转移率，整体生存率更低，甚至某些肿瘤患者即使给予抗凝治疗，也难以控制血栓形成。肿瘤患者的VTE风险因素（表3-4），如肿瘤类型、分期、接受化疗和/或激素治疗、靶向治疗、放射治疗、手术干预、麻醉时间、中心静脉置管、年龄、卧床和既往VTE病史，因此，恶性肿瘤患者VTE预防一直是临床关注的热点。

表3-4　肿瘤患者VTE的危险因素

一般性危险因素	进展期肿瘤
	晚期肿瘤
	高危肿瘤类型：脑、胰腺、胃、膀胱、妇科、肺、淋巴瘤、骨髓增殖性肿瘤、肾转移癌
	内科合并症：感染、肾疾病、肺部疾病、充血性心力衰竭、动脉血栓栓塞
	遗传性和/或获得性高凝倾向（包括妊娠）
	局部巨大淋巴结的血管外压迫
	体能状态差
	高龄
治疗相关危险因素	大手术
	中心静脉置管/外周静脉插管
	化疗，尤其是采用贝伐珠单抗、沙利度胺或来那度胺＋大剂量地塞米松
	外源性雌激素：激素替代疗法、避孕药、他莫昔芬或雷洛昔芬、乙烯雌酚片

续 表

可调整危险因素	吸烟
	肥胖
	运动水平低或运动量小
门诊化疗患者，具有的高风险因素	VTE高发病率的活动期肿瘤：胃、胰腺、肺、淋巴瘤、妇科、膀胱和睾丸肿瘤
	化疗前血小板计数＞350×10⁹/L
	化疗前白细胞计数＞11×10⁹/L
	血红蛋白＜100g/L
	使用促红细胞生成素
	体重指数（BMI）≥35
	既往有VTE病史

Khorana静脉血栓风险评估量表应用于门诊接受化疗的肿瘤患者，可将VTE风险分为低危（0分）、中危（1～2分）和高危（≥3分）（表3-5），VTE发病率分别为低危0.8%、中危1.8%、高危7.1%。

表3-5　Khorana静脉血栓风险评估量表

风险因素	分　值
肿瘤位置	
极高危：胃、胰腺和高分级胶质瘤	2
高危：肺、淋巴瘤、妇科、胆囊、睾丸	1
血小板计数＞350×10⁹/L	1
血红蛋白＜100g/L或使用促红细胞生成素	1
白细胞计数＞11×10⁹/L	1
体重指数≥35kg/m²	1

多发性骨髓瘤与VTE高风险相关，特别是应用来那度胺和沙利度胺这类免疫调节治疗的患者。国际骨髓瘤工作组（International Myeloma Working Group）创建了一种风险评估工具帮助临床医生采取适当的预防措施来预防多发性骨髓瘤的血栓形成（表3-6）。

表3-6　国际骨髓瘤工作组关于沙利度胺和来那度胺治疗多发性骨髓瘤患者相关VTE风险评估量表

风险类型	风险因素	治疗策略
个人风险因素	肥胖BMI≥30	无危险因素或仅1项个体危险因素/骨髓瘤相关危险因素：
	VTE病史	阿司匹林81～325mg/d
	中心静脉置管或起搏器	≥2种个体危险因素/骨髓瘤相关风险因素：
	心血管疾病、慢性肾病、糖尿病、急性感染、制动	LMWH（相当于依诺肝素40mg/d）或全剂量华法林（INR 2～3）
	普外手术、麻醉、创伤	
	使用促红细胞生成素、凝血功能紊乱	
骨髓瘤相关风险因素	确诊	
	高黏滞血症	
骨髓瘤治疗	大剂量地塞米松（≥480毫克/月）、多柔比星、多种药物联合化疗	接受骨髓瘤相关治疗的患者：LMWH（相当于依诺肝素40mg/d）或全剂量华法林（INR 2～3）

（二）恶性肿瘤相关VTE的预防措施

预防措施：基础预防、物理预防和药物预防。相对于非肿瘤患者，恶性肿瘤患者的VTE复发率高3～4倍，抗凝治疗临床大出血发生率高2～3倍，其原因可能与恶性肿瘤治疗的药物相互作用有关。恶心、食欲差、血小板减少和代谢紊乱也会影响抗凝疗效。

恶性肿瘤患者应用VKAs预防性抗凝时，由于药物相互作用、营养不良和肝功能异常等，INR易波动。此外，VKAs停药后抗凝作用不能很快消失，对于接受侵入性操作的患者不易管理。LMWH具有更高的安全性和有效性，在降低VTE风险的同时并未增加出血风险。因此多数指南将LMWH作为恶性肿瘤相关VTE预防的首选药物。近年研究证实，DOACs预防VTE效果优于华法林，并且出血风险更低。门诊化疗患者如果VTE高风险，建议首选DOACs预防。

【推荐意见】

推荐对恶性肿瘤患者充分进行VTE风险评估和出血风险评估【1A】。

推荐所有住院确诊活动性恶性肿瘤或临床疑似恶性肿瘤的患者，如无抗凝禁忌证，予以预防剂量的LMWH或LDUH进行抗凝，必要时联合物理预防。抗凝药物预防应贯穿整个住院期间。如果存在抗凝禁忌，建议物理预防，待出血风险降低后再考虑药物预防或联合预防【1B】。

建议对存在中心静脉置管的恶性肿瘤患者进行VTE风险评估【2B】。不建议对VTE低风险的恶性肿瘤患者常规进行药物预防；而VTE中、高度风险的恶性肿瘤患者如无抗凝禁忌，建议应用LMWH或LDUH预防性抗凝治疗【2B】。

对于多发性骨髓瘤患者，推荐使用"沙利度胺和来那度胺治疗多发性骨髓瘤患者相关VTE风险评估量表"进行VTE风险评估和指导预防性抗凝用药【1B】。

对门诊接受化疗的恶性肿瘤患者，建议应用Khorana评分模型进行VTE风险评估【1B】。对评分≥2分的中、高风险的恶性肿瘤患者，建议口服阿哌沙班或利伐沙班预防性抗凝治疗6个月或更长时间；对评分＜2分的低风险的恶性肿瘤患者，不建议常规行VTE预防【2B】。

盆、腹腔恶性肿瘤患者术后预防性抗凝至少4周，住院期间建议使用LMWH或LDUH预防性抗凝治疗；出院后建议使用LMWH预防性抗凝【1A】。

对于接受抗凝药物预防的恶性肿瘤患者，推荐定期进行VTE风险评估和出血风险评估，调整用药方案【1B】。

【推荐意见说明】

住院接受治疗的活动性恶性肿瘤患者都是VTE高风险，药物预防之前应充分评估出血风险。门诊化疗患者建议根据Khorana静脉血栓风险评估量表进行评估，多发性骨髓瘤患者根据其专用VTE风险评分表，必要时联合实验室检查综合分析。虽然恶性肿瘤患者具有VTE的高危风险，但部分肿瘤（如血液系统肿瘤）和化疗后骨髓抑制的因素，出血风险亦显著增加，因此，动态评估VTE风险和出血风险，制定个体化的预防策略是必要的。当发现肝功能、肾功能严重损害或血小板计数下降提示出血高风险时，应及时停止抗凝药物预防。

Khorana静脉血栓风险评估量表最初来自一个纳入2701例在门诊化疗的恶性肿瘤患者队列，随后在一些回顾性和前瞻性研究中得到验证。在此量表中，≥3分为高风险，1～2分为中风险，0分为低风险，在平均随访2.5个月内，VTE发生率分别为7.1%、1.7%和0.8%。

一些研究评估了抗凝药物在恶性肿瘤患者VTE一级预防中的作用。PROTECHT研究对比了那屈肝素与安慰剂在患有局部晚期或转移性肺癌、胃肠道癌、胰腺癌、乳腺癌、卵巢癌或头颈癌的接受化疗患者中的效果，结果显示，与安慰剂相比，那屈肝素可显著减少VTE事件（3.9% vs 2%）。SAVE-ONCO试验研究了具有VTE高风险的门诊患者，包括转移性或局部晚期肺癌、胰腺癌、胃癌、结直肠癌、膀胱癌或卵巢癌，结果显示，与安慰剂组相比，患者接受LMWH治疗后VTE风险显著降低（3.4% vs 1.2%）。荟萃分析结果显示了LMWH一级预防的有效性，同时没有显著增加大出血风险。

近年来，关于DOACs预防恶性肿瘤相关VTE的研究逐渐增多。AVERT研究评估了阿哌沙班对中、高危VTE风险的非卧床肿瘤患者血栓预防的安全性及有效性，结果显示，与安慰剂组相比，阿哌沙班组的VTE风险显著降低（4.2% vs 10.2%），但大出血风险增加（3.5% vs 1.8%）。CASSINI研究也在中、高危VTE风险的非卧床肿瘤患者中对比了利伐沙班和安慰剂的有效性及安全性，结果显示，利伐沙班有降低VTE或VTE相关死亡率的趋势（6.0% vs 8.8%），主要出血事件发生率与安慰剂组比较无显著差异（2.0% vs 1.0%）。

四、妊娠及产后静脉血栓栓塞症预防

妊娠期和产褥期都存在DVT和PTE风险。妊娠期VTE的发病率为（0.76～1.72）/1000，9%的孕产妇死亡原因是PTE，近2/3的DVT发生于妊娠期，43%～60%的PTE则发生于产后4～6周。因此，重视妊娠期和产后DVT的检查与预防，对于减少PTE导致的孕产妇死亡至关重要。

妊娠女性在生理和血流动力学上发生改变，包括血液高凝状态、静脉淤滞，下腔静脉和盆腔静脉由于子宫增大而受到压迫，这些都极大地增加了血栓栓塞的风险，妊娠晚期的风险要高于早期和中期，而产后出现肺栓塞的风险则高于妊娠期。

妊娠本身就是发生VTE的危险因素，在妊娠的任何阶段VTE的风险都较非妊娠期更高，妊娠女性VTE发病率是非妊娠女性的4～5倍，产后发病率为产前的2～5倍，产后6周内风险最高，特别是产后第1周，7～12周有所下降，但仍处于较高水平，直至产后13～18周发病率降至接近普通人群水平。此外，存在遗传性易栓症的孕妇发生VTE的风险进一步增加。

1. **妊娠及产褥期VTE的危险因素**　妊娠期及产褥期的VTE风险因素更为复杂，总体可归纳为3类：①妊娠期前危险因素，包括VTE病史、易栓症、年龄≥35岁、肥胖（BMI≥30）、产次≥3次、吸烟、静脉曲张、内科合并症（如恶性肿瘤、心力衰竭、活动性SLE、糖尿病等）；②产科相关危险因素，包括本次妊娠发生子痫前期、多胎妊娠、择期或急诊剖宫产术、产程延长（>24小时）、产后出血（≥1000ml或需要输血）、早产（<37周）、胎死宫内；③一过性危险因素，包括孕期或产褥期手术如阑尾切除术、妊娠剧吐、卵巢过度刺激综合征（仅限孕早期）、感染需要静脉抗炎或住院治疗、制动、脱水等。

存在遗传性血栓形成倾向的妊娠女性发生VTE的风险进一步增加，合并遗传性抗凝血酶缺乏、蛋白S或蛋白C缺乏的妊娠女性，其产前和产后合并静脉血栓形成风险是无易栓倾向妊娠女性的8倍。合并抗磷脂综合征的妊娠女性，其血栓形成的风险高达5%。

2. **临床表现**　妊娠期DVT多见于左下肢，其临床表现与非妊娠期女性相同。下肢近端静脉血栓形成的症状和体征为弥漫性疼痛和水肿，伴或不伴下肢红斑、皮温升高和压痛。髂静脉血栓形成则表现为整个下肢水肿，伴或不伴有患侧腰部、下腹部、臀部疼痛等。

3. **实验室检查**　在妊娠不同时期D-二聚体水平均较妊娠前升高，因此，用于诊断妊娠期VTE的价值有限。目前，尚无明确的产前和产后D-二聚体参考值范围。一般认为，当D-二聚体水平<500μg/L

时，发生 DVT 的可能性较小。

4. 影像学检查　妊娠期 DVT 诊断与非妊娠期相同，首选下肢加压静脉超声。通过加压超声证实静脉缺乏可压缩性或多普勒成像显示静脉血流信号减弱，可做出 DVT 的诊断，但加压超声对于诊断盆腔静脉血栓形成和下肢腓肠静脉血栓形成的灵敏度较低。

5. 肺栓塞的诊断　由于肺栓塞患者的症状与妊娠期某些生理改变引起的症状有重叠，导致识别妊娠期肺栓塞难度较大。动脉血气分析、D-二聚体和超声心动图对评估妊娠期疑似肺栓塞缺乏灵敏度和特异度。高度可疑肺栓塞的妊娠期女性如果 X 线胸片正常，应进行核素肺通气/灌注（V/Q）显像或 CTPA。V/Q 显像是诊断妊娠期肺栓塞的首选，其结果分为正常或极低可能、低度可能、中度可能和高度可能，结果为正常或低度可能以及高度可能时具有诊断意义，结果为正常或极低可能的患者发生肺栓塞的可能性为 0～6%，结果为高度可能的患者发生肺栓塞的可能性高达 56%～96%。当 V/Q 显像不可用、结果不确定或存在其他可疑病变时，可选择 CTPA 进行诊断。由于妊娠期特殊性，选择诊断肺栓塞的影像学方法应考虑到对胎儿的潜在致畸风险以及对母体和胎儿的辐射风险，必须权衡利弊，并征得患者同意。

6. 预防　妊娠期及产褥期 VTE 的风险随着孕产妇的生理变化和病理情况而变化，应动态评估，在初次产检、出现妊娠并发症或合并症时、住院期间、分娩后 6 小时分别评估 VTE 风险。绝大部分妊娠期女性并不需要常规采取药物或物理预防措施，具有 VTE 高风险的患者应在产前开始药物预防，用药前需仔细权衡利弊以及胎儿出现并发症的风险。产褥期 VTE（尤其是肺栓塞）的发生率是产前的 2～5 倍，因此产后血栓预防甚为重要。

（1）预防措施：妊娠期血栓预防措施包括药物预防和物理预防，鉴于妊娠期女性 VTE 研究数据相对有限，且证据级别偏低，我国亦缺乏高级别的循证医学证据，本文推荐意见综合参考 ACCP 血栓预防指南以及澳大利亚昆士兰卫生组织（QLD）、2015 年英国皇家妇产科学院（RCOG）指南推荐意见。

（2）药物预防剂量：①预防剂量 LMWH，是指使用低剂量的抗凝药（如达肝素 5000U，皮下注射，1 次/天；亭扎肝素 4500U，皮下注射，1 次/天；依诺肝素 40mg，皮下注射，1 次/天），其目的是降低血栓栓塞的风险，同时尽量减少出血并发症，体重极轻或极重的患者需调整剂量；②中等剂量 LMWH，是指根据妊娠期体重增加，对预防剂量进行调整（如达肝素 5000U，皮下注射，1 次/12 小时，或依诺肝素 40mg，皮下注射，1 次/12 小时）；③调整剂量的 LMWH，是指根据体重调整或全治疗量的 LMWH，每天 1 次或 2 次用药（如达肝素 200U/kg 或亭扎肝素 175U/kg，1 次/天；或达肝素 100U/kg 或依诺肝素 1mg/kg，皮下注射，1 次/12 小时）；④调整剂量的 UFH，调整肝素剂量每 12 小时皮下注射 1 次，至 APTT 达治疗范围的中间值。

1）妊娠期预防

【推荐意见】

对于妊娠女性的 VTE 药物预防和治疗首选 LMWH，而非 UFH【1B】。

对于需要长期使用 VKAs 的备孕女性，应在确定妊娠后改为 LMWH，而非在备孕期就更换为 LMWH【2C】。

对于因 VTE 正在接受抗凝治疗的女性，如果妊娠，应再次评估。如需继续抗凝治疗，推荐在妊娠早期【1A】、中期和晚期【1B】以及分娩前【1A】采用 LMWH，优于 VKAs。

对于进行药物预防的女性，肝素比口服抗凝药更安全。无肾功能不全（如肌酐清除率＜30ml/min）者，建议使用 LMWH，而非 UFH【1B】。

妊娠期女性应避免使用DOACs【1C】。

对于妊娠女性，如果出现严重的肝素导致的并发症（如HIT），建议限制性应用磺达肝癸钠和胃肠外直接凝血酶抑制剂【2C】。

对于接受调整剂量的LMWH预防的妊娠女性，建议在引产或剖宫产前停药至少24小时【1B】。

【推荐意见说明】

对于多数不需要住院的妊娠女性，可进行临床观察。由于VKAs可通过胎盘导致胎儿畸形，故妊娠期应避免使用。妊娠期间出现的病理情况应动态评估，多学科会诊制定预防策略，在抗凝治疗前评估出血风险。根据昆士兰指南意见，如妊娠女性合并活动性自身免疫疾病或炎症性疾病，建议自妊娠早期开始给予预防剂量抗凝。妊娠期间住院、妊娠期或产褥期手术、妊娠剧吐需要静脉补液者，建议在住院治疗期间给予预防剂量LMWH。

2）产后预防

【推荐意见】

分娩后仍存在高危因素的患者，建议延长抗凝预防至产后6周，可考虑预防至产后3个月【2C】。

对于使用华法林、醋硝香豆素或UFH且希望哺乳的女性，推荐继续使用上述药物【1A】。

对于使用LMWH、达肝素、水蛭素且希望哺乳的女性，推荐继续使用上述药物【1B】。

哺乳期女性实施抗凝用药，应避免使用DOACs【1C】或磺达肝癸钠【2C】。

哺乳期女性如使用低剂量阿司匹林治疗心血管疾病，建议继续该治疗【2C】。

3）剖宫产后预防

【推荐意见】

如无其他血栓形成的危险因素，除早期活动外，不推荐进行血栓预防【1B】。

对于存在1个主要或至少2个次要危险因素（表3-7）者，建议给予预防剂量LMWH至患者离床活动；如存在抗凝药物使用禁忌，建议采用物理预防措施（梯度压力弹力袜或IPC）【2B】。

对于存在VTE高风险且产后存在多个血栓形成危险因素的女性，建议采用LMWH联合梯度压力弹力袜和/或IPC进行预防，效果优于单用LMWH【2C】。

对于产后持续存在高危因素的患者，建议预防时间延长至产后6周【2C】。

【推荐意见说明】

由于缺乏孕产妇VTE防治的直接证据，故而根据接受外科手术患者的VTE发生率，认为剖宫产术后VTE发生率<0.5%为低风险，而>3%是高风险，对于高风险患者建议进行预防。剖宫产术后应用物理预防应充分权衡利弊，其能降低产后出血的风险，但也存在临床应用不便之处。

表3-7　剖宫产后发生VTE的危险因素

主要危险因素（OR＞6）	次要危险因素（当合并存在时OR＞6）
至少存在1个危险因素时提示产后VTE发生率＞3%	至少2个危险因素或急症剖宫产有1个危险因素时，提示产后VTE发生率＞3%
制动（产前严格卧床≥1周）	BMI＞30
产后出血≥1000ml	多次妊娠
既往VTE病史	产后出血＞1000ml
子痫前期伴有胎儿生长受限	吸烟＞10支/天
血栓形成倾向	胎儿生长受限（胎龄＋性别校正的出生体重＜25百分位数）

抗凝血酶缺乏症	血栓形成倾向
因子 V Leiden 突变（纯合子或杂合子）	蛋白 C 缺乏
凝血酶 G20210A 突变（纯合子或杂合子）	蛋白 S 缺乏
内科疾病	子痫前期
系统性红斑狼疮	
心脏病	
镰状细胞贫血	
输血	
产后感染	

4）既往有 VTE 病史的孕妇预防妊娠期复发

【推荐意见】

对于既往有 VTE 病史的孕妇，建议产后 6 周内应用预防剂量或中等剂量的 LMWH，优于不预防【2B】。

对于 VTE 复发风险较低的孕妇（暂时性危险因素导致的 VTE 单次发作，与妊娠或雌激素无关），可进行临床监测，不需要在妊娠期预防性治疗【2C】。

对于具有中、高危 VTE 复发风险者（不明原因的单次 VTE 发作，妊娠或与雌激素相关的 VTE，不明原因的 VTE 多次发作而未接受长期抗凝治疗），建议妊娠期给予预防剂量或中等剂量 LMWH 预防【2C】，可自妊娠早期开始。

对于长期应用 VKAs 治疗的孕妇，妊娠期间应使用剂量调节的 LMWH 或 75% 治疗量的 LMWH，产后继续抗凝治疗【2C】。

5）应用辅助生殖技术的 VTE 患者

【推荐意见】

对于采用辅助生殖技术受孕的女性，不推荐常规血栓预防【1B】。

当出现严重卵巢过度刺激综合征（OHSS）时，建议在治疗 OHSS 后给予预防剂量 LMWH 3 个月，优于不预防【2C】。

【推荐意见说明】

回顾性研究报道，通过体外受精（IVF）受孕的女性 VTE 发生率为 0.1% ～ 0.3%，而合并 OHSS 的女性 VTE 发生率达 4.1%。因此，对于仅采取 IVF 受孕而不合并其他危险因素的女性，可进行临床监测。妊娠过程中动态监测，如合并其他危险因素，在评估后采取相应预防措施。

6）有易栓症但既往无 VTE 病史的孕妇

【推荐意见】

如果有明确的遗传性易栓症且有 VTE 家族史，高风险女性建议妊娠期使用预防剂量或中等剂量 LMWH，产后 6 周内继续应用预防量或中等剂量的 LMWH 或 VKAs（INR 2.0 ～ 3.0）【2B】。低风险女性建议妊娠期临床监测，产后 6 周内给予预防剂量或中等剂量 LMWH【2C】。

如果有明确的遗传性易栓症但无 VTE 家族史，高风险女性建议妊娠期进行临床监测，产后 6 周内给予预防剂量或中等剂量的 LMWH 或 VKAs（INR 2.0 ～ 3.0）【2B】。低风险女性建议妊娠期和产后进行临床监测【2C】。

【推荐意见说明】

遗传性易栓症的发生存在种族差异，在我国并不多见。在西方人群多为V因子Leiden突变（FVL）和凝血酶原G20210A突变，亚洲人群则以抗凝血酶、蛋白S、蛋白C缺乏多见。遗传性易栓症分为高风险和低风险两类，高风险遗传性易栓症主要包括抗凝血酶缺乏、FVL或凝血酶原G20210A纯合突变、FVL杂合突变合并凝血酶原G20210A杂合突变、蛋白C或蛋白S缺乏；低风险遗传性易栓症主要包括FVL或凝血酶原G20210A杂合突变等。对于低风险女性，妊娠期需动态评估其他VTE形成的风险因素，如合并其他危险因素可酌情考虑进行药物预防。

7）有易栓倾向的孕妇

【推荐意见】

既往多次早期妊娠丢失的孕妇（3次或以上妊娠10周内流产），建议做抗磷脂综合征（ALPAS）筛查【1B】。

符合APLAS实验室诊断标准和临床诊断标准的孕妇，建议妊娠期预防，可使用预防剂量或中等剂量UFH或预防剂量LMWH联合小剂量阿司匹林（75～100mg/d）【1B】。

8）无确切易栓症的女性

【推荐意见】

对于有先兆子痫风险的妇女，建议自妊娠中期开始使用低剂量阿司匹林【1B】。

对于有2次或以上流产但无APLAS或易栓症的女性，不推荐预防抗凝【1B】。

7. 药物预防的并发症　LMWH和UFH不通过胎盘，在妊娠期间应用相对安全，目前无证据表明会导致胎儿出血和畸形。妊娠女性使用肝素预防血栓的并发症与非妊娠女性相似，包括出血、肝素诱导的血小板减少症、肝素相关的骨质疏松、皮肤坏死等。

8. 物理预防　因为缺少证据，妊娠期或产褥期进行血栓物理预防的有效性尚不明确，但目前认为物理预防是安全的。

（杨　波　龙安华　刘凤林　郑　帅　李世军　瞿　红　李　辉　李危石）

参考文献

［1］郎景和，王辰，瞿红，等. 妇科手术后深静脉血栓形成及肺栓塞预防专家共识［J］. 中华妇产科杂志，2017，52（10）：649-653.

［2］ANDRAS A, SALA TENNA A, STEWART M. Vitamin K antagonists versus low-molecular-weight heparin for the long term treatment of symptomatic venous thromboembolism［J］. Cochrane Database Syst Rev, 2017, 7（7）：CD002001.

［3］KOZEK-LANGENECKER S, FENGER-ERIKSEN C, THIENPONT E, et al. ESA VTE guidelines task force. European guidelines on perioperative venous thromboembolism prophylaxis：surgery in the elderly［J］. Eur J Anaesthesiol, 2018, 35（2）：116-122.

［4］ZHANG S, ZHAO H, LI H, et al. Decompressive craniectomy in hemorrhagic cerebral venous thrombosis：clinicoradiological features and risk factors［J］. J Neurosurg, 2017, 127（4）：709-715.

［5］QUINN TD, BROVMAN EY, AGLIO LS, et al. Factors associated with an increased risk of perioperative cardiac arrest in emergent and elective craniotomy and spine surgery ［J］. Clin Neurol Neurosurg, 2017, 161: 6-13.

［6］ PIPER K, ALGATTAS H, DEANDREA-LAZARUS IA, et al. Risk factors associated with venous thromboembolism in patients undergoing spine surgery ［J］. J Neurosurg Spine, 2017, 26（1）: 90-96.

［7］ GUO Y, ZOU Z, JIA L, et al. Safety and effectiveness of argatroban versus heparin for preventing venous thromboembolism after lumbar decompressive surgery ［J］. Int J Surg, 2017, 44: 324-328.

［8］ 孙天胜, 沈建雄, 刘忠军, 等. 中国脊柱手术加速康复——围术期管理策略专家共识 ［J］. 中华骨与关节外科杂志, 2017, 10（4）: 271-279.

［9］ CONNELL NT, ABEL GA, CONNORS JM. Low-molecular weight heparin versus vitamin K antagonists for the treatment of cancer-associated thrombosis: A cost-effectiveness analysis ［J］. Thromb Res, 2017, 150: 53-58.

［10］ 李辉, 姜格宁. 胸部恶性肿瘤围术期静脉血栓栓塞症预防中国专家共识（2018版）［J］. 中国肺癌杂志, 2018, 21（10）: 739-752.

［11］ 宋春凤, 李辉, 田博, 等. 胸外科术后静脉血栓栓塞症发生情况的单中心前瞻性队列研究 ［J］. 中华外科杂志, 2018, 56（4）: 284-288.

［12］ WENGER NK. Menopausal hormone therapy for the primary prevention of chronic conditions: unfulfilled expectations ［J］. JAMA Cardiol, 2018, 3（2）: 99-101.

［13］ KLAASSEN Z, ARORA K, GOLDBERG H, et al. Extended venous thromboembolism prophylaxis after radical cystectomy: a call for adherence to current guidelines ［J］. J Urol, 2018, 199（4）: 906-914.

［14］ SAMUEL AM, DIAZ-COLLADO PJ, GALA RJ, et al. Thromboembolic events after traumatic vertebral fractures: an analysis of 190, 192 patients ［J］. Spine（Phila Pa 1976）, 2018, 43（18）: 1289-1295.

［15］ DURANTEAU J, TACCONE FS, VERHAMME P, et al. ESA VTE Guidelines Task Force. European guidelines on perioperative venous thromboembolism prophylaxis: Intensive care ［J］. Eur J Anaesthesiol, 2018, 35（2）: 142-146.

［16］ KHORANA A A, FRANCIS CW. Risk prediction of cancer-associated thrombosis: Appraising the first decade and developing the future ［J］. Thromb Res, 2018, 164（Suppl 1）: S70-S76.

［17］ AL-SAMKARI H, CONNORS JM. Dual anticoagulation with fondaparinux and dabigatran for treatment of cancer-associated hypercoagulability ［J］. Am J Hematol, 2018, 93（6）: e156-e158.

［18］ STREIFF MB, HOLMSTROM B, ANGELINI D, et al. NCCN guidelines insights: cancer-associated venous thromboembolic disease, version 2. 2018 ［J］. J Natl Compr Canc Netw, 2018, 16（11）: 1289-1303.

［19］ ZHAI Z, KAN Q, QIN X, et al. VTE risk profiles and prophylaxis in medical and surgical inpatients: The identification of chinese hospitalized patients' risk profile for venous thromboembolism（dissolve-2）-a cross-sectional study ［J］. Chest, 2019, 155（1）: 114-122.

［20］ ANDERSON DR, MORGANO GP, BENWETT C, et al. American Society of Hematology 2019 guidelines for management of venous thromboembolism: prevention of venous thromboembolism in surgical hospitalized patients［J］. Blood Adv，2019，3（23）：3898-3944.

［21］郑荣寿，孙可欣，张思维，等. 2015年中国恶性肿瘤流行情况分析［J］. 中华肿瘤杂志，2019，41（1）：19-28.

［22］SONG C，SHARGALL Y，LI H，et al. Prevalence of venous thromboembolism after lung surgery in China：a single-centre，prospective cohort study involving patients undergoing lung resections without perioperative venous thromboembolism prophylaxis［J］. Eur J Cardiothorac Surg，2019，55（3）：455-460.

［23］KEY NS，KHORANA AA，KUDERER NM，et al. Venous thromboembolism prophylaxis and treatment in patients with cancer：asco clinical practice guideline update［J］. J Clin Oncol，2020，38（5）：496-520.

［24］SPAHN DR，BOUILLON B，CERNY V，et al. The European guideline on management of major bleeding and coagulopathy following trauma：fifth edition［J］. Crit Care，2019，23（1）：98.

［25］FELDER S，RASMUSSEN MS，KING R，et al. Prolonged thromboprophylaxis with low molecular weight heparin for abdominal or pelvic surgery［J］. Cochrane Database Syst Rev，2019，8（8）：CD004318.

［26］SALEHI OS，CHATTERJEE A，CHEN ML，et al. National trends in hospitalizations for stroke associated with infective endocarditis and opioid use between 1993 and 2015［J］. Stroke，2019，50（3）：577-582.

［27］BUCHANAN IA，LIN M，DONOHO D A，et al. Venous thromboembolism after degenerative spine surgery：a nationwide readmissions database analysis［J］. World Neurosurg，2019，125：e165-e174.

［28］DE LA GARZA RAMOS R，LONGO M，GELFAND Y，et al. Timing of prophylactic anticoagulation and its effect on thromboembolic events after surgery for metastatic tumors of the spine［J］. Spine（Phila Pa 1976），2019，44（11）：e650-e655.

［29］CARRIER M，ABOU-NASSAR K，MALLICK R，et al. Apixaban to prevent venous thromboembolism in patients with cancer［J］. N Engl J Med，2019，380（8）：711-719.

［30］KHORANA A A，SOFF GA，KAKKAR AK，et al. Rivaroxaban for thromboprophylaxis in high-risk ambulatory patients with cancer［J］. N Engl J Med，2019，380（8）：720-728.

［31］STREIFF M B，HOLMSTROM B，ANGELINI D，et al. Cancer-Associated Venous Thromboembolic Disease，Version 2. 2021，NCCN Clinical Practice Guidelines in Oncology. J Natl Compr Canc Netw. 2021，15；19（10）：1181-1201.

［32］中国临床肿瘤学会肿瘤与血栓专家委员会. 肿瘤相关静脉血栓栓塞症预防与治疗指南（2019版）［J］. 中国肿瘤临床，2019，46（13）：653-660.

［33］KEY N S，KHORANA A A，KUDERER N M，et al. Venous Thromboembolism Prophylaxis and Treatment in Patients With Cancer：ASCO Clinical Practice Guideline Update. J Clin Oncol. 2020，10；38（5）：496-520.

［34］FELDER S，RASMUSSEN M S，KING R，et al. Prolonged thromboprophylaxis with low molecular weight heparin for abdominal or pelvic surgery. Cochrane Database Syst Rev. 2019，3（3）：CD004318.

［35］BATES，S.M. et al. VTE，thrombophilia，antithrombotic therapy，and pregnancy：Antithrombotic

Therapy and Prevention of Thrombosis，9th ed：American College of Chest Physicians Evidence-Based Clinical Practice Guidelines．Chest 141，e691S－736S．

［36］American College of Obstetricians and Gynecologists'Committee on Practice Bulletins-Obstetrics．ACOG Practice Bulletin No．196：ThromboembolisminPregnancy．Obstet Gynecol．2018 Jul；132（1）：e1－e17．

［37］Royal College of Obstetricians and Gynaecologists．Reducing the risk of venous thromboembolism during pregnancy and the puerperium（Green-top Guideline No.37a）［EB/OL］．（2015-04）［2020-05-08］．https：//www.rcog.org.uk．

［38］Queensland Health．Queensland Clinical Guidelines（MN20.9-V7-R25）：Venous thromboembolism（VTE）prophylaxis in pregnancy and the puerperium［EB/OL］．（2020-03）［2020-08-25］．https：//www.health.qld.gov.au/qcg．

［39］中华医学会妇产科学分会产科学组．妊娠期及产褥期静脉血栓栓塞症预防和诊治专家共识．中华妇产科杂志，2021，56（4）：236－243．

［40］中国胸外科静脉血栓栓塞症研究组．中国胸部恶性肿瘤围手术期静脉血栓栓塞症预防与管理指南（2022版）［J］．中华外科杂志，2022，60（8）：721－731．

［41］KLAASSEN Z，ARORA K，GOLDBERG H，et al．Extended Venous Thromboembolism Prophylaxis after Radical Cystectomy：A Call for Adherence to Current Guidelines［J］．Journal of Urology，2018，199（4）：906－914．

［42］PRANDONI P，NOVENTA F，GHIRARDUZZI A，et al．The risk of recurrent venous thromboembolism after discontinuing anticoagulation in patients with acute proximal deep vein thrombosis or pulmonary embolism．A prospective cohort study in 1，626 Patients［J］．Haematologica，2007，92（2）：199－205．

［43］WENGER N K．Menopausal Hormone Therapy for the Primary Prevention of Chronic Conditions［J］．JAMA Cardiology，2018，3（2）：99．

［44］DOUKETIS J D，FOSTER G A，CROWTHER M A，et al．Clinical Risk Factors and Timing of Recurrent Venous Thromboembolism During the Initial 3 Months of Anticoagulant Therapy［J］．Archives of Internal Medicine，2000，160（22）：3431．

［45］FLANSBAUM B. Clinical Factors and Recurrent Venous Thrombotic Events［J］．JAMA,2005,294(12)：1489．

［46］MISMETTI P，LAPORTE S，PELLERIN O，et al．Effect of a Retrievable Inferior Vena Cava Filter Plus Anticoagulation vs Anticoagulation Alone on Risk of Recurrent Pulmonary Embolism［J］．JAMA，2015，313（16）：1627．

［47］HULL R D，HIRSH J，SACKETT D L，et al．Cost-Effectiveness of Primary and Secondary Prevention of Fatal Pulmonary Embolism in High-Risk Surgical Patients［J］．Survey of Anesthesiology，1983，27（5）：318－319．

［48］HUGHES M J，STEIN P D，MATTA F．Silent pulmonary embolism in patients with distal deep venous thrombosis：Systematic Review［J］．Thrombosis Research，2014，134（6）：1182－1185．

［49］KEARON C．Natural History of Venous Thromboembolism［J］．Circulation，2003，107（23）．

［50］LIEBER B A，HAN J，APPELBOOM G，et al. Association of Steroid Use with Deep Venous Thrombosis and Pulmonary Embolism in Neurosurgical Patients：A National Database Analysis［J］. World Neurosurgery，2016，89：126-132.

［51］CHUNG S-B，LEE S-H，KIM E S，et al. Incidence of Deep Vein Thrombosis After Spinal Cord Injury：A Prospective Study in 37 Consecutive Patients With Traumatic or Nontraumatic Spinal Cord Injury Treated by Mechanical Prophylaxis［J］. Journal of Trauma：Injury，Infection &amp；Critical Care，2011，71（4）：867-871.

［52］MACKIEWICZ-MILEWSKA M，JUNG S，KROSZCZYŃSKI A C，et al. Deep venous thrombosis in patients with chronic spinal cord Injury［J］. The Journal of Spinal Cord Medicine，2015，39（4）：400-404.

［53］QUINN T D，BROVMAN E Y，AGLIO L S，et al. Factors associated with an increased risk of perioperative cardiac arrest in emergent and elective craniotomy and spine Surgery［J］. Clinical Neurology and Neurosurgery，2017，161：6-13.

［54］SANSONE J M，DEL RIO A M，ANDERSON P A. The Prevalence of and Specific Risk Factors for Venous Thromboembolic Disease Following Elective Spine Surgery［J］. The Journal of Bone &amp；Joint Surgery，2010，92（2）：304-313.

［55］GOLDSCHMIDT N，LINETSKY E，SHALOM E，et al. High incidence of thromboembolism in patients with central nervous system Lymphoma［J］. Cancer，2003，98（6）：1239-1242.

［56］SEMRAD T J，O'DONNELL R，WUN T，et al. Epidemiology of venous thromboembolism in 9489 patients with malignant Glioma［J］. Journal of Neurosurgery，2007，106（4）：601-608.

［57］RUFF R L，POSNER J B. Incidence and treatment of peripheral venous thrombosis in patients with Glioma［J］. Annals of Neurology，1983，13（3）：334-336.

［58］AL MEGREN M，DE WIT C，AL QAHTANI M，et al. Management of venous thromboembolism in patients with Glioma［J］. Thrombosis Research，2017，156：105-108.

［59］SMITH T R，LALL R R，GRAHAM R B，et al. Venous thromboembolism in high grade glioma among surgical patients：Results from a single center over a 10 year Period［J］. Journal of Neuro-Oncology，2014，120（2）：347-352.

［60］GEEGANAGE C M，SPRIGG N，BATH M W，et al. Balance of Symptomatic Pulmonary Embolism and Symptomatic Intracerebral Hemorrhage with Low-dose Anticoagulation in Recent Ischemic Stroke：A Systematic Review and Meta-analysis of Randomized Controlled Trials［J］. Journal of Stroke and Cerebrovascular Diseases，2013，22（7）：1018-1027.

［61］RAY W Z，STROM R G，BLACKBURN S L，et al. Incidence of deep venous thrombosis after subarachnoid Hemorrhage［J］. Journal of Neurosurgery，2009，110（5）：1010-1014.

［62］ZHANG S，ZHAO H，LI H，et al. Decompressive craniectomy in hemorrhagic cerebral venous thrombosis：Clinicoradiological features and risk Factors［J］. Journal of Neurosurgery，2017，127（4）：709-715.

［63］GOLDSTEIN J N，FAZEN L E，WENDELL L，et al. Risk of Thromboembolism Following Acute Intracerebral Hemorrhage［J］. Neurocritical Care，2008，10（1）：28-34.

［64］STONE R H，BRESS A P，NUTESCU E A，et al．Upper-Extremity Deep-Vein Thrombosis［J］．Annals of Pharmacotherapy，2016，50（8）：637-644．

［65］FIELDS J M F，GOYAL M．Venothromboembolism［J］．Emergency medicine clinics of North America，2008，26（3）：649-83．

［66］MARTINELLI I，BATTAGLIOLI T，BUCCIARELLI P，et al．Risk Factors and Recurrence Rate of Primary Deep Vein Thrombosis of the Upper Extremities［J］．Circulation，2004，110（5）：566-570．

［67］MOSER K M．Is Embolic Risk Conditioned By Location of Deep Venous Thrombosis?［J］．Annals of Internal Medicine，1981，94（4_Part_1）：439．

［68］RIGHINI M，BOUNAMEAUX H．Clinical relevance of distal deep vein Thrombosis［J］．Current Opinion in Pulmonary Medicine，2008，14（5）：408-413．

［69］WANG X，ZHANG Y，FANG F，et al．Comparative efficacy and safety of pharmacological prophylaxis and intermittent pneumatic compression for prevention of venous thromboembolism in adult undergoing neurosurgery：A systematic review and network meta-Analysis［J］．Neurosurgical Review，2020，44（2）：721-729．

［70］FISCHER C R，WANG E，STEINMETZ L，et al．Prevalence of Risk Factors for Hospital-Acquired Venous Thromboembolism in Neurosurgery and Orthopedic Spine Surgery Patients［J］．International Journal of Spine Surgery，2020，14（1）：79-86．

［71］GREENBERG S M，ZIAI W C，CORDONNIER C，et al．2022 Guideline for the Management of Patients With Spontaneous Intracerebral Hemorrhage：A Guideline From the American Heart Association/American Stroke Association［J］．Stroke，2022．

［72］YABLON S A，ROCK W A，NICK T G，et al．Deep vein thrombosis：Prevalence and risk factors in rehabilitation admissions with brain Injury［J］．Neurology，2004，63（3）：485-491．

［73］ROLSTON J D，HAN S J，BLOCH O，et al．What clinical factors predict the incidence of deep venous thrombosis and pulmonary embolism in neurosurgical Patients?［J］．Journal of Neurosurgery，2014，121（4）：908-918．

［74］JONES T，UGALDE V，FRANKS P，et al．Venous Thromboembolism After Spinal Cord Injury：Incidence，Time Course，and Associated Risk Factors in 16，240 Adults and Children［J］．Archives of Physical Medicine and Rehabilitation，2005，86（12）：2240-2247．

［75］SALEHI OMRAN S，CHATTERJEE A，CHEN M L，et al．National Trends in Hospitalizations for Stroke Associated With Infective Endocarditis and Opioid Use Between 1993 and 2015［J］．Stroke，2019，50（3）：577-582．

［76］BEMBENEK J，KARLINSKI M，KOBAYASHI A，et al．Early Stroke-related deep venous thrombosis：Risk factors and influence on Outcome［J］．Journal of Thrombosis and Thrombolysis，2011，32（1）：96-102．

［77］SHERMAN D G，ALBERS G W，BLADIN C，et al．The efficacy and safety of enoxaparin versus unfractionated heparin for the prevention of venous thromboembolism after acute ischaemic stroke（PREVAIL Study）：An open-label randomised Comparison［J］．The Lancet，2007，369（9570）：1347-1355．

［78］OGATA T，YASAKA M，WAKUGAWA Y，et al．Deep venous thrombosis after acute intracerebral

Hemorrhage［J］. Journal of the Neurological Sciences，2008，272（1-2）：83-86.

［79］GRANT J D，WOLLER S，LEE E，et al. Diagnosis and management of upper extremity Deep-vein thrombosis in Adults［J］. Thrombosis and Haemostasis，2012，108（12）：1097-1108.

［80］TOSETTO A，IORIO A，MARCUCCI M，et al. Predicting disease recurrence in patients with previous unprovoked venous thromboembolism：A proposed prediction score（DASH）［J］. Journal of Thrombosis and Haemostasis，2012，10（6）：1019-1025.

第二篇
动脉血栓性疾病

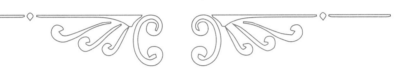

第四章

冠状动脉粥样硬化性心脏病

第一节 概　　述

冠状动脉性心脏病（简称冠心病）是一种最常见的心脏病，指因冠状动脉狭窄、供血不足而引起的心脏功能障碍和/或器质性病变，故又称缺血性心脏病（IHD）。导致冠状动脉狭窄的原因有很多，但冠状动脉粥样硬化是其最主要的病因（占95%～99%），因此，习惯上又把冠状动脉性心脏病称为冠状动脉粥样硬化性心脏病。

冠心病是全身动脉粥样硬化性疾病的一部分，其血栓形成多与粥样硬化斑块表面损伤、糜烂、破裂有关，故又称动脉粥样硬化血栓形成。冠状动脉内血栓形成是冠心病最严重的并发症之一，可导致心肌缺血加重、心肌梗死甚至猝死，给患者带来极大危害，是冠心病临床防治的重点。

1979年，世界卫生组织将冠心病分为5类，包括隐匿性或无症状型冠心病、心绞痛、心肌梗死、缺血性心肌病和猝死。近年来，随着对冠心病病理生理过程的进一步了解，趋向于根据发病特点和治疗原则不同分为两大类：①稳定型冠心病，包括稳定型心绞痛、隐匿性冠心病等；②急性冠脉综合征（ACS），根据ST段是否抬高又分为ST段抬高ACS和非ST段抬高ACS，前者主要指ST段抬高心肌梗死（STEMI），后者包括不稳定型心绞痛和非ST段抬高心肌梗死（NSTEMI）。

一、流行病学

根据全球疾病负担研究报告，1990—2019年间，全球IHD负担逐步上升。2019年IHD患病人数达1.97亿，死亡人数914万，伤残调整寿命年（DALYs）达1.82亿。得益于危险因素控制和二级预防措施，全球年龄标化的IHD发病率及死亡率呈下降趋势，但由于人口增长及老年化原因，IHD绝对患病及死亡人数仍不断增长。值得重视的是，包括中国在内的东亚、南亚及东南亚地区，年龄标化的IHD死亡率仍呈增长趋势。

根据《中国心血管健康与疾病报告2020》数据，大陆地区IHD现患人数约1139万，其中城市地区患病率为12.3‰，农村地区为8.1‰，城乡合计为10.2‰。《中国卫生健康统计年鉴（2019）》提供的数据表明，我国冠心病死亡率总体上呈现上升态势，2018年城市居民冠心病死亡率为120.18/10万，农村居民为128.24/10万，与2015年（110.67/10万、110.91/10万）相比均有所上升，农村冠心病死亡率高于城市，男性高于女性。

冠心病血栓形成的主要并发症之一——急性心肌梗死（AMI）的发病率在我国呈上升趋势。根据《中国心血管疾病报告2014》数据，我国心肌梗死现患病人数约250万人，死亡率总体亦呈现上升态势。2002年，城市和农村地区AMI死亡率分别为12/10万人和16.46/10万人，但到2018年已快速升高至78.47/10万人和62.33/10万人，其中农村地区近年AMI死亡率大幅超过城市平均水平。

China PEACE研究对2001—2011年13815例STEMI患者的住院数据进行了分析，结果显示，10年间STEMI住院率逐年上升，由2001年的3.5%增至2011年的16.4%，虽然直接经皮冠状动脉介入治疗（PCI）的数量显著增加，但接受再灌注治疗的患者比例并未提高，院内病死率亦无显著降低。

二、发生机制

冠状动脉内形成的血栓属于动脉血栓。冠心病患者由于冠状动脉斑块糜烂或破裂，血管内皮受损，胶原组织暴露。正常冠脉中血流速率非常快，高速流动的凝血因子无法直接黏附于内皮受损处，但血小板可由膜糖蛋白Ⅰb/Ⅸ经血管性血友病因子（vWF）介导黏附于内皮下胶原并发生持续活化，血小板膜糖蛋白Ⅱb/Ⅲa经纤维蛋白原介导发生血小板聚集，完成了第一相聚集（该过程可逆）。被激活的血小板释放血栓烷A_2与ADP，加速血小板聚集变形，最终形成白色血栓，完成第二相聚集（该过程不可逆）。血小板活化后暴露出含有大量凝血因子受体的磷脂表面，使凝血因子黏附在血小板磷脂表面发生相互作用，启动凝血过程。血小板黏附聚集形成的磷脂平台是冠状动脉血栓形成的基础，因此抗血小板治疗是冠状动脉血栓防治的最重要手段之一。

近年来，冠状动脉侵入性诊疗发展迅猛，带来了额外医源性血栓风险，其中最主要的是接触性血栓。接触性血栓是血液与身体以外的异物（如导管、导丝、球囊等）接触，在异物表面所形成的血栓。大多数类型血栓形成的触发点是内皮损伤后组织因子的表达，但接触性血栓的形成机制有所不同，其始动环节是从因子Ⅻ激活开始的。在接触性血栓的预防中，药物对凝血酶（因子Ⅱa）活性的抑制作用至关重要，如UFH有较强的凝血酶抑制作用，预防接触性血栓的能力很强，LMWH次之，而戊糖类药物则不具备抑制凝血酶的作用，因此，在冠状动脉介入治疗时须合用UFH或直接凝血酶抑制剂（如比伐芦定）等药物以防止接触性血栓形成。

第二节　稳定型冠心病的抗栓治疗

临床上，除ACS外的几乎全部临床表现均可归为稳定型冠心病，包括：①稳定型心绞痛或因冠状动脉病变导致的其他症状，如呼吸困难等；②以往有明确的冠状动脉病变及相应症状，经治疗后症状消失，需要长期随访；③虽为首发症状，但经临床判断已处于慢性期的临床表现。

稳定型冠心病的临床表现多样，主要与其发病机制不同有关，包括：①斑块引起的心外膜下冠状动脉狭窄或闭塞；②冠状动脉局灶性或弥漫性痉挛，可见于正常或病变节段；③微血管功能异常；④由于既往心肌坏死或心肌冬眠造成的左心室功能不全。上述机制可单独或联合产生作用。

稳定型冠心病患者的冠状动脉斑块多处于稳定期，因此，其心血管事件（主要由急性血栓所致）风险显著低于ACS患者。尽管如此，稳定型冠心病的年死亡率仍有1.2%～2.4%，其中心因性死亡率为0.6%～1.4%，非致死性心肌梗死（MI）发生率为0.6%～2.7%。

如前所述，由于冠心病的血栓主要为动脉血栓，故抗血小板治疗是预防稳定型冠心病患者血栓性事件的主要手段，抗凝治疗仅用于PCI围手术期。

一、稳定型冠心病患者的长期抗栓治疗

【推荐意见】

所有稳定型冠心病患者，推荐长期低剂量（75～100mg/d）阿司匹林治疗【1A】。

如阿司匹林禁忌或不能耐受，推荐氯吡格雷替代治疗【1B】。

高血压患者应在血压控制满意（≤150/90mmHg）的情况下服用阿司匹林【1B】。

心肌梗死后1～3年且合并至少2项缺血高危因素的稳定型冠心病患者，如能耐受DAPT且无出血高危因素，建议延长DAPT疗程【2A】。

既往无ACS、PCI或12个月内CABG史的稳定型冠心病患者，不建议DAPT【2B】。

1. **阿司匹林**　因性价比较高，阿司匹林是稳定型冠心病的首选抗血小板药物。基于以往随机对照研究结果的荟萃分析显示，75～150mg/d是阿司匹林治疗的最佳剂量；高剂量阿司匹林（300mg/d或更高）不能带来更多临床获益，反而显著增加胃肠道不良反应。

2. **P2Y12受体阻断剂**　CAPRIE研究表明，在稳定型冠心病患者中应用氯吡格雷与阿司匹林相比，显著减少缺血性脑卒中、MI或心血管死亡风险（5.32% vs 5.83%，$P = 0.043$），但其获益主要见于高危患者，如既往曾患周围动脉疾病（PAD）的患者、陈旧MI伴有PAD或脑卒中的患者。由于上述结果来自事后分析且对照治疗是不良反应更大的阿司匹林325mg/d，故目前无充分证据证明P2Y12受体抑制剂单药治疗优于阿司匹林，而仅作为二线用药适用于对阿司匹林不耐受的患者。新型P2Y12受体抑制剂（替格瑞洛和普拉格雷）的抗血小板作用强于氯吡格雷，但尚无临床证据表明其用于稳定患者的获益大于氯吡格雷。

3. **双联抗血小板治疗（DAPT）**　对于ACS急性期后经治疗稳定（1年以内）的患者以及接受经皮PCI的患者，DAPT（阿司匹林联合P2Y12受体阻断剂）是标准治疗。CHARISMA研究表明，对于稳定型冠心病患者或存在粥样硬化血栓高危因素的患者，DAPT并不能带来额外的益处，仅在事后分析中表明一些特定的高危患者（既往有过血栓事件，尤其是MI病史者）可从中获益。PEGASUS研究表明，对于MI病史1～3年且存在至少1项动脉粥样硬化性血栓危险因素的患者进行长期（中位时间33个月）DAPT（阿司匹林联合替格瑞洛），与单用阿司匹林相比可显著降低3年心血管死亡、MI或脑卒中的复合终点事件，但出血不良反应亦显著增加。对于稳定型冠心病行择期PCI的患者，其术后血栓风险与支架类型密切相关。裸金属支架（BMS）术后血管内皮愈合较快，晚期支架血栓风险较低。第一代药物洗脱支架（DES）术后常伴有血管愈合延迟、局部炎症、超敏反应等。荟萃分析表明，其晚期（＞30天）和极晚期（＞1年）支架血栓风险显著高于BMS术后，国内外均建议在DES术后接受DAPT至少1年。近年来，随着支架设计的改良（如采用生物相容性更好的支架材料和涂层药物、可降解涂层甚至无涂层等），DES术后晚期和极晚期血栓风险有所下降，但其最佳DAPT疗程目前仍有争议。一项荟萃分析（纳入10个随机对照临床研究，共32136例患者）显示，第二代DES术后超过6个月的DAPT与6个月DAPT相比，可减少支架血栓和MI风险，但同时出血风险增高，整体生存获益相当。

二、稳定型冠心病患者经皮冠状动脉介入治疗围手术期的抗栓治疗

【推荐意见】

择期PCI术前应给予氯吡格雷治疗，负荷量300mg，维持量75mg/d【1A】，未接受阿司匹林预治疗者应给予阿司匹林200～300mg顿服【1C】。

对于规律服用氯吡格雷5天以上的患者，择期PCI术前可不服用氯吡格雷负荷量【1A】。

替格瑞洛可考虑用于择期PCI的特定高风险患者（如支架内血栓史、左主干支架植入、慢性完全闭塞病变或分叉病变）【2C】。

血小板膜糖蛋白（GP）Ⅱb/Ⅲa受体抑制剂仅用于PCI术中紧急情况，如严重血栓负荷、无复流或血栓并发症等，不建议常规使用【2C】。

不推荐在择期PCI术前常规应用抗凝剂，PCI术后如无血栓高危因素，不推荐行抗凝治疗【1B】。

PCI术中应使用胃肠外抗凝药物【1A】。首选UFH 70～100U/kg静脉注射【1B】。如存在出血高危因素，可使用比伐芦定0.75mg/kg静脉注射，继以1.75mg/kg静脉滴注至术后，≤4小时【1B】。发生HIT的患者推荐使用比伐芦定【1A】。

【推荐意见说明】

稳定型冠心病患者行择期PCI，如已口服P2Y12受体阻断剂，不推荐常规应用GPⅡb/Ⅲa受体阻断剂，因其与安慰剂相比并无明显临床获益，且明显增加出血风险；仅当PCI术中出现严重血栓负荷、无复流或血栓并发症时考虑紧急应用GPⅡb/Ⅲa受体阻断剂。

所有接受PCI的患者均应给予抗凝治疗。UFH被广泛应用于PCI围手术期抗凝治疗已近30余年，迄今仍是我国PCI术中应用最多的、高效且可靠的一线抗凝药物，具有即刻起效、抗凝效果确切、廉价等优点，常用剂量为70～100U/kg静脉注射。REPLACE-2研究表明，稳定型冠心病PCI术中使用比伐芦定与UFH联用GPⅡb/Ⅲa受体阻断剂相比，疗效类似，出血发生率更低。STEEPLE研究表明，择期PCI术中一次性静脉注射依诺肝素0.5mg/kg或0.75mg/kg是简单、安全、有效的抗凝方案，与UFH相比可显著减少出血发生率。

三、稳定型冠心病患者经皮冠状动脉介入治疗术后双联抗血小板治疗

【推荐意见】

接受PCI者，推荐在阿司匹林基础上加用氯吡格雷的DAPT【1A】。

接受DAPT者，推荐阿司匹林剂量为75～100mg/d【1B】。

裸金属支架（BMS）术后，推荐DAPT至少1个月【1A】；新一代药物洗脱支架（DES）术后，推荐DAPT 6个月【1B】；药物洗脱球囊治疗术后，推荐DAPT 1～3个月【2B】；生物可吸收支架术后，推荐DAPT至少12个月【2C】。

对于缺血风险较高而出血风险较低者，可考虑在阿司匹林基础上合用小剂量利伐沙班长期治疗【2B】。

稳定型冠心病患者DES术后，如存在严重出血风险或显著出血征象，建议在3个月后停用P2Y12受体阻断剂【2C】；对进行3个月DAPT存在安全问题的稳定型冠心病患者，可考虑1个月DAPT【2B】。

新一代DES术后的缺血高危患者，可考虑1～3个月DAPT后使用P2Y12受体阻断剂（替格瑞洛或氯吡格雷）单药治疗【2B】。

【推荐意见说明】

1. 血栓风险评估可参考表4-1。

表4-1　PCI后血栓事件风险评估

高血栓风险	中血栓风险
复杂CAD且满足至少1条标准	**非复杂CAD且满足至少1条标准**
风险增强因素	
需要药物治疗的糖尿病	需要药物治疗的糖尿病
反复MI史	反复MI史
多支血管CAD	多血管疾病（CAD＋PAD）
多血管疾病（CAD＋PAD）	CKD且eGFR 15～59ml/（min·1.73m^2）
早发（年龄＜45岁）或快速进展（2年内出现新病变）CAD	
伴随的全身性炎症性疾病（如人类免疫缺陷病毒感染、系统性红斑狼疮、慢性关节炎）	
CKD且eGFR 15～59ml/（min·1.73m^2）	
手术因素	
至少植入3枚支架	
至少治疗3处病变	
支架总长度＞60mm	
复杂血运重建史（左主干，分叉病变植入≥2枚支架，慢性完全闭塞性病变，仅存血管植入支架）	
接受抗血小板治疗基础上有支架内血栓病史	

注：复杂CAD由医生自己判断。

2. 出血风险评估可参考以下标准

（1）PRECISE-DAPT评分≥25分：PRECISE-DAPT协作组研究纳入14963例PCI治疗的CAD患者，并生成了用于接受DAPT的患者院外出血风险评估的五项预测算法，即PRECISE-DAPT评分。对于PRECISE-DAPT评分≥25分的患者，建议选择3～6个月的DAPT以降低出血风险；而评分＜25的患者，建议选择标准或延长的DAPT疗程（12～24个月），不增加出血风险且明显降低了缺血复合终点事件（定义为支架血栓形成、脑卒中、靶血管血运重建）。

（2）学术研究联合会高出血风险工作组（ARC-HBR）标准：学术研究联合会高出血风险工作组通过回顾文献，提出判断PCI后高出血风险的14条主要标准和6条次要标准（详见表4-2），其中符合1条主要标准或至少2条次要标准者定义为高出血风险PCI患者（1年BARC 3-5型大出血风险＞4%或颅内出血风险＞1%），可供临床决策参考。

表4-2 ARC-HBR定义的PCI高出血风险标准

主要标准	次要标准
预期长期使用OAC	年龄≥75岁
严重或终末期慢性肾病（eGFR＜30ml/min）	中度慢性肾病（eGFR 30～59ml/min）
血红蛋白＜110g/L	男性血红蛋白110～129g/L，女性血红蛋白110～119g/L
6个月内发生过需要住院或输血治疗的自发性出血，或任意时间的复发出血	过去12个月内需要住院或输血的自发性出血，但未达到主要标准
中重度基线血小板减少（血小板计数＜100×10⁹/L）	长期使用非甾体抗炎药或类固醇
慢性出血倾向	
肝硬化伴门静脉高压	
12个月内诊断和/或需要治疗的恶性肿瘤（除外非黑色素瘤皮肤癌）	
既往自发性颅内出血（任何时间）； 或12个月内的创伤性颅内出血； 或脑血管畸形； 或6个月内的中重度缺血性脑卒中	任何时间发生的缺血性脑卒中，未达到主要标准
接受DAPT期间不能延期的大手术	
PCI术前30天内进行过大手术或遭受大的创伤	

注：ARC-HBR，学术研究联合会高出血风险工作组。

3. **阿司匹林加小剂量利伐沙班长期治疗** 仅适用于中、高危缺血风险且无高出血风险的患者，利伐沙班的剂量为2.5mg，2次/天。COMPASS研究入选27395例稳定型动脉粥样硬化性血管疾病患者，随机接受利伐沙班（2.5mg，2次/天）联合阿司匹林（100mg/d）、利伐沙班（5mg，2次/天）或阿司匹林（100mg）长期治疗，中位随访时间23个月，结果表明，利伐沙班联合阿司匹林组主要终点（心血管死亡、MI或脑卒中）风险显著低于阿司匹林单药治疗组（4.1% vs 5.4%，$P＜0.001$），但主要出血事件风险显著增加（3.1% vs 1.9%，$P＜0.001$），两组颅内或致命性出血风险无显著差异。

4. **P2Y12受体阻断剂单药长期治疗** SMART-CHOICE和STOPDAPT-2研究表明，新一代DES术后予1个月DAPT切换至氯吡格雷维持量（75mg/d）长期治疗至PCI术后12个月，与标准12个月DAPT相比不增加缺血事件风险，而出血事件风险显著降低。鉴于P2Y12受体阻断剂单药长期治疗的获益主要来自出血事件的风险降低，故可考虑用于出血风险较高而又需要维持一定抗血小板强度的患者。此外，对于12个月以后是否可长期P2Y12受体阻断剂单药治疗，目前并无证据。

第三节 急性冠脉综合征的抗栓治疗

ACS特指冠心病中急性发病的临床类型，其主要病理生理机制为内膜损伤、斑块破裂导致的急性血栓形成，若血栓为闭塞性的，则可造成STEMI，若为非闭塞性的，则造成非ST段抬高ACS（NSTE-ACS）。其他机制还包括：①由于斑块破裂、糜烂等因素造成血管痉挛，可单独存在或与血栓并存，导致变异型心绞痛、不稳定型心绞痛或NSTEMI；②不稳定斑块因脂质浸润迅速增大或滋养血管破裂致斑块下血肿，可加重管腔狭窄导致不稳定型心绞痛。

一、非ST段抬高急性冠脉综合征的抗栓治疗

1. 抗血小板治疗

（1）NSTE-ACS患者的初始抗血小板治疗

【推荐意见】

以往未接受治疗者，推荐尽早给予阿司匹林200～300mg（平片）嚼服，维持量75～100mg/d（肠溶片）长期治疗【1A】。

无论何种治疗策略，确诊后推荐尽早在阿司匹林基础上使用一种P2Y12受体阻断剂【1A】：替格瑞洛（负荷量180mg，维持量90mg，2次/天）或氯吡格雷（负荷量300～600mg，维持量75mg/d）【1B】。P2Y12受体阻断剂的选择应权衡缺血和出血风险【1A】。不推荐在冠状动脉解剖不明确的情况下常规使用GPⅡb/Ⅲa受体阻断剂【1A】，仅在PCI术中出现血栓并发症等紧急情况时建议使用【2C】。

（2）NSTE-ACS患者的二级预防抗血小板治疗

【推荐意见】

如无禁忌证，所有患者均应无限期服用阿司匹林（推荐剂量为75～100mg/d）【1B】。

无论何种治疗策略（DES/BMS术后或未行PCI），均推荐在阿司匹林基础上给予P2Y12受体阻断剂（替格瑞洛或氯吡格雷）治疗至少12个月【1B】。

合并缺血高危因素者，如能耐受DAPT且无出血并发症或出血高危因素，建议DAPT应用＞12个月【2A】。

DES术后，如存在严重出血风险或显著出血征象，在6个月后建议停用P2Y12受体阻断剂治疗【2C】。

冠状动脉支架植入术后，如12个月内未发生缺血或出血事件，可参考DAPT评分决定是否延长DAPT疗程，其中评分≥2分者建议延长DAPT的疗程【2C】。

对于行支架植入术并接受DAPT的患者，应权衡缺血和出血风险，可考虑在3～6个月后停用阿司匹林，保留P2Y12受体阻断剂单药治疗【2B】。

在PCI时代前完成的临床研究表明，NSTE-ACS患者长期服用阿司匹林可使主要心血管事件风险降低46%。CURRENT-OASIS 7研究证实，在接受PCI的NSTE-ACS和STEMI患者中，使用高剂量（300～325mg/d）阿司匹林与低剂量（75～100mg/d）相比，并未带来缺血风险的降低，而胃肠道出血风险显著增加。因此，推荐NSTE-ACS患者如无禁忌证，无论是否行PCI均应接受低剂量阿司匹林长期治疗。

CURE研究表明，在阿司匹林基础上加用氯吡格雷的DAPT 9～12个月可显著降低心脑血管缺血事件。PLATO研究入选11080例缺血风险中到高危的NSTE-ACS患者，其中46%接受PCI，5%接受CABG，48.4%未行血运重建。结果表明，与氯吡格雷相比，替格瑞洛显著降低心血管事件复合终点（10.0% vs 12.3%，$P=0.001$）及全因死亡率（4.3% vs 5.8%，$P=0.002$），两组总体出血风险相似，但替格瑞洛组PLATO定义的主要出血事件发生率高于氯吡格雷组（4.8% vs 3.8%，$P=0.0139$），致死性出血无差异；中高危NSTE-ACS患者无论是否进行血运重建，使用替格瑞洛均可获益。因此，缺血中高危的NSTE-ACS患者，推荐使用替格瑞洛，缺血低危、出血风险较高或替格瑞洛不可获得时，可用氯吡格雷。

CURE和CREDO等研究证实，NSTE-ACS患者无论是否行血运重建治疗，在阿司匹林基础上接受氯吡格雷治疗12个月，与治疗1个月相比均可显著减少心脑缺血事件发生率，因此，多数指南均建议NSTE-ACS患者应接受12个月的DAPT。目前对于DAPT的最佳疗程还有争议，一项荟萃分析（纳入10

项随机对照研究，32287例患者）表明，缩短DAPT疗程（3～6个月）与12个月的标准疗程相比，可减少主要出血风险（$OR=0.58$，$95\% CI$: $0.36～0.92$，$P=0.02$），缺血事件和支架血栓风险轻度增高但差异无统计学意义；而延长DAPT疗程（>12个月）则可进一步降低MI（$OR=0.53$，$95\% CI$: $0.42～0.66$，$P=0.001$）和支架血栓风险（$OR=0.33$，$95\% CI$: $0.21～0.51$，$P=0.001$），但主要出血（$OR=1.62$，$95\% CI$: $1.26～2.09$，$P=0.001$）和全因死亡风险增加（$OR=1.30$，$95\% CI$: $1.02～1.66$，$P=0.03$）。因此，目前仍推荐NSTE-ACS患者接受12个月的DAPT，根据患者的缺血和出血风险，可适当缩短或延长DAPT疗程。近年发表的TWILIGHT、TICO等研究表明，合并缺血高危因素的患者在3个月阿司匹林＋替格瑞洛DAPT后切换至替格瑞洛单药治疗9个月，与标准12个月DAPT相比，不增加缺血事件风险，而临床出血事件显著减少。

AUITY timing研究及EARLY-ACS研究比较了中高危NSTE-ACS患者常规上游使用GP Ⅱb/Ⅲa受体阻断剂与造影后临时加用GP Ⅱb/Ⅲa受体阻断剂两种策略的疗效和安全性，结果表明，上游常规使用GP Ⅱb/Ⅲa受体阻断剂在减少缺血事件方面并无优势，但出血风险显著增高。因此，推荐在造影明确血管解剖后再决定是否使用GP Ⅱb/Ⅲa受体阻断剂。对于服用替格瑞洛的患者，GP Ⅱb/Ⅲa受体阻断剂仅限于在紧急情况下应用。

2. 抗凝治疗

（1）NSTE-ACS患者的初始抗凝治疗

【推荐意见】

确诊后即应在抗血小板治疗基础上给予一种胃肠外抗凝药物治疗【1B】。

推荐使用磺达肝癸钠，2.5mg，皮下注射，1次/天，住院期间持续≤8天或至PCI结束【1B】。

依诺肝素，1mg/kg，皮下注射，1次/12小时（肾小球滤过率<30ml/min者，1mg/kg，1次/天）；住院期间持续（≤8天）或至PCI结束【1B】。

UFH，如不接受早期冠脉造影，推荐初始剂量60～70U/kg（最大剂量≤4000U），静脉注射，继以12U/（kg·h）持续静脉滴注（最大剂量≤1000U/h），持续≤48小时或至PCI结束；如拟行早期PCI，初始剂量70～100U/kg（与GPⅡb/Ⅲa受体阻断剂合用时为50～70U/kg），静脉注射【1B】。

（2）NSTE-ACS患者PCI术中抗凝治疗推荐

【推荐意见】

PCI术中应接受以下一种抗凝治疗方案：如未接受初始抗凝治疗，推荐给予UFH70～100U/kg（与GPⅡb/Ⅲa受体阻断剂合用时50～70U/kg）【1C】；如已接受初始UFH治疗，可根据APTT（正常值的1.5～2.5倍）或ACT（250～350秒，与GPⅡb/Ⅲa受体阻断剂合用时200～250秒）监测调整剂量【1B】；推荐比伐芦定0.75mg/kg弹丸注射，1.75mg/（kg·h）持续静脉滴注，至PCI结束后3～4小时，优于UFH合用GPⅡb/Ⅲa受体阻断剂【1B】；如PCI术前已接受磺达肝癸钠治疗，术中推荐给予UFH70～85U/kg（与GPⅡb/Ⅲa受体阻断剂合用时50～60U/kg）弹丸注射【1B】；如PCI术前已接受依诺肝素皮下注射预治疗，术中建议采用依诺肝素【2B】。

不推荐交叉使用UFH和LMWH【1B】。

PCI术后建议停用抗凝药物，除非存在适应证【2C】。

UFH剂量具有较大的个体差异，推荐起始冲击量60～70U/kg静注，最大不超过5000U，继以12～15U/kg持续静脉滴注，最大剂量不超过1000U。UFH使用过程中需监测，APTT目标值为50～75秒或正常上限的1.5～2.5倍。PCI术中应用UFH剂量为70～100U/kg（合用GPⅡb/Ⅲa受体阻断剂时为50～70U/kg），维持ACT在250～350秒（合用GPⅡb/Ⅲa受体阻断剂时为200～300秒）。除非存在适应证，PCI术后应停用UFH，因其出血风险远高于其他治疗方案。

LMWH的量效关系优于UFH。依诺肝素剂量为1mg/kg，每天2次皮下注射，肾功能不全者［eGFR＜30ml/（min·1.73m²）］1mg/kg，每天1次，皮下注射。除eGFR 15～30ml/（min·1.73m²）及体重＞100kg的患者外，使用过程中不需常规监测抗因子Ⅹa活性。PCI进行时如距依诺肝素皮下注射＜8小时，则不需要额外增加依诺肝素，如超过8小时，应给予补充剂量的依诺肝素0.3mg/kg，静脉注射。根据SYNERGY研究的结果，PCI术中不建议交叉应用UFH和LMWH。一项荟萃分析（纳入23个随机对照研究共30966例患者）表明，PCI术中应用LMWH的疗效和安全性均优于UFH，可减少死亡、MI及主要出血风险分别达34%、25%及20%。

磺达肝癸钠半衰期长达17小时，可每天1次皮下给药，2.5mg/次，无须监测和调整剂量，但eGFR＜20ml/（min·1.73m²）者禁用。OASIS-5研究了随机接受磺达肝癸钠或依诺肝素治疗的20078例NSTE-ACS患者，结果表明，接受磺达肝癸钠治疗者主要出血风险降低48%，30天死亡风险降低17%。OASIS-5研究的PCI亚组（共6239例）分析表明，术中应用磺达肝癸钠降低主要出血风险（包括穿刺部位出血）55%，导管内血栓发生率增高（0.9% vs 0.4%，$P<0.001$），但可通过经验性肝素注射预防。一项纳入40616例NSTE-ACS患者的注册研究表明，与LMWH相比，磺达肝癸钠可降低住院期间死亡和出血风险。综上所述，除非患者需要立即行冠脉造影，磺达肝癸钠在NSTE-ACS治疗中具有较好的效果和安全性，是首选的抗凝药物。

ACUITY研究入选13819例中、高危NSTE-ACS患者，随机接受比伐芦定（在紧急情况下使用GPⅡb/Ⅲa受体阻断剂）、肝素（UFH或LMWH）合用GPⅡb/Ⅲa受体阻断剂或比伐芦定合用GPⅡb/Ⅲa受体阻断剂治疗，结果表明，比伐芦定组缺血事件风险与另两组相当，但主要出血风险显著降低。另一项随机对照研究ISAR-REACT 4也得出了一致的结果。需注意的是，在PCI前未经氯吡格雷预治疗的患者，比伐芦定组缺血事件风险增高，可能与术后比伐芦定过早停药而抗血小板治疗未完全起效造成的抗栓治疗空窗期有关。因此，PCI术中如使用比伐芦定，应予P2Y12受体阻断剂负荷剂量预治疗，或根据BRIGHT、EUROMAX及MATRIX等临床研究的经验，延长高剂量比伐芦定静脉滴注至PCI术后3～4小时。

ATLAS ACS 2-TIMI 51研究表明，近期发生ACS的患者，在标准抗血小板治疗基础上加用小剂量利伐沙班（2.5mg，2次/天或5mg，2次/天），可显著降低缺血复合终点事件（心血管死亡、MI或脑卒中）的发生率（8.9%和10.7%，$HR=0.84$，95% CI：0.74～0.96，$P=0.008$），其中利伐沙班2.5mg组与对照组相比还可显著降低心血管死亡（2.7%和4.1%，$P=0.002$）和全因死亡风险（2.9%和4.5%，$P=0.002$），且致死性出血风险低于利伐沙班5mg组（0.1%和0.4%，$P=0.04$）。在ATLAS ACS 2-TIMI 51研究中，约93%的患者应用了噻吩吡啶类药物（包括氯吡格雷和噻氯匹定），利伐沙班与出血风险更高的新型P2Y12受体阻断剂合用的安全性未得到充分评价。在APPRAISE-2研究中，在阿司匹林或DAPT基础上合用高剂量阿哌沙班治疗极高危ACS患者未获得与TIMI 51研究类似的疗效。

二、ST段抬高心肌梗死患者的抗栓治疗

1. STEMI患者初始抗血小板治疗

【推荐意见】

所有无禁忌证的患者均推荐尽早开始阿司匹林治疗，首剂嚼服200～300mg（平片），维持量

75～100mg/d，长期服用【1A】。

所有无禁忌证的患者推荐在阿司匹林基础上合用一种P2Y12受体阻断剂【1A】，首选替格瑞洛（负荷量180mg，维持量90mg，2次/天），替格瑞洛禁忌或无法获得时使用氯吡格雷（负荷量600mg，维持量75mg/天）【1B】。

推荐在首次医疗接触时即给予P2Y12受体阻断剂【1B】。

长期口服氯吡格雷者推荐再次给予P2Y12受体阻断剂负荷量治疗【1B】。

2. STEMI患者直接PCI辅助抗栓治疗

【推荐意见】

所有直接PCI患者，推荐尽早（或直接PCI时）给予P2Y12受体阻断剂负荷量治疗（替格瑞洛180mg或氯吡格雷600mg）；所有直接PCI的患者，推荐在抗血小板治疗基础上合用一种胃肠外抗凝药物【1A】，抗凝药物的选择需权衡缺血和出血风险【1C】。

使用UFH，在无GPⅡb/Ⅲa受体阻断剂使用计划时，推荐剂量为70～100U/kg；与GPⅡb/Ⅲa受体阻断剂合用时剂量为50～70U/kg【1A】。无论之前是否接受UFH初始治疗，均可使用比伐芦定，0.75mg/kg弹丸注射，1.75mg/（kg·h）维持静脉滴注，至PCI术后3～4小时【1B】。出血高危或HIT患者推荐使用比伐芦定替代UFH【1A】。

不推荐磺达肝癸钠用于直接PCI【1B】。

建议GPⅡa/Ⅲb受体阻断剂在PCI术中紧急情况下、无复流或血栓并发症时临时应用【2C】，但血栓高危且需转运行直接PCI的患者可考虑上游应用GPⅡa/Ⅲb受体阻断剂【2B】。

药效学研究表明，在STEMI患者中，口服抗血小板药物吸收受到影响，且起效时间较健康人明显延迟，因此STEMI患者如拟行直接PCI治疗，应尽早给予口服负荷剂量的抗血小板治疗，包括阿司匹林和P2Y12受体阻断剂。ATLANTIC研究显示，院前尽早给予负荷剂量替格瑞洛，与院内给药相比，可显著降低PCI术后24小时内（0和0.8%，$P = 0.008$）及30天内（0.2%和1.2%，$P = 0.02$）的支架血栓风险，且不增加出血风险，但对PCI术前心肌梗死溶栓（Throm bolysis in myocardial infarction，TIMI）血流及心电图ST段回落并无显著改善。

所有无禁忌证的患者推荐在首次医疗接触时给予阿司匹林200～300mg嚼服，以尽快抑制血栓烷A_2引起的血小板活化，继以维持量75～100mg/d，终身服用。

首选替格瑞洛或普拉格雷，但后者未在中国上市。与氯吡格雷相比，替格瑞洛作用更强、起效更快，且作用可逆。PLATO研究证实，在ACS患者中应用替格瑞洛（负荷量180mg，维持量90mg，2次/天），与氯吡格雷相比可显著减少复合终点事件（心血管死亡、非致死性MI及脑卒中）的发生率。PLATO研究STEMI亚组纳入STEMI患者8430例，其中替格瑞洛组4201例，氯吡格雷组4229例，多数患者接受再灌注治疗，结果显示，替格瑞洛较氯吡格雷降低心血管事件复合终点风险（9.3%和11.0%，$P = 0.02$），其结果与PLATO研究整体结果一致。MOJITO研究证实，在STEMI患者中将替格瑞洛碾碎服用较整片服用能更快产生抑制血小板聚集的效果，且并不影响替格瑞洛的安全性。美国食品药品管理局和欧洲药物管理局已批准替格瑞洛碾碎后冲服或鼻胃管给药，用于无法整片吞服的患者。替格瑞洛可引起出血风险增加，不能用于既往出血性脑卒中或中、重度肝疾病的患者。此外，替格瑞洛可引起呼吸困难、无症状性心动过缓等不良反应，但多可耐受，未观察到严重后果，仅少数患者需停药或减量。当替格瑞洛禁忌或不可获得时，可给予氯吡格雷。根据OASIS 7-CURRENT研究结果，推荐给予氯吡格雷600mg负荷量，效果优于300mg负荷量。当患者存在出血高危因素或严重贫血时，所有P2Y12受体阻断剂均应慎用。

早年研究表明，如未服用负荷剂量的噻吩吡啶类药物且术中采用UFH抗凝，直接PCI常规应用GP Ⅱb/Ⅲa受体阻断剂（多为阿昔单抗）可显著降低近期和远期死亡率。FINESSE研究表明，与导管室用药相比，首次医疗接触时上游应用阿昔单抗并不能改善临床终点事件，反而导致出血增加。ON-TIME-2研究表明，与导管室用药相比，入院前上游应用替罗非班可提高ST段回落比例，并降低复合临床终点事件（死亡、再梗死、紧急血运重建及血栓急救）发生率，但不清楚其获益来自上游用药还是下游用药、常规还是按需用药。HORIZONS-AMI研究表明，与单用比伐芦定相比，在UFH基础上常规合用GP Ⅱb/Ⅲa受体阻断剂方案的死亡和出血风险均明显增加。BRAVE-3研究表明，在600mg氯吡格雷负荷量基础上常规应用阿昔单抗并不能减少梗死面积。根据上述证据，上游常规应用GP Ⅱb/Ⅲa受体阻断能否获益尚有较大争议，建议仅在术中出现血栓并发症、无复流/慢血流时，临时应用GP Ⅱa/Ⅲb受体阻断剂。

3. STEMI患者的抗凝治疗

（1）UFH：预防术中接触性血栓最常用的抗凝药物，推荐剂量为70～100U/kg；当与GP Ⅱb/Ⅲa受体阻断剂合用时，应减量至50～60U/kg。

（2）LMWH：有非随机对照研究显示，与UFH相比，直接PCI围手术期应用依诺肝素（0.5mg/kg，继以皮下注射）可明显获益。随机对照ATOLL研究显示，依诺肝素与UFH相比可使30天主要终点事件（死亡、MI并发症、手术失败及主要出血）风险降低17%（$P=0.063$）。对ATOLL研究的符合方案集病例（占全部病例数的87%）进行分析发现，依诺肝素显著减少主要终点事件（$P=0.012$）、死亡（$P=0.003$）及严重出血（$P=0.05$）风险。

（3）比伐芦定：是一种直接凝血酶抑制剂，不仅能结合血浆中游离状态的凝血酶，还可与血凝块中的凝血酶结合，半衰期短（25分钟）、量效关系明确、作用可逆，还可抑制凝血酶引起的血小板激活，不与血小板第4因子结合，不会诱发血小板减少症。常用剂量为0.75mg/kg冲击量静脉注射，PCI术中以1.75mg/（kg·h）维持静脉滴注。多中心HORIZONS-AMI研究显示，与UFH联合GP Ⅱb/Ⅲa受体阻断剂相比，STEMI患者直接PCI术中应用比伐芦定可显著减少30天净临床不良事件（Net adverse clinical event，NACE），主要获益来自死亡和出血的减少。多中心EUROMAX研究发现，在大量使用新型P2Y12受体阻断剂及桡动脉入路的情况下，对急性心肌梗死患者急救车给予比伐芦定直至直接PCI术后，与UFH合用或不合用GP Ⅱb/Ⅲa受体阻断剂相比，可显著减少30天死亡与主要出血的联合终点事件风险。单中心HEAT PPCI研究发现，与单用UFH相比，STEMI患者直接PCI围手术期单用比伐芦定并不减少出血风险，反而显著增加缺血事件风险，主要原因为急性支架内血栓发生率显著增高。多中心BRIGHT研究随机比较了比伐芦定、UFH、UFH联合替罗非班3种方案的疗效和安全性，结果表明，比伐芦定治疗与其他两种方案相比，30天的主要心血管不良事件（MACE）风险分别降低33%和48%，主要获益来自出血风险的降低。上述研究的数据表明，在PCI术后立即停用比伐芦定或仅予低剂量［（0.25mg/（kg·h）］维持静脉滴注，可导致早期急性支架内血栓风险显著增高，可能与STEMI患者中P2Y12受体阻断剂起效延迟，而比伐芦定半衰期又较短，过早停用比伐芦定可导致抗栓治疗的空窗期有关。在BRIGHT研究中，比伐芦定组所有患者均在术后接受PCI剂量［1.75mg/（kg·h）］的比伐芦定维持静脉滴注至少0.5小时（中位时间3小时），其急性支架血栓发生率与肝素组、肝素联合替罗非班组无差别。EUROMAX研究和另一多中心随机MATRIX研究的亚组分析亦证实，术后接受PCI剂量［1.75mg/（kg·h）］的比伐芦定维持静脉滴注与低剂量［0.25mg/（kg·h）］相比，可显著降低急性支架血栓发生率。

（4）戊糖：OASIS-6研究表明，STEMI患者直接PCI围手术期单独应用磺达肝癸钠可能带来潜在危害，主要原因是导管内血栓显著增高。如需使用磺达肝癸钠，则应同时合用拮抗凝血酶活性较强的药物（如UFH或依诺肝素）。

三、ST段抬高心肌梗死未接受再灌注治疗患者的抗凝治疗

【推荐意见】

未接受再灌注治疗（包括直接PCI和溶栓）的患者，推荐接受以下一种胃肠外抗凝药物治疗【1B】。

依诺肝素30mg静脉注射，15分钟后予1mg/kg皮下注射，1次/12小时，≤8天，首两剂总剂量≤100mg，根据年龄和肾功能调整剂量。

磺达肝癸钠2.5mg静脉注射，继以2.5mg皮下注射，1次/天，≤8天。

UFH 60U/kg弹丸注射（≤4000U），继以12U/（kg·h）（≤1000U/h）维持静脉滴注24～48小时，监测APTT保持在基线值的1.5～2.0倍。

四、ST段抬高心肌梗死患者的溶栓治疗

【推荐意见】

发病≤12小时且无法在FMC 120分钟内接受直接PCI的患者，如无禁忌证，推荐行溶栓治疗【1A】。发病≤3小时且无法在FMC 60分钟内接受直接PCI的患者，如无禁忌证，也可考虑行溶栓治疗【2B】。

推荐使用纤维蛋白特异性溶栓药（如阿替普酶、瑞替普酶、尿激酶原等），优于链激酶、尿激酶等非纤维蛋白特异性溶栓药【1B】。

如有条件，溶栓治疗可在院前进行，建议首选采用单次注射用法的溶栓药【2A】。

溶栓同时推荐使用阿司匹林，负荷量200～300mg嚼服（平片），维持量75～100mg/d【1A】。

推荐在阿司匹林基础上使用氯吡格雷（年龄≤75（岁者给予负荷量300mg，年龄＞75岁者不给负荷量）【1A】，≥14天【1A】，最好达12个月【1C】。

所有溶栓患者均推荐接受一种胃肠外抗凝药物治疗，治疗方案同未接受再灌注治疗的患者【1A】。

【推荐意见说明】

（1）溶栓治疗的适应证和时间窗：大量研究表明，对于不能早期行直接PCI的患者，尽早给予溶栓治疗可带来明显生存获益，发病6小时以内，大约每治疗1000例患者可减少30例早期死亡，并且越高危的患者获益越明显，其中包括75岁以上的高龄患者。发病12小时内无禁忌证的STEMI患者，如果不能在首次医疗接触（FMC）120分钟内接受直接PCI或预计溶栓后90分钟内不能接受直接PCI，均应尽早行溶栓治疗。PRAGUE-2等研究表明，对于发病2小时内的STEMI患者，早期溶栓与转运行PCI的临床获益是相同的。既往ASSENT-4、FINESSE等研究评价在PCI前行溶栓易化的疗效，但均因出血发生率过高而得出阴性结论，可能与溶栓与PCI间隔时间过短、溶栓药用量较大、常规合用GP Ⅱb/Ⅲa受体阻断剂等因素有关。STREAM研究入选发病不超过3小时且不能在1小时内接受直接PCI的患者，按1∶1随机分组，一组进行院前替奈普酶溶栓治疗及后续冠脉造影，另一组接受直接PCI治疗，结果表明，两组30天复合终点事件（死亡、休克、充血性心力衰竭及再梗死）发生率无差别（溶栓组12.4%和PCI组

14.3%，$P=0.21$），但溶栓组颅内出血风险明显增加（1.0% vs 0.2%，$P=0.04$）。国内进行的尿激酶原研究将发病不超过6小时且不能在90分钟内接受PCI的患者随机分为两组，分别接受直接PCI和先尿激酶原溶栓后PCI的序贯治疗，发现先溶栓后PCI序贯治疗可获得较高的早期血管再通率，1年不良心脏事件风险亦有所降低（7% vs 14%，$P=0.235$）。

（2）溶栓治疗的禁忌证：绝对禁忌证：既往脑出血病史或任何时间原因不明的脑卒中、6个月内的缺血性脑卒中、中枢神经系统损伤、肿瘤或脑血管畸形、近期严重创伤、大外科手术或头部损伤3周内、1个月内的胃肠道出血、已知出血性疾病（月经除外）、主动脉夹层、24小时的深部穿刺（如肝活检、腰椎穿刺等）。

相对禁忌证：6个月内一过性脑缺血发作，口服抗凝药治疗，妊娠期或分娩后1周内，顽固性高血压（收缩压＞180mmHg或舒张压＞110mmHg），进展性肝疾病，感染性心内膜炎，活动性消化性溃疡，长时间或创伤性心肺复苏。

（3）溶栓药的选择：目前主张使用特异性纤溶酶原激活剂进行溶栓治疗。GUSTO研究表明，组织型纤溶酶原激活剂（t-PA）与链激酶相比，每治疗1000人可减少10例死亡，但增加3例脑卒中。t-PA的衍生物瑞替普酶（rt-PA）采用双次弹丸注射，与加速法应用t-PA相比无明显获益，但使用更方便。替奈普酶（TNK-tPA）根据体重给予单剂量弹丸注射，与加速法t-PA治疗相比，在减少30天死亡率方面疗效相当，但可显著减少非颅内出血及输血发生率。采用弹丸注射用法的溶栓药使用方便，尤其适合院前溶栓。

（4）溶栓患者的辅助抗栓治疗

1）抗血小板治疗：CLARITY-TIMI 28和COMMIT/CCS-2研究表明，对于75岁以下STEMI患者，溶栓时给予氯吡格雷和阿司匹林的DAPT较单用阿司匹林可显著降低心血管事件发生率。TREAT研究比较了溶栓后早期应用氯吡格雷或替格瑞洛的疗效和安全性，但无论30天还是1年的结果，替格瑞洛与氯吡格雷相同，既未明显改善心脑血管缺血事件风险，也未增加严重出血风险，两者具有相同的有效性和安全性。溶栓时应用GP Ⅱb/Ⅲa受体阻断剂是否有临床益处尚不清楚。GRACIA-3研究入选接受TNK-tPA溶栓的STEMI患者，随机分为有或无替罗非班治疗，结果表明使用替罗非班并未增加心外膜或心肌灌注。

2）抗凝治疗：为加速血栓溶解并维持溶栓后的效果，溶栓患者应接受抗凝治疗直至接受PCI，如不行PCI则需维持至少48小时，最长可达8天。静脉UFH可增加溶栓药的再通率，但需严格按体重调整剂量并进行严密监测，APTT＞70秒时出血、再梗死及死亡风险增加。ASSENT-3研究表明，接受TNK-tPA溶栓的患者采用标准剂量依诺肝素治疗最多7天，与UFH相比可显著减少院内再梗死和顽固性缺血，但在ASSENT-3 PLUS研究中，院前给予相同剂量依诺肝素致老年患者颅内出血风险增高。ExTRACT-TIMI 25研究中，对75岁以上老年患者和估算肌酐清除率＜30ml/min的患者给予低剂量依诺肝素治疗，发现与体重调整的UFH相比，依诺肝素可降低30天死亡和再梗死发生率，但非颅内出血发生率增高。OASIS-6研究表明，接受链激酶溶栓的患者使用磺达肝癸钠与UFH或安慰剂相比可显著减少死亡和再梗死的发生。比伐芦定与UFH相比可显著减少链激酶溶栓后的再梗，但非颅内出血风险轻度增高，其与纤维蛋白特异性溶栓药合用未见报道。

3）溶栓后延迟PCI患者的辅助抗栓治疗：溶栓数小时或数天后行延迟PCI的患者，其抗栓治疗策略与接受直接PCI者相同。

五、ST段抬高心肌梗死患者的血栓抽吸

【推荐意见】

不推荐急诊PCI术前常规行血栓抽吸术【1B】。

在直接PCI时，对经过选择的患者（如血栓负荷较重、支架内血栓），建议手动或机械性血栓抽吸，或将其作为应急使用【2C】。

六、ST段抬高心肌梗死患者二级预防抗栓治疗

【推荐意见】

与NSTE-ACS患者相同，请参考相关章节。

阿司匹林在二级预防中的作用已被多个大型随机临床研究所证实。STEMI患者如无禁忌证应终身用阿司匹林。CURRENT-OASIS 7研究证实，与低剂量（75～100mg/d）相比，高剂量（300～325mg/d）阿司匹林并未带来缺血风险的降低，而胃肠道出血风险显著增加。PLATO研究亚组分析表明，阿司匹林剂量超过100mg/d时，会降低替格瑞洛的临床获益，增加出血风险。因此，建议长期服用阿司匹林的剂量不应超过100mg/d。对于阿司匹林禁忌的患者，可考虑采用氯吡格雷替代治疗。对于存在缺血高危因素的患者，可考虑替格瑞洛单药替代阿司匹林联用替格瑞洛进行二级预防。

STEMI患者推荐在阿司匹林基础上应用P2Y12受体阻断剂，行直接PCI或溶栓患者最长可达12个月，未行再灌注治疗者至少1个月，最长12个月。根据PLATO研究STEMI亚组结果，无论是否行PCI，长期替格瑞洛治疗与氯吡格雷治疗相比可显著减少缺血事件，但非CABG相关出血风险也显著增高。DES术后DAPT疗程是否应该超过12个月以预防长期缺血事件（包括晚期支架内血栓形成），目前仍有争论，且相关临床研究中入选的STEMI患者比例均不高。考虑到STEMI的临床及病理的特殊性，无论植入BMS还是DES，目前公认STEMI患者的DAPT的疗程至少应达到9～12个月。PEGASUS研究入选MI发病1～3年的患者，在阿司匹林基础上随机接受安慰剂、替格瑞洛60mg（2次/天）和替格瑞洛90mg（2次/天）治疗，中位随访时间33个月，结果表明替格瑞洛可降低复合终点（死亡、MI和脑卒中）风险约15%，两种剂量替格瑞洛疗效相近，出血风险均显著高于安慰剂组，但颅内出血风险3组无差别。基于以上证据，STEMI患者长期P2Y12受体阻断剂治疗的药物和疗程选择应权衡缺血和出血风险。

七、冠状动脉旁路移植术（CABG）的抗栓治疗

抗血小板治疗与CABG患者围手术期及术后二级预防的效果密切相关。合理的抗血小板治疗能减轻术前冠状动脉缺血的风险，提高术后移植血管的通畅率，改善患者的生存率。

1. CABG术前的抗栓治疗

【推荐意见】

推荐CABG术前无需停用低剂量阿司匹林（75～100mg）【1A】。如果使用短效静脉GP Ⅱb/Ⅲa受体拮抗剂（如依替巴肽、替罗非班等），至少应在急诊CABG手术2～4小时前停止使用【1B】。如果患者存在血流动力学不稳定、病情进展的心肌梗死或极高危冠脉病变，有急诊CABG指征，无论抗血小

治疗如何，推荐立即行CABG治疗，不予延期【1C】。推荐由心血管内外科会诊来评估出血和缺血风险以指导CABG的手术时机和管理双抗治疗【1C】。对于计划行CABG且正在接受双抗治疗的稳定患者，应考虑在术前停用氯吡格雷5天，停用替格瑞洛3天【2B】。停用P2Y12受体抑制剂后，有条件的单位可考虑行血小板功能检测以缩短至CABG的时间窗【2B】。

2. CABG术后的抗栓治疗

【推荐意见】

ACS患者，无论采用何种血运重建策略术后，如果没有增加的出血风险等禁忌证，推荐阿司匹林基础上加用P2Y2受体抑制剂维持治疗12个月【1A】。

对ACS患者CABG术后给予阿司匹林联合普拉格雷或替格瑞洛优于氯吡格雷【2B】。

不停跳CABG术后，推荐双抗治疗（阿司匹林100mg 1次/天＋氯吡格雷75mg 1次/天或替格瑞洛90mg 2次/天）12个月【1A】。

如果患者无进行性出血事件，推荐CABG术后6～24小时内给予阿司匹林治疗，无限期使用【1A】。

不推荐在CABG后常规使用华法林，除非患者有其他长期抗凝的需要（如机械瓣膜置换术后、心房颤动、静脉栓塞）【1A】。

氯吡格雷75mg 1次/天可作为阿司匹林不耐受或者过敏患者的替代治疗并在CABG术后无限期使用【2C】。

新型口服抗凝药目前应用于CABG患者的证据不足，不推荐常规应用【2C】。

CABG围手术期的抗血小板药物治疗其核心问题是如何权衡出血与缺血的风险，最终的决策将深刻影响近期和远期结果。实施心血管内外科联合会诊的制度来评估出血和缺血风险以指导CABG的手术时机和管理抗血小板治疗是适合中国国情的策略。

众所周知，由于抗血小板药物的突然停用和手术应激导致的血小板活性升高即所谓的反跳现象与栓塞的风险密切相关。术前使用低剂量（100～325mg）阿司匹林引起的出血风险较小，并且可以降低围手术期心血管不良事件的发生率和死亡率，同时可增加早期静脉桥血管通畅率。因此，建议CABG术前无须停用阿司匹林。同时，术后一旦确认无进行性出血风险，推荐6～24小时内恢复阿司匹林治疗，也有益于提高早期静脉桥血管的畅通率。有阿司匹林禁忌证的患者，可应用氯吡格雷75mg 1次/天作为替代治疗并在CABG术后无限期使用。

虽然氯吡格雷与阿司匹林联用的双联抗血小板治疗益处显而易见，但其同样会增加CABG术后出血和输血的风险，进而影响手术的生存率，因此，许多指南均推荐术前停用DAPT。术前如果氯吡格雷的停用时间＜24小时，发生严重出血并发症的风险明显增高；而停用时间超过5天时，术后出血和输血的风险并无升高。因此，择期CABG建议术前常规停用氯吡格雷5天或替格瑞洛3天。紧急CABG无须因为考虑基础抗血小板治疗情况而推迟手术。出血和缺血风险均较高时，在停用P2Y12抑制剂的基础上，可以使用静脉GP Ⅱb/Ⅲa拮抗剂（如依替巴肽、替罗非班等）进行过渡治疗，直至术前4小时停药，阿昔单抗则停用至少12小时以上。停用P2Y12抑制剂后，血小板功能检测可能有助于明确CABG术前的时间窗，以便将缺血风险降至最低。

ACS患者或不停跳CABG术后，无出血风险的禁忌证，应尽快启动DAPT治疗并维持12个月，可减少主要心血管不良事件（死亡、MI及卒中）发生，同时可增加早期静脉桥血管通畅率。阜外医院和瑞金医院已经开展的CABG术后DAPT的前瞻性随机对照研究结果也证实了DAPT确实可以提高静脉桥血管近期通畅率。由于中国的不停跳CABG比例远高于国外，而不停跳CABG本身就是一种高缺血风险因素，因此在我国建议更加积极使用DAPT。目前临床常用的DAPT方案是阿司匹林100mg 1次/天联合氯吡格雷75mg 1次/天或者替格瑞洛90mg 2次/天，而且阿司匹林联合普拉格雷或替格瑞洛方案优于氯吡格雷。对于高出血风险的患者可以加用质子泵抑制剂以减少胃肠道出血的风险。

关于华法林的使用，一项汇总了17个研究的Meta分析提示与阿司匹林相比，单独使用华法林对于早期桥血管通畅率的提高并无明显益处，而出血风险明显增高。现有的证据并不支持CABG术后常规使用华法林，除非有其他的特殊需要。新型口服抗凝药目前还缺乏前瞻性的研究来支持其在CABG术后的应用。

（李　毅　谢涌泉）

参考文献

［1］COSTA F，VAN KLAVEREN D，JAMES S，et al. Derivation and validation of the predicting bleeding complications in patients undergoing stent implantation and subsequent dual antiplatelet therapy（PRECISE-DAPT）score：a pooled analysis of individual-patient datasets from clinical trials［J］. Lancet，2017，389（10073）：1025−1034.

［2］EIKELBOOM JW，CONNOLLY SJ，BOSCH J，et al. Rivaroxaban with or without aspirin in stable cardiovascular disease［J］. N Engl J Med，2017，377（14）：1319−1330.

［3］BERWANGER O，NICOLAU JC，CARVALHO AC，et al. Ticagrelor vs clopidogrel after fibrinolytic therapy in patients with st-elevation myocardial infarction：a randomized clinical trial［J］. JAMA Cardiol，2018，3（5）：391−399.

［4］URBAN P，MEHRAN R，COLLERAN R，et al. Defining high bleeding risk in patients undergoing percutaneous coronary intervention［J］. Circulation，2019，140（3）：240−261.

［5］HAHN JY，SONG YB，OH JH，et al. Effect of P2Y12 inhibitor monotherapy vs dual antiplatelet therapy on cardiovascular events in patients undergoing percutaneous coronary intervention：the smart-choice randomized clinical trial［J］. JAMA，2019，321（24）：2428−2437.

［6］WATANABE H，DOMEI T，MORIMOTO T，et al. Effect of 1-month dual antiplatelet therapy followed by clopidogrel vs 12-month dual antiplatelet therapy on cardiovascular and bleeding events in patients receiving pci：the stopdapt-2 randomized clinical trial［J］. JAMA，2019，321（24）：2414−2427.

［7］MEHRAN R，BABER U，SHARMA SK，et al. Ticagrelor with or without aspirin in high-risk patients after PCI［J］. N Engl J Med，2019，381（21）：2032−2042.

［8］BERWANGER O，LOPES RD，MOIA D DF et al. Ticagrelor versus clopidogrel in patients with stemi treated with fibrinolysis：treat trial［J］. J Am Coll Cardiol，2019，73（22）：2819−2828.

［9］COLLET JP，THIELE H，BARBATO E，et al. 2020 ESC guidelines for the management of acute coronary syndromes in patients presenting without persistent ST-segment elevation［J］. Eur Heart J，2021，42（14）：1289−1367.

［10］KIM BK，HONG SJ，CHO YH，et al. Effect of ticagrelor monotherapy vs ticagrelor with aspirin on major bleeding and cardiovascular events in patients with acute coronary syndrome：the tico randomized clinical trial［J］. JAMA，2020，323（23）：2407−2416.

［11］《中国心血管健康与疾病报告2020》编写组.《中国心血管健康与疾病报告2020》概述［J］. 中国心血管疾病研究，2021，19（7）：582-590.

［12］LI X，MURUGIAH K，LI J，et al. Urban-Rural comparisons in hospital admission，treatments，and outcomes for st-segment-elevation myocardial infarction in china from 2001 to 2011：a retrospective analysis from the china peace study（patient-centered evaluative assessment of cardiac events）［J］. Circ Cardiovasc Qual Outcomes，2017，10（11）：e003905.

［13］DEL GIOVANE C，BONCORAGLIO GB，BERTÙ L，et al. Antiplatelet drugs for secondary prevention in patients with ischemic stroke or transient ischemic attack：a systematic review and network meta-analysis［J］. BMC Neurol，2021，21（1）：319.

［14］JUNG SJ，SHIM SR，KIM BJ，et al. Antiplatelet regimens for Asian patients with ischemic stroke or transient ischemic attack：a systematic review and network meta-analysis［J］. Ann Transl Med，2021，9（9）：753.

［15］TAN JWC，CHEW D P，BRIEGER D，et al. 2020 Asian pacific society of cardiology consensus recommendations on antithrombotic management for high-risk chronic coronary syndrome［J］. Eur Cardiol，2021，16：e26.

［16］SQUIZZATO A，BELLESINI M，TAKEDA A，et al. Clopidogrel plus aspirin versus aspirin alone for preventing cardiovascular events［J］. Cochrane Database Syst Rev，2017，12（12）：CD005158.

［17］CAPORALE R，GERACI G，GULIZIA MM，et al. Consensus document of the Italian Association of Hospital Cardiologists（ANMCO），Italian Society of Cardiology（SIC），Italian Association of Interventional Cardiology（SICI-GISE）and Italian Society of Cardiac Surgery（SICCH）：clinical approach to pharmacologic pre-treatment for patients undergoing myocardial revascularization procedures［J］. Eur Heart J Suppl，2017，19（Sl D）：D151-D162.

［18］BARUA S，GEENTY P，DESHMUKH T，et al. The role of intracoronary thrombolysis in selected patients presenting with ST-elevation myocardial infarction：a case series［J］. Eur Heart J Case Rep，2020，4（5）：1-10.

［19］VOGEL B，CLAESSEN BE，ARNOLD SV，et al. ST-segment elevation myocardial infarction［J］. Nat Rev Dis Primers，2019，5（1）：39.

［20］VAN GAMEREN M，LEMMERT ME，WILSCHUT JM，et al. An update on the use of anticoagulant therapy in ST-segment elevation myocardial infarction［J］. Expert Opin Pharmacother，2018，19（13）：1441-1450.

［21］PATEL H，GARRIS R，BHUTANI S，et al. Bivalirudin versus heparin during percutaneous coronary intervention in patients with acute myocardial infarction［J］. Cardiol Res，2019，10（5）：278-284.

［22］BIKDELI B，MCANDREW T，CROWLEY A，et al. Individual patient data pooled analysis of randomized trials of bivalirudin versus heparin in acute myocardial infarction：rationale and methodology［J］. Thromb Haemost，2020，120（2）：348-362.

［23］KUMAR N，KUMAR S，KUMAR A，et al. Heparin-induced thrombocytopenia in acute coronary syndrome［J］. Cureus，2019，11（4）：e4359.

［24］VALGIMIGLI M，FRIGOLI E，LEONARDI S，et al. Radial versus femoral access and bivalirudin versus unfractionated heparin in invasively managed patients with acute coronary syndrome（MATRIX）：final 1-year results of a multicentre，randomised controlled trial［J］．Lancet，2018，392（10150）：835-848.

［25］GIMBEL M，QADERDAN K，WILLEMSEN L，et al. Clopidogrel versus ticagrelor or prasugrel in patients aged 70 years or older with non-ST-elevation acute coronary syndrome（POPular AGE）：the randomised，open-label，non-inferiority trial［J］．Lancet，2020，395（10233）：1374-1381.

［26］BYBEE KA，POWELL BD，VALETI U，et al. Preoperative aspirin therapy is associated with improved postoperative outcomes in patients undergoing coronary artery bypass grafting［J］．Circulation，2005，112（9）：1286-1292.

［27］DACEY LJ，MUNOZ JJ，JOHNSON ER，et al. Effect of preoperative aspirin use on mortality in coronary artery bypass grafting patients［J］．Ann Thorac Surg，2000，70（6）：1986-1990.

［28］Mangano DT. Aspirin and mortality from coronary bypass surgery［J］．N Engl J Med，2002，347（17）：1309-1317.

［29］FREMES SE，LEVINTON C，NAYLOR CD，et al. Optimal antithrombotic therapy following aorto-coronary bypass：a meta-analysis［J］．Eur J Cardiothorae Surg，1993，7（4）：169-180.

［30］DUNNING J，VERSTEEGH M，FABBRI A，et al. Guideline on antiplatelet and anticoagulation management in cardiac surgery［J］．Eur J Cardiothorac Surg，2008，34（1）：73-92.

［31］LIM E，ALI Z，ALI A，et al. Indirect comparison meta-analysis of aspirin therapy after coronary surgery［J］．BMJ，2003，327：1309.

［32］GAVAGHAN TP，GEBSKI V，BARON DW. Immediate postoperative aspirin improves vein graft patency early and late after coronary artery bypass graft surgery［J］．A placebo-controlled，randomized study，1991，83（5）：1526-1533.

［33］2011 ACC/AHA Guideline for Coronary Artery Bypass Graft Surgery：Executive Summary：A Report of the American College of Cardiology Foundation/American Heart Association Task Force on Practice Guidelines Developed in Collaboration With the American Association for Thoracic Surgery，Society of Cardiovascular Anesthesiologists，and Society of Thoracic Surgeons Journal of the American College of Cardiology，58：24，2584-2614.

［34］LAWTON JS，TAMIS-HOLLAND JE，BANGALORE S，et al. 2021 ACC/AHA/SCAI Guideline for Coronary Artery Revascularization：Executive Summary：A Report of the American College of Cardiology/American Heart Association Joint Committee on Clinical Practice Guidelines［J］．Circulation，2022，145（3）：e4-e17.

［35］CARDOSO R，KNIJNIK L，WHELTON SP，et al. Dual versus single antiplatelet therapy after coronary artery bypass graft surgery：an updated meta-analysis［J］．Int J Cardiol，2018，269：80-88.

［36］SOLO K，LAVI S，KABALI C，et al. Antithrombotic treatment after coronary artery bypass graft surgery：systematic review and network meta-analysis［J］．BMJ，2019，367：l5476.

［37］ZHAO Q，ZHU Y，XU Z，et al. Effect of ticagrelor plus aspirin，ticagrelor alone，or aspirin alone on saphenous vein graft patency 1 year after coronary artery bypass grafting：a randomized clinical trial［J］．JAMA，2018，319（16）：1677-1686.

［38］VALGIMIGLI M，BUENO H，BYRNE RA，et al. 2017 ESC focused update on dual antiplatelet therapy in coronary artery disease developed in collaboration with EACTS：The Task Force for dual antiplatelet therapy in coronary artery disease of the European Society of Cardiology（ESC）and of the European Association for Cardio-Thoracic Surgery（EACTS）［J］. Eur Heart J，2018，39（3）：213−260.

［39］FOX KA，MEHTA SR，PETERS R，et al. Benefits and risks of the combination of clopidogrel and aspirin in patients undergoing surgical revascularization for non-ST-elevation acute coronary syndrome：the Clopidogrel in Unstable angina to prevent Recurrent ischemic Events（CURE）Trial［J］. Circulation，2004，110（10）：1202−1208.

［40］KULIK A，RUEL M，JNEID H，et al. Secondary prevention after coronary artery bypass graft surgery：a scientific statement from the American Heart Association［J］. Circulation，2015，131：927−964.

［41］HERMAN CR，BUTH KJ，KENT BA，et al. Clopidogrel increases blood transfusion and hemorrhagic complications in patients undergoing cardiac surgery［J］. Ann Thorac Surg，2010，89（2）：397−402.

［42］MEHTA RH，SHENG S，O'BRIEN SM，et al. Reoperation for bleeding in patients undergoing coronary artery bypass surgery：incidence，risk factors，time trends，and outcomes［J］. Circ Cardiovasc Qual Outcomes，2009，2（6）：583−590.

［43］EBRAHIMI R，DYKE C，MEHRAN R，et al. Outcomes following preoperative clopidogrel administration in patients with acute coronary syndromes undergoing coronary artery bypass surgery：the ACUITY（Acute Catheterization and Urgent Intervention Triage strategy）trial［J］. J Am Coll Cardiol，2009，53（21）：1965−1972.

［44］MEHTA RH，ROE MT，MULGUND J，et al. Acute clopidogrel use and outcomes in patients with non-ST-segment elevation acute coronary syndromes undergoing coronary artery bypass surgery［J］. J Am Coll Cardiol，2006，48（2）：281−286.

［45］BERGER JS，FRYE CB，HARSHAW Q，et al. Impact of clopidogrel in patients with acute coronary syndromes requiring coronary artery bypass surgery：a multicenter analysis［J］. J Am Coll Cardiol，2008，52（21）：1693−1701.

［46］HELD C，ASENBLAD N，BASSAND JP，et al. Ticagrelor versus clopidogrel in patients with acute coronary syndromes undergoing coronary artery bypass surgery. Results from the PLATO（Platelet Inhibition and Patient Outcomes）trial［J］. J Am Coll Cardiol，2010，57（6）：672−684.

［47］HONGO RH，LEY J，DICK SE，et al. The effect of clopidogrel in combination with aspirin when given before coronary artery bypass grafting［J］. J Am Coll Cardiol，2002，40（2）：231−237.

［48］BIONDJ—ZOCCAI GC，LONTE M，AGOSTONI P，et al. A systematic review and meta—analysis on the hazards of discontinuing or not adhering to aspirin among 50，279 patients at risk for coronary artery disease［J］. Eur Heart J，2006，27（22）：2667−2674.

［49］MARCO ROFFI，CARLO PATRONO，JEAN-PHILIPPE COLLET，et al. 2015 ESC Guidelines for the management of acute coronary syndromes in patients presenting without persistent ST-segment elevation［J］. Rev Esp Cardiol，2015，68（12）：1125.

［50］BIZZARRI F，SCOLLETTA S，TUCCI E，et al. Perioperative use of tirofiban hydrochloride does not increase surgical bleeding after emergency or urgent coronary artery bypass grafting [J]. J Thorac Cardiovasc Surg, 2001, 122 (6): 1181-1185.

[51] DYKE CM, BHATIA D, LORENZ TJ, et al. Immediate coronary artery bypass surgery after platelet inhibition with eptifibatide: results from PURSUIT. Platelet Glycoprotein II b/ III a in Unstable Angina: Receptor Suppression Using Integrelin Therapy [J]. Ann Thorac Surg, 2000, 70 (3): 866-871.

[52] LINCOFF AM, LENARZ LA, DESPOTIS GJ, et al. Abciximab and bleeding during coronary surgery: results from the EPILOG and EPISTENT trials. Improve Long-term Outcome with abciximab GP II b/ III a blockade. Evaluation of Platelet II b/ III a Inhibition in stenting [J]. Ann Thorac Surg, 2000, 70 (2): 516-526.

[53] SAVONITTO S, D URBANO M, CARACCIOLO M, et al. Urgent surgery in patients with a recently implanted coronary drug—eluting stent: a phase II study of bridging antiplatelet therapy with tirofiban during temporary withdrawal of clopidogrel [J]. Br J Anaesth, 2010, 104 (3): 285-291.

[54] FERRANDIS R, LIAU JV, MUGARRA. Perioperative management of antiplatelet-drugs in cardiac surgery [J]. Curr Cardiol Rev, 2009. 5 (2): 125-132.

[55] KWAK YL, KIM JC, CHOI YS, et al. clopidogrel responsiveness regardless of the discontinuation date Predicts increased blood loss and transfusion requirement after off-pump coronary artery bypass graft surgery [J]. J Am coll cardiol, 2010, 56 (24): 1994-2002.

[56] CHEN L, BRACEY AW, RADOVANCEVIC R, et al. Clopidogrel and Bleeding in patients undergoing elective coronary artery bypass grafting [J]. J Thorac cardiovasc surg, 2004, 128 (3): 425-431.

[57] MAHLA E, SUAREZ TA, BLIDEN KP, et al. Platelet function measurement-based strategy to reduce bleeding and waiting time in clopidogrel-treated patients undergoing coronary artery bypass graft surgery: the timing based on platelet function strategy to reduce clopidogrel-associated bleeding related to CABG (TARGETCABG) study [J]. Circulation Cardiovasc Interv, 2012, 5 (2): 261-269.

[58] YUSUF S, ZHAO F, MEHTA SR, et al. Effects of clopidogrel in addition to aspirin in patients with acute coronary syndromes without ST-segment elevation [J]. N Engl J Med, 2001, 345 (7): 494-502.

[59] WIVIOTT SD, BRAUNWALD E, MCCABE CH, et al. Prasugrel versus clopidogrel in patients with acute coronary syndromes [J]. N Engl J Med, 2007, 357 (20): 2001-2015.

[60] WALLENTIN L, BECKER RC, BUDAJ A, et al. Ticagrelor versus clopidogrel in patients with acute coronary syndromes [J]. N Engl J Med, 2009, 361 (11): 1045-1057.

[61] NIELSEN AB, BOCHSEN L, STEINBRÜCHEL DA. Hypercoagulability and platelet inhibition after OPCAB: randomized intervention with clopidogrel [J]. Scand Cardiovasc J, 2007, 41 (5): 325-330.

[62] MANNACIO VA, DI TOMMASO L, ANTIGNAN A, et al. Aspirin plus clopidogrel for optimal platelet inhibition following off-pump coronary artery bypass surgery: results from the CRYSSA (prevention of coronary artery bypass occlusion after off-pump procedures) randomized study [J]. Heart. 2012, 98 (23): 1710-1715.

[63] DEO SV, DUNLAY SM, SHAH IK, et al. Dual anti-platelet therapy after coronary artery bypass grafting: is there any benefit? A systematic review and meta-analysis [J]. J Card Surg. 2013, 28 (2):

109-116.

［64］GAO G，ZHENG Z，PI Y，et al. Aspirin plus clopidogrel therapy increases early venous graft patency after coronary artery bypass surgery. a single-center，randomized，controlled trial ［J］. J Am Coll Cardiol，2010，56（20）：1639-1643.

［65］FREMES SE，LEVINTON C，NAYLOR CD，et al. Optimal antithrombotic therapy following aorto-coronary bypass：a meta-analysis ［J］. Eur J Cardiothorac Surg. 1993，7（4）：169-180.

第五章

缺血性脑卒中

第一节 概　　述

　　缺血性脑卒中（IS）是最常见的脑血管病类型。我国的脑卒中亚型中，60%～80%患者为缺血性脑卒中，缺血性脑卒中年复发率高达17.7%。急性缺血性脑卒中的处理应强调早期诊断、早期治疗、早期康复和早期预防复发。抗栓治疗是缺血性疾病最基本也最有效的治疗策略，缺血性脑卒中的治疗和二级预防也是如此。近年来，随着相关循证医学证据的增加，国内外先后发布和更新了缺血性脑卒中诊疗和预防相关指南和共识。为了规范中国缺血性脑卒中抗栓治疗和血栓预防的临床实践，撰写人员以国内外近年来更新的指南为依据，在循证医学原则指导下，通过全面查询、分析和评价相关研究证据，结合我国国情和临床经验，征求各方意见并充分讨论达成共识后形成推荐，旨在为缺血性脑卒中和短暂性脑缺血发作（TIA）患者的抗栓治疗和血栓预防提供推荐，以期最终达到降低高发病率、高致残率、高死亡率及高复发率的目的。在临床实践中，医生应参考本指南原则并结合患者具体病情给予个体化治疗。

第二节 诊　　断

一、诊断标准

　　既往对脑梗死与TIA的鉴别主要依赖症状和体征持续时间，TIA一般在短时间内很快完全恢复，而脑梗死症状多为持续性。近年来，影像技术的发展促进了对脑卒中认识精确性的提高，对两者诊断的时间概念有所更新。目前，国际上已经达成的共识是，有神经影像学检查显示责任缺血病灶时，无论症状/体征持续时间长短都可诊断脑梗死，但在无法得到影像学责任病灶证据时，仍以症状/体征持续超过24小时为时间界限诊断脑梗死。应注意，多数TIA患者症状不超过1小时，溶栓患者的选择应充分考虑适应证和禁忌证。

急性缺血性脑卒中（急性脑梗死）诊断标准：①急性起病；②局灶神经功能缺损（一侧面部或肢体无力或麻木，言语障碍等），少数为全面神经功能缺损；③症状或体征持续时间不限（当影像学显示有责任缺血病灶时）或持续24小时以上（当缺乏影像学责任病灶时）；④排除非血管性病因；⑤脑CT/MRI排除脑出血。

二、病因分型

对急性缺血性脑卒中患者进行病因/发病机制分型有助于判断预后、指导治疗和选择二级预防措施。已发表的缺血性脑卒中病因分型（表5-1）包括TOAST分型、SSS-TOAST分型、韩国改良TOAST分型、A-S-C-O分型以及2011年我国提出的中国缺血性脑卒中病因亚型（CISS）等。目前国际广泛使用的是急性卒中Org10172治疗试验TOAST病因/发病机制分型。

表5-1　缺血性脑卒中病因分型的主要类型

特点	TOAST	SSS-TOAST	韩国改良TOAST	ASCO	CISS
发布时间	1993年	2005年（2007年）	2007年	2009年	2011年
病因型	5	5	5	4	5
表现型	—	—	96	625	—
病因亚型分类	大动脉粥样硬化型	大动脉粥样硬化型	动脉粥样硬化血栓形成型	动脉粥样硬化	大动脉粥样硬化
	心源性栓塞型	心脏－主动脉源性栓塞	心源性栓塞型	小动脉病变	心源性栓塞
	小动脉闭塞型	小动脉闭塞型	小动脉闭塞型	心源性疾病	穿支动脉疾病
	其他确定病因型	其他确定病因型	其他确定病因型	其他病因	其他病因
	病因不明型	病因不明型	病因不明型		病因不确定

第三节　治　疗

一、急性期抗栓治疗

（一）静脉溶栓

1. **重组组织型纤溶酶原激活剂（rt-PA）**　对适宜的患者尽早静脉注射rt-PA是急性缺血性脑卒中早期治疗的主要方法。已有多个临床试验对rt-PA静脉溶栓在急性脑梗死患者中的疗效和安全性进行了评价，研究的治疗时间窗包括发病后3小时内、3～4.5小时及6小时内。NINDS试验结果显示，3小时内rt-PA静脉溶栓组3个月完全或接近完全神经功能恢复者显著高于安慰剂对照组，两组病死率相似，症状性颅内出血发生率治疗组高于对照组；ECASS Ⅲ试验结果显示，在发病后3～4.5小时静脉使用rt-PA仍然有效；IST-3试验（包括3035例患者）提示发病6小时内进行rt-PA静脉溶栓仍可获益。随后的系统评价分析了12项rt-PA静脉溶栓试验，包括7012例患者，提示发病6小时内 rt-PA静脉溶栓能增加患者的良好临床结局，在发病3小时内，80岁以上与80岁以下患者效果相似。

尽管服用新型口服抗凝药物的患者日益增多，但目前尚缺乏临床研究评估这些患者接受静脉溶栓治疗的安全性与有效性。对于正在服用直接凝血酶抑制剂或直接因子Ⅹa抑制剂的患者，rt-PA静脉或动脉溶栓可能存在风险，一般不予推荐；如实验室检查证明血液中已无DOACs所致的抗凝活性或超过48小时未服用这些药物（且肾功能正常）的情况下可考虑使用rt-PA。

在临床工作中，阿替普酶静脉溶栓适应证尚不能包括所有情况，原则上无禁忌证均可接受阿替普酶静脉溶栓治疗，不过由于患者情况各异，需结合患者情况个体化考虑。

对于轻型非致残性脑卒中、症状迅速改善、发病3～4.5小时内NIHSS评分＞25分、痴呆、孕产妇、既往疾病遗留较重神经功能障碍、使用抗血小板药物、惊厥发作（与此次脑卒中发生相关）、颅外段颈部动脉夹层、未破裂且未经治疗的颅内小动脉瘤（直径＜10mm）、少量脑内微出血（1～10个）、近2周有未伤及头颅的严重外伤、使用违禁药物的患者，可在充分评估、沟通的前提下考虑静脉溶栓治疗。

严格意义上，类脑卒中患者不应接受静脉溶栓治疗，但对于在短时间内难以明确诊断的患者是否进行静脉溶栓治疗需根据患者情况做个体化决定。类脑卒中患者接受阿替普酶静脉溶栓治疗发生症状性脑出血的风险较低，在排除禁忌证后可对疑似缺血性脑卒中的患者尽早启动治疗流程，避免由于安排其他诊断性检查延误治疗。应注意与患者及家属沟通，交代治疗或不治疗的利弊，如发现证据不支持缺血性脑卒中的诊断，则立即停止溶栓治疗。

在血管内取栓疗效得到证明之前，用多模式MRI或CT帮助选择发病超过4.5小时但存在半暗带可以溶栓的患者是研究热点，多模式影像（如DWI/FLAIR错配、MRA/DWI错配）可能有助于识别适于阿替普酶静脉溶栓或血管内取栓的患者。目前AHA/ASA不推荐使用影像评估方法（多模CT、包括灌注成像在内的MRI）在醒后脑卒中或发病时间不明患者中筛选接受静脉溶栓的候选者。最近公布的WAKE-UP脑卒中研究结果有可能改变这一观点，研究结果显示利用DWI/FLAIR错配原则来指导选择发病时间不明患者接受静脉溶栓治疗是可获益的。

rt-PA溶栓治疗除存在出血风险外，还有因血管源性水肿引起呼吸道梗阻的报道，应及时发现和紧急处理。

2. **尿激酶** 我国"九五"攻关课题"急性缺血性卒中6小时内的尿激酶静脉溶栓治疗"试验分为两个阶段。第1阶段开放试验初步证实国产尿激酶的安全性，确定了尿激酶使用剂量为100万～150万U。第2阶段为多中心随机、双盲、安慰剂对照试验，将465例发病6小时内的急性缺血性脑卒中患者随机分为3组，静脉给予尿激酶（150万U组155例，100万U组162例）组和安慰剂组（148例），结果显示，6小时内采用尿激酶溶栓相对安全、有效。由于缺乏进一步临床研究，尿激酶静脉溶栓的适应证、禁忌证及相对禁忌证尚未修订或更新，有待进一步研究。

3. **静脉溶栓的适应证、禁忌证及监护** 3小时内静脉溶栓的适应证、禁忌证、相对禁忌证见表5-2。3～4.5小时内静脉溶栓的适应证、禁忌证、相对禁忌证及补充内容见表5-3。6小时内尿激酶静脉溶栓的适应证、禁忌证见表5-4。静脉溶栓的监护及处理见表5-5。

表5-2 3小时内 rt-PA静脉溶栓的适应证、禁忌证及相对禁忌证

适应证

1. 有缺血性脑卒中导致的神经功能缺损症状

2. 症状出现＜3小时

3. 年龄≥18岁

4. 患者或家属签署知情同意书

禁忌证

1. 颅内出血（包括脑实质出血、脑室内出血、蛛网膜下腔出血、硬膜下/外血肿等）

2. 既往颅内出血史

3. 近3个月有严重头颅外伤史或脑卒中史

4. 颅内肿瘤、巨大颅内动脉瘤

5. 近期（3个月）有颅内或椎管内手术

6. 近2周内有大型外科手术

7. 近3周内有胃肠或泌尿系统出血

8. 活动性内脏出血

9. 主动脉弓夹层

10. 近1周内有在不易压迫止血部位的动脉穿刺

11. 血压升高：收缩压≥180mmHg，或舒张压≥100mmHg

12. 急性出血倾向，包括血小板计数＜$100×10^9$/L或其他情况

13. 24小时内接受过低分子量肝素治疗

14. 口服抗凝剂且INR＞1.7或PT＞15秒

15. 48小时内使用凝血酶抑制剂或因子Ⅹa抑制剂或各种实验室检查异常（如APTT、INR、血小板计数、ECT、TT或抗因子Ⅹa活性测定等）

16. 血糖＜2.8mmol/L或＞22.22mmol/L

17. 头颅CT或MRI提示大面积梗死（梗死面积＞1/3大脑中动脉供血区）

相对禁忌证

下列情况需谨慎考虑和权衡溶栓的风险与获益（即虽然存在一项或多项相对禁忌证，但并非绝对不能溶栓）

1. 轻型非致残性脑卒中

2. 症状迅速改善的脑卒中

3. 惊厥发作后出现的神经功能损害（与此次脑卒中发生相关）

4. 颅外段颈部动脉夹层

5. 近2周内严重外伤（未伤及头颅）

6. 近3个月内有心肌梗死

7. 孕产妇

8. 痴呆

9. 既往疾病遗留较重神经功能障碍

10. 未破裂且未经治疗的动静脉畸形、颅内小动脉瘤（直径＜10mm）

11. 少量脑内微出血（1～10个）

12. 使用违禁药物

13. 类脑卒中

注：r-tPA，重组组织型纤溶酶原激活剂，表5-3同；INR，国际标准化比值；PT，凝血酶原时间；APTT，活化部分凝血活酶时间；ECT，蝰蛇毒凝血时间；TT，凝血酶时间。

表5-3　3～4.5小时内 rt-PA静脉溶栓的适应证、禁忌证和相对禁忌证

适应证

　　1. 缺血性脑卒中导致的神经功能缺损

　　2. 症状持续3～4.5小时

　　3. 年龄≥18岁

　　4. 患者或家属签署知情同意书

禁忌证

　　同表5-2

相对禁忌证（在表5-2基础上另行补充如下）

　　1. 使用抗凝药物，INR≤1.7，PT≤15秒

　　2. 严重卒中（NIHSS评分＞25分）

　　注：NIHSS，美国国立卫生研究院卒中量表。

表5-4　6小时内尿激酶静脉溶栓的适应证及禁忌证

适应证

　　1. 缺血性脑卒中导致的神经功能缺损

　　2. 症状出现＜6小时

　　3. 年龄18～80岁

　　4. 意识清楚或嗜睡

　　5. 头颅CT无明显早期脑梗死低密度改变

　　6. 患者或家属签署知情同意书

禁忌证

　　同表5-2

表5-5　静脉溶栓的监护及处理

1. 患者收入重症监护病房或卒中单元进行监护

2. 定期进行血压和神经功能检查，静脉溶栓治疗中及结束后2小时内，每15分钟进行1次血压测量和神经功能评估；然后每30分钟
　 1次，持续6小时；以后每小时1次直至治疗后24小时

3. 如出现严重头痛、高血压、恶心或呕吐，或神经症状体征恶化，应立即停用溶栓药物并行头颅CT检查

4. 如收缩压≥180mmHg或舒张压≥100mmHg，应增加血压监测次数，并给予降压药物

5. 鼻饲管、导尿管及动脉内测压管在病情许可的情况下应延迟安置

6. 溶栓24小时后，给予抗凝药或抗血小板药物前应复查头颅CT/MRI

【推荐意见】

　　对缺血性脑卒中发病3小时内的患者，应按照适应证和禁忌证严格筛选患者，推荐尽快静脉给予
rt-PA溶栓治疗【1A】。对缺血性脑卒中发病3～4.5小时内的患者，应按照适应证和禁忌证严格筛选患
者，推荐尽快静脉给予rt-PA溶栓治疗【1B】。如没有条件使用rt-PA，且发病在6小时内，可参照适应证
和禁忌证严格筛选患者考虑静脉给予尿激酶【2B】。

【推荐意见说明】

　　溶栓使用前应严格掌握适应证和禁忌证，溶栓方法为rt-PA 0.9mg/kg（最大剂量为90mg）静脉滴

注，其中10%在最初1分钟内静脉推注，其余持续滴注1小时；尿激酶100万～150万U，溶于生理盐水100～200ml，持续静脉滴注30分钟，用药期间及用药24小时内应严密监护患者。

（二）血管内治疗

1. **动脉内溶栓** PROACT-Ⅱ研究结果显示，重组尿激酶原联合肝素动脉溶栓（试验组）患者的3个月良好神经功能预后（改良Rankin风险量表为0～2分）高于单纯肝素动脉注射（对照组）患者（40% vs 25%，$P = 0.04$）；66%的试验组患者MCA实现再通，而对照组仅为18%（$P < 0.001$）；两组间的24小时内症状性颅内出血（sICH）发生率无显著差异。MELT试验比较了6小时内保守治疗与动脉使用尿激酶12～60U治疗的疗效，治疗组的主要终点3个月良好神经功能预后比例较对照组高（49.1% vs 36.8%，$P = 0.35$），但无统计学意义，总体治疗效果及sICH发生率与PROACT-Ⅱ试验一致。

前期的小样本探索性研究评估了静脉使用小剂量rt-PA联合动脉溶栓的疗效。EMS试验、脑卒中介入治疗（interventional management study Ⅰ，IMS Ⅰ）和IMS Ⅱ研究结果显示，联合治疗组的神经功能预后优于对照组。EMS试验旨在验证发病3小时内静脉溶栓联合动脉局部rt-PA溶栓的可行性、有效性及安全性，结果显示，尽管静脉联合动脉溶栓不能改善临床预后，但具有可行性且更容易达到再通。IMS Ⅰ试验探讨了静脉联合动脉溶栓的可行性和安全性，结果显示，联合溶栓组3个月死亡率较对照组低，但差异无统计学意义，sICH与单纯静脉溶栓相似。IMS Ⅱ试验共纳入81例患者，结果显示，静脉联合动脉溶栓治疗组在3个月时改良Rankin量表（mRS）0～2分的患者更多，有较高的sICH，而死亡率较低，IMS Ⅱ的完全再通率，即心肌梗死溶栓分级（TIMI）3级仅为4%，部分再通（TIMI 2级或3级）为60%。上述研究均为前循环急性缺血性脑卒中的试验研究，目前仍缺乏针对后循环及急性基底动脉闭塞（acute basilar artery occlusion，ABAO）的前瞻性随机对照研究。Lindsberg等报道了使用静脉或动脉溶栓治疗的420例基底动脉闭塞患者的疗效，结果显示，动脉溶栓再通率更高（65% vs 53%，$P = 0.05$），但死亡率和致残率与静脉溶栓无差异。基底动脉国际合作研究（basilar artery international cooperation study，BASICS）是一项回顾性研究，分析了619例急性起病的基底动脉闭塞患者的临床治疗效果，其中592例患者资料被最终纳入分析，研究未显示出静脉溶栓、动脉溶栓等治疗方案有显著差异。

2. **机械取栓治疗** 2013年，3项评估血管内机械取栓治疗急性缺血性脑卒中的试验，包括IMS Ⅲ、MR RESCUE和SYNTHESISI EXPANSION均对血管内治疗报道了阴性结果并受到广泛关注。这3项试验结果未能显示出血管内治疗的优越性，分析可能存在以下原因：从发病到治疗的时间较长、采用的影像学方法未能筛选出可能从血管内治疗获益的人群、再通率较预期低以及应用了老一代取栓装置等。

支架取栓装置的发明是脑卒中血管内治疗的巨大进步，取栓支架具有导航性和快速再通优势，并且不存在长期并发症的风险。目前有两种支架取栓装置被美国FDA批准用于治疗大血管闭塞性脑卒中，包括Solitaire™（Covidien）和Trevo™（Stryker）支架取栓装置。

ESCAPE研究证实了血管内治疗的显著效果，该研究的主要终点90天mRS评分显示血管内治疗组显著获益，OR值为2.6（95% CI：1.7～3.8，$P < 0.001$）；此外，血管内治疗组90天良好神经功能预后显著增加（53.0% vs 29.3%，$P < 0.001$），死亡率显著降低（10.4% vs 19.0%，$P = 0.04$）；所有亚组分析发现均有相似的获益，包括老年及发病6小时后的患者。

SWIFT PRIME研究比较了静脉注射rt-PA溶栓与联合血管内治疗（均使用Solitaire™ FR支架）的有效性，结果显示，使用Solitaire™ FR支架取栓装置取栓后90天的mRS评分变化的OR值差异显著（$P < 0.001$），取栓组患者90天mRS 0～2分患者的比例为60.2%，对照组为35.5%（$P < 0.001$），需治疗

人数（NNT）＝4，有降低死亡率的倾向；所有亚组患者均获得相似的获益。

EXTEND-IA研究结果显示，使用Solitaire^{TM} FR支架取栓后24小时的缺血组织早期再灌注率为100%，对照组为37%（$P < 0.001$），3天的早期神经功能改善为80%，对照组为37%（$P = 0.002$）。取栓患者90天mRS 0～2分的比例为71%，对照组为40%（$P < 0.01$，NNT＝3），有降低死亡率的倾向。

REVASCAT研究结果显示，相比于药物治疗组，血管内治疗组90天mRS 0～2分患者的比例更高（43.7% vs 28.2%，校正后$OR = 2.1$，95% CI: 1.1～4.0）。

多项血管内治疗脑卒中试验高效再灌注评价（HERMES）研究是针对5项阳性随机对照试验（MR CLEAN、ESCAPE、REVASCAT、SWIFT PRIME和EXTEND-IA）的荟萃分析，各亚组分析结果进一步证实了机械取栓的临床价值。

THRACE研究的中期分析结果表明，对于大动脉闭塞所致中至重度脑卒中的患者，在脑卒中发作5小时内进行静脉溶栓＋支架机械取栓的桥接治疗优于单独静脉溶栓治疗。

以上研究的结果为机械取栓提供了高质量的证据，在2015年改写了各国脑卒中急性期管理指南，推荐取栓的时间窗为6小时。

DEFUSE 3研究是DEFUSE系列研究中关于血管内治疗的试验，为一项多中心、随机、开放标签、盲法评价结局的临床研究，旨在明确距最后正常时间6～16小时的大血管（颈动脉/大脑中动脉M1段）闭塞患者是否可以从取栓治疗中获益。患者选择术前mRS≤2分，年龄18～90岁，脑梗死核心体积扩展至70ml。发病到开始血管内治疗时间为6～16小时，要求缺血区/梗死区体积比≥1.8，缺血区与梗死区体积错配面积＞15ml。治疗方面可以应用FDA批准的任何取栓装置。结果显示，机械取栓联合药物治疗组的90天mRS分值的中位数、90天良好预后（mRS 0～2分）患者比例、24小时90%以上再灌注比例、24小时血管完全再通率均显著优于单纯药物治疗组；取栓组90天死亡率、sICH与药物组无统计学差异，总体死亡率取栓组稍低。DEFUSE 3的结果表明，对于发病6～16小时、半暗带阳性的患者，联合取栓相比单纯药物治疗有更好的90天神经功能预后和更好的血管再通率，但24小时梗死体积无显著差异。

总体而言，应用血管内治疗AIS有明确的证据支持。采用新一代取栓装置的随机试验中不同机械取栓装置的血管成功再通率均较高。精准的患者筛选方案及高效的血管内治疗技术是急性大血管闭塞患者行血管内治疗获益的关键。

【推荐意见】

静脉溶栓是血管再通的首选方法。即使正在考虑血管内治疗，符合静脉rt-PA治疗适应证的患者也应接受静脉rt-PA治疗。静脉溶栓或血管内治疗都应尽可能减少时间延误【1A】。

对于满足下列所有标准的患者，应当进行可回收支架机械取栓术：脑卒中前改良Rankin评分（mRS）为0～1分、颈内动脉或大脑中动脉M1段闭塞所致脑卒中、年龄≥18岁、NIHSS评分≥6分、ASPECTS评分≥6分、症状出现后6小时内可以开始治疗（腹股沟穿刺）【1A】。

对于发病6小时内的以下患者，虽然获益仍不确定，但进行可回收机械取栓术可能是合理的：大脑中动脉M2、M3段闭塞，闭塞血管为大脑前动脉或椎动脉或基底动脉或大脑后动脉，脑卒中前mRS评分＞1分、ASPECTS评分＜6分或NIHSS评分＜6分的颈内动脉或大脑中动脉M1段闭塞患者【2B】。

距最后正常状态6～16小时的前循环大血管闭塞患者，符合DAWN或DEFUSE-3研究的其他标准，推荐进行机械取栓术【1A】。

距最后正常状态16～24小时的前循环大血管闭塞患者，符合DAWN研究的其他标准，可考虑进行机械取栓术【2B】。

发病6小时内的大脑中动脉供血区的急性缺血性脑卒中，当不适合静脉溶栓或静脉溶栓无效且无法实施机械取栓时，可严格筛选患者后实施动脉溶栓【1B】。

（三）抗血小板治疗

两项大型试验（CAST和IST）研究了脑卒中后48小时内口服阿司匹林的疗效，结果显示阿司匹林能显著降低随访期末死亡率或残疾率，减少复发，仅轻度增加症状性颅内出血的风险。早期（发病后24小时内）联合使用氯吡格雷和阿司匹林21天可减少轻型脑卒中（NIHSS评分≤3分）患者90天内缺血性脑卒中复发率；近期完成的POINT研究也显示，早期（发病后12小时内）使用氯吡格雷联合阿司匹林并维持90天可降低缺血性脑卒中复发风险，但增加出血风险。

【推荐意见】

不符合溶栓适应证且无禁忌证的缺血性脑卒中患者，推荐在发病后尽早给予口服阿司匹林150～300mg/d【1A】。

溶栓治疗者，阿司匹林等抗血小板药物推荐在溶栓24小时后开始使用【1B】，如果患者存在其他特殊情况（如合并疾病），在评估获益大于风险后可以考虑在阿替普酶静脉溶栓24小时内使用抗血小板药物【2C】。

对不能耐受阿司匹林者，建议选用氯吡格雷等抗血小板治疗【2C】。

对于未接受静脉溶栓治疗的轻型脑卒中患者（NIHSS评分≤3分），在发病24小时内应尽早启动双重抗血小板治疗（阿司匹林和氯吡格雷）并维持21天，有助于降低发病90天内的脑卒中复发风险，但应密切观察出血风险【1A】。

（四）抗凝治疗

急性期抗凝治疗虽已应用50多年，但一直存在争议。Sandercock等的系统评价纳入24个随机对照试验（共23748例患者），所涉及药物包括UFH、LMWH、类肝素、口服抗凝剂和凝血酶抑制剂，荟萃分析显示，抗凝治疗不能降低随访期末病死率，随访期末的死亡或残疾率亦无明显下降。此外，尽管抗凝治疗能降低缺血性脑卒中的复发率、肺栓塞和深静脉血栓形成的发生率，但患者获益被症状性颅内出血增加所抵消。心脏或动脉内血栓、动脉夹层和椎－基底动脉梗死等特殊亚组尚无证据显示抗凝的净疗效。3小时内进行肝素抗凝的临床试验显示，治疗组90天时的结局优于对照组，但症状性出血显著增加，结论认为超早期抗凝不应替代溶栓疗法。直接凝血酶抑制剂（如阿加曲班）能直接抑制血块中的凝血酶，具有起效较快、作用时间短、出血倾向小、无免疫源性等优点。LaMonte等的随机、双盲、安慰剂对照试验显示，接受阿加曲班治疗患者的症状性颅内出血发生率无显著增高，提示安全。

【推荐意见】

对大多数急性缺血性脑卒中患者，不推荐无选择地早期进行抗凝治疗【1A】。

特殊情况下溶栓后还需抗凝治疗的患者，推荐在24小时后使用抗凝药物【1B】。

凝血酶抑制剂治疗急性缺血性脑卒中的有效性尚待更多研究进一步证实，这些药物只建议在临床研究环境中或根据具体情况个体化使用【2B】。

（五）降纤治疗

很多研究显示脑梗死急性期患者血浆纤维蛋白原和血液黏滞度增高，蛇毒酶制剂可显著降低血浆纤维蛋白原水平，并有轻度溶栓和抑制血栓形成的作用。2000年，国内发表的多中心、随机、双盲、安慰剂对照试验（纳入2244例患者）显示，国产降纤酶可改善神经功能，降低脑卒中复发率，发病6小时内效果更佳，但纤维蛋白原降至1.30g/L以下时出血倾向增加。2005年发表的中国多中心降纤酶治疗急性脑梗死随机双盲对照试验（纳入1053例发病12小时内的患者）显示，治疗组3个月结局优于对照组，3个月病死率较对照组轻度增高；治疗组颅外出血发生率显著高于对照组，颅内出血发生率无明显增加。陈清棠等的多中心、随机、双盲、安慰剂平行对照研究显示，巴曲酶治疗急性脑梗死有效，不良反应轻，但应注意出血倾向。国家"十五"攻关课题协作组的一项随机、双盲、安慰剂对照研究比较了6小时内使用巴曲酶或尿激酶的疗效，显示两组间的残疾率差异无统计学意义。一项随机、双盲、安慰剂对照的研究显示，纤溶酶可以改善住院期间神经功能缺损，同时出血率未见明显增加。一项荟萃分析（纳入11项随机对照试验，共计1115例患者）结果显示，纤溶酶与国内其他临床常用药物相比，对急性脑梗死的预后可能有改善（$OR = 4.39$，95% CI：3.01 ~ 6.38）。安克洛酶是国外研究最多的降纤制剂，目前已有6个随机对照试验纳入2404例患者，但结果尚不一致。其他降纤制剂如蚓激酶、蕲蛇酶等临床也有应用，有待研究。

【推荐意见】

对不适合溶栓并经过严格筛选的脑梗死患者，特别是高纤维蛋白血症者可考虑选用降纤治疗【2B】。

（六）其他治疗

在本指南中，主要讨论上述缺血性脑卒中急性期抗栓相关治疗，其他如扩容、神经保护等急性缺血性脑卒中治疗可参见《中国急性缺血性脑卒中诊治指南2018》。

二、二级预防抗栓治疗

缺血性脑卒中复发风险高，脑卒中后应尽早开始二级预防，有效的二级预防是减少复发和死亡的重要手段。目前，缺血性脑卒中二级预防相关研究纳入的对象包括缺血性脑卒中和TIA患者，研究结果一致显示这两类患者相关疗效相似，故治疗推荐同时适用于缺血性脑卒中和TIA患者。本指南主要对缺血性脑卒中和TIA二级预防中的抗栓相关药物治疗进行讨论，危险因素控制、非药物治疗及特殊情况下缺血性脑卒中患者治疗可参见《中国缺血性脑卒中和短暂性脑缺血发作二级预防指南2022》。

（一）非心源性缺血性脑卒中的抗栓治疗

1. 抗血小板药物治疗　对于非心源性缺血性卒中和TIA患者，抗血小板治疗能显著降低主要心血管不良事件发生的风险，包括非致命性卒中、非致死性心肌梗死和血管源性死。华法林－阿司匹林预防卒中复发研究（Warfarin-Aspirin Recurrent Stroke Study，WARSS）显示华法林（INR 1.4 ~ 2.8）和阿司匹林（325mg/d）在治疗非心源性卒中方面两组之间的疗效和安全性无明显差异（17.8% vs 16%，HR＝1.13，95% CI 0.92 ~ 1.38）。但是在纳入了8项RCT的荟萃分析显示维生素K拮抗剂相比抗血小板治疗并不减少卒中复发，且显著增加了出血风险。目前，有至少5种抗血小板药物用于缺血性卒中/TIA二级预防：阿司匹林、氯吡格雷、阿司匹林和双嘧达莫复方制剂、西洛他唑、吲哚布芬及新一代P2Y12抑制剂替格瑞洛。国际卒中试验（International Stroke Trial，IST）和中国急性卒中试验（Chinese Acute Stroke Trial，CAST）随机对照研究证实了早期使用阿司匹林较安慰剂能明显降低卒中复发。欧洲/澳大利亚缺血性卒中预防试验（European/Australasian Stroke Prevention in Reversible Ischaemia Trial，ESPRIT）和欧洲卒中预防研究2（Second European Stroke Prevention Study，ESPS2）均显示，联合使用阿司匹林-双嘧达莫在预防血管事件方面比单独使用阿司匹林略有效。然而，PRoFESS试验显示非心源性卒中患者长期使用阿司匹林-双嘧达莫联合治疗与单用氯吡格雷在二级预防疗效方面无显著差异。氯吡格雷比较阿司匹林预防缺血事件高危患者（Clopidogrel Versus Aspirin in Patients at Risk of Ischaemic Events，CAPRIE）试验显示，氯吡格雷较阿司匹林显著降低了所有人群包括缺血性卒中、心肌梗死和外周动脉疾病在内的联合血管事件风险，但是在卒中患者亚组，两种药物疗效相似。替格瑞洛比较阿司匹林治疗急性缺血性卒中或TIA患者及其结局（Acute Stroke or Transient Ischaemic Attack Treated with Aspirin or Ticagrelor and Patient Outcomes，SOCRATES）研究比较了替格瑞洛和阿司匹林单药预防TIA和缺血性卒中（NIHSS≤5分）联合血管事件的有效性和安全性，结果提示相比阿司匹林，替格瑞洛不能降低90天联合血管事件风险。基于以上证据，单药抗血小板治疗中阿司匹林和氯吡格雷的证据充分，目前是广泛推荐的抗血小板药物。

西洛他唑比较阿司匹林预防缺血性卒中复发试验（Cilostazol versus Aspirin for Secondary Ischemic Stroke Prevention，CASISP）和西洛他唑卒中二级预防试验2（CSPS2）表明，在亚洲缺血性卒中和TIA人群中，与阿司匹林相比，西洛他唑在预防血管事件发生方面不劣于阿司匹林，且不增加出血风险，但西洛他唑组较阿司匹林组停药率显著增加，应用西洛他唑后头痛、头晕和心动过速等副作用较阿司匹林使用后更常见，在二级预防中的作用是否优于阿司匹林尚需要更大样本的Ⅲ期临床试验加以验证。

吲哚布芬通过可逆抑制COX-1，发挥抗血小板作用，此外还具有一定抗凝作用。一项TIA患者服用吲哚布芬（100mg/次，2次/天）治疗的研究显示，经吲哚布芬治疗后1个月TIA的发生率明显降低（$P < 0.001$）。一项纳入19项RCT共计5304例患者的Meta分析发现，吲哚布芬在预防卒中发生方面与阿司匹林、华法林相比无统计学差异。在出血、胃肠道反应及总药物不良事件发生率方面，吲哚布芬低于阿司匹林组。对于阿司匹林不能耐受的患者，可考虑使用吲哚布芬。目前正在进行的吲哚布芬对比阿司匹林治疗急性缺血性卒中研究将为吲哚布芬在缺血性卒中二级预防治疗提供循证医学证据。

对于联合抗血小板药物治疗在卒中二级预防的多个临床研究已发表。卒中和TIA快速评估预防早期复发试验（Fast Assessment of Stroke and Transient ischemic attack to prevent Early Recurrence，FASTER）对发病24小时内的TIA或轻型缺血性卒中患者，随机分为阿司匹林联合氯吡格雷组和阿司匹林单药组，比较两组90天的卒中复发风险，结果显示早期双联抗血小板治疗组有降低卒中复发绝对风险的趋势，同时未增加颅内出血风险。但该试验因病例入组过慢而停止，限于样本量过小，未能得出确定性结论。针对轻型卒中或高危TIA患者，阿司匹林联合氯吡格雷的双联抗血小板药物治疗证据主要来源于两个大型随机对照研究，氯吡格雷治疗急性非致残性缺血性脑血管病事件高危人群试验（Clopidogrel in High-Risk Patients With Acute Non-Disabling Cerebrovascular Events，CHANCE）和新发TIA和小卒中血小板定向抑制试验（Platelet-Oriented Inhibition in New TIA and Minor Ischemic Stroke，POINT）。尽管CHANCE和POINT试验纳入的都是急性期发病的小卒中（NIHSS≤3分）或高危TIA（$ABCD^2 ≥ 4$分）患者，但是两项研究的试验设计不尽相同。CHANCE研究是在我国开展的多中心RCT，纳入的是发病在24小时内轻型缺血性卒中或高危TIA患者，氯吡格雷联合阿司匹林双联抗血小板药物治疗（氯吡格雷首日负荷剂量300mg，随后75mg/d，联合阿司匹林75mg/d）应用21天后改为单抗（氯吡格雷）治疗，其90天卒中复发的风险降低32%，并且不额外增加出血的风险。而在POINT研究中，纳入的是发病12小时内轻型缺血性卒中或高危TIA患者，氯吡格雷联合阿司匹林双联抗血小板治疗（氯吡格雷首剂负荷600mg，2～90

天为75mg/d，联合阿司匹林50～350mg/d）持续90天，其90天新发联合缺血性血管事件风险降低达25%，但是增加了主要出血的风险（0.9% vs 0.4%，$P=0.02$）。POINT试验二次分析显示双抗治疗获益最佳时程为21天，净获益显著超过了90天持续双抗治疗效果。在CHANCE和POINT的联合分析中进一步证实阿司匹林和氯吡格雷联合治疗轻型卒中或高危TIA患者可以显著降低联合血管事件风险，且该临床净获益主要发生在治疗开始的21天内。

尽管卒中早期氯吡格雷和阿司匹林联合使用可以显著降低卒中复发风险，但是由于氯吡格雷作为一前体药物，需要经过肝脏P450代谢，其中主要是经过肝酶 CYP2C19 代谢后才能发挥其抗血小板聚集作用。中国人群 CYP2C19 功能缺失（loss of function，LoF）等位基因发生率高达58%，CHANCE研究基因亚组分析显示携带 CYP2C19 LoF等位基因的患者，双抗较单抗治疗并不能显著减少卒中复发，治疗分组与基因变异存在交互作用。由于 CYP2C19 LoF等位基因人群的存在，稀释了氯吡格雷在整体人群的疗效，这种现象在基因突变频率较高的亚洲人群中尤为明显。

新一代P2Y12受体拮抗剂替格瑞洛是非前体药物，即不受代谢酶影响，人群抗血小板反应性一致，降低了基因抵抗的风险。同时该药物吸收后直接起效，在急性期治疗中能更早达到抗血小板疗效。Ⅱ期临床试验急性卒中或TIA患者血小板反应性（Platelet Reactivity in Acute Stroke or Transient Ischaemic Attack，PRINCE）试验显示，携带有 CYP2C19 LoF等位基因的卒中或TIA患者，早期应用替格瑞洛联合阿司匹林较氯吡格雷联合阿司匹林减少了血小板高反应性，可降低90天卒中复发（次要结局）。

替格瑞洛和阿司匹林治疗急性卒中或TIA预防卒中和死亡（Acute Stroke or Transient Ischemic Attack Treated With Ticagrelor and Aspirin for Prevention of Stroke and Death，THALES）试验显示在轻中型卒中（NIHSS评分≤5分）或高危TIA（$ABCD^2$评分≥6分或合并症状性颅内外动脉狭窄）患者中，替格瑞洛（首剂180mg，此后90mg 2次/天）和阿司匹林（首剂300～325mg，此后75～100mg/d）联合应用30天较单用阿司匹林减少了卒中复发事件（5% vs 6.3%，$HR=0.79$，95% CI 0.68～0.93），但是同时显著增加了严重出血风险（0.5% vs 0.1%，$P=0.001$）。尽管如此，THALES研究事后分析结果仍显示轻中型卒中或高危TIA患者应用替格瑞洛联合阿司匹林治疗的临床净获益（包括缺血性卒中、脑出血、致死性出血和死亡）高于阿司匹林单药治疗的患者（5.6% vs 6.6%，$ARR=0.97\%$），尤其在伴有同侧颅内外动脉粥样硬化狭窄（≥30%）的患者中，ARR高达2.76%（95% CI 0.38%～5.13%）。随后一项荟萃分析汇总了FASTER、CHANCE、POINT、THALES 4项临床试验的研究结果并证实无论是阿司匹林联合氯吡格雷还是阿司匹林联合替格瑞洛，双联抗血小板治疗在降低卒中复发方面效果优于阿司匹林单药治疗。值得注意的是，尽管上述大型临床试验入组标准略有差异（SOCRATES和THALES研究使用NIHSS≤5分作为入组标准，CHANCE和POINT研究使用NIHSS≤3分作为入组标准），但大型队列研究数据显示，符合上述两种入组标准的患者在真实世界中的人口学特点、临床特点、抗血小板治疗情况以及治疗结局没有明显差异。

CHANCE-2试验是全球脑血管病领域第一个基于药物基因组指导抗血小板药物的临床试验，旨在探索携带 CYP2C19 LoF的轻型卒中或高危TIA患者，使用替格瑞洛替代氯吡格雷的双抗治疗能否降低90天的卒中复发风险。该研究采用GMEX快速 CYP2C19 基因分型系统，利用口腔拭子采集标本，将基因型检测时间缩短为85分钟，经CHANCE-2试验验证是临床实践和研究中切实可行的基因快检途径。该研究结果显示对于轻型卒中或高危TIA且携带有 CYP2C19 LoF（*2，*3）等位基因的患者，替格瑞洛联合阿司匹林（替格瑞洛首日负荷剂量180mg，此后90mg 2次/天，联合阿司匹林75mg/d，应用21天后改为单药替格瑞洛）预防卒中复发的疗效优于氯吡格雷联合阿司匹林（同CHANCE双抗用药方案），90天内卒中复发风险相对降低23%；两组之间的严重出血风险类似，但是替格瑞洛联合阿司匹林增加了任何出血的风险（$HR = 2.18$，95% CI 1.66 ～ 2.85）。CHANCE-2研究发表具有里程碑意义，由于约60%的亚洲人携带上述基因失活位点，因此该结果对于亚洲人群基于药物基因组学的精准卒中二级预防治疗具有重要价值。

氯吡格雷用于近期TIA/缺血性卒中高危患者抗栓治疗（Management of Atherothrombosis with Clopidogd in High-Risk Patients with Recent Transient Ischemic Attacks or Ischemic Stroke，MATCH）试验和SPS3试验均显示与长期使用单抗相比，长期使用双抗并不能减少卒中复发，且显著增加了出血风险。

缺血性卒中后三联抗血小板治疗阿司匹林＋氯吡格雷＋双嘧达莫与标准抗血小板治疗的对比试验（TARDIS）显示三联抗血小板与标准抗血小板相比，并不能进一步减少90天卒中复发，但显著增加了严重出血的风险。

2. 合并有颅内外动脉狭窄的缺血性卒中患者抗血小板药物治疗　合并有颅内、外动脉粥样硬化性狭窄（ICAS）是引起卒中复发的独立危险因素。中国缺血性卒中患者颅内动脉狭窄发生率显著高于西方人群。狭窄的严重程度是卒中复发强有力的预测因子，在合并严重颅内动脉狭窄的患者中，一年内卒中复发的风险高达18%。

在WASID试验中，华法林（目标INR 2 ～ 3）与阿司匹林（650mg，2次/天）相比，大出血和各种原因导致死亡的风险更高，没有降低更多的主要终点事件（复合血管事件两组均为22%，平均随访1.8年）和动脉狭窄流域缺血性卒中事件（2年发生率：阿司匹林为15%，华法林为13%）。氯吡格雷联合阿司匹林和阿司匹林单药治疗减少急性症状性脑动脉或颈动脉狭窄患者栓塞（Clopidogrel Plus Aspirin Versus Aspirin Alone for Reducing Embolization in Patients With Acute Symptomatic Cerebral or Carotid Artery Stenosis，CLAIR）试验和氯吡格雷和阿司匹林治疗减少症状性颈动脉狭窄栓子（Clopidogrel and Aspirin for Reduction of Emboli in Symptomatic Carotid Stenosis，CARESS）试验结果均提示，对于伴有颅内、外大动脉狭窄的TIA或轻型缺血性卒中患者给予短期内氯吡格雷联合阿司匹林治疗较阿司匹林单药治疗可显著减少微栓子监测信号，但未增加出血风险。

SAMMPRIS试验针对伴有症状性颅内动脉狭窄的TIA和缺血性卒中患者给予氯吡格雷联合阿司匹林治疗持续90天，30天卒中或死亡发生率为5.8%，1年时为12.2%，2年时为10.1%，3年时14.9%，低于以往的WASID研究中的发生率（在30天和1年时卒中或死亡的发生率分别为10.7% vs 25%）。CHANCE试验亚组分析显示，对于合并有颅内动脉狭窄的缺血性卒中或TIA患者，接受21天的氯吡格雷与阿司匹林联合治疗，与单药抗血小板治疗相比，可降低90天卒中复发风险（11.3% vs 13.6%），但差异没有统计学意义。THALES研究亚组分析结果也推荐对伴有病变同侧ICAS的患者采用替格瑞洛与阿司匹林联合治疗；在此预设亚组分析中，病变同侧伴有颅内动脉狭窄≥30%的卒中或高危TIA患者在发病24小时内接受替格瑞洛（每日2次，一次90mg）联合阿司匹林（每日1次，每次100mg）治疗较阿司匹林单药治疗，能显著减少30天内卒中复发或死亡风险（9.9% vs 15.2%，$P = 0.016$），且不增加出血风险；在不伴有病变同侧狭窄的患者中，替格瑞洛联合阿司匹林治疗30天较阿司匹林单药治疗并不显著降低卒中或死亡风险（4.8% vs 5.4%，$P = 0.23$），且会增加严重出血风险（$P = 0.001$）。在西洛他唑联合其他抗血小板药治疗症状性颅内动脉狭窄的小样本随机对照研究中，西洛他唑治疗症状性颅内动脉狭窄试验1（Trial of Cilostazol in Symptomatic Intracranial Arterial Stenosis，TOSS-1）和TOSS-2试验显示，西洛他唑（200mg/d）联合阿司匹林较阿司匹林单药或阿司匹林联合氯吡格雷治疗具有相同的安全性，但是疗效无明显差异。西洛他唑用于抗血小板联合治疗预防卒中复发研究（Cilostazol Stroke Prevention Study for Antiplatelet

Combination，CSPS）结果表明，对于伴有颅内或颅外中重度狭窄或两个以上血管危险因素（年龄≥65岁，高血压，糖尿病，慢性肾脏疾病，外周动脉病，既往有缺血性卒中病史，缺血性心脏病病史，现在吸烟史）的非急性期卒中患者，西洛他唑联合阿司匹林或氯吡格雷较单用阿司匹林或者氯吡格雷能够减少卒中复发，且不增加任何出血的风险。但是该研究作为开放性试验，存在一定的选择偏倚；此外，患者的双抗时长并不确定，且一半的患者在半年内放弃了双抗治疗，同时因为病例入组缓慢而提前终止。因此，该试验的设计存在一定缺陷，尚需更为严谨的研究设计和方案证实西洛他唑联合抗血小板治疗在高危缺血性卒中患者的二级预防作用。在CSPS研究的亚组分析中，西洛他唑联合氯吡格雷较氯吡格雷单药显著降低了随访期间缺血性卒中复发风险，且不额外增加严重出血风险；但是西洛他唑联合阿司匹林较阿司匹林单药相比，联合抗血小板与单抗的有效性和安全性均相当。由于CSPS.com研究本身的设计缺陷，因此作为亚组分析的结果我们仍需谨慎对待。

针对伴有主动脉动脉粥样硬化斑块的TIA或缺血性卒中动脉栓塞患者，主动脉弓相关脑血管事件风险试验（Aortic Arch Related Cerebral Hazard Trial，ARCH）比较了阿司匹林联合氯吡格雷治疗和华法林单药治疗对联合血管事件（脑梗死、心肌梗死、血管性死亡及颅内出血）的预防作用，结果显示两组联合血管事件发生率无统计学差异。

【推荐意见】

对于非心源性TIA或缺血性卒中患者，推荐给予口服抗血小板药物而非抗凝药物预防卒中及其他心血管事件的发生【1A】。

阿司匹林（50～325mg）或氯吡格雷（75mg）每天单药治疗均可以作为首选抗血小板药物。阿司匹林（25mg）＋缓释型双嘧达莫（200mg）2次/天或西洛他唑（100mg）2次/天，均可作为阿司匹林和氯吡格雷的替代治疗药物【1A】；不推荐使用替格瑞洛单药作为轻型缺血性卒中或TIA二级预防药物【2B】。

发病在24小时内、非心源性轻型缺血性卒中（NIHSS评分≤3分）或高风险TIA（ABCD^{2}评分≥4分）患者，如无药物禁忌，推荐给予氯吡格雷（75mg）联合阿司匹林（75～100mg）双联抗血小板治疗21天（首次剂量给予氯吡格雷负荷剂量300mg和阿司匹林75～300mg），后改为单药抗血小板治疗【1A】。

发病在24小时内、非心源性轻型缺血性卒中（NIHSS评分≤3分）或高风险TIA（ABCD^{2}评分≥4分）患者，有条件的医疗机构推荐进行CYP2C19基因快检，明确是否为CYP2C19 LoF等位基因携带者，以决定下一步的治疗决策【1A】。

发病在24小时内、非心源性轻型缺血性卒中（NIHSS评分≤3分）或高风险TIA（ABCD^{2}评分≥4分）患者，如完成CYP2C19基因检测，可根据是否携带有CYP2C19 LoF等位基因来决定P2Y12受体拮抗剂药物的选择：若为CYP2C19 LoF等位基因携者，如无药物禁忌，推荐给予替格瑞洛联合阿司匹林治疗21天，此后继续使用替格瑞洛（90mg，2次/天）单药治疗【1A】。

发病在24小时内、非心源性轻型缺血性卒中（NIHSS评分≤5分）或高风险TIA（ABCD^{2}评分≥4分）患者，且伴有同侧颅内动脉轻度以上狭窄（狭窄率＞30%），推荐给予阿司匹林联合替格瑞洛（90mg）2次/天，双抗治疗30天后改为单药抗血小板治疗。尽管该治疗方案能使患者整体获益，但会增加如脑出血等严重出血风险，临床医师应充分权衡该方案治疗带来的获益和风险【2B】。

发病30天内伴有症状性颅内动脉严重狭窄（狭窄率70%～99%）的缺血性卒中或TIA患者，推荐给予阿司匹林联合氯吡格雷治疗90天，此后阿司匹林或氯吡格雷单药可作为长期二级预防用药【2B】。

伴有症状性颅内或颅外动脉狭窄（狭窄率50%～99%）或合并有两个以上危险因素的TIA或非急性缺血性卒中患者，推荐给予西洛他唑，联合阿司匹林或氯吡格雷个体化治疗【2B】。

对于主动脉弓粥样硬化斑块引起的缺血性卒中或TIA患者，推荐抗血小板治疗预防卒中复发【2C】。

非心源性TIA及缺血性卒中患者，不推荐常规长期应用阿司匹林联合氯吡格雷或三联抗血小板治疗【1A】。

（二）心源性栓塞的抗栓治疗

1. 心房颤动

心房颤动（AF）AF是心源性栓塞最常见的危险因素。既往研究显示华法林可有效地降低合并AF的卒中或TIA患者再发卒中、心肌梗死、血管性死亡及系统性栓塞风险。而对于存在抗凝禁忌的AF患者，服用阿司匹林尽管疗效相对较弱，但较安慰剂仍显示了一定的疗效。氯吡格雷联合厄贝沙坦预防合并高血压的心房颤动患者血管事件研究（Clopidogrel plus aspirin versus oral anticoagulation for atrial fibrillation in the Atrial fibrillation Clopidogrel Trial with Irbesartan for prevention of Vascular Events，ACTIVE-W）比较了华法林（INR 2.0～3.0）及氯吡格雷（75mg/d）联合阿司匹林（75～100mg/d）对于合并至少一项卒中危险因素AF患者的疗效，研究发现对于预防血管事件，抗凝治疗与氯吡格雷联合阿司匹林相比，具有显著优势。ACTIVE-A研究证实了对于不适宜使用华法林的AF患者，氯吡格雷联合阿司匹林可减少主要血管事件风险，但增加了大出血风险。ACTIVE-A研究数据的相对权重进行事后分析显示双抗比单抗的净效益并不显著。

近年来多项国际多中心的RCT［长期抗凝治疗随机评估研究（The Randomized Evaluation of Long-Term Anticoagulation Therapy，RE-LY），评估口服的因子Ⅹa抑制剂利伐沙班每天1次与维生素K拮抗剂相比对于预防房颤患者卒中及栓塞事件的临床研究（Rivaroxaban Once Daily Oral Direct Factor Xa Inhibition Compared With Vitamin K Antagonism for Prevention of Stroke and Embolism Trial in Atrial Fibrillation，ROCKET AF），阿哌沙班用于减少房颤患者卒中及其他血栓栓塞事件研究（Apixaban for Reduction in Stroke and Other Thromboembolic Events in Atrial Fibrillation，ARISTOTLE trial），评估Xa因子抑制剂对于房颤患者抗凝治疗有效性研究—心肌梗死溶栓研究48（Effective aNticoaGulation with factor xA next GEneration in Atrial Fibrillation-Thrombolysis In Myocardial Infarction study 48，ENGAGE AF-TIMI 48）］都证实了新型口服抗凝药物（达比加群/利伐沙班/阿哌沙班及艾多沙班）对于预防非瓣膜性AF患者卒中及栓塞事件的有效性及安全性。新型口服抗凝药物为AF患者血栓栓塞并发症的预防提供了新的选择，荟萃分析显示其可降低19%总体卒中及系统性栓塞风险，减少51%出血性卒中风险及10%总死亡率，且无须调整剂量及频繁监测INR值，有助于临床中广泛使用。值得注意的是，鉴于上述新型口服抗凝药物临床试验均排除了严重肾功能损伤的患者，因此，对于此类患者新型口服抗凝药物的有效性及安全性尚不明确。近期一项回顾性队列研究探索了阿哌沙班用于依赖透析的终末期肾病患者的安全性及有效性，结果显示与华法林相比，阿哌沙班降低了大出血风险；与低剂量（2.5mg 2次/天）阿哌沙班及华法林相比，标准剂量的阿哌沙班（5mg 2次/天）降低了栓塞及死亡风险。此外，既往研究显示亚临床房性心动过速的患者其缺血性卒中及系统性栓塞的风险仍升高，因此，无论哪种类型（阵发性/持续性/永久性）的AF患者均应给予抗凝治疗。

真实国际卒中试验档案（Virtual International Stroke Trials Archive，VISTA）数据库针对1644例合并AF的缺血性卒中患者进行了分析，结果显示卒中复发和症状性颅内出血的相对危险性在发病后2天最高，但随着时间推移而逐渐趋于稳定，但此研究未纳入新型口服抗凝药物。合并AF的急性缺血性卒中患者早期复发及脑出血研究（Early Recurrence and Cerebral Bleeding in Patients With Acute Ischemic Stroke and Atrial Fibrillation，RAF）发现发病后4～14天启动抗凝治疗与卒中、TIA、症状性系统性栓塞、症状性颅内出血、颅外大出血事件减少相关（$HR=0.53$，$95\%CI$：$0.30～0.93$），但该研究入组患者中仅有12%使用了新型口服抗凝药物。2013年欧洲心脏节律协会指南建议，抗凝时机依据病灶大小及严重程度划分：TIA后1天启动抗凝；非致残性小面积梗死，3天后启动抗凝，中等面积梗死在6天后启动；大面积梗死则需2周甚至3周后开始使用。英国卒中指南推荐对于致残性缺血性卒中抗凝治疗应推迟至发病14天，而对于非致残性卒中可由医生依据情况而定。综上所述，伴有心房颤动的缺血性卒中或TIA患者，应根据缺血的严重程度和出血转化的风险，选择启动抗凝治疗的时机。目前数项针对卒中后新型口服抗凝药物启动时间的临床试验正在进行中（TIMING，OPTIMAS，ELAN，START；URL：https：//www.clinicaltrials.gov；NCT02961348，NCT03759938，NCT03148457，NCT03021928），期待研究结果为临床诊疗提供有价值的循证证据。

针对房颤非药物干预的2项RCT中，对具有卒中发病风险的非瓣膜性AF患者，利用Watchman封堵器进行经皮左心耳（left auricular appendage，LAA）封堵术治疗，并与华法林治疗比较，分别随访了1.5年（PREVAIL研究）和3.8年（PROTECT AF研究）的，结果显示：①PREVAIL研究在主要疗效终点（卒中，系统性栓塞及心血管或其他死亡的复合终点）方面，未达到预设的非劣效性标准；次要终点（随机分组7天后卒中或系统性栓塞）方面，达到非劣效性，LAA封堵组早期安全事件发生率为2.2%，亦达到预定的安全性目标；②PROTECT AF研究中LAA封堵组和华法林组主要事件发生率分别为8.4%及13.9%（$RR=0.60$；$95\%CI$：$0.41～1.05$），达到非劣效和优效性的预设标准。LAA封堵组的心血管死亡率（3.7%）显著低于华法林组（9.0%），其全因死亡率（12.3%）亦显著低于华法林组（18.0%）。

【推荐意见】

合并非瓣膜性心房颤动的缺血性卒中或TIA患者，无论是阵发性、持续性还是永久性心房颤动，均推荐口服抗凝药物以减少卒中复发【2B】。

合并非瓣膜性心房颤动的缺血性卒中或TIA患者，推荐使用华法林或新型口服抗凝剂抗凝治疗，预防再发的血栓栓塞事件，华法林的目标剂量是维持INR 2.0～3.0【1A】。

伴有非瓣膜性心房颤动的缺血性卒中或TIA患者，若不能接受抗凝治疗，推荐应用阿司匹林单药治疗【2B】。也可以选择阿司匹林联合氯吡格雷抗血小板治疗【2B】，注意出血风险。

伴有非瓣膜性心房颤动的缺血性卒中或TIA患者，应根据缺血的严重程度和出血转化的风险，选择启动抗凝治疗的时机。脑梗死出血转化高风险的患者，可以推迟到发病14天后启动抗凝治疗；出血转化低风险的患者可考虑发病后2～14天内启动抗凝治疗来减少卒中复发风险。TIA患者可及时启动抗凝治疗以减少卒中风险【2C】。

合并非瓣膜性心房颤动的缺血性卒中或TIA患者，如果存在终身抗凝治疗禁忌证，但能耐受抗凝45天，可以考虑进行左心耳封堵术，减少卒中复发和出血的风险【2B】。

2. **其他心源性栓塞**

（1）急性心肌梗死相关的左心室血栓形成

急性心肌梗死患者，尤其是前壁心肌梗死使心肌收缩力减弱，在心尖部容易出现血液淤滞，继而形成血栓。一项回顾性研究发现亚裔人群中，急性心肌梗死后左心室血栓患者的卒中发生率为11.8%，主要发生在左心室血栓形成的第1个月，随着时间的推移，血栓发生机化，出现血栓栓塞的风险降低。一项关于前壁心肌梗死后附壁血栓研究的荟萃分析提示口服华法林可降低86%的卒中风险，溶解68%的左心室血栓。

【推荐意见】

对于合并左心室血栓的缺血性卒中或TIA患者，推荐使用华法林抗凝治疗至少3个月（INR范围：2.0～3.0），以降低卒中复发的风险【1B】。

对于合并新的左心室血栓（<3个月）的缺血性卒中或TIA患者，使用直接口服抗凝药物治疗以降低卒中复发风险的有效性及安全性尚不确定【2C】。

对于急性前壁心肌梗死伴左心室射血分数降低（EF<50%）但无左心室血栓证据的缺血性卒中或TIA患者，推荐至少3个月的抗凝治疗来降低心源性卒中复发的风险【2C】。

（2）心脏瓣膜病

心脏瓣膜病（二尖瓣狭窄、反流与脱垂、二尖瓣环钙化、主动脉瓣病变及生物或机械心脏瓣膜）可作为心源性栓塞的原因导致脑血管病事件。心脏病瓣膜病的抗栓治疗可有助于减少血栓形成，但需要评估其可能增加的出血风险。荟萃分析显示接受机械瓣膜植入的患者在抗凝的基础上加用抗血小板药物可进一步减少系统性栓塞及死亡风险。心脏瓣膜病导致的心源性栓塞型缺血性卒中患者应尽早在心血管疾病科和神经科多学科诊治。

【推荐意见】

对于瓣膜性心房颤动患者（即中重度二尖瓣狭窄或机械心脏瓣膜并合并心房颤动），推荐使用华法林抗凝治疗来降低卒中风险【2B】。

对于缺血性卒中或TIA合并主动脉瓣或非风湿性二尖瓣病变（如二尖瓣环钙化或二尖瓣脱垂）的患者，如果没有心房颤动或其他抗凝指征，推荐抗血小板治疗降低卒中复发风险【2B】。

对于植入生物瓣膜的缺血性卒中或TIA患者，没有房颤及其他抗凝指征，瓣膜置换术后推荐华法林抗凝3～6个月，然后长期使用阿司匹林抗血小板治疗【1C】。

对于接受机械瓣置换的患者，如果瓣膜置换前有过缺血性卒中或TIA病史，且出血风险低，推荐在华法林抗凝的基础上加用阿司匹林【2B】。

（3）心脏肿瘤

原发性心脏肿瘤罕见，尸检报告提示其发病率约为0.02%，最常见的原发性心脏肿瘤类型是黏液瘤和纤维弹力瘤。心脏肿瘤可以导致卒中的风险增加，目前一项单中心研究显示，心脏肿瘤的患者总体栓塞发生率为25%。位于左心系统心脏肿瘤患者的卒中机制是栓塞性，栓子可以是肿瘤上形成的血栓。基于这些发现，对于采取保守治疗的患者可以启动抗血小板治疗或抗凝治疗。目前还没有关于缺血性卒中或TIA合并心脏肿瘤患者的RCT，在一项单中心研究中，手术切除乳头状纤维弹力瘤可以降低卒中的风险。

【推荐意见】

在缺血性卒中或TIA患者中，如果发现位于左心系统的心脏肿瘤，手术切除肿瘤有助于降低卒中复发的风险【1C】。

（段婉莹　秦海强）

参考文献

［1］POWERS WJ, RABINSTEIN AA, ACKERSON T, et al. Guidelines for the early management of patients with acute ischemic stroke：2019 update to the 2018 guidelines for the early management of acute ischemic stroke：a guideline for healthcare professionals from the american heart association/american stroke association［J］. Stroke, 2019, 50（12）：e344-e418.

［2］彭斌，吴波. 中国急性缺血性脑卒中诊治指南2018［J］. 中华神经科杂志，2018，51（9）：666-682.

［3］刘新峰，孙文，朱武生，等. 中国急性缺血性脑卒中早期血管内介入诊疗指南2018［J］. 中华神经科杂志，2018，51（9）：683-691.

［4］霍晓川，高峰. 急性缺血性卒中血管内治疗中国指南2018［J］. 中国卒中杂志，2018，13（7）：706-729.

［5］DÁVALOS A, COBO E, MOLINA CA, et al. Safety and efficacy of thrombectomy in acute ischaemic stroke(REVASCAT)：1-year follow-up of a randomised open-label trial［J］. Lancet Neurol,2017,16(5)：369-376.

［6］THOMALLA G, SIMONSEN CZ, BOUTITIE F, et al. MRI-Guided Thrombolysis for Stroke with Unknown Time of Onset［J］. N Engl J Med, 2018, 379（7）：611-622.

［7］NOGUEIRA RG, JADHAV AP, HAUSSEN DC, et al. Thrombectomy 6 to 24hours after stroke with a mismatch between deficit and infarct［J］. N Engl J Med, 2018, 378（1）：11-21.

［8］ALBERS GW, MARKS MP, KEMP S, et al. Thrombectomy for stroke at 6 to 16hours with selection by perfusion imaging［J］. N Engl J Med, 2018, 378（8）：708-718.

［9］JOHNSTON SC, EASTON JD, FARRANT M, et al. Clopidogrel and aspirin in acute ischemic stroke and high-risk tIA［J］. N Engl J Med, 2018, 379（3）：215-225.

［10］MOROTTI A, POLI L, COSTA P. Acute stroke［J］. Semin Neurol, 2019, 39（1）：61-72.

［11］HU X, DE SILVA TM, CHEN J, et al. Cerebral vascular disease and neurovascular injury in ischemic stroke［J］. Circ Res, 2017, 120（3）：449-471.

［12］LI L, Y II N GS, GERAGHTY OC, et al. Incidence, outcome, risk factors, and long-term prognosis of cryptogenic transient ischaemic attack and ischaemic stroke：a population-based study［J］. Lancet Neurol, 2015, 14（9）：903-913.

［13］YUAN K, CHEN J, XU P, et al. A nomogram for predicting stroke recurrence among young adults［J］. Stroke, 2020, 51（6）：1865-1867.

［14］WAJNGARTEN M, SILVA GS. Hypertension and stroke：update on treatment［J］. Eur Cardiol, 2019, 14（2）：111-115.

［15］ORELLANA-URZÚA S, ROJAS I, LÍBANO L, et al. Pathophysiology of ischemic stroke：role of oxidative stress［J］. Curr Pharm Des, 2020, 26（34）：4246-4260.

［16］DIENER HC, HANKEY GJ. Primary and secondary prevention of ischemic stroke and cerebral hemorrhage：jacc focus seminar［J］. J Am Coll Cardiol, 2020, 75（15）：1804-1818.

［17］CHRISTOPHE BR, MEHTA SH, GARTON AL, et al. Current and future perspectives on the treatment of cerebral ischemia [J]. Expert Opin Pharmacother, 2017, 18 (6): 573-580.

[18] REIS C, AKYOL O, HO WM, et al. Phase I and Phase Ⅱ therapies for acute ischemic stroke: an update on currently studied drugs in clinical research [J]. Biomed Res Int, 2017, 2017 (8): 4863079.

[19] 陈艳雪, 姜悦, 李子孝, 等. 中国急性缺血性卒中及短暂性脑缺血发作二级预防药物依从性的现状 [J]. 中国卒中杂志, 2018, 13 (7): 686-691.

[20] Barral M, Boudour S, Viprey M, et al. Stent retriever thrombectomy for acute ischemic stroke: A systematic review and meta-analysis of randomized controlled trials, including THRACE [J]. Rev Neurol (Paris), 2018, 174 (5): 319-326.

[21] BAI Y, DENG H, SHANTSILA A, et al. Rivaroxaban versus dabigatran or warfarin in real-world studies of stroke prevention in atrial fibrillation: systematic review and meta-analysis [J]. Stroke, 2017, 48 (4): 970-976.

[22] International Stroke Trial Collaborative Group The International Stroke Trial (IST): a randomised trial of aspirin, subcutaneous heparin, both, or neither among 19435 patients with acute ischaemic stroke [J]. Lancet, 1997, 349 (9065): 1569-1581.

[23] MARKUS HS, LEVI C, KING A, et al; Cervical Artery Dissection in Stroke Study (CADISS) investigators. Antiplatelet therapy vs anticoagulation therapy in cervical artery dissection: the cervical artery dissection in stroke study (cadiss) randomized clinical trial final results [J]. JAMA Neurol, 2019, 76 (6): 657-664.

[24] NAVI BB, MARSHALL RS, BOBROW D, et al. Enoxaparin vs aspirin in patients with cancer and ischemic stroke: the teach pilot randomized clinical trial [J]. JAMA Neurol, 2018, 75 (3): 379-381.

[25] WARACH SJ, DULA AN, MILLING TJJR. Tenecteplase thrombolysis for acute ischemic stroke [J]. Stroke, 2020, 51 (11): 3440-3451.

[26] SUZUKI K, MATSUMARU Y, TAKEUCHI M, et al. Effect of mechanical thrombectomy without vs with intravenous thrombolysis on functional outcome among patients with acute ischemic stroke: the skip randomized clinical trial [J]. JAMA, 2021, 325 (3): 244-253.

[27] JAME S, BARNES G. Stroke and thromboembolism prevention in atrial fibrillation [J]. Heart, 2020, 106 (1): 10-17.

[28] SEIFFGE DJ, WERRING DJ, PACIARONI M, et al. Timing of anticoagulation after recent ischaemic stroke in patients with atrial fibrillation [J]. Lancet Neurol, 2019, 18 (1): 117-126.

第六章

外周动脉疾病

第一节 概 述

　　根据中华医学会血管外科学学组以及中华医学会老年医学分会所制订的专家建议和诊治指南，外周动脉疾病称为周围动脉疾病（PAD），主要指除冠状动脉和颅内动脉以外的动脉疾病，包括动脉狭窄、动脉闭塞及动脉瘤。本章节主要涉及抗栓治疗，因此，在内容上主要倾向于下肢动脉硬化闭塞症以及急性动脉缺血中的肢体动脉缺血。随着物质生活水平的提高，PAD已成为影响国民健康和生活质量的重要因素。为了进一步规范PAD的诊断和治疗，我们参照了《2020年欧洲心脏病学会和欧洲血管外科学会周围动脉疾病诊断和治疗指南》《美国血管外科学会下肢动脉粥样硬化闭塞性疾病实践指南》（2015年版）以及中华医学会血管外科学组制订的《下肢动脉粥样硬化闭塞症诊治指南》（2015年版）的推荐意见，同时结合国内外近年来发表的PAD相关的循证医学资料、指南和专家共识，制订了本指南。

第二节 诊 断

　　对于下肢动脉硬化闭塞症的诊断，必须强调的是，通常我们指的是病程超过两年的患者，需结合多种检查指标评估。

一、踝肱指数测定

　　踝肱指数（ABI）测定是最基本的无损伤血管检查方法，易操作、可重复，可以初步评估动脉阻塞和肢体缺血程度（表6-1）。ABI计算方法是踝部动脉（胫后动脉或足背动脉）收缩压与上臂收缩压（取左、右手臂数值高一侧）的比值。ABI≤0.90可诊断为动脉硬化，ABI<0.40提示为重症下肢缺血（CLI）。

表6-1　ABI值的范围及意义

ABI值	解　释
＞0.9	正常
≤0.9	动脉硬化
0.4～0.9	PAD（间歇性跛行，IC）
＜0.4	PAD（CLI）

注：引自 J Vasc Surg，2007，45（Suppl S）：S5-567.

当高度怀疑下肢缺血，但静息ABI正常时，可测量运动后ABI，即先测定静息状态下的ABI，然后患者以3.5km/h的速度在坡度为12%的平板检查仪上行走，出现间歇性跛行症状时测量运动后的ABI，ABI明显降低提示下肢缺血。ABI测定可以用于初筛肢体缺血的患者、评估肢体缺血的程度。

动脉壁钙化或弹性降低会导致假性高压的发生，从而影响ABI的准确性，常见于长期糖尿病、终末期肾病和高龄患者。此时可检测趾肱指数（TBI），作为诊断依据。TBI＜0.70即可诊断下肢缺血。

二、超声检查

超声检查目前在临床上作为筛查首选的检查方法，可准确诊断病变部位及程度，评价流入道及流出道，评估术中及术后腔内治疗及开放手术的疗效、移植物通畅与否，以及作长期随访。

通过二维超声图像可以测量内中膜厚度、斑块大小、明确斑块性质，结合彩色多普勒成像及频谱多普勒可以诊断动脉狭窄或闭塞的部位和程度，并提供收缩期峰值流速、病变部位与病变近心端的峰值流速比值、搏动指数等血流动力学参数。

三、计算机断层扫描动脉造影

计算机断层扫描动脉造影（CTA）是术前常用的无创性诊断方式，随着机器性能提高和软件的更新，诊断敏感度和特异度不断提高。

四、磁共振动脉造影

磁共振动脉造影（MRA）也是术前常用的无创性诊断方法，可显示慢性动脉硬化闭塞症的解剖部位和狭窄程度。但MRA图像有时会夸大动脉狭窄程度，体内有铁磁性金属植入物时不适合行MRA。

五、数字减影血管造影

数字减影血管造影（DSA）可以准确显示病变部位、性质、范围和程度，目前仍然是诊断慢性动脉硬化闭塞症的金标准。随着CTA和MRA成像技术的提高，DSA单独用于诊断的作用在逐步减少，通常和治疗一起实施。

随着影像技术的普遍应用，根据影像学检查的分级是动脉硬化闭塞症除功能分级外的另一重要分级方式，可以用于指导临床治疗措施的选择，目前常用的是2007年第2版泛大西洋协作组（TASC）分型标准。

【推荐意见】

临床上对于有慢性下肢缺血症状或体征的患者，推荐使用ABI作为首选的非侵入性诊断方法。临床高度怀疑下肢缺血，但静息ABI正常或临界值时（＞0.9），推荐测量运动后ABI【1A】。

在缺乏PAD的危险因素、病史、症状或体征的普通人群，不建议常规筛查PAD【2C】。

对于无症状但存在高危因素的人群（如年龄＞70岁、吸烟、糖尿病、动脉搏动减弱或消失、合并其他心脑血管病），为获得更准确的疾病分期、改善心血管疾病的预防及治疗措施，可以进行PAD常规筛查【2C】。

对于有症状且准备进行血管重建的患者，建议使用符合生理的非侵入性检查方法（如多普勒超声、节段性测压和脉搏容积记录）对动脉缺血程度进行量化和确定闭塞部位【2C】。

对于有症状且准备进行血管重建的患者，推荐采用彩色多普勒、CTA、MRA和动脉造影等对病变解剖学进行评估【1B】。

【推荐意见说明】

在慢性下肢缺血的诊断中，ABI是最容易获得的指标，且评估血管的通畅性有较高的指导作用，因此作为首要的检查方法。Hirsch等报道，ABI≤0.9时诊断PAD的灵敏度为79%～95%，特异度＞95%。节段性测压联合脉搏容积记录诊断PAD的准确性可达97%。多普勒超声探测≥50%的动脉狭窄，在主髂动脉，其灵敏度86%，特异度97%；在股、腘动脉，其灵敏度80%，特异度96%；在膝下动脉，其灵敏度83%，特异度84%。CTA和MRA的准确性均＞90%。此外，超声检查具有无创、便捷的特点，因此也作为下肢动脉血管评估的主要筛查方法。如果对于病变严重，需要根据病变程度决定手术方案的情况下，通常可考虑采用CTA或MRA等有创、更准确的检查手段。另外，对于PAD患者的管理，主要结合患者是否存在心血管疾病的相关危险因素，危险因素越多，越推荐常规筛查和预防。

第三节　治　疗

一、下肢动脉硬化闭塞症的抗栓治疗

下肢动脉硬化闭塞症是中老年人常见的临床综合征，其发生和严重程度与年龄、吸烟、糖尿病病程、血糖稳定程度、高收缩压、高胆固醇及高低密度脂蛋白胆固醇呈正相关。30%的脑血管病患者和25%的缺血性心脏病患者并存下肢动脉硬化闭塞症。因此，下肢动脉硬化闭塞症是动脉硬化全身性疾病的重要窗口，其早期检出与有效干预对全身性动脉硬化对靶器官的防治有重要价值。许多流行病学研究对其患病率进行了调查，所采用的诊断方法包括间歇性跛行问卷表、踝肱指数（ABI）及脉搏波传导速度等无创方法。结果显示，患病率取决于被调查对象的年龄、危险因素及基础疾病。国外的流行病学调查结果显示，患病率在不同的人群有较大差异，为3.6%～29.0%。

下肢动脉硬化闭塞症的治疗目标是：降低心脑血管事件发生率、增加运动能力、缓解疼痛、治疗神经缺血性溃疡及并发症、保存肢体、提高生活质量、延长寿命。具体的措施包括危险因素控制、运动锻炼、抗栓治疗、手术和腔内治疗。戒烟，控制体重，步行锻炼，控制血糖，调整血脂，控制血压，以及足部保健等是主要的通过改变生活方式和提高生活质量，降低危险因素的主要手段。

（一）非手术患者的抗栓治疗

抗栓治疗是慢性动脉硬化闭塞症治疗的重要组成部分，根据病变程度的不同分级，治疗策略不尽相同。

【推荐意见】

抗血小板治疗能够减少症状性PAD患者心肌梗死、脑卒中及外周血管事件发生的风险【1A】。

对于动脉粥样硬化导致的间歇性跛行患者，推荐口服阿司匹林75～100mg/d【1A】。

对于间歇性跛行患者，推荐口服氯吡格雷（75mg/d）可替代阿司匹林进行抗血小板治疗【1B】。

对于症状性PAD患者和已进行下肢血管重建的患者，建议使用替格瑞洛（90mg，2次/天）进行抗血小板治疗【2B】。

对于稳定性PAD患者，若其出血风险较低，推荐利伐沙班（2.5mg，2次/天）联合阿司匹林（100mg/d）替代单独阿司匹林进行抗栓治疗【1B】。

对于动脉粥样硬化导致的间歇性跛行患者，不推荐口服华法林作为降低心血管不良事件和动脉闭塞的唯一药物【1C】。

在无华法林应用指征时，不推荐华法林联合阿司匹林应用于PAD患者【1B】。

对于无充血性心力衰竭的间歇性跛行患者，建议试用西洛他唑（100mg，2次/天）3个月，以改善无痛行走距离【2A】。

对于间歇性跛行患者，若无法耐受或存在服用西洛他唑禁忌，建议试用己酮可可碱（400mg，3次/天），以改善无痛行走距离【2B】。

口服沙格雷酯（100mg，3次/天）可增加患肢灌注压，改善患者无痛行走距离【1B】。

静脉应用前列腺素E_1可减轻缺血性疼痛，并有助于CLI患者溃疡的愈合，但仅对部分患者有效【2A】。

阿司匹林和氯吡格雷联合应用能够减少高危、低出血风险患者心脑血管事件发生【2B】。

【推荐意见说明】

PAD病变不仅反映出下肢动脉的问题，其也可认为是心脑血管条件的预警信号，下肢血管病变越严重，通常意味着心脑血管的条件也越差，PAD不仅可以带来下肢相关的症状、导致截肢的问题；而由于合并的心脑血管疾病问题，加上下肢疼痛诱发的一系列效应，可导致严重的心脑血管事件甚至死亡。因此，PAD患者的药物治疗尤为重要，在改善下肢血流灌注的同时，也降低了心脑血管事件的发生。

1994年发表的抗血小板试验联合报告显示，应用阿司匹林后，动脉粥样硬化的高危人群可降低25%心脑血管事件（包括死亡、心肌梗死和脑卒中），减少肺栓塞事件67%，减少深静脉血栓事件67%；应用于周围动脉闭塞性疾病患者也取得了相似的效果，且降低48%的血管旁路移植及动脉栓塞事件。CAPRIE研究中，与阿司匹林（325mg/d）相比，氯吡格雷（75mg/d）在降低心肌梗死、脑卒中、心血管死亡的风险方面，略具优势（5.32% vs 5.83%）。COMPASS研究显示，利伐沙班（2.5mg，2次/天）联合阿司匹林（100mg/d）与单独阿司匹林（100mg/d）相比，能够显著降低不良终点事件（心血管死亡、心肌梗死或脑卒中）的发生率（5% vs 7%，$HR=0.72$；95% CI：0.57～0.90，$P=0.0047$），以及主要不良肢体事件的发生率（1% vs 2%，$HR=0.54$；95% CI：0.35～0.82，$P=0.0037$）；同时，利伐沙班联合阿司匹林较单独阿司匹林显著增加大出血事件发生率（3% vs 2%，$HR=1.61$；95% CI：$1.12\sim2.31$，$P=0.0089$，ISTH评估标准）。一项荟萃分析显示，抗血小板治疗能够降低全因心血管死亡率（$RR=0.76$；95% CI：$0.60\sim0.98$）和血管重建风险（$RR=0.65$；95% CI：$0.43\sim0.97$）。一项荟萃分析显示，与安慰剂相比，服用西洛他唑和己酮可可碱后患肢最大行走距离分别增加25%和11%，无痛行走距离分别增加13%和9%。一项多中心随机对照研究（RCT）中，两组合并PAD的透析患者分别口服沙格雷酯300mg/d和西洛他唑200mg/d，共24周，结果显示，沙格雷酯组的患肢灌注压由（43±17）mmHg升高至（55±15）mmHg（$P<0.05$），西洛他唑组的患肢灌注压由（49±21）mmHg升高至（66±29）mmHg（$P<0.05$），但两组之间的差异无统计学意义。

（二）外科干预后的抗栓治疗

外科手术开通后的血管通畅性的维持是维持治疗效果的重要方面，针对腔内治疗和旁路移植手术所使用的血管来源，其治疗策略稍有不同。

【推荐意见】

推荐所有接受腔内治疗的患者进行抗血小板治疗，并终生服药【1A】。

接受腔内治疗的患者推荐选择应用阿司匹林75～100mg/d，或氯吡格雷75mg/d【1A】。

PAD患者腔内治疗术后推荐给予阿司匹林（100mg/d）联合氯吡格雷（75mg/d），或阿司匹林（100mg/d）联合沙格雷酯治疗（100mg，3次/天）【1B】。

PAD患者行血管重建后，如出血风险不高，可考虑应用利伐沙班2.5mg 2次/天，联合阿司匹林100mg/天，维持治疗【1B】。

腹股沟水平以下的血管旁路移植术后，不推荐抗凝联合抗血小板治疗；对于采用自体静脉桥血管者，推荐给予抗凝治疗；对于采用人工血管者，推荐给予抗血小板治疗【1B】。

对于膝下动脉人工血管旁路移植患者，推荐给予阿司匹林联合氯吡格雷治疗【1A】。

阿司匹林可以改善旁路血管的远期通畅率，更由于其在预防心脑血管意外事件的明确作用，推荐术前即服用阿司匹林75～150mg/d【1A】。

对于已行血管重建的CLI患者，双联抗血小板治疗能够延长患者生存期【2A】。

【推荐意见说明】

目前血管再开通治疗仍然是CLI疾病治疗的首要原则。而关于腔内治疗和开放手术之间的选择，主要根据病变的情况来考虑。当然无论采用哪种方案再开通血管后，都将面临再狭窄的问题。因此，术前对于病变、流出道、器材选择等评估，以及术后配合相应药物使用等综合的治疗策略，对于维持远期通畅率至关重要的作用。

抗血小板试验联合报告中对11项随机对照试验进行了荟萃分析，发现长期应用阿司匹林，对于外周动脉血管旁路移植术后的患者，旁路血管再堵塞率明显降低（16% vs 25%，$P<0.01$）；在19个月的时间内，受益人群比例为90/1000。另外分析了5个有关阿司匹林与安慰剂的随机对照试验，在进行了腹股沟水平下血管旁路移植术的816例患者中，服用阿司匹林的患者减少了22%的旁路血管阻塞风险。

2002年发表在《英国医学杂志》Meta分析（纳入287项心血管事件高危患者的研究），其中抗血小板治疗组（135000例），与对照组（7700例）相比，所有血管事件减少1/4，非致死性心肌梗死减少1/3，血管相关死亡率减少1/6，该研究充分说明了对于心血管事件高危的患者应积极给予抗血小板治疗。2011年发表在《循环》杂志的荟萃分析（纳入12项临床随机对照研究，共12168例下肢间歇性跛行患者）结果显示：抗血小板组与对照组相比，全因死亡率（$RR = 0.76$，95% CI：0.60 ～ 0.98），心血管事件死亡率（$RR = 0.54$，95%CI：0.32 ～ 0.93）。该研究证实了抗血小板治疗能有效降低下肢间歇性跛行患者的心血管事件及死亡风险。

2016年发表在《循环》杂志上的 Zilver PTX 的临床研究，共纳入474例患者，所有患者均在腔内治疗后予抗血小板治疗至少一个月。2015年发表在JACC上的IN.PACT SFA 的临床研究共纳入了331例患者，患者在腔内治疗后行抗血小板治疗至少1年。上述两项临床研究均取得了良好的预后。这两项研究均涉及了载药支架和药物球囊。在DBOA研究中，将2690例下肢血管旁路移植术后患者随机分为两组，一组行抗凝治疗（目标国际化比值international normalized ratio，INR，3.0 ～ 4.5），另一组口服抗血小板治疗（阿司匹林80mg/d），结果显示，两组患者的旁路血管通畅率并没有显著差异，但亚组分析提示：抗凝治疗可以改善静脉桥的通畅率，而阿司匹林则改善人工血管桥的通畅率。美国退伍军人事务合作的一项多中心前瞻性临床试验中，共纳入831例外周动脉血管旁路移植术后患者，随机分为两组，一组服用华法林（目标INR 1.4 ～ 2.8）＋阿司匹林（325mg/d）（WASA），另一组单独服用阿司匹林（325mg/d）（ASA）结果发现：WASA组的死亡率较ASA组升高（31.8% vs 23.0%，$P = 0.0001$）；对于静脉桥组，桥血管通畅率无显著差异（WASA组75.3% vs ASA组74.9%）；对于人工血管桥组，直径为8mm的人工血管桥通畅率在两组中无显著差异，直径为6mm的人工血管桥通畅率则有显著差异（WASA组71.4% vs ASA组57.9%，$P = 0.02$）。一项纳入57041例下肢血管重建患者的回顾性研究，在15985例旁路移植手术的患者中，69%为CLI，其中38%的患者接受双联抗血小板治疗；在41056例腔内治疗的患者中，39%为CLI，69%的患者接受双联抗血小板治疗。随访5年的结果显示，接受旁路移植手术和腔内治疗的CLI患者，术后进行双联抗血小板治疗后均具有良好的生存获益（70% vs 66%，$P = 0.04$；71% vs 7%，$P = 0.01$）。Kaatsanos等的荟萃分析显示，与阿司匹林相比，氯吡格雷联合阿司匹林能够显著降低肢体血管重建后的大截肢率（$RR = 0.68$；95% CI：0.46 ～ 0.99），但同时严重出血风险也明显增加（$RR = 1.48$；95% CI：1.05 ～ 2.10）。Burdess等将腹股沟下血管旁路移植手术后的患者随机分成两组，分别服用阿司匹林＋氯吡格雷及阿司匹林＋安慰剂，随访3个月，测定他们的血小板聚集程度，发现前者较后者更有效地抑制血小板聚集。VOYAGER PAD研究是一项国际多中心随即双盲安慰剂对照实验研究，针对慢性下肢动脉缺血进行血运复通后，双联抗栓组（利伐沙班2.5mg bid ＋阿司匹林100mg/d）和抗血小板治疗组（阿司匹林100mg/d）间的有效性和安全性比较。结果显示，双联抗栓组在主要复合终点事件中均具有明显的优势，而并未增加大出血发生率。

二、急性肢体动脉缺血的抗栓治疗

急性肢体动脉缺血（ALI）是指由于各种原因导致的持续或突发的肢体血流灌注不足而产生的一系列临床症状群。ALI发生率约为1.5/10000，病情凶险，进展快，多伴发心血管或其他系统疾病，死亡及并发症的发生率高，尽管可以应用抗凝、溶栓药物或外科手术行急诊血运重建，但是在住院患者中截肢率仍高达10% ～ 15%，发病后1年内死亡率为15% ～ 20%。

突发的肢体缺血可以导致肢体的皮肤、肌肉、神经系统等血液和营养的供应突然停止，与慢性肢体缺血相比，急性缺血因没有足够的时间新生血管以弥补损失的灌注，从而严重威胁肢体的存活能力，迫切需要及时血运重建以保存肢体。本病起病多急骤、进展迅速，如不及时治疗或处理不当，ALI截肢率可达13%，死亡率接近10%。急性肢体动脉缺血的诊断，主要取决于对病史、病程的正确采集，认真的体检和相应的辅助检查，同时要尽可能明确病因。

ALI的临床表现主要为新发的或突然恶化的间歇性跛行到静息痛，感觉异常，无力，运动障碍；体检可以发现患肢脉搏消失，皮温减低，皮肤苍白或花斑，感觉减低，肌力减低。典型的临床特征"6P"：无脉（pulselessness）、疼痛（pain）、苍白（pale/pallor）、感觉异常（paresthesia）、运动障碍（paralysis）、皮温改变（poikilothemia）。因此，对于发现肢体缺血的症状至关重要，体检时需充分暴露肢体，观察是否有皮温降低、肤色苍白或花斑，肢体感觉异常和肌力减低等体征。血管检查包括对股腘动脉、足背动脉、胫后动脉、肱动脉、桡动脉和尺动脉等四肢动脉的触诊。ABI是一个重要的评估肢体缺血的指标，方便简单。但在急性肢体缺血时，有时因肢体疼痛明显，并非所有患者均能实施。对于大多数病例，肢体动脉超声检查就足以快速准确地明确病情。

肢体血管彩超可以快速准确地明确病情，具有便捷、特异、灵敏等优点，为ALI首选。CTA、MRA和DSA为ALI诊断的"金标准"，可以显示血管阻塞的部位和范围。ALI患者常规检测血、尿常规，肝肾功，电解质，心肌酶谱，凝血等，对评估病情的严重程度有重要的帮助（表6-2为急性肢体缺血的临床分期）。

表6-2　急性肢体缺血的临床分期（Rutherford分级）

分期（级）	预后	感觉丧失	运动障碍	动脉彩超	静脉彩超
Ⅰ可存活	存活未受威胁	无	无	正常	正常
Ⅱ存活受威胁					
Ⅱa存活未受到立即威胁	及时治疗，肢体可存活	无或局限于足趾	无	常消失	正常
Ⅱb存活受到立即威胁	立即治疗，肢体可存活	超过足趾，出现静息痛	轻或中度	通常消失	正常
Ⅲ不可逆缺血	肢体丧失不可避免	严重感觉障碍	严重麻痹	消失	消失

ALI诊断的同时还应尽可能明确病因，特别是鉴别急性动脉栓塞和急性动脉血栓形成，有助于决定治疗方法和判断预后。其中85%的患者是急性动脉血栓形成，15%的患者是急性动脉栓塞。急性动脉栓塞一般有明确的血栓来源，80%来源于心脏，最常见的为心房颤动。急性动脉血栓形成，主要与动脉粥样硬化、糖尿病、高脂血症、恶性肿瘤等相关，其病因复杂，治疗相对更为困难。

【推荐意见】

抗凝治疗是ALI患者的主要治疗方法之一，一旦确立诊断，无抗凝禁忌，即可开始抗凝治疗【1C】。

Ⅰ期及Ⅱa期患者，无溶栓禁忌优先推荐局部接触溶栓治疗【1B】。

Ⅰ期及Ⅱ期患者，可通过介入机械取栓、局部溶栓＋球囊、支架治疗，复通血流【1B】。

Ⅱb期患者，优先推荐手术切开取栓，其次是局部溶栓或机械取栓治疗【1C】。

Ⅲ期的患者，优先推荐截肢治疗，也可进行外科切开取栓治疗，在快速复通血流的同时考虑截肢治疗，以降低截肢平面【1B】。

急性肢体动脉缺血血管复通后的维持治疗根据病因的不同，采用相应的抗凝或抗血小板治疗【1A】。

因继发于慢性动脉硬化闭塞症基础上的急性肢体动脉缺血，血管再通后的维持治疗采用抗血小板治疗【1A】。因高凝状态引起的急性肢体动脉缺血，血管复通后应采用相应的维持抗凝治疗【2B】。

【推荐意见说明】

ALI的治疗方法主要包括抗凝治疗、外科手术复通血流、介入复通血流，或外科与介入复合手术复通血流，以及清创截肢。

急性肢体动脉缺血的诊断一经确立，应立即开始抗凝治疗。临床应用抗凝治疗的循证医学证据并不全面，却是大家公认的事实。

急性肢体动脉缺血在积极抗凝的基础上，需要根据病因、Rutherford急性肢体动脉缺血的临床分级，以及影像学检查提示的病变部分和范围采取不同的治疗策略。通常情况下，Rutherford Ⅰ期及Ⅱa期患者，急性缺血程度不重，患者仍有时间进行逐步血管复通治疗；如无溶栓禁忌，可先行局部插管溶栓，实现微创、减少内膜损伤、逐步开通，有效避免再灌注损伤等优势。Rutherford Ⅲ期的患者，因其缺血程度严重，肢体存活受到的威胁很大，往往需要外科截肢或开放取栓手术，以快速复通血流，尽可能地保全肢体或降低截肢平面。

关于急性下肢缺血应该采用何种治疗策略，其证据主要来源于国际上3个著名的前瞻性随机对照试验Rochester试验、STILE试验、TOPAS试验。

目前尚缺乏ALI发生后给予抗凝治疗的相关临床研究，但一直以来的临床经验是在第一时间给予抗凝治疗；无论ALI的病因及缺血程度如何，抗凝治疗被认为可以阻止血栓负荷进一步增加，并可能提供一种抗炎作用，从而减轻缺血对肢体的影响。关于抗凝药物的选择，同样缺乏相关的研究报道，但临床通常用UFH或LMWH。如果患者发病前已接受肝素治疗，且确诊或怀疑有肝素诱导血小板减少症，则需使用直接凝血酶抑制剂。

Creager等对急性肢体动脉缺血的临床治疗做了系统的阐述，ALI缺血超过12小时将导致严重的临床不良后果。有多项meta分析研究结果显示，对Ⅱa、Ⅱb期的ALI，急诊血运重建应在6小时内。对于肢体活力较好患者（Ⅰ期），血运重建术在6～24小时内。Henke等的研究认为，长时间（＞6～8小时）缺血对保肢产生严重威胁，Ⅲ期的患者，截肢应作为主要手术方案。

Enezate等的荟萃分析（纳入了6项研究，共1773例患者）显示，腔内治疗与开放手术治疗组在术后1个月、6个月及12个月的死亡率方面无明显差异，分别为（$RR = 0.70$, 95% CI: 0.33～1.50）、（$RR = 1.12$, 95% CI: 0.78～1.61）和（$RR = 0.74$, 95% CI: 0.29～1.85）。同样，腔内治疗与开放手术治疗组在术后1个月、6个月及12个月的截肢率也无明显差异，分别为（$RR = 0.75$, 95% CI: 0.40～1.42）、（$RR = 0.87$, 95% CI: 0.52～1.48）和（$RR = 0.81$, 95% CI: 0.55～1.18）。腔内治疗组相对于开放手术组，术后的再缺血发生率也无统计学差异（$RR = 1.12$, 95% CI: 0.75～1.67）。

Berridge等的荟萃分析（纳入5项临床研究，共1283例患者）结果显示，在30天、6个月及1年的死亡率、截肢率方面，导管溶栓组和开放手术组无统计学差异；导管溶栓组与开放手术组的30天脑卒中发生率、主要大出血发生率、远端血管再栓塞率分别为1.3% vs 0（$OR = 6.41$, 95% CI: 1.57～26.22）、8.8% vs 3.3%（$OR = 2.80$, 95% CI: 1.70～4.60）、12.4% vs 0（$OR = 8.35$, 95% CI: 4.47～15.58）；结果提示：尽管导管溶栓与开放手术相比有类似的保肢率和生存率，但导管溶栓组存在更高的再缺血、出血及脑卒中发生率。

（李拥军）

参考文献

[1] BONACA MP, BAUERSACHS RM, ANAND SS, et al. Rivaroxaban in Peripheral Artery Disease after Revascularization. N Engl J Med. 2020 May 21；382（21）：1994-2004.

［2］STEFFEL J，EIKELBOOM JW，ANAND SS，et al. The COMPASS Trial：Net Clinical Benefit of Low-Dose Rivaroxaban Plus Aspirin as Compared With Aspirin in Patients With Chronic Vascular Disease. Circulation. 2020 Jul 7；142（1）：40-48.

［3］BJÖRCK M，EARNSHAW JJ，ACOSTA S，et al. Editor's Choice-European Society for Vascular Surgery（ESVS）2020 Clinical Practice Guidelines on the Management of Acute Limb Ischaemia. Eur J Vasc Endovasc Surg. 2020 Feb；59（2）：173-218.

［4］ABOLA MTB，GOLLEDGE J，MIYATA T，et al. Asia-Pacific Consensus Statement on the Management of Peripheral Artery Disease：A Report from the Asian Pacific Society of Atherosclerosis and Vascular Disease Asia-Pacific Peripheral Artery Disease Consensus Statement Project Committee. J Atheroscler Thromb. 2020 Aug 1；27（8）：809-907.

［5］CONTE MS，BRADBURY AW，KOLH P，et al. Global vascular guidelines on the management of chronic limb-threatening ischemia. J Vasc Surg. 2019 Jun；69（6S）：3S-125S. e40.

［6］ANAND SS，BOSCH J，EIKELBOOM JW，et al. Rivaroxaban with or without aspirin in patients with stable peripheral or carotid artery disease：an international，randomised，double-blind，placebo-controlled trial. Lancet，2018，391（10117）：p.219-229.

［7］ENEZATE，TH，OMRAN J，MAHMUD E，et al. Endovascular versus surgical treatment for acute limb ischemia：a systematic review and meta-analysis of clinical trials. Cardiovasc Diagn Ther，2017.7（3）：p.264-271.

［8］HIATT WR，FOWKES FG，HEIZER G，et al. EUCLID Trial Steering Committee and Investigators. Ticagrelor versus Clopidogrel in Symptomatic Peripheral Artery Disease. N Engl J Med. 2017 Jan 5；376（1）：32-40.

［9］SODEN PA，ZETTERVALL SL，ULTEE KH，et al. Society for Vascular Surgery Vascular Quality Initiative. Dual antiplatelet therapy is associated with prolonged survival after lower extremity revascularization. J Vasc Surg. 2016；64（6）：1633-1644.

［10］DAKE MD，ANSEL GM，JAFF MR，et al.，Durable Clinical Effectiveness With Paclitaxel-Eluting Stents in the Femoropopliteal Artery：5-Year Results of the Zilver PTX Randomized Trial. Circulation，2016.133（15）：p.1472-1983；discussion 1483.

［11］中华医学会外科学分会血管外科学组. 下肢动脉硬化闭塞症诊治指南. 中华医学杂志，2015：95（24）：1883-1895.

［12］SOCIETY FOR VASCULAR SURGERY LOWER EXTREMITY GUIDELINES WRITING GROUP.，CONTE MS，POMPOSELLI FB，et al. Society for Vascular Surgery practice guidelines for atherosclerotic occlusive disease of the lower extremities：management of asymptomatic disease and claudication. J Vasc Surg. 2015；61（3 Suppl）：2S-41S.

［13］BEDENIS R，LETHABY A，MAXWELL H，et al. Antiplatelet agents for preventing thrombosis after peripheral arterial bypass surgery. Cochrane Database Syst Rev. 2015；（2）：CD000535.

［14］KATSANOS K，SPILIOPOULOS S，SAHA P，et al. Comparative efficacy and safety of different antiplatelet agents for prevention of major cardiovascular events and leg amputations in patients with peripheral arterial disease：a systematic review and network meta-analysis. PLoS One. 2015；10（8）：

e0135692.

［15］LAIRD，J.R.，SCHNEIDER PA，TEPE G，et al. Durability of Treatment Effect Using a Drug-Coated Balloon for Femoropopliteal Lesions：24-Month Results of IN. PACT SFA. J Am Coll Cardiol, 2015.66（21）：p.2329-2338.

［16］STEVENS JW，SIMPSON E，HARNAN S，et al. Systematic review of the efficacy of cilostazol，naftidrofuryl oxalate and pentoxifylline for the treatment of intermittent claudication. Br J Surg 2012；99：1630-1638.

［17］CREAGER，M.A.，J.A.KAUFMAN，et al. Clinical practice. Acute limb ischemia. N Engl J Med, 2012.366（23）：p.2198-2206.

［18］MENKE J，LARSEN J. Meta-analysis：accuracy of contrast-enhanced magnetic resonance angiography for assessing steno-occlusions in peripheral arterial disease. Ann Intern Med 2010；153：325-334.

［19］NORGREN L，HIATT WR，DORMANDY JA，et al. TASC Ⅱ Working Group. Inter-Society Consensus for the Management of Peripheral Arterial Disease（TASC Ⅱ）. J Vasc Surg. 2007；45 Suppl S：S5-S67.

第七章

动脉血栓性疾病的一级预防

第一节 概　　述

动脉血栓性疾病主要包括冠状动脉疾病（不稳定型心绞痛、急性ST段抬高和非ST抬高心肌梗死）、缺血性脑卒中及周围动脉血栓栓塞性疾病。早期实施抗血栓治疗对于动脉血栓性疾病的一级预防具有重要意义。本章参照《中国心血管疾病一级预防指南2020》《2019阿司匹林在心血管疾病一级预防中的应用中国专家共识》与《2021口服抗栓药物相关消化道损伤防治专家共识》，对阿司匹林在动脉血栓性疾病一级预防中的专家建议进行更新。由于其他抗血小板药物（如氯吡格雷或者阿司匹林与氯吡格雷联合）以及口服抗凝药物（如华法林）用于动脉血栓性疾病的一级预防的循证证据尚不充分，本指南仅对阿司匹林在动脉血栓性疾病中的一级预防提供专家建议。

动脉粥样硬化性心血管疾病（ASCVD）的发生是多种危险因素共同作用的结果。自20世纪末，国际上各种ASCVD防治指南均强调一级预防中整体危险评估和危险分层治疗策略的重要性。基于预防ASCVD事件获益需大于出血风险的原则，ASCVD基线风险的评估是正确使用阿司匹林进行一级预防的前提。目前，全球有多个心血管疾病风险评估工具，包括Framingham冠心病风险评估模型、欧洲系统性冠状动脉风险评估（SCORE）模型、世界卫生组织（WHO）/国际高血压联盟（ISH）风险预测图、中国缺血性心血管疾病危险评估模型等。此外，针对糖尿病人群的ASCVD风险评估还有英国前瞻性糖尿病研究（UKPDS）风险计算引擎（http://www.dtu.ox.ac.uk/riskengine/index.php）、社区动脉粥样硬化风险研究（ARIC）冠心病风险计算器（http://www.aricnews.net/riskcalc/html/RC1.html）、美国糖尿病学会（ADA）风险评估工具Diabetes PHD（http://www.diabetes.org/phd）等。Framingham冠心病风险评估模型应用最广泛，但该模型高估了我国人群的心血管风险。国家"十五"攻关"冠心病、脑卒中综合危险度评估及干预方案的研究"课题组的研究发现，基线年龄、性别、收缩压、血清总胆固醇、体重指数、吸烟和糖尿病与缺血性心血管疾病（ICVD）事件发病有相互独立的显著关联，据此制订了适合我国人群的ICVD 10年发病危险的评估方法（图7-1）。临床简易评估方法为40岁以上男性或50岁以上女性合并≥2项危险因素、50岁以上男性或60岁以上女性合并≥1项危险因素，其10年心血管疾病风险多在6%以上，危险因素包括高血压、糖尿病、高血脂、肥胖、吸烟和冠心病家族史（一级亲属年龄＜55岁冠心病史）。另外，一项对中国多省市队列研究（CMCS）11个省市31728例35～64岁队列人群基线危险因

第一步： 评分 第二步： 求和 第三步： 绝对危险

年龄（岁）	得分
35～39	0
40～44	1
45～49	2
50～54	3
55～59	4

收缩压（mmHg）	得分
<120	-2
120～	0
130～	1
140～	2
160～	5
≥180	8

危险因素	得分
年龄	
收缩压	
体重指数	
总胆固醇	
吸烟	
糖尿病	
总计	

总分	10年ICVD危险（%）
≤-1	0.3
0	0.5
1	0.6
2	0.8
3	1.1
4	1.5
5	2.1
6	2.9
7	3.9
8	5.4
9	7.3
10	9.7
11	12.8
12	16.8
13	21.7
14	27.7
15	35.3
16	44.3
≥17	≥52.6

体重指数（kg/m²）	得分
<24	0
24～	1
>28	2

总胆固醇（kg/m²）	得分
<5.20	0
≥5.20	1

10年ICVD 绝对危险参考标准

年龄	平均危险	最低危险
35～39	1.0	0.3
40～44	1.4	0.4
45～49	1.9	0.5
50～54	2.6	0.7
55～59	3.6	1.0

吸烟	得分
否	0
是	2

糖尿病	得分
否	0
是	1

A 男性评估量表

第一步： 评分 第二步： 求和 第三步： 绝对危险

年龄（岁）	得分
35～39	0
40～44	1
45～49	2
50～54	3
55～59	4

收缩压（mmHg）	得分
<120	-2
120～	0
130～	1
140～	2
160～	3
≥180	4

危险因素	得分
年龄	
收缩压	
体重指数	
总胆固醇	
吸烟	
糖尿病	
总计	

总分	10年ICVD危险（%）
-2	0.1
-1	0.2
0	0.2
1	0.3
2	0.5
3	0.8
4	1.2
5	1.8
6	2.8
7	4.4
8	6.8
9	10.3
10	15.6
11	23.0
12	32.7
≥13	≥43.1

体重指数（kg/m²）	得分
<24	0
24～	1
>28	2

总胆固醇（kg/m²）	得分
<5.20	0
≥5.20	1

10年ICVD 绝对危险参考标准

年龄	平均危险	最低危险
35～39	0.3	0.1
40～44	0.4	0.1
45～49	0.6	0.2
50～54	0.9	0.3
55～59	1.1	0.5

吸烟	得分
否	0
是	2

糖尿病	得分
否	0
是	1

B 女性评估量表

图7-1 缺血性心血管疾病（ICVD）10年发病危险度评估量表

素水平和随访10年心血管事件关系的回归分析发现，基线年龄、性别、血压、血清总胆固醇、高密度脂蛋白胆固醇、血糖和吸烟与心脑血管事件（包括急性冠心病事件和急性脑卒中事件）独立相关，据此提出了中国人群ASCVD危险预测模型（图7-2），并与上述模型具有良好的一致性。

【推荐意见】

由于Framingham风险评估模型高估了我国人群的心血管风险，推荐使用"中国人缺血性心血管疾病10年发病危险评估量表"或"中国人群心血管疾病危险预测模型"评估10年心血管疾病危险【1B】。

建议40岁以上人群至少每5年进行心血管风险的再评估【2C】。

有以下任意2个危险因素：年龄（男性>45岁，女性>55岁）、早发冠心病家族史、高胆固醇或低HDL-C血症、吸烟、糖尿病、高血压、肥胖个体，应每年进行1次危险评估【2C】。

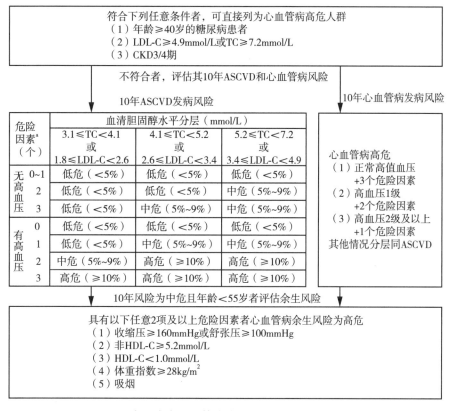

图7-2　中国成人心血管疾病一级预防风险评估流程图

注：LDL-C：低密度脂蛋白胆固醇，TC：总胆固醇，CKD：慢性肾病，ASCVD：动脉粥样硬化性心血管疾病，HDL-C：高密度脂蛋白胆固醇。a：危险因素包括吸烟、低HDL-C及年龄≥45/55岁（男性/女性）；危险因素的水平均为干预前水平；1mmHg＝0.133kPa。

第二节　预　　防

一、阿司匹林用于动脉血栓性疾病的一级预防策略

1974年，一项临床试验证实了阿司匹林降低非致死性心肌梗死的发生，随后美国食品药品管理局（FDA）分别于1980年和1985年批准脑卒中和心肌梗死后应用阿司匹林。1996年，美国FDA批准阿司匹林用于可疑心肌梗死患者。2006年，美国预防服务工作组将阿司匹林作为心血管疾病高危人群性价比最高和最有价值的临床预防措施之一。2012年，美国疾病预防控制中心启动"百万心脏"计划（Million Hearts® Initiative Program），提出A（合理应用阿司匹林）B（血压达标）C（血脂管理）S（戒烟）策略。随着近年来阿司匹林在动脉血栓性疾病一级预防中的循证证据不断涌现，及时更新阿司匹林在动脉血栓性疾病一级预防中的专家建议意义重大。

2009年，抗血栓治疗试验协作组（ATTC）荟萃分析纳入6项一级预防大型临床试验（包括BDT、PHS、TPT、HOT、PPP、WHS研究），共计95456例10年心血管疾病（CVD）低危的患者，平均随访6.9年，结果显示，阿司匹林使总的严重血管事件（包括心肌梗死、脑卒中和心血管死亡）危险降低12%（$P=0.0001$），主要冠脉事件危险降低18%（$P=0.00002$），其中非致死性心肌梗死危险降低23%（$P<0.0001$）；对脑卒中危险的影响不显著（$P=0.4$），主要由于其在降低缺血性脑卒中危险（$P=0.05$）的同时增加了出血性脑卒中的危险（$P=0.05$）；全因死亡率、冠心病死亡率和脑卒中死亡率均无显著下

降（P值分别为0.7，0.5和0.18）；颅外（主要为消化道）大出血发生率增加54%（P＜0.0001）。需指出的是，2009年的ATTC荟萃分析纳入WHS研究中近4万例低危（10年CVD危险为2.7%）患者（占病例总数近1/2），使全部患者的10年平均CVD危险降至5.1%。2011—2012年，对上述6项试验及随后完成的J-PAD、POPADAD、AAA 3项试验（主要纳入糖尿病、周围动脉疾病的无症状CVD高危患者）共进行了4次荟萃分析，结果均显示全因死亡率有轻微减少，但未达到统计学意义，与2009 ATTC的分析结果基本一致。2014年，JPPP研究纳入14464例有≥1个心血管危险因素（糖尿病、高血压或高胆固醇血症）、年龄在60～85岁的患者，结果显示，阿司匹林（100mg/d）组较无阿司匹林组主要终点事件（5年累积心血管死亡、非致死性脑卒中或心肌梗死）降低了6%，但差异未达到统计学意义（P＝0.54）；次要终点非致死性心肌梗死和短暂性脑缺血发作（TIA）分别降低了47%（P＝0.02）和43%（P＝0.04）；服用阿司匹林显著增加了需要输血或住院治疗的颅外出血发生率达85%（P＝0.004）。

【推荐意见】

对所有拟使用阿司匹林的患者，用药前须采用措施：

仔细权衡获益－出血危险比，筛查和排除出血高危人群，并在使用过程中定期和动态的评估获益－出血危险比，发现问题及时处理【2C】。

按照相关专科规范，采取降低消化道出血危险的防范措施，提前处理消化道活动性病变（包括根除幽门螺杆菌），必要时预防性应用质子泵抑制剂或H2受体拮抗剂【2C】。

坚持健康生活方式（戒烟、慎酒、科学膳食与运动）并积极控制血压、血压与血脂水平。高血压患者须将血压控制＜140/90mmHg时才可考虑应用阿司匹林【2C】。

在处方阿司匹林之前，先进行医患沟通，患者同意后开始应用【2C】。

下列ASCVD高危人群可考虑应用低剂量阿司匹林进行一级预防：

具有ASCVD高危且合并至少1项危险增强因素，但无高出血危险的＜60岁的患者，可考虑应用低剂量阿司匹林进行ASCVD一级预防【2A】。

ASCVD中低危患者，不采用低剂量阿司匹林进行ASCVD一级预防【3A】。

年龄＜40岁或≥60岁的患者，不采用低剂量阿司匹林用于ASCVD一级预防【3B】。

高出血危险的患者，不建议采用低剂量阿司匹林进行ASCVD一级预防【3C】。

表7-3　心血管危险增强因素

项目	内容
靶器官损害	冠状动脉钙化积分≥100AU
	超声提示颈动脉内膜中层厚度≥0.9mm或存在颈动脉粥样斑块
	左心室肥厚：心电图Sokolow-Lyon电压＞3.8mV或Cornell乘积＞244mV·ms，或超声心动图示左心室质量指数≥115/95g/m²（男性/女性），或室间隔厚度≥11mm
血清生物标志物	非HDL-C≥4.9mmol/L
	载脂蛋白B≥1.3g/L
	脂蛋白a≥50mg/dl
	甘油三酯≥2.3mmol/L
	高敏C反应蛋白≥2.0mg/L
其他因素	早发心血管疾病家族史（发病年龄＜55/65岁（男性/女性））

注：HDL-C为高密度脂蛋白胆固醇；Sokolow-Lyon电压为Sv1＋Rv5或Rv6电压；Cornell乘积为（R avl＋Sv3）×QRS间期。

不建议下列ASCVD人群应用阿司匹林进行一级预防：

目前年龄＞60岁或＜40岁的人群应用阿司匹林进行一级预防证据不足，需进行个体化评估【3B】。

高出血危险人群，如正在服用增加出血危险的药物（包括抗血小板药物、抗凝药物、糖皮质激素、非甾体抗炎药物），胃肠道出血、消化道溃疡或其他部位出血病史，年龄＞60岁，血小板减少，凝血功能障碍，严重肝病、慢性肾病4～5期，未根除的幽门螺杆菌感染，未控制的高血压等【3C】。

经评估出血危险高于血栓危险的患者【3C】。

二、阿司匹林相关消化道损伤的预防与处理对策

2009年ATTC荟萃分析显示，年龄（每增加10岁）、男性、糖尿病、吸烟以及平均血压每升高20mmHg均与出血并发症密切相关，同时这些因素也都是公认的心血管事件危险因素，即阿司匹林获益越大的心血管事件高危患者，同时也是出血高危患者。针对此结果，2009年USPSTF研究显示，男性阿司匹林的净获益取决于冠心病危险和消化道出血危险；女性阿司匹林的净获益则取决于脑卒中和消化道出血危险。阿司匹林在心血管事件与癌症一级预防研究的荟萃分析显示，低剂量阿司匹林能够较好地平衡患者心血管获益和出血危险，降低癌症相关死亡与全因死亡。

目前证据显示，低剂量阿司匹林发生脑出血的危险较小，主要导致消化道出血。与消化道出血相关的危险因素包括65岁以上、消化道出血和溃疡病史、有消化不良或有胃食管反流症状、双联抗血小板治疗、合用华法林等抗凝药物、合用非甾体抗炎药（NSAIDs）或糖皮质激素、存在幽门螺杆菌（helicobacter pylori，Hp）感染、吸烟、饮酒等。年龄≥80岁的人群心肌梗死和脑卒中的发生率高，阿司匹林治疗的潜在获益大，但同时阿司匹林引发潜在消化道出血危险也很大，这部分人群中阿司匹林治疗净获益最大的是除高龄外没有消化道出血危险因素或者能够耐受消化道出血（如血红蛋白水平正常、肾功能良好、容易急诊就诊）的患者。因此，在应用阿司匹林之前，需仔细评估患者基线时的10年主要心血管事件危险与出血等并发症危险，谨慎权衡患者是否能够从阿司匹林治疗中取得净获益；应当就阿司匹林可能的获益和损害征求患者意见；应该告知患者如何早期识别出血的症状和体征（如黑便、呕血、便血、晕厥、头晕等），指导患者在出现早期出血症状和体征时及时就医。

【推荐意见】

应用阿司匹林之前，需要对患者进行消化道损伤的危险筛查，识别消化道损伤的高危人群（≥65岁、消化性溃疡或出血病史、合并Hp感染、吸烟、饮酒、双联抗血小板治疗、联合使用NSAIDs、糖皮质激素类药物治疗的患者）【2C】。

应用阿司匹林之前，建议行^{13}C或^{14}C呼气试验筛查Hp，如果Hp阳性，应予根除，检测前需停用抗菌药物及铋剂至少4周，停用质子泵抑制剂（PPI）至少7天【2C】。

消化道出血高危患者在使用阿司匹林治疗之前6个月联合使用PPI，6个月后再次评估消化道出血危险，决定是否加用阿司匹林【2C】。

应用阿司匹林以后，需要随访观察消化道不适症状和出血征象，注意有无黑便或不明原因贫血，每1～3个月定期检查便隐血及血常规，尤其在用药最初12个月内【2C】。

应用CRUSADE出血风险预测模型评估患者出血危险，根据评分分为很低危（＜20分）、低危（21～30分）、中危（31～40分）、高危（41～50分）、很高危（＞50分）【2C】。

采用TIMI/GuSTO/BARc方法对出血情况定义分类。根据使用药物和出血严重程度，停用抗血小板

药物或输注血小板；小出血可在充分治疗基础上不停用抗血小板治疗，严密观察；大出血患者，除通过特殊止血方法充分控制的患者外，推荐停用药物和/或中和干预抗凝和抗血小板药物【2C】。

胃肠道出血高危患者如服用抗血小板药物，联合应用质子泵抑制剂（PPI）或H_2受体阻断剂。溃疡病活动期或幽门螺杆菌阳性者，先治愈溃疡病并根除幽门螺杆菌【2C】。

对于消化道大出血患者，输血对预后可能有害，只有在充分个体化评估后实施。血流动力学稳定、红细胞比容＞25%或血红蛋白水平＞70g/L患者不应输血【2C】。

三、阿司匹林抵抗的处理对策

缺血性心血管事件的发生通常是多种危险因素共同作用的结果，仅依靠阿司匹林一种因素的干预要达到预防全部缺血性心血管事件是不可能的；同样，仅依靠任何其他一种因素干预（如降血压、调脂、控制血糖或戒烟等）也达不到此目标。阿司匹林抵抗是动脉血栓性疾病一级预防失败的重要因素之一，通常认为临床阿司匹林抵抗是指长期口服阿司匹林治疗但仍然发生血栓栓塞事件，但由于血栓栓塞事件的发生是多因素共同作用的结果，而血小板的激活和聚集仅是其主要发病环节之一，因此将上述现象称为"阿司匹林治疗失败"或"阿司匹林治疗中血小板高反应性"（high on-treatment platelet reactivity）可能更合理。生化阿司匹林抵抗是指应用阿司匹林后，实验室指标不能达到预期的抑制血小板聚集效果，如不能抑制血栓烷A_2（TXA_2）的生物合成和血小板聚集，以及不能引起出血时间延长等。关于"阿司匹林抵抗"的实验室检测，目前尚无公认的能预测临床事件的方法。主要方法有血栓烷TXA_2代谢产物测定（如血清TXB_2、尿TXB_2、尿11-脱氢-TXB_2）、血小板功能实验（如光学比浊法的血小板聚集实验、全血电阻法的血小板聚集实验、PFA-100/200型血小板功能分析仪、VerifyNow®快速血小板功能检测仪、流式细胞术和血栓弹力图及其血小板图等）、皮肤出血时间测定等，但由于上述检测方法的特异度及可重复性不尽如人意，各种方法测定结果间的相关性不佳，其测定结果与临床心血管不良事件发生的相关性以及相关诊断临界值尚未得到大规模临床研究的验证。

【推荐意见】

当临床怀疑出现阿司匹林抵抗时，需要重新对患者进行心血管危险评估，控制其他相关危险因素，如戒烟、调脂、降压、降糖等。可增加阿司匹林的剂量、换用或加用其他抗血小板药物。并确保患者的依从性，坚持长期、规范服药。避免同时服用其他NSAIDs类药物【2C】。

根据目前临床研究证据，阿司匹林治疗反应对临床预后的判断价值尚不明确，不推荐常规进行血小板功能检测，并据此调整治疗剂量和治疗方案【2C】。

（李世军）

参考文献

［1］中华医学会心血管疾病学分会，中国康复医学会心脏预防与康复专业委员会，中国老年学和老年医学会心脏专业委员会，等. 中国心血管病一级预防指南［J］. 中华心血管疾病杂志,2020,48(12):1000-1038.

［2］GAZIANO JM，BROTONS C，COPPOLECCHIA R，et al. Use of aspirin to reduce risk of initial vascular events in patients at moderate risk of cardiovascular disease（ARRIVE）：a randomised，double-blind， placebo-controlled trial〔J〕Lancet，2018，392（10152）：1036-1046.

〔3〕中国心血管健康与疾病报告编写组. 中国心血管健康与疾病报告2020概要〔J〕. 中国循环杂志，2021，36（06）：521-545.

〔4〕阴大伟，陶军，李小鹰. 阿司匹林在动脉粥样硬化性心血管疾病中的临床应用：中国专家共识（2016）〔J〕. 中华内科杂志，2017，56（01）：68-80.

〔5〕MAHMOUD AN，GAD MM，ELGENDY AY，et al. Efficacy and safety of aspirin for primary prevention of cardiovascular events：a meta-analysis and trial sequential analysis of randomized controlled trials〔J〕. Eur Heart J，2019，40（7）：607-617.

〔6〕RABER I，MCCARTHY CP，VADUGANATHAN M，et al. The rise and fall of aspirin in the primary prevention of cardiovascular disease〔J〕. Lancet，2019，393（10186）：2155-2167.

〔7〕ZHENG SL，RODDICK AJ. Association of aspirin use for primary prevention with cardiovascular events and bleeding events：a systematic review and meta-analysis〔J〕. JAMA，2019，321（3）：277-287.

〔8〕HYBIAK J，BRONIAREK I，KIRYCZYŃSKI G，et al. Aspirin and its pleiotropic application〔J〕. Eur J Pharmacol，2020，866：172762.

〔9〕NUDY M，COOPER J，GHAHRAMANI M，et al. Aspirin for primary atherosclerotic cardiovascular disease prevention as baseline risk increases：a meta-regression analysis〔J〕. Am J Med，2020，133（9）：1056-1064.

〔10〕洪天配，母义明，纪立农，等. 2型糖尿病合并动脉粥样硬化性心血管疾病患者降糖药物应用专家共识〔J〕. 中国糖尿病杂志，2017，25（6）：481-492.

〔11〕中华医学会心血管疾病学分会动脉粥样硬化与冠心病学组，中华医学会心血管疾病学分会介入心脏病学组，中国医师协会心血管内科医师分会血栓防治专业委员会，等. 冠心病双联抗血小板治疗中国专家共识〔J〕. 中华心血管疾病杂志，2021，49（5）：432-454.

〔12〕SZABÓ IL，MÁTICS R，HEGYI P，et al. PPIs prevent aspirin-induced gastrointestinal bleeding better than H2RAs. A systematic review and meta-analysis〔J〕. J Gastrointestin Liver Dis，2017，26（4）：395-402.

〔13〕UCHIYAMA S，GOTO S，ORIGASA H，et al. Major cardiovascular and bleeding events with long-term use of aspirin in patients with prior cardiovascular diseases：1-year follow-up results from the Management of Aspirin-induced Gastrointestinal Complications（MAGIC）study〔J〕. Heart Vessels，2020，35（2）：170-176.

〔14〕MOAYYEDI P，EIKELBOOM JW，BOSCH J，et al. Pantoprazole to prevent gastroduodenal events in patients receiving rivaroxaban and/or aspirin in a randomized，double-blind，placebo-controlled trial〔J〕. Gastroenterology，2019，157（2）：403-412.

〔15〕BERGMARK BA，KAMPHUISEN PW，WIVIOTT SD，et al. Comparison of events across bleeding scales in the engage af-timi 48 trial〔J〕. Circulation，2019，140（22）：1792-1801.

〔16〕MAHADY SE，MARGOLIS KL，CHAN A，et al. Major GI bleeding in older persons using aspirin：incidence and risk factors in the ASPREE randomised controlled trial〔J〕. Gut，2021，70（4）：717-724.

〔17〕CHOI SY，KIM M H，CHO YR，et al. Performance of PRECISE-DAPT score for predicting bleeding complication during dual antiplatelet therapy [J]. Circ Cardiovasc Interv, 2018, 11 (12): e006837.

[18] FIOLAKI A, KATSANOS AH, KYRITSIS AP, et al. High on treatment platelet reactivity to aspirin and clopidogrel in ischemic stroke: A systematic review and meta-analysis [J]. J Neurol Sci, 2017, 376: 112-116.

[19] WIŚNIEWSKI A, SIKORA J, SŁAWIŃSKA A, et al. High on-treatment platelet reactivity affects the extent of ischemic lesions in stroke patients due to large-vessel disease [J]. J Clin Med, 2020, 9 (1): 251.

[20] FANNING L, WONG ICK, LI X, et al. Gastrointestinal bleeding risk with rivaroxaban vs aspirin in atrial fibrillation: A multinational study [J]. Pharmacoepidemiol Drug Saf, 2020, 29 (12): 1550-1561.

[21] 2019阿司匹林在心血管疾病一级预防中的应用中国专家共识写作组. 2019阿司匹林在心血管疾病一级预防中的应用中国专家共识 [J]. 中华心血管疾病杂志（网络版），2019，2: 1-5.

[22] 中华心血管疾病杂志（网络版）编辑委员会. 口服抗栓药物相关消化道损伤防治专家共识 [J]. 中华心血管疾病杂志（网络版），2021，4: 1-8.

[23] 中华医学会心血管疾病学分会，中国康复医学会心脏预防与康复专业委员会，中国国老年学与老年医学会心脏专业委员会，等. 中国心血管疾病一级预防指南. 中华心血管疾病杂志，2020，48 (12): 1000-1038.

[24] NAVARESE EP, ROBINSON JG, KOWALEWSKI M, et al. Association Between Baseline LDL-C Level and Total and Cardiovascular Mortality After LDL-C Lowering: A Systematic Review and Meta-analysis [J]. JAMA, 2018, 319 (15): 1566-1579.

[25] SU X, LUO M, TANG X, et al. Goals of non-high density lipoprotein cholesterol need to be adjusted in Chinese acute coronary syndrome patients: Findings from the CCC-ACS project [J]. Clin Chim Acta, 2019, 496: 48-54.

[26] ZHANG H, HU L, WEI X. Prognostic value of left ventricular hypertrophy in hypertensive patients: A meta-analysis of electrocardiographic studies. J Clin Hypertens (Greenwich) [J]. 2020, 22 (2): 254-260.

[27] CAO Y, YAN L, GUO N, et al. Non-high-density lipoprotein cholesterol and risk of cardiovascular disease in the general population and patients with type 2 diabetes: A systematic review and meta-analysis [J]. Diabetes Res Clin Pract, 2019, 147: 1-8.

[28] US PREVENTIVE SERVICES TASK FORCE, DAVIDSON KW, BARRY MJ, et al. Aspirin Use to Prevent Cardiovascular Disease: US Preventive Services Task Force Recommendation Statement. JAMA, 2022, 327 (16): 1577-1584.

第三篇
心腔内血栓性疾病

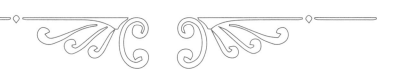

第八章

心房颤动

第一节 概 述

　　心房颤动（AF）简称房颤，是最常见的心律失常之一，既往常发生于风湿性心瓣膜病，目前非瓣膜病心房颤动的发病率逐渐增高。房颤严重影响患者生活质量，还是导致患者死亡的独立危险因素。血栓栓塞并发症是房颤患者致残和致死的主要原因，而缺血性脑卒中则是最常见的表现类型。房颤患者缺血性脑卒中的年发生率（约5%）是非房颤患者的2～7倍；每6例脑卒中患者中就有1例患有房颤。中国心房颤动的流行病学特点是患病人数多且脑卒中发生率高，传统抗凝药物（如华法林）使用的比例和达标率均较低，因此，实现有效抗凝干预是预防房颤患者血栓栓塞发生的关键。此外，房颤相关的血栓性疾病的病因复杂，所有患者均应进行综合管理以降低血栓事件，包括心血管危险因素的管理，如限制饮酒、管理体重、控制血压和血脂，还包括通过导管消融和或抗心律失常药物有效地节律控制等，均有助于降低血栓风险。

第二节 诊断和分类

一、诊断

　　房颤是一种室上性心律失常，主要特征为心房电活动的不协调并导致心房机械活动无效。诊断需要记录到房颤的心电图表现，常用体表12导联心电图或动态心电图（Holter），主要特征：①R-R间期"绝对"不规则；②P波消失；③两次心房激动之间间期不固定，通常每分钟＞300次。在疑似但未确诊的房颤患者中，需加强心律监测，如采用长程心电记录，尤其是对于不明原因脑卒中的患者。即使有症状的AF患者中，无症状性（隐匿性）房颤发作也很频繁。越来越多的研究发现，针对高危人群进行房颤的筛查可能改善患者的预后。房颤的筛查包括机会性筛查和系统性筛查。年龄大于65岁的人群在非心脏专科就诊时，可进行脉搏触诊或心电图进行筛查。年龄75岁以上或卒中高危人群行心电图筛查房颤。此外，不明原因栓塞性卒中患者也应该重点筛查房颤作为卒中原因筛查的重要部分，包括长程心电监测等。

二、分类

根据是否伴有瓣膜性疾病，可分为瓣膜病房颤和非瓣膜病房颤。瓣膜病房颤的定义为伴有风湿性二尖瓣狭窄（中重度）、人工瓣膜（金属瓣或生物瓣）置换术后的房颤患者，反之则定义为非瓣膜病房颤。房颤为慢性进展性疾病，涵盖未诊断的房颤发作到首次诊断、阵发性AF到长期持续性AF以及最终发展至永久性AF的过程。另一种分类方法为按房颤的发作情况，分为以下类型。

1. 新发房颤　将首次出现房颤的患者视为首次诊断房颤患者，与心律失常的持续时间或是否存在AF相关症状以及严重程度无关。

2. 阵发性房颤　为自限性，通常在48小时内终止。尽管阵发性房颤最长可持续7天，48小时的时间点在临床上十分重要。超过48小时后，AF自发转复的可能性较低且必须考虑抗凝治疗。

3. 持续性房颤　房颤发作持续超过7天或需要使用药物或直流心脏电复律来转复。

4. 长期持续性房颤　当决定采取节律控制策略时，房颤已持续1年或更长时间。

5. 永久性房颤　房颤持续时间较长（通常超过1年）且医生和患者均不寻求节律控制干预。若采取节律控制策略，则应定义为长期持续性房颤。

隐匿性或无症状性房颤也是血栓栓塞的重要危险因素，应该积极筛查和评估。

【推荐意见】

年龄大于65岁的人群在非心脏专科就诊时，可进行脉搏触诊或心电图进行筛查。年龄75岁以上或卒中高危人群行心电图筛查房颤【1B】。

对于不明原因脑卒中的患者应注意筛查房颤，建议采用持续心电监测和24小时心电监测，或更加长程的无创监测方法【1B】。

建议阵发性房颤患者采用与持续性房颤和永久性房颤患者相似的抗栓治疗策略【1C】。

第三节　瓣膜病心房颤动的抗栓治疗

近年来，风湿性瓣膜病房颤的患病率明显下降，退行性瓣膜病已逐渐成为瓣膜损害的主要病因，但目前还缺乏相关研究。瓣膜病房颤患者推荐调整剂量的华法林抗凝治疗。而无明显血流动力学异常的瓣膜病变的房颤患者，采取与非瓣膜病房颤同样的危险分层和处理策略。一项小规模的研究结果显示，机械瓣膜置换术后患者，达比加群酯不能替代华法林。RIVER研究提示在植入生物二尖瓣的房颤患者中，利伐沙班的疗效不劣于华法林。ENVISAGE-TAVI AF研究显示用于成功进行主动脉瓣置换术的房颤患者艾多沙班的疗效不劣于华法林，但是大出血风险较高。华法林是中重度二尖瓣狭窄和/或人工机械心脏瓣膜置换术后房颤患者的标准抗凝治疗药物。

【推荐意见】

瓣膜病房颤患者建议采用华法林抗凝治疗，目标INR强度需同时参考病变瓣膜的部位和种类【2A】。

机械瓣膜置换术后患者，不建议使用达比加群酯【2C】。

第四节　非瓣膜病心房颤动的抗栓治疗

一、治疗前评估

1. **血栓栓塞危险评估**　房颤患者血栓预防的总体原则是在血栓栓塞危险分层的基础上，积极进行抗凝治疗。最简单的风险评估方案为CHADS$_2$评分（表8-1），常用于初筛，适合基层使用。推荐使用CHA$_2$DS$_2$-VASc评分（表8-2），除非有禁忌证，建议CHA$_2$DS$_2$-VASc分数≥2分的患者长期口服抗凝药治疗。可以有选择地结合其他血栓栓塞危险评估方法（如超声心动图），但不论经超声心动图是否发现心房或心耳血栓，均建议采用基于危险评分的血栓预防策略。

表8-1　CHADS$_2$评分

字母	危险因素	分数
C	充血性心力衰竭/LV功能障碍	1
H	高血压	1
A	年龄≥75岁	1
D	糖尿病	1
S	脑卒中/TIA/血栓栓塞	2
	最大积分	6

表8-2　CHA$_2$DS$_2$-VASc评分

字母	危险因素	说明	分数
C	充血性心力衰竭	近期失代偿性心力衰竭，无论LVEF是否降低（包括HFrEF或HFpEF）；LVEF<40%，但无心衰症状；肥厚型心肌病	1
H	高血压	高血压，含正在接受降压治疗的高血压	1
A	年龄≥75岁	年龄相关的卒中风险是连续的，卒中风险从65岁开始呈倍数增加	2
D	糖尿病	卒中的危险因素，病程越长，栓塞风险越高	1
S	卒中	既往卒中、TIA或体循环栓塞，因为脑出血后发生缺血性卒中的风险高，观察性研究表明，此类患者可能受益于OAC	2
V	血管疾病	包括既往心肌梗死、外周动脉疾病（外周动脉狭窄≥50%，血运重建）、主动脉斑块或血管造影证实的冠心病	1
A	年龄≥65	结合亚洲人群数据，卒中风险从60岁开始上升	1
Sc	性别（女性）	卒中风险的修正因素	1
	最大积分		9

注：LVEF：左室射血分数，HFrEF：射血分数降低心衰，HFpEF：射血分数保留心衰疗适应。

2. **出血危险评估**　抗凝治疗可增加患者出血并发症风险，因此在治疗前以及治疗过程中应注意对患者出血风险进行动态评估，并确定相应的治疗方案。目前有多种评估方法，其中HAS-BLED评分系统使用最广泛（表8-3）。评分为0～2分者属于出血低风险患者，评分≥3分时提示患者出血风险增高，但并非抗凝禁忌。具备出血风险的患者，应该注意去除可纠正的危险因素，如高血压、合并用药、酗酒和肝肾功能异常等。

表8-3　HAS-BLED出血风险评分

字　母	危险因素	分　数
H	高血压	1
A	肾和肝功能异常（各1分）	1或2
S	脑卒中	1
B	出血	1
L	不稳定的INR	1
E	老年人（如年龄＞65岁）	1
D	药物或酒精（各1分）	1或2
	最大积分	9

注："高血压"定义为收缩压＞160mmHg。"肾功能异常"定义为出现慢性透析或肾移植或血清肌酐≥200μmol/L。"肝功能异常"定义为慢性肝疾病（如肝硬化）或显著肝功能紊乱的生化证据（如胆红素＞正常值上限的2倍，伴有天冬氨酸氨基转移酶/丙氨酸氨基转移酶/碱性磷酸酶＞正常值上限的3倍等）。"出血"是指既往出血史和/或易出血体质，如出血倾向、贫血等。"不稳定的INR"是指不稳定的/高INR或治疗区间仅维持较短时间（如＜60%）。药物/酒精使用是指药物的伴随使用，如抗血小板药、非甾体抗炎药或酒精滥用等。

【推荐意见】

建议抗栓治疗的选择应基于脑卒中/血栓栓塞和出血风险及获益，并结合患者的意愿【1A】。

建议采用CHA_2DS_2-VASc评分对房颤患者进行更具体的或更全面的脑卒中/血栓栓塞风险评估【1A】。

建议所有房颤患者均应定期动态评估出血风险，如使用HAS-BLED评分，并注意纠正可逆的危险因素【1A】。

3. 抗凝治疗前临床评价和监测　治疗前，首先评估抗凝治疗的风险与获益，是否具备抗凝适应证。由于房颤患者的血栓栓塞和出血风险不断变化，应定期进行评估。给药前需全面评价患者病情，尤其是血红蛋白及肝肾功能，同时要考虑到合并用药。要向患者充分强调用药依从性的重要性。必要时还要评估消化道出血风险及是否采用预防措施。此外，医生需为患者制订随访方案，给每个患者发放治疗随诊卡片。建议推广抗凝门诊以随访患者。

二、抗栓治疗

华法林是应用时间最久和研究证据最多的口服抗凝药物。近年来上市的DOACs包括达比加群酯、利伐沙班、阿哌沙班和艾多沙班。荟萃分析显示，与华法林比较，DOACs可明显减少19%的卒中和血栓栓塞事件，主要源于出血性脑卒中的减少；此外，DOACs还能够减少总死亡率和颅内出血的发生率，但胃肠道出血略增加或相当。抗血小板药物的研究证据非常有限，预防血栓栓塞疗效差，且出血风险不低。因此，不建议房颤患者使用抗血小板药物预防血栓栓塞。

1. 适应证　有非瓣膜病房颤患者，无论房颤的类型，如CHA_2DS_2-VASc评分≥2分，患者无禁忌证，均应给予抗凝治疗，可以选择调整剂量的华法林（INR 2.0～3.0）或DOACs；如CHA$_2$DS$_2$-VASc评分＝1分，可以考虑抗凝；如CHA$_2$DS$_2$-VASc评分＝0分，无须抗栓治疗（需除外患者有其他抗血小板治疗适应证）。

2. **口服抗凝药物及选择** 华法林可使脑卒中风险降低64%的，死亡风险降低26%。服用华法林的患者应定期监测国际标准化比值（INR）并调整华法林剂量，以维持INR达到目标范围（2.0~3.0）。应将INR在治疗目标范围内的时间百分比（TTR）控制＞70%，以达到最佳疗效。华法林抗凝治疗的缺点包括有效治疗窗窄，受遗传、用药和食物等因素的影响。应加强随访和监测INR，增加教育/咨询以提高TTR。

与华法林对照的3期临床试验中，DOACs预防缺血性卒中及体循环栓塞的疗效不劣于或优于华法林，且颅内出血风险显著降低。不同DOACs在结构和药理学特性等方面存在差异，选择不同DOACs时应考虑其生物利用度、肾脏清除率、潜在的药物相互作用以及是否存在有效的拮抗剂等，并根据3期临床试验的结果选择恰当的剂量（表8-4）。在无指征的情况下减少剂量，将增加血栓栓塞事件、住院和死亡的风险，且大出血风险并未进一步降低。

【推荐意见】

CHA$_2$DS$_2$-VASc评分≥2分的男性和≥3分的女性患者，除非禁忌，均建议口服抗凝治疗【1A】，可选择DOACs（达比加群酯、利伐沙班、阿哌沙班、艾多沙班）【1A】或调整剂量的华法林（INR 2.0～3.0）【1A】。

CHA$_2$DS$_2$-VASc＝1分的男性和≥2分的女性患者，可以考虑使用抗凝治疗【1C】。

CHA$_2$DS$_2$-VASc＝0分的低危患者，不建议进行抗栓治疗【1B】。

采用华法林治疗的患者，密切监测INR，华法林在（目标范围2.0～3.0）建议维持较高的TTR【1A】。

服用华法林INR控制不理想的患者，建议选择DOACs【1A】。

非瓣膜病房颤患者不建议使用抗血小板药物进行血栓栓塞预防【2C】。

房颤患者DOACs治疗剂量推荐，见表8-4。

表8-4 房颤患者DOACs治疗剂量推荐

药物	剂量	适用人群
达比加群酯	150mg，2次/天	高血栓风险且出血危险低
	110mg，2次/天	年龄≥80岁；合用维拉帕米；出血风险高
利伐沙班	20mg，1次/天	
	15mg，1次/天	CrCL 15～49ml/min；低体重；高龄（＞75岁）
阿哌沙班[a]	5mg，2次/天	
	2.5mg，2次/天	满足以下情况中任意2项的患者：年龄≥80岁；体重≤60kg；血清肌酐≥132.6μmol/L
艾多沙班[a]	60mg，1次/天	
	30mg，1次/天	满足以下任意一项即可减量：CrCL 30～50ml/min；体重≤60kg

注：a阿哌沙班和艾多沙班目前在中国尚未获批适应证。

三、抗凝出血的处理

口服OAC发生出血的患者，首先应明确出血部位并评价出血严重程度，以及最后一次服用OAC的时间，评估血红蛋白、红细胞压积和血小板计数等。此外，寻找继发性出血的因素，如合并应用抗血小板药物、过量饮酒、肝肾功能异常等。根据使用的OAC进行相应的凝血检测，华法林的患者测定INR。口服达比加群的患者可检测APTT、TT、稀释凝血酶时间（dTT）、蝰蛇毒凝血时间（ECT）等。口服Ⅹa因子抑制剂的患者可检测抗因子Ⅹa活性或PT。

因DOACs半衰期较短，轻度出血患者可停药观察。中度出血患者需要机械按压、小手术或输血和补液。如果DOACs最后一次服药2～4小时内，服用活性炭或洗胃可进一步减少药物暴露。上消化道出血患者必要时可行内镜检查，并采用相应的止血措施。严重或致命性出血需要立即逆转OAC的抗凝作用。使用华法林的患者立即给予凝血酶原复合物（无凝血酶原复合物时可用冰冻新鲜血浆），可快速逆转华法林的抗凝作用，而静脉注射维生素K需6～8小时才能起效。依达赛珠单抗（Idarucizumab）和Andexanet alfa分别用于逆转达比加群和因子Ⅹa抑制剂的抗凝活性。在确定并纠正出血原因后，对卒中高危患者应尽快评估重启抗凝治疗。

第五节　非瓣膜病心房颤动特殊情况抗栓治疗

一、心房颤动合并冠心病

房颤合并冠心病患者的处理要综合考虑临床情况并个体化治疗，需联合抗凝和抗血小板，兼顾动脉血栓和房颤血栓栓塞的预防。全面评估冠心病相关和房颤相关的缺血和出血风险，常用方法包括GRACE评分、CRUSADE评分、CHADS$_2$评分/CHA$_2$DS$_2$-VASc评分和HAS-BLED评分。应采取一切措施尽量减少出血风险，包括给予最低有效剂量（75～100mg）的阿司匹林（尤其是联用P2Y12受体阻断剂时）、裸金属支架可减少联合用药时间、经桡动脉PCI可减少穿刺部位出血、预防性使用质子泵抑制剂预防胃肠道出血、尽量缩短三联抗栓疗程。WOEST研究提示，抗凝联合单一抗血小板治疗（氯吡格雷）与三联抗栓比较，明显降低出血风险。DOACs联合单一抗血小板治疗（氯吡格雷）的出血安全性最优。

1. **急性冠脉综合征**　根据患者血栓风险、出血风险、病变解剖和植入支架的种类，给予个体化处理。根据CHA$_2$SD$_2$-VASc评分给予抗凝治疗，可优先选择DOACs；如患者已接受DOACs可继续，同时根据HAS-BLED评分决策联合抗血小板治疗的强度和疗程。患者CHA$_2$SD$_2$-VASc评分为中高危（≥2分），GRACE评分为低危考虑口服抗凝联合单抗血小板治疗，尤其是HAS-BLED≥3分患者；HAS-BLED评分0～2分患者应短期三联抗栓（6个月），此后抗凝联合单抗血小板，稳定12个月后长期抗凝治疗。

2. **择期冠状动脉支架植入术后**　现有证据提示，与仅应用双联抗血小板治疗者相比，短期（如4周）加用OAC并不会显著增加出血事件风险，获益/风险比可接受，但长期应用三联抗栓药物的安全性尚有待论证。因此，首先进行出血危险评估，HAS-BLED评分0～2分的出血低危患者，应在短期三联抗栓后以抗凝联合单抗血小板治疗。HAS-BLED评分≥3分的出血高危患者可以选择抗凝联合单抗血小板；如CHA$_2$SD$_2$-VASc评分≤1分的患者可双联抗血小板治疗。所有患者支架植入术后12个月采用长期抗凝治疗，部分冠心病高危患者可选择联合抗血小板（心肌梗死史、左主干病变或支架植入术后等）。有关利伐沙班的研究提示，与经典三联抗栓治疗比较，利伐沙班15mg联合氯吡格雷与低剂量利伐沙班

2.5mg联合双联抗血小板治疗组的安全性较优。

3. 稳定型冠心病 房颤患者合并稳定型心绞痛、ACS和PCI术后12个月稳定的患者，其最佳抗凝治疗策略尚有待探讨。有抗凝指征的患者可给予华法林单药治疗，也可以选择DOACs。

【推荐意见】

房颤伴血栓高危的患者合并冠心病，如无禁忌，建议长期口服抗凝治疗，并个体化选择联合抗血小板【1A】。

高危房颤患者合并稳定型冠心病，建议单用OAC治疗【1B】。

高危房颤患者合并择期介入治疗，若支架内血栓风险低于出血风险，建议尽早（≤1周）停用阿司匹林，后双联抗栓治疗（OAC联合P2Y12拮抗剂，后者优选氯吡格雷）至6个月。若支架内血栓风险高于出血风险，三联抗栓治疗（OAC联合阿司匹林和P2Y12受体拮抗剂，后者优选氯吡格雷）1周至1个月【1B】。

高危房颤患者，合并ACS并行介入治疗，若支架内血栓风险低于出血风险，缩短三联抗栓治疗，尽早（≤1周）停用阿司匹林，继续双联抗栓治疗至12个月，建议三联抗栓治疗1～6个月。若支架内血栓风险高于出血风险，起始三联抗栓治疗1周至1个月后继续双联抗栓治疗【1B】。

高危房颤患者，合并ACS但未行介入治疗，建议双联抗栓治疗（OAC联合P2Y12拮抗剂，后者优选氯吡格雷）12个月【1B】。

二、心房颤动复律

复律前后抗凝治疗是降低血栓栓塞并发症的必要手段。华法林和DOACs均可用于房颤复律前后抗凝，通常为复律前3周和复律后4周。另一种方法是采用经食管超声心动图（transesophageal echocardiography，TEE）辅助的抗栓治疗，此时抗凝可以选择静脉UFH、LMWH或者DOACs。如TEE未发现左房血栓，可直接复律；如TEE发现血栓，则推迟复律，继续抗凝3周；此后可考虑再次复查TEE以确保血栓消失。如复查血栓持续存在，应该采用心率控制策略并长期抗凝治疗。心房扑动（房扑）患者建议采用与房颤患者同样的策略。

房颤发作＜48小时的患者可直接进行心脏复律，无须TEE筛查血栓或预先抗凝，但须同时应用UFH或LMWH预防血栓。没有关于不同抗凝治疗策略的RCT比较研究，因此，应基于血栓评分决定长期抗凝治疗策略。房颤持续时间≥12小时患者复律后应至少抗凝4周；对于CHA2DS2-VASc评分男性0分或女性1分，且房颤持续＜12小时的患者，复律后可不抗凝。需要注意的是，部分患者房颤的发作持续时间难以确定，这类患者复律策略应参考房颤持续≥48小时患者。有脑卒中高风险的患者应在复律后开始应用口服抗凝药物长期治疗，无血栓栓塞高风险者无须长期口服抗凝治疗。

血流动力学不稳定患者可紧急复律，复律优先于抗凝（缺乏随机对照试验数据）。立即给予UFH、LMWH或DOACs。如房颤发生≥48小时，复律后继续口服抗凝药物治疗。

【推荐意见】

血流动力学不稳定需要立即/紧急心脏复律的房颤患者，建议使用肝素（静脉UFH或体重调整剂量的LMWH）【1C】。

对于房颤＜48小时且脑卒中高风险的患者，建议在复律前立即启动抗凝，可选择UFH、体重调整剂量的LMWH、DOACs治疗，随后长期口服抗凝治疗【1B】。

对于房颤＜48小时且脑卒中低风险的患者，复律前可抗凝（UFH、体重调整剂量的LMWH、DOACs治疗）或不抗栓治疗【1B】。

作为心脏复律前抗凝的替代方法，可采用TEE指导的心脏复律以排除左心房或左心耳的血栓【1B】。

复律前TEE如发现血栓，建议应用华法林（INR 2.0～3.0）治疗至少3周，后复查TEE以明确血栓是否消失【1C】。

房颤持续≥48小时或者持续时间未知的患者，无论CHA$_2$SD$_2$-VASc评分和采取何种复律方法（电击、口服/静脉给药），建议在心脏复律之前3周和心脏复律后4周使用华法林（INR 2.0～3.0）【1B】或DOACs治疗【1C】。

房颤持续≥48小时或者持续时间未知的患者，复律前经TEE筛查未发现血栓，可在肝素抗凝下直接复律，术后抗凝至少4周【1B】。

房颤持续≥48小时或者持续时间未知的患者，紧急心脏复律后建议进行抗凝治疗至少4周【1B】。

房颤复律后抗凝治疗的选择应基于血栓栓塞的风险。具有脑卒中高风险或房颤复发危险因素的患者，不论复律后是否维持窦性节律，应长期给予抗凝治疗【1C】。

三、导管消融术

因导管消融术增加血栓风险，无论患者CHA$_2$DS$_2$-VASc评分，围手术期均需有效抗凝治疗以减少血栓栓塞并发症。与传统桥接抗凝方案相比，不间断OAC治疗能够显著降低出血与血栓栓塞风险。导管消融术中应用活化凝血时间（ACT）监测下应用肝素抗凝（每15～30分钟复测ACT，目标值300～400秒），对于预防血栓/栓塞至关重要。

房颤导管消融术后口服抗凝治疗至少2个月。对于无卒中/TIA、体循环栓塞病史，CHA$_2$DS$_2$-VASc评分≤2分的男性或≤3分的女性患者，在严格随访前提下，如无房颤复发证据，在消融术2个月后不需要长期抗凝；而对于CHA$_2$DS$_2$-VASc评分≥3分的男性和≥4分的女性患者，则需要长期抗凝。有关消融术后抗凝治疗的最佳疗程的研究证据较少，因此，应该依据脑卒中危险评分选择抗凝治疗方案。

【推荐意见】

计划行导管消融的房颤患者，可以继续口服抗凝治疗，如华法林（INR维持2.0左右）或DOACs【1B】。

通过药物或导管消融术控制节律的房颤患者，不管其是否表现为持续窦性心律，建议根据房颤患者血栓栓塞风险采用适当的抗凝治疗【2B】。

四、心房扑动

【推荐意见】
心房扑动患者的抗栓治疗同房颤患者【1B】。

五、肥厚型心肌病

肥厚型心肌病合并房颤较为常见，脑卒中和血栓栓塞危险高。尽管缺少有关抗凝治疗的前瞻性研究，但对所有患者均应实施抗凝治疗（可选择华法林或DOACs），与血栓风险评分无关。

【推荐意见】

肥厚型心肌病合并房颤的患者均应抗凝治疗，无须采用风险评分【1B】。

六、急性脑卒中和/或短暂性脑缺血发作

1. **出血性脑卒中**　颅内出血患者的长期治疗需要根据血栓风险和出血复发的风险个体化处理。应寻找并纠正颅内出血的病因，否则抗凝是禁忌的，此时可考虑介入治疗（如以左心耳封堵术替代抗凝治疗）。如已积极处理出血病因，患者血栓风险高且再出血风险低时，稳定至少4～8周后，经影像学检查证实没有再出血，可考虑实施抗凝治疗。与华法林相比，DOACs可明显减少颅内出血风险。

2. **缺血性脑卒中和/或短暂性脑缺血发作**　发生缺血性脑卒中或TIA的房颤患者血栓栓塞风险高，应该积极给予抗凝治疗。急性缺血性脑卒中患者在溶栓时间窗内可给予抗凝治疗，但48小时内服用抗凝药物的患者，不建议溶栓治疗，此时可考虑给予颅内血管介入治疗。非瓣膜病房颤患者发生缺血性脑卒中后，应评估病因，尤其是充分抗凝治疗下（如华法林INR 2.0～3.0）发生缺血性脑卒中的患者。

关于缺血性脑卒中后何时开始抗凝治疗尚缺少证据，应根据个体情况给予处理，如取决于梗死面积大小、年龄、CHA_2DS_2-VASc评分、是否接受再灌注治疗等。建议启动华法林应在2周后、启动DOACs应在短暂性脑缺血发作1天后、梗死面积小或非致残性脑卒中（NIHSS ＜ 8分）3天后、中度脑卒中（NIHSS 8～15分）6天后、大面积梗死（NIHSS ≥ 16分）如无继发性出血12天后。规律抗凝治疗下发生缺血性脑卒中可考虑转换抗凝药物。低剂量达比加群酯或标准强度华法林（INR 2～3）治疗下发生缺血性脑卒中的患者，可考虑调整为高剂量达比加群酯（150mg，2次/天）或因子Ⅹa抑制剂。

【推荐意见】

长期应用OAC进行缺血性卒中二级预防【1A】。

缺血性卒中后重启抗凝治疗应充分权衡卒中再发与出血转化的风险【1C】。

缺血性卒中高危患者合并颅内出血，应充分权衡获益/风险后决定重启抗凝策略【2C】。

缺血性卒中高危房颤患者合并颅内出血，在出血原因或相关风险因素被纠正或控制后，可在颅内出血4～8周后重启抗凝治疗【1C】。

第六节　非药物方法预防血栓栓塞

一、经皮左心耳封堵

左心耳是心房颤动血栓形成的主要来源，也是经食管超声心动图发现血栓的最常见部位。通过外科或介入方法去除或封堵左心耳可降低血栓栓塞风险。目前，主要有两种方法通过可植入的装置堵闭左心耳，即WATCHMAN滤网和Amplatzer封堵器。此外，LARIAT装置可通过心外膜圈套结扎左心耳。目前还缺乏大规模、前瞻性、长期随访的研究证实上述方法是否可降低脑卒中风险。左心耳封堵并不能完全取代抗凝治疗。对于不能长期口服抗凝药物治疗的血栓风险患者，可考虑介入经皮闭塞或封堵左心耳。

二、外科左心耳去除

左心耳外科干预方法主要有结扎、缝合、钉合、切除、左心耳夹闭等。数项小规模的研究证实了手术的安全性。近期发布的 LAAOS Ⅲ 试验证实心脏手术同时闭合左心耳是安全、有效的。

【推荐意见】

不能接受长期抗凝治疗的高危房颤患者，可考虑经皮左心耳封堵【2B】。

接受心脏外科手术的房颤患者可考虑行左心耳切除术【1B】。

（孙艺红　单兆亮）

参考文献

[1] HINDRICKS G, POTPARA T, DAGRES N, et al. 2020 ESC Guidelines for the diagnosis and management of atrial fibrillation developed in collaboration with the European Association for Cardio-Thoracic Surgery (EACTS): The Task Force for the diagnosis and management of atrial fibrillation of the European Society of Cardiology (ESC) Developed with the special contribution of the European Heart Rhythm Association (EHRA) of the ESC [J]. Eur Heart J, 2021, 42 (5): 373-498.

[2] STAERK L, SHERER JA, KO D, et al. Atrial fibrillation: epidemiology, pathophysiology, and clinical outcomes [J]. Circ Res, 2017, 120 (9): 1501-1517.

[3] 中华医学会心血管疾病学分会动脉粥样硬化与冠心病学组，中华医学会心血管疾病学分会介入心脏病学组，中国医师协会心血管内科医师分会血栓防治专业委员会，等. 冠心病双联抗血小板治疗中国专家共识 [J]. 中华心血管疾病杂志, 2021, 49 (5): 432-454.

[4] 中华医学会心血管疾病学分会，中华心血管疾病杂志编辑委员会. 冠心病合并心房颤动患者抗栓管理中国专家共识 [J]. 中华心血管疾病杂志, 2020, 48 (7): 552-564.

[5] ALVES M, NARCISO MR, CRUZ J, et al. Paroxysmal atrial fibrillation detection in patients with acute ischemic stroke through prolonged Holter: prospective study [J]. Aging Clin Exp Res, 2019, 31 (4): 469-474.

[6] SULZGRUBER P, WASSMANN S, SEMB AG, et al. Oral anticoagulation in patients with non-valvular atrial fibrillation and a CHA$_2$DS$_2$-VASc score of 1: a current opinion of the European Society of Cardiology Working Group on Cardiovascular Pharmacotherapy and European Society of Cardiology Council on Stroke [J]. Eur Heart J Cardiovasc Pharmacother, 2019, 5 (3): 171-180.

[7] LIP GYH, BANERJEE A, BORIANI G, et al. Antithrombotic therapy for atrial fibrillation: chest guideline and expert panel report [J]. Chest, 2018, 154 (5): 1121-1201.

[8] LIP GYH, COLLET JP, HAUDE M, et al. 2018 Joint European consensus document on the management of antithrombotic therapy in atrial fibrillation patients presenting with acute coronary syndrome and/or undergoing percutaneous cardiovascular interventions: a joint consensus document of the European Heart Rhythm Association (EHRA), European Society of Cardiology Working Group on Thrombosis, European Association of Percutaneous Cardiovascular Interventions (EAPCI), and European Association of

Acute Cardiac Care（ACCA）endorsed by the Heart Rhythm Society（HRS）, Asia-Pacific Heart Rhythm Society（APHRS）, Latin America Heart Rhythm Society（LAHRS）, and Cardiac Arrhythmia Society of Southern Africa（CASSA）[J]. Europace, 2019, 21（2）: 192−193.

[9] CAPIAU A, DE BACKER T, GRYMONPREZ M, et al. Appropriateness of direct oral anticoagulant dosing in patients with atrial fibrillation according to the drug labelling and the EHRA Practical Guide [J]. Int J Cardiol, 2021, 328: 97−103.

[10] LIU XQ, YIN YW, WANG CY, et al. How to handle the delayed or missed dose of rivaroxaban in patients with non-valvular atrial fibrillation: model-informed remedial dosing [J]. Expert Rev Clin Pharmacol, 2021, 14（9）: 1153−1163.

[11] LIP GYH, KESHISHIAN A, LI X, et al. Effectiveness and safety of oral anticoagulants among non-valvular atrial fibrillation patients [J]. Stroke, 2018, 49（12）: 2933−2944.

[12] Klijn CJ, Paciaroni M, Berge E, et al. Antithrombotic treatment for secondary prevention of stroke and other thromboembolic events in patients with stroke or transient ischemic attack and non-valvular atrial fibrillation: A European Stroke Organisation guideline [J]. Eur Stroke J, 2019, 4（3）: 198−223.

[13] GUIMARÃES PO, POKORNEY SD, LOPES RD, et al. Efficacy and safety of apixaban vs warfarin in patients with atrial fibrillation and prior bioprosthetic valve replacement or valve repair: Insights from the ARISTOTLE trial [J]. Clin Cardiol, 2019, 42（5）: 568−571.

[14] ALBERTS M, CHEN YW, LIN JH, et al. Risks of stroke and mortality in atrial fibrillation patients treated with rivaroxaban and warfarin [J]. Stroke, 2020, 51（2）: 549−555.

[15] GARCIA R, WALDMANN V, VANDUYNHOVEN P, et al. Worldwide sedation strategies for atrial fibrillation ablation: current status and evolution over the last decade [J/OL]. Europace, 2021. https://doi.org/10.1093/europace/euab154.

[16] ZHAO S, ZHONG Z, QI G, et al. Effects of cilostazol-based triple antiplatelet therapy versus dual antiplatelet therapy after coronary drug-eluting stent implantation: an updated meta-analysis of the randomized controlled trials [J]. Clin Drug Investig, 2019, 39（1）: 1−13.

[17] FORTUNI F, FERLINI M, LEONARDI S, et al. Dual versus triple therapy in patients on oral anticoagulants and undergoing coronary stent implantation: A systematic review and meta-analysis [J]. Int J Cardiol, 2018, 273: 80−87.

[18] IBRAHIM AM, TANDAN N, KOESTER C, et al. Meta-analysis evaluating outcomes of surgical left atrial appendage occlusion during cardiac surgery [J]. Am J Cardiol, 2019, 124（8）: 1218−1225.

[19] 中华医学会心电生理和起搏分会, 中国医师协会心律学专业委员会, 心房颤动防治专家工作委员会. 左心耳干预预防心房颤动患者血栓栓塞事件: 目前的认识和建议（2019）[J]. 中华心律失常学杂志, 2019, 23（5）: 372−392.

[20] NIELSEN-KUDSK JE, KORSHOLM K, DAMGAARD D, et al. Clinical outcomes associated with left atrial appendage occlusion versus direct oral anticoagulation in atrial fibrillation [J]. JACC Cardiovasc Interv, 2021, 14（1）: 69−78.

[21] FAUCHIER L, CINAUD A, BRIGADEAU F, et al. Device-related thrombosis after percutaneous left atrial appendage occlusion for atrial fibrillation [J]. J Am Coll Cardiol, 2018, 71（14）: 1528−1536.

［22］中华医学会心电生理和起搏分会，中国医师协会心律学专业委员会，中国房颤中心联盟心房颤动
防治专家工作委员会．心房颤动：目前的认识和治疗建议（2021）．中华心律失常学杂志2022，26
（1）：15-88.

第九章

心脏瓣膜病的抗栓治疗

　　当前我国没有瓣膜病抗凝相关的高质量的随机对照研究成果，也缺乏国人机械瓣膜置换术后统一的抗凝标准。在此情况下，2013年《华法林抗凝治疗的中国专家共识》建议国人心脏瓣膜置换术后仍采用ACCP-9的标准，但由于东西方人群的差异，使得东方人群按欧美标准服用抗凝药可能会增加出血风险，故东方人群应采用较低的抗凝标准。目前我国不同单位现行的华法林抗凝强度标准至少有17种。2010年，由四川大学华西医院牵头承担了"十二五"科技支撑计划——"中国人心脏机械瓣膜置换术后低强度抗凝治疗临床研究"。该项目是由全国45家大型医院和研究机构参加的多中心、大样本、前瞻性临床研究，是目前国内最大规模瓣膜置换术后抗凝标准的多中心临床研究。纳入2011年1月1日至2014年12月31日全国10余家中心7227名行心瓣膜置换术服用华法林抗凝并接受正规抗凝监测的患者。随访时间14438人年，INR共检测共107732次。结果显示，INR在1.5～2.5既不增加血栓栓塞风险，又能降低出血并发症和死亡率，被认为是国人机械瓣置换术后最佳的抗凝强度标准。

　　2022年5月中华医学会胸心血管外科分会瓣膜病外科学组发布了《心脏瓣膜外科抗凝治疗中国专家共识》，分析了国内外相关研究结果，结合国内现状与专家组经验，制定了符合中国国情的人工心脏瓣膜术后抗凝治疗中国专家共识。

一、风湿性瓣膜病的抗栓治疗

（一）单纯风湿性二尖瓣疾病

【推荐意见】

　　风湿性二尖瓣疾病患者，如果是窦性心律但左心房内径＞55mm，则建议给予VKAs抗凝治疗，INR目标值为2.5，范围2.0～3.0【2C】。

　　风湿性二尖瓣疾病合并左心房血栓，建议给予VKAs抗凝治疗，INR目标值为2.5，范围2.0～3.0【2C】。

　　风湿性二尖瓣疾病合并房颤或既往体循环栓塞史，建议给予VKAs抗凝治疗，INR目标值为2.5，范围2.0～3.0【2C】。

【推荐意见说明】

　　风湿性二尖瓣疾病是心脏瓣膜病中体循环栓塞风险最高的一种。风湿性二尖瓣疾病患者每年栓塞率为1.5% ~ 4.7%。左心房增大、左房血栓形成、主动脉瓣反流、高龄和低心排血量都是栓塞的危险因素。在有过一次栓塞史的风湿性二尖瓣疾病患者中，有1/3 ~ 2/3的患者会再发栓塞，使用VKAs能够显著降低再次栓塞风险。

（二）风湿性二尖瓣疾病患者拟行经皮二尖瓣球囊成形术（PMBV）

【推荐意见】

若TEE发现左心房血栓，建议推迟PMBV并给予VKAs抗凝治疗（INR目标值3.0，范围2.5 ~ 3.5），直至再次TEE证实左心房血栓溶解【1A】，否则应禁止PMBV【1A】。

【推荐意见说明】

左心房血栓是经皮二尖瓣球囊成形术（PBMV）的禁忌，在左心房血栓溶解后进行PMBV是安全的。文献报道华法林对二尖瓣狭窄合并左心房血栓患者抗凝溶栓的疗效确切，平均（3.1±1.4）周心房血栓消失。

二、感染性心内膜炎的抗栓治疗

（一）自体瓣膜心内膜炎（NVE）

【推荐意见】

不建议NVE患者进行常规抗凝治疗，除非有明确的抗凝指征【1C】。

不建议NVE患者进行常规抗血小板治疗，除非有明确的抗血小板指征【1B】。

【推荐意见说明】

自体瓣膜心内膜炎（NVE）的并发症主要是赘生物脱落栓塞，栓塞的风险与赘生物的大小及微生物的种类有关，抗生素是降低NVE栓塞风险最重要的药物，在给予正规抗生素治疗2周后，栓塞的发生率由最初的每天15‰降低至每天2‰。抗凝对减少栓塞没有明显作用，反而会增加颅内出血风险。同样，NVE患者使用阿司匹林治疗也不能减少栓塞事件。

（二）人工瓣膜心内膜炎（PVE）

【推荐意见】

正服用VKAs的PVE患者，建议在PVE早期停用VKAs，直至明确不需要侵入性操作且患者病情稳定，无明显中枢神经系统症状及无其他抗凝禁忌时，重启VKAs治疗【2C】。

【推荐意见说明】

人工瓣膜心内膜炎（PVE）栓塞发病率为50% ~ 80%，抗菌治疗仍然是预防栓塞的主要方法。PVE抗凝尚存争议，有学者坚持PVE患者应继续抗凝治疗，认为规律抗凝更能降低PVE患者中枢神经系统并发症，中断抗凝时间越长，再次栓塞的风险越大；但多数研究认为抗凝不仅不会降低PVE栓塞风险，反而增加出血风险，对于脑卒中的患者，抗凝会使缺血性梗死发展为出血性梗死。

三、生物瓣置换术后的抗栓治疗

（一）围手术期抗栓治疗（术后0～5天）

生物瓣置换围手术期使用UFH或LMWH桥接治疗的证据尚缺乏，目前暂无建议。

（二）主动脉瓣生物瓣置换术后早期抗栓治疗（3个月内）

【推荐意见】

主动脉瓣生物瓣置换患者，术后华法林抗凝3个月，INR 1.8～2.5【2B】。

【推荐意见说明】

两项随机对照试验对比了VKAs和抗血小板药物对于主动脉瓣生物瓣置换患者的疗效。Aramendi等发现两组患者复合终点事件无明显差异，服用抗血小板药物出血风险更低。另有研究显示，两组缺血性脑血管事件、出血以及死亡等终点事件无显著差异。一项包括4075例主动脉瓣生物瓣置换患者的注册研究显示，术后早期华法林抗凝不仅不会增加出血风险，反而有助于降低脑卒中风险。

（三）经导管主动脉瓣置换（TAVR）术后抗栓治疗

【推荐意见】

经导管主动脉瓣生物瓣置换患者，术后6个月内应联合使用氯吡格雷75mg/d和阿司匹林75～100mg/d，6个月后长期服用阿司匹林75～100mg/d【2C】。

【推荐意见说明】

经导管主动脉瓣置换术（TAVR）于2002年用于临床，目前尚无TAVR术后抗栓策略的高质量证据。2012年欧洲瓣膜病指南中未给出任何建议。2014年AHA/ACC指南则推荐在TAVR术后6个月联合应用氯吡格雷75mg/d和阿司匹林75～100mg/d，6个月后长期服用阿司匹林75～100mg。

（四）二尖瓣生物瓣置换术后早期抗栓治疗（3个月内）

【推荐意见】

二尖瓣生物瓣置换患者，术后华法林抗凝3个月，INR 1.8～2.5【2C】。

【推荐意见说明】

有观察性研究报道二尖瓣生物瓣置换术后90天内华法林抗凝能显著降低血栓栓塞发生率。有随机对照研究将二尖瓣置换患者随机分为两组，一组目标INR 2.5～4.0，另一组目标INR 2.0～2.25，结果显示，两组栓塞风险无显著差异，但高强度抗凝出血风险明显较高。

（五）生物瓣置换术后长期抗栓治疗

【推荐意见】

生物瓣置换患者，术后抗凝3个月后建议长期服用阿司匹林75～100mg/d【2B】。

生物瓣置换患者，华法林抗凝3个月后如存在血栓高危因素（心房颤动、脑卒中史、高凝状态、心功能降低、左房增大）则建议长期服用华法林（INR 1.8～2.5）【2C】。

【推荐意见说明】

有研究报道二尖瓣生物瓣置换患者术后长期服用阿司匹林，在窦性心律的情况下，极少有血栓事件发生。此外，生物瓣置换合并房颤患者术后31～36个月脑卒中发生率高达16%。

四、机械瓣置换术后的抗栓治疗

Cannegieter等报道主动脉瓣、二尖瓣及双瓣机械瓣置换的血栓栓塞率分别为0.5%人年、0.9%人年和1.2%人年。国内大样本长期随访结果显示，机械瓣置换血栓栓塞发生率为0.28%人年～1.17%人年。

（一）围手术期抗栓治疗（术后0～5天）

【推荐意见】

建议机械瓣置换患者采用UFH或LMWH进行桥接抗凝，直至华法林治疗效果稳定【2C】。

【推荐意见说明】

华法林通常需要3～5天才能达到目标INR，故在华法林抗凝尚未起效的这一段时间内容易产生血栓。一些中心常在术后引流不多时开始给予UFH或LMWH，同时服用华法林，当INR达到目标范围时停用UFH或LMWH。

一项前瞻性队列研究对比了机械瓣置换术后早期给予LMWH联合口服VKAs与单独服用VKAs的疗效，结果发现，LMWH桥接治疗组人工瓣膜血栓风险明显低于未使用LMWH组，而出血风险无明显差异。刘湘君等的研究显示，与单独使用华法林相比，机械瓣置换术后华法林联合UFH抗凝在血栓及出血事件上无显著差异，但后者达到稳定INR的时间显著较前者缩短。

（二）主动脉瓣机械瓣置换术后长期抗栓治疗

【推荐意见】

建议主动脉瓣机械瓣置换患者采用VKAs长期抗凝，INR目标范围1.8～2.5【2B】。

【推荐意见说明】

LOWERING-IT研究认为单纯主动脉瓣机械瓣置换低强度抗凝（INR 1.5～2.5）临床预后劣于常规强度抗凝（INR 2.0～3.0）。Acar等发现，主动脉瓣机械瓣置换后低强度抗凝（INR 2.0～3.0）和高强度抗凝（INR 3.0～4.5）在血栓和出血事件方面无显著性差异。"中国人心脏机械瓣膜置换术后低强度抗凝治疗临床研究"研究报告显示，与ACCP指南INR 2.0～3.0比较，采用抗凝强度INR 1.8～2.0时，中国患者血栓并发症无增加，出血并发症及死亡率明显降低。

（三）二尖瓣机械瓣置换术后长期抗栓治疗

【推荐意见】

建议二尖瓣机械瓣置换患者长期服用VKAs抗凝，INR目标范围1.8～2.5【2B】。

【推荐意见说明】

GELIA研究发现高强度抗凝（INR 3.0～4.5）血栓栓塞风险低于低强度抗凝（INR 2.0～3.5），但高强度抗凝组出血风险增加。中国人心脏机械瓣膜置换术后低强度抗凝治疗临床研究显示，INR在1.8～2.5，出血和血栓事件发生率最低。

（四）主动脉瓣联合二尖瓣置换的长期抗栓治疗

【推荐意见】

建议主动脉瓣联合二尖瓣机械瓣置换患者长期服用VKAs抗凝，INR目标1.8～2.5【2B】。

【推荐意见说明】

单纯主动脉瓣和单纯二尖瓣机械瓣置换的血栓事件风险分别为0.5%/年和0.9%/年，而主动脉瓣联合二尖瓣双瓣置换的血栓事件的风险则升高至1.2%/年，但目前尚无证据表明较高的INR能为患者带来更多益处。

五、心脏瓣膜修复术后的抗栓治疗

（一）二尖瓣修复术后抗栓治疗

【推荐意见】

二尖瓣修复的患者，建议术后华法林抗凝3个月，INR目标范围1.8～2.5【1B】。

【推荐意见说明】

成形环植入已成为目前二尖瓣修复的常规操作，而且二尖瓣修复术后应常规抗栓治疗。Suri等对STS数据库中13082例二尖瓣修复患者的分析发现，约45.6%的患者在出院时使用了华法林抗凝，48.1%的患者单独使用阿司匹林抗栓治疗。2014年AHA/ACC瓣膜病指南和2012年欧洲瓣膜病指南均推荐二尖瓣修复手术后常规给予华法林抗凝3个月，美国胸内科医师学会（ACCP-9）推荐二尖瓣修复术后3个月内采用阿司匹林抗栓治疗，但国内在该领域尚缺乏充足的临床证据。

（二）主动脉瓣修复术后抗栓治疗

【推荐意见】

主动脉瓣修复患者，术后3个月口服阿司匹林50～100mg/d【2C】。

【推荐意见说明】

主动脉瓣修复手术在临床中开展并不多，关于其术后早期的抗凝策略更是缺乏数据。Duran等报道173例主动脉瓣成形患者术后仅服用阿司匹林100mg/d，无瓣膜血栓形成、无血栓栓塞事件。国内尚没有这方面的报道。

六、人工瓣膜血栓的抗栓治疗

（一）右侧人工瓣膜血栓

【推荐意见】

右侧人工瓣膜血栓，在无明显禁忌的情况下可以首选溶栓治疗【2C】。

【推荐意见说明】

对于右侧人工瓣膜血栓，溶栓和外科手术均有良好疗效，虽然溶栓过程中可能会出现小的血栓，但通常可以耐受。

（二）左侧人工瓣膜血栓

【推荐意见】

左侧人工瓣膜血栓≤0.8cm² 且 NYHA Ⅰ~Ⅱ级，建议溶栓治疗【2C】。

左侧人工瓣膜血栓，NYHA Ⅲ~Ⅳ级，建议急诊手术治疗【2C】。

左侧人工瓣膜血栓＞0.8cm²，建议急诊手术治疗【2C】。

左侧人工瓣膜血栓＞0.8cm²，但有手术禁忌，建议采用溶栓治疗【2C】。

【推荐意见说明】

处理左侧人工瓣膜血栓必须权衡再次手术风险和溶栓治疗带来的栓塞及出血风险。对于再次手术患者，NYHA Ⅳ级死亡率17.5%，而NYHA Ⅰ~Ⅲ级死亡率4.7%。Tong 等发现大血栓和脑卒中病史是溶栓相关并发症的预测因子，血栓大小的诊断临界值为0.8cm²，该临界值既适用于二尖瓣也适用于主动脉瓣，既适用于双叶瓣也适用于侧倾碟瓣。

溶栓和手术治疗左侧瓣膜血栓在死亡率上无明显差异，溶栓治疗组栓塞事件发生率增加约20倍，而在瓣膜血栓远期复发方面，手术治疗也明显优于溶栓治疗。一项荟萃分析显示，两种治疗死亡率无显著差异，但在保持瓣膜功能方面溶栓治疗优于外科手术，而外科手术能减少血栓栓塞、出血及瓣膜血栓复发。对于左侧人工瓣膜血栓，目前的治疗多倾向于外科手术。

（郑　帅　甄雅南）

参考文献

［1］AHA/ACC Guideline for the Management of Patients With Valvular Heart Disease：A Report of the American College of Cardiology/American Heart Association Task Force on Clinical Practice Guidelines［J］. Circulation，2017，135（25）：e1159-e1195.

［2］KARTHIKEYAN G，CONNOLLY S J，NTSEKHE M，et al. The INVICTUS rheumatic heart disease research program：Rationale，design and baseline characteristics of a randomized trial of rivaroxaban compared to vitamin K antagonists in rheumatic valvular disease and atrial fibrillation［J］. Am Heart J，2020，225：69-77.

［3］HA AC，VERMA A，VERMA S. Oral anticoagulation for stroke prevention amongst atrial fibrillation patients with valvular heart disease：an update［J］. Curr Opin Cardiol，2017，32（2）：174-180.

［4］LIP GYH，COLLET JP，CATERINA R，et al. Antithrombotic therapy in atrial fibrillation associated with valvular heart disease：a joint consensus document from the European Heart Rhythm Association （EHRA）and European Society of Cardiology Working Group on Thrombosis，endorsed by the ESC Working Group on Valvular Heart Disease，Cardiac Arrhythmia Society of Southern Africa（CASSA），Heart Rhythm Society（HRS），Asia Pacific Heart Rhythm Society（APHRS），South African Heart（SA Heart）Association and Sociedad Latinoamericana de Estimulacion Cardioca Eletrofisiologia（SOLEACE），Europace，2017，19（11）：1757-1758.

［5］MANGIERI A，MONTORFANO M，STELLA S，et al. Severe mitral stenosis and persistent left appendage thrombosis: when an old percutaneous solution meets new percutaneous strategies [J]. JACC Cardiovasc Interv, 2018, 11 (2): e11-e13.

[6] ZHOU M, CHANEW, HAI JJ, et al. Protocol, rationale and design of DAbigatran for stroke prevention in atrial fibrillation in MoDerate or severe mitral stenosis (DAVID-MS): a randomised, open-label study [J]. BMJ Open, 2020, 10 (9): e038194.

[7] SLIVKA A P, AGRIESTI JE, ORSINELLI DA. Natural history of nonbacterial thrombotic endocarditis treated with warfarin [J]. Int J Stroke, 2021, 16 (5): 519-525.

[8] KIM JY, KIM SH, MYONG JP, et al. Outcomes of direct oral anticoagulants in patients with mitral stenosis [J]. J Am Coll Cardiol, 2019, 73 (10): 1123-1131.

[9] DE CATERINA R, RENDA G, CARNICELLI A P, et al. Valvular heart disease patients on edoxaban or warfarin in the ENGAGE AF-TIMI 48 trial [J]. J Am Coll Cardiol, 2017, 69 (11): 1372-1382.

[10] CALDEIRA D, DAVID C, COSTA J, et al. Non-vitamin K antagonist oral anticoagulants in patients with atrial fibrillation and valvular heart disease: systematic review and meta-analysis [J]. Eur Heart J Cardiovasc Pharmacother, 2018, 4 (2): 111-118.

[11] SCHEGGI V, ALTERINI B, OLIVOTTO I, et al. Embolic risk stratification and prognostic impact of early surgery in left-sided infective endocarditis [J]. Eur J Intern Med, 2020, 78 (5): 82-87.

[12] DANGAS GD, TIJSSEN JGP, WÖHRLE J, et al. A controlled trial of rivaroxaban after transcatheter aortic-valve replacement [J]. N Engl J Med, 2020, 382 (2): 120-129.

[13] 任荣, 钱永军, 黄云, 等. 机械瓣膜置换术后稳定期华法林抗凝治疗质量评价及其基因学研究 [J]. 中国胸心血管外科临床杂志, 2019, 26 (7): 681-687.

[14] 何帆, 肖锡俊. 心脏机械瓣膜置换术后早期患者抗凝治疗的进展 [J]. 中国胸心血管外科临床杂志, 2017, 24 (11): 896-901.

[15] GEISLER T, DROPPA M, MULLER K, et al. Antithrombotic therapy after TAVR [J]. Curr Vasc Pharmacol, 2018, 16 (5): 437-445.

[16] COLLET JP, BERTI S, CEQUIER A, et al. Oral anti-Xa anticoagulation after trans-aortic valve implantation for aortic stenosis: The randomized ATLANTIS trial [J]. Am Heart J, 2018, 200: 44-50.

[17] HEAD SJ, ÇELIK M, KAPPETEIN AP. Mechanical versus bioprosthetic aortic valve replacement [J]. Eur Heart J, 2017, 38 (28): 2183-2191.

[18] CHAKRAVARTY T, PATEL A, KAPADIA S, et al. Anticoagulation after surgical or transcatheter bioprosthetic aortic valve replacement [J]. J Am Coll Cardiol, 2019, 74 (9): 1190-1200.

[19] SHOWKATHALI R, YALAMANCHI R, OOMMAN A, et al. Thrombolysis in high-risk patients with left-sided obstructive prosthetic valve thrombosis [J]. Kardiol Pol, 2020, 78: 1166-1168.

[20] HART E A, JANSEN R, MEIJS TA, et al. Anticoagulant bridging in left-sided mechanical heart valve patients [J]. Int J Cardiol, 2017, 232: 121-126.

[21] 中华医学会胸心血管外科分会瓣膜病外科学组. 心脏瓣膜外科抗凝治疗中国专家共识 [J]. 中华胸心血管外科杂志, 2022, 38 (3): 164-174.

第四篇
其他临床情况下的血栓防治

第十章

围手术期的抗栓防治管理

老年、创伤和心脑血管疾病等患者动脉血栓栓塞症（ATE）和静脉血栓栓塞症的风险显著增加，临床常应用抗栓药物进行预防和治疗，而抗栓药物的使用可能导致围手术期严重出血和血肿等风险，常使围手术期管理面临两难选择，为降低相关风险，应针对血栓栓塞、手术出血或血肿等风险充分进行评估和权衡。为进一步规范抗栓治疗的围手术期管理，在参考美国ACCP《抗栓治疗和血栓预防指南》、区域麻醉和疼痛学会等制订的《接受抗栓和溶栓治疗患者的区域麻醉指南》《欧洲围手术期静脉血栓栓塞防治指南》的基础上，结合近年来相关研究结果制订本指南，针对已接受抗凝或抗血小板治疗且需要择期手术的患者，为其围手术期抗栓治疗提供推荐和管理规范，以期最大程度降低不良临床转归。

第一节 风险评估

一、血栓栓塞风险评估

抗栓药物停用时需特别关注预防ATE和VTE发生，尤其是预防术后VTE是抗栓治疗的重点，其中合并机械性心脏瓣膜、慢性房颤或者VTE病史、心脏支架和旁路移植手术、脑血管病史等的患者在围手术期血栓栓塞风险较高（表10-1、表10-2），需要谨慎评估。对患者进行围手术期血栓栓塞风险评估时，还需综合考虑患者个体因素（如老年、肥胖）、基础疾病（如癌症、多发创伤、下肢骨折）、治疗情况（如化疗、中心静脉置管、关节置换）、手术类型和麻醉方式等，可参照Caprini评分进行相应患者的评估和预防。建议对所有外科住院患者评估其血栓栓塞风险，高风险患者需周期性评估。

表 10-1　抗凝治疗血栓栓塞风险

风险分层	抗凝治疗的适应证		
	机械性心脏瓣膜	房 颤	VTE
高危 （每年血栓栓塞 风险＞10%）	主动脉瓣瓣膜（单叶） 二尖瓣瓣膜 三尖瓣瓣膜（包括生物瓣） 近期（6个月内）脑卒中或TIA	CHA_2DS_2-VASc 评分7～9分 近期（3个月内）脑卒中或TIA 风湿性心脏瓣膜病	近期（3个月内）VTE 严重血栓形成倾向（如C蛋白、S蛋白或抗凝血酶缺乏；抗磷脂抗体阳性等）
中危 （每年血栓栓塞 风险5%～10%）	主动脉瓣并且存在以下一个或以上危险因素：房颤，既往脑卒中/TIA＞6个月，高血压病，糖尿病，充血性心力衰竭，年龄＞75岁	CHA_2DS_2-VASc 评分5～6分 既往脑卒中/TIA＞3个月	3～12个月内VTE 不严重的血栓形成倾向（高加索人群常见的杂合性因子V Leiden或凝血酶原基因突变） VTE复发 VTE＋肿瘤活跃期（治疗6个月内或姑息性治疗）
低危 （每年血栓栓塞 风险＜5%）	主动脉瓣，无房颤或其他脑卒中危险因素	CHA_2DS_2-VASc 评分1～4分 既往无脑卒中或TIA	12个月以前VTE

表 10-2　抗血小板治疗血栓栓塞风险

风险 分层	治疗 时间 （月）	抗血小板治疗适应证			
		急性冠脉综合征 （ACS）	稳定型冠脉疾病	脑血管疾病	周围动脉疾病
高[a]	＜3	对症治疗	PCI＋BMS/DES/DEB或CABG	缺血性脑卒中 颈动脉支架	急性外周血管事件＋DES 血管再通或慢性闭塞
	＜6	PCI＋BMS/DES/DEB或CABG	PCI＋BMS/DES/DEB或CABG＋相关危险因素[b]		
	＜12	PCI＋BMS/DES/DEB或CABG＋相关危险因素[b] PCI＋第一代DES和BVS	PCI＋第一代DES和BVS		
中	3～6	对症治疗	PCI＋BMS/DES/DEB或CABG	缺血性脑卒中 颈动脉支架	急性外周血管事件＋DES 血管再通或慢性闭塞
	6～12	PCI＋BMS/DES/DEB或CABG	PCI＋BMS/DES/DEB或CABG＋相关危险因素[b]		
	＞12	PCI＋BMS/DES/DEB或CABG＋相关危险因素[b] PCI＋第一代DES和BVS	PCI＋第一代DES和BVS		
低	＞6	对症治疗	PCI＋BMS/DES/DEB或CABG	缺血性脑卒中 颈动脉支架	急性外周血管事件＋DES 血管再通或慢性闭塞
	＞12	PCI＋BMS/DES/DEB或CABG	PCI＋BMS/DES/DEB或CABG＋相关危险因素[b]		

注：a为第一个月血栓栓塞风险高；b为相关风险因素：脑卒中/TIA病史、肾衰竭、心力衰竭、糖尿病、复杂疑难支架（节段长、多支、重叠支架、分叉或左主干支架、血管内径＜2.5mm或大隐静脉血管桥等）。

二、出血风险评估

严重出血和封闭腔隙血肿是围手术期抗栓最主要的顾虑之一。椎管属于封闭性腔隙，评估围手术期出血时应考虑相关麻醉风险，可以采用全身麻醉降低神经损伤风险，但仍应注意评估手术的出血风险。

抗栓药物出血风险评估因素：抗凝药物强度、治疗时间、胃肠出血病史、联合应用阿司匹林、抗凝效果波动等。

溶栓治疗出血风险最大，严重出血风险高达6%～30%，各种溶栓药物出血风险相似。治疗剂量UFH的出血风险＜3%，LMWH则更低。大蒜、银杏和人参等中草药对手术出血和椎管内穿刺血肿风险无明显影响。药物每经过1个半衰期其对应的残余抗凝剂减少50%效应，1个半衰期后为50%，2个半衰期后为25%，3个半衰期后为12.5%，4个半衰期后为6.25%，5个半衰期后为3.125%。由于新型抗栓药物循证证据相对缺乏，为减少出血和血肿风险，VTE高风险时建议至少2个半衰期后才可进行有创操作，出血高风险时建议等待5个半衰期。

目前，尚难以提供以循证为基础的普遍适用的手术出血风险分层方案，但大手术可引致广泛组织损伤，增加出血风险；在心脏、颅内、纵隔或脊柱手术中，少量出血可能导致严重的临床后果；肝、脾和肾等血运丰富器官的手术出血风险大；手术过程中未处理或未能充分止血时的组织损伤范围大、创面大时出血风险亦增加。

第二节　围手术期抗凝与物理预防

一、围手术期桥接抗凝

桥接抗凝是基于围手术期血栓栓塞风险和出血风险评估和权衡后的选择。桥接抗凝应用短效药物替代长效药物，降低血栓形成及出血的风险。皮下应用LMWH相比静脉应用UFH，发生严重出血和肝素诱导的血小板减少症（HIT）的风险更低。目前主要有3种桥接方案。

（一）治疗剂量

高剂量肝素类药物桥接，采用类似于治疗急性VTE或急性冠脉综合征的抗凝剂量（如依诺肝素钠1mg/kg每天2次或1.5mg/kg每天1次；达肝素钠100U/kg每天2次或200U/kg每天1次；静脉注射UFH则为APTT达参考值1.5～2.0倍时剂量）。

（二）预防剂量

低剂量肝素类药物桥接，采用预防术后VTE的剂量（如依诺肝素钠30mg每天2次或40mg每天1次；达肝素钠5000U每天1次；静脉注射UFH 5000～7500U每天2次）。

（三）中间剂量

如依诺肝素钠40mg每天2次，抗凝强度介于高剂量和低剂量之间。

使用治疗剂量肝素类药物预防ATE存在争议。本指南主要针对治疗剂量的桥接，讨论是否必要桥接抗凝，不涉及某个特定桥接剂量方案。目前不推荐单独应用肝素类药物进行抗血小板治疗的桥接，必要时需使用短效抗血小板药物桥接。

二、标准化抗凝治疗方案

围手术期标准化抗凝治疗方案需考虑以下因素。

1. 尽可能术前7天评估患者，以优化围手术期抗栓方案，尤其是在大手术前。

2. 接受抗栓药物治疗的患者，推荐依照说明书建议的临床剂量进行抗栓治疗。

3. 手术前一天检测相应凝血指标，及时纠正凝血异常，以减少血液制品的使用或推迟手术。

4. 确保围手术期处理策略（包括停用、桥接和恢复使用抗栓药物）符合药物代谢动力学特征，平衡患者血栓和出血风险。

5. 手术当天和术后第一天评估术后出血风险，以确保继续使用抗栓药物治疗的安全性。

6. 当使用轴索阻滞持续镇痛时，建议使用尽可能低的局麻药浓度，以利于评估神经功能。

7. 门诊患者使用LMWH桥接治疗时确保患者和护理人员经过相关技术的培训。

8. 给患者和看护者提供治疗相关的测量时间表，应标注围手术期抗栓药物停药和恢复时间、桥接治疗的药物剂量和使用时间以及INR等。药物漏用是导致DVT增加的独立危险因素。

三、术中物理预防血栓栓塞的措施

【推荐与建议】

术中物理预防血栓栓塞的首选方法为间歇充气加压装置，优于不做预防【2C】。

不建议下腔静脉滤器作为术中常规预防措施【1B】。

【推荐与建议说明】

预防血栓栓塞措施中物理预防没有出血风险的顾虑，术中当患者血栓栓塞风险较高而又处于出血高风险时（如肺癌手术），可以采取物理预防血栓栓塞的方法，其中恰当应用间歇充气加压装置（IPC）作为首选。开颅手术VTE风险高，术前可以应用IPC预防，术后充分止血后联合LMWH预防；脊柱手术VTE风险高时，可以应用IPC预防VTE，充分止血后联合应用LMWH。IPC与梯度压力弹力袜（GCS）对于高危患者可以联合药物预防，优先考虑联合应用IPC；对于中到高度VTE风险的患者，不能单独应用GCS预防；对于高度VTE风险而又存在抗栓药物禁忌的情况下（特别是在手术期间），应优先考虑应用IPC。CLOTS 3研究发现IPC能够将脑卒中患者的DVT降低3.6%（95% CI：1.4% ～ 5.8%）。对于充血性心力衰竭、肺水肿或下肢严重水肿、DVT、下肢局部异常（皮炎、坏疽或皮肤移植等）或下肢严重动脉硬化等患者不推荐应用IPC。

应用抗凝药物治疗DVT或PE时，不建议常规植入下腔静脉滤器（vena cava filter，VCF）来预防血栓脱落。VCF不能完全避免PE的发生，联合使用抗栓药物也不能降低相关血栓风险，而且可能增加DVT的发生。目前，VCF应用相关高质量循证证据较少，对于有高风险DVT而又需进行手术的患者，尤其是新近发生的下肢近端DVT，如存在抗凝禁忌而又不能延期手术的情况下，可以考虑应用下腔静脉滤器，但需注意由此可能增加围手术期风险，包括DVT、滤器血栓形成、滤器移位和下腔静脉阻塞等，且在术后应恢复抗栓治疗并尽早取出滤器。

对于术中需要使用止血带的手术，尤其是术前制动或不能活动的肢体手术、距离创伤时间长或存在肌间静脉血栓患者，需要注意止血带可能导致血栓脱落或增加血栓形成的可能，由此可能导致肺栓塞。

第三节 围手术期防治

一、维生素K拮抗剂治疗患者的围手术期管理的具体实施与监测

目前，尚无接受VKAs治疗的患者从血栓栓塞到出血风险的有效分层体系，我们基于间接证据和临床实践做出建议，在实践中应考虑患者个体差异、手术或操作类型、患者偏好等因素进行个体化管理。

（一）VKAs围手术期应用与监测

1. 术前停用VKAs 因为VKAs相关研究大多为华法林，因此，推荐建议主要针对华法林。

【推荐意见】

建议择期手术前停用华法林5天，术前1～2天评估INR【1B】。

【推荐意见说明】

华法林的消除半衰期为36～42小时，每经过1个半衰期，残余抗凝效应减弱50%，华法林停用5天后抗凝作用基本消退。

华法林停用5天后INR接近正常，可于手术前一天检测并纠正延长的INR值。术前停药2～3天手术时INR可达1.5～1.8，给予口服维生素K 1～2mg后，手术当天绝大部分患者INR正常或接近正常（≤1.4）。对于术前口服华法林等药物导致INR明显延长的患者，若需急诊手术，首选输注凝血酶原复合物（因子Ⅱ、Ⅶ、Ⅸ和Ⅹ浓缩物，25～50U/kg），其次新鲜冰冻血浆，以便快速恢复凝血功能并纠正INR；若为择期手术，可以应用维生素K拮抗。对于血栓栓塞风险高的患者，可以应用肝素类桥接抗凝。

2. 术后VKAs应用

【推荐意见】

对于术前暂时停用VKAs的患者，建议充分止血后术后12～24小时继续使用VKAs（当晚或第二天晨）【2C】。

【推荐意见说明】

VKAs达到有效抗凝需较长时间，对于大多数手术类型，可以在手术后当晚或术后第二天继续使用VKAs。

术后24小时内继续使用华法林（常规用量）患者，平均达到INR≥2.0的时间为5天，出血少见，术后早期使用华法林有较大的可行性和安全性。

3. 围手术期VKAs治疗的实验室监测

【推荐意见】

INR＜1.5时凝血功能基本正常，大部分手术和操作可安全进行，无须特殊处理【1B】。

【推荐意见说明】

INR是监测VKAs治疗的实验室指标，术前检查INR，利于减少血液制品的输注或推迟手术，确定有创操作的时机。

VKAs作用于维生素K依赖性因子Ⅱ、Ⅶ、Ⅸ、Ⅹ，其中因子Ⅶ半衰期为6～8小时，因子Ⅸ 20～24小时，因子Ⅹ 20～42小时，因子Ⅱ 48～120小时。停止华法林后因子Ⅶ活性最先恢复，但因子Ⅱ和因子Ⅹ恢复较慢。因子Ⅶ活性为基线值的55%时，INR约为1.2；因子Ⅶ活性为基线值的40%时，INR约为1.5。

INR＜1.5时凝血功能基本正常，INR处于正常水平对接受有创操作的患者至关重要；VKAs抗凝目标是INR 2.0～3.0，此区间出血风险较低；INR＞4则明显增加出血风险。

4. VKAs停药期间的桥接抗凝

【推荐意见】

高危血栓栓塞风险的机械性心脏瓣膜、房颤或VTE患者，建议在中断VKAs治疗期间应用桥接抗凝；低危血栓栓塞风险的机械性心脏瓣膜、房颤或VTE患者，建议在中断VKAs治疗期间不进行桥接抗凝【1B】。

【推荐意见说明】

高危血栓栓塞风险的机械性心脏瓣膜、房颤或VTE患者，停止应用VKAs后，围手术期易发生VTE，应采用桥接抗凝以有效降低相关风险；如VTE风险低，继续应用抗凝则有出血风险，可停用VKAs。

通常给予血栓栓塞高风险患者治疗剂量皮下LMWH桥接抗凝，血栓栓塞发生率低（1%～2%）；少部分通过给予静脉注射UFH桥接抗凝，血栓栓塞的发生率波动于0～5%。皮下LMWH的桥接抗凝效果优于静脉注射UFH。术前接受肝素桥接抗凝的患者，术后可以继续应用肝素抗凝，小手术可在术后24小时应用LMWH，大手术建议术后48～72小时使用LMWH继续抗凝。

血栓栓塞低风险的双叶机械性主动脉瓣患者无须桥接方案，其主要心血管风险极低，ATE发生率＜1%；血栓栓塞中风险患者需要考虑个体差异和外科手术相关指标，以决定是否需要桥接抗凝治疗，接受高出血风险的手术时，可考虑不进行桥接抗凝，如重大心脏手术或颈动脉内膜切除术。

（二）VKAs治疗与特殊手术和操作

1. VKAs治疗患者小手术的围手术期管理

【推荐意见】

建议行牙科小手术并接受VKAs治疗的患者，围手术期继续VKAs治疗并应用口服促凝药物，或操作前停止VKAs治疗2～3天；建议行皮科小手术并接受VKAs治疗的患者，围手术期继续VKAs治疗并优化局部止血；建议行白内障手术并接受VKAs治疗的患者，围手术期继续VKAs治疗【2B】。

【推荐意见说明】

牙科、皮科和白内障等创伤小的手术，出血风险较小，在有VTE风险时可以继续应用VKAs而不会明显增加出血，适当应用促凝药物和完善止血能够有效控制出血。

持续VKAs治疗的患者牙科小手术时应用促凝药物，相关非严重出血风险低（＜5%），操作前2～3天中断VKAs治疗，手术当天INR可达1.6～1.9，轻微出血可以通过继续使用氨甲环酸和局部加压止血处理，事先应告知患者此类情况。继续VKAs治疗者进行皮科小手术时，轻度出血发生率较停用者高3倍，但出血事件大部分具有自限性，严重出血的发生率很低（＜5%）。白内障摘除术临床上严重出血事件发生率<3%，继续VKAs治疗者出血风险增加，但几乎所有出血都为自限性，也没有出血相关的损害视力事件。对于具有较高出血风险的牙科、皮科或眼科手术患者，如重建牙科、整形手术、玻璃体和视网膜手术等，需中断VKAs，与其他大手术一样可考虑桥接抗凝。

2. VKAs治疗与轴索阻滞

【推荐意见】

轴索阻滞前需停用华法林5天且INR达到正常范围内【1B】。

术后应用华法林时，轴索阻滞镇痛导管应在INR<1.5时拔除；INR 1.5～3时，拔管前注意其他可能影响凝血功能但不会影响INR的药物，导管拔除应谨慎【2C】。

INR>3时出血风险增大，有镇痛导管则应停止华法林或降低剂量【1A】。

如果硬膜外镇痛期间给予低剂量华法林抗栓治疗，建议每天监测INR和神经功能，使用最低浓度的局麻药利于神经功能的评估【2C】。

【推荐意见说明】

华法林抗凝治疗时，轴索阻滞有导致血肿的风险，围手术期需要根据VKAs的停药时间和INR来确定操作时机，以免导致血肿并造成神经损伤。虽然停药1～3天时INR明显下降，但是患者整体的凝血功能并不能保证达到正常状态，需要停药5天，INR达到正常值后方可进行椎管内操作。需警惕同时应用其他影响凝血功能的药物，如阿司匹林、LMWH、UFH和非甾体抗炎药（NSAIDs），可能增加血肿风险。

虽然并没有随机对照研究观察近期停止华法林后的操作出血风险和INR变化，但有多例导致术后神经损伤的报道，轴索阻滞在此类患者中需非常谨慎。

术后应用华法林抗栓治疗时，轴索阻滞镇痛导管拔除后24小时内应评估神经功能，及时发现血肿可能。VKAs联合应用NSAIDs、氯吡格雷或噻氯匹定、UFH或LMWH等其他抗栓药物时，INR可能并未因此发生改变，但可能增加出血风险。如果硬膜外镇痛期间给予低剂量华法林抗栓，建议每天监测INR值和神经功能，使用最低浓度的局麻药以利于神经功能的评估。

给药24小时内进行穿刺或拔管，由于华法林没有达到完全抗凝效果（此时因子Ⅶ活性仍超过40%，为有效凝血水平），可能不会导致椎管内血肿，但需注意老年患者的出血风险通常较高，操作前应检测INR。给药超过48小时时，凝血因子活性水平均明显下降，出血风险增大，不宜进行穿刺和拔管。多数患者在华法林使用4天以上时达到完全抗凝效果。

二、抗血小板药物治疗患者的围手术期管理

抗血小板药物是预防心血管血栓栓塞事件的一线药物，但是在围手术期的VTE防治上应用价值有限，需要和其他抗凝药物联合应用，由此可能增加围手术期的出血风险。

（一）抗血小板药物围手术期的应用与监测

1. 术前停用抗血小板药物　目前尚无可靠研究证实术前停用抗血小板药物的时机及是否需要等待血小板功能的充分恢复。

不可逆性抑制血小板功能的抗血小板药物，包括阿司匹林、氯吡格雷、噻氯匹定和普拉格雷，每停用药物1天，血小板功能以10%～14%的速度恢复，全部血小板功能的恢复需要7～10天。临床允许情

况下，术前需停用非阿司匹林抗血小板药物达足够时间以减少出血，阿司匹林则应根据个体情况具体分析是否停药。

可逆性抑制血小板功能的抗血小板药物，有自限作用，取决于其消除半衰期长短。双嘧达莫（潘生丁）具有抗血小板和血管舒张的性能，半衰期为10小时，但双嘧达莫常与阿司匹林联合应用，导致血小板抑制效应不可逆。西洛他唑具有抗血小板和血管舒张的作用，半衰期为10小时。NSAIDs半衰期不尽相同，有2～6小时（如布洛芬、酮洛芬、吲哚美辛），7～15小时（如塞来考昔、萘普生、二氟尼柳）以及大于20小时（如美洛昔康、萘丁美酮、吡罗昔康）。坎格瑞洛为可逆性的抗血小板药物，静脉制剂，短效，目前主要应用于PCI术中，其药物特性适于抗血小板药物的桥接，但是尚有待进一步研究。

2. **术后抗血小板药物的应用**　阿司匹林能被胃肠道快速吸收，大概用药数分钟后达到峰值，1小时可以产生显著的血小板功能抑制；肠溶阿司匹林可在用药后3～4小时达到峰浓度。接受VKAs和阿司匹林联合应用的患者，大部分患者在术后24小时内恢复VKAs使用的同时继续阿司匹林治疗。术后充分控制出血后尽快应用阿司匹林，一般术后第二天即可应用；氯吡格雷可于术后24～48小时应用，不给负荷剂量。维持剂量的氯吡格雷（75mg/d）需要连续服用5～10天才能达到最大程度血小板功能抑制；使用负荷剂量的氯吡格雷（300～600mg/d），可于用药后12～15小时获得最大程度的血小板功能抑制作用。NSAIDs不是心血管保护的必需药物，建议主要不良心血管事件高危患者在术后24小时再考虑应用，已应用抗血小板药物治疗的患者应尽量避免使用。对出血风险高的择期手术患者，术后应推迟24小时使用阿司匹林，若预计患者术后血流动力学状况难以控制，可考虑停用阿司匹林。

骨科手术，如全髋关节置换、全膝关节置换和髋部骨折手术，术后应用阿司匹林预防VTE日益受到推荐，可以达到类似利伐沙班的抗凝效果，应注意椎管内穿刺和镇痛导管的相关风险，尤其是出血风险高的患者。

3. **抗血小板药物治疗的实验室检测**　有多种血小板功能测定方法可用于阿司匹林和氯吡格雷等抗血小板效果的测定，主要在心脏手术以及经皮冠状动脉介入治疗中应用。受药物相互作用和遗传多态性的影响，氯吡格雷有个体差异，血小板功能检测如VerifyNow®和血小板聚集试验有助于评判抗血小板效果，但是临床意义并未完全确定，不能作为临床决策的直接依据。血栓弹力图（TEG）目前主要应用于大出血患者的凝血功能检查和临床科研，结果较为可靠，但在技术操作时的个体化差异较大。目前尚无确切研究证实，血小板功能检测有助于改善预后和转归。

（二）抗血小板药物与特殊手术和操作

1. 抗血小板药物治疗患者小手术的围手术期管理
【推荐意见】
服用阿司匹林的心血管疾病二级预防的患者，接受牙科、皮科或白内障小手术时，建议继续应用阿司匹林【2C】。

【推荐意见说明】
牙科、皮科和白内障等创伤小的手术，围手术期出血风险低，对于服用阿司匹林用于心血管疾病二级预防的患者可以继续用药，不会由此明显增加出血。

牙科小手术时不停用阿司匹林并不增加严重出血，接受双联抗血小板治疗（DAPT）也并未引致意外出血事件；持续应用阿司匹林导致皮科小手术严重出血的风险非常低（＜1%），但增加轻度出血的概率，术后需要充分止血；接受白内障手术的患者，围手术期持续应用阿司匹林发生严重出血的风险低

（＜1%）。

2. 非心脏手术的患者

【推荐意见】

心血管事件高风险超过出血风险，应用阿司匹林治疗并需行非心脏手术的患者，推荐继续应用阿司匹林；心血管事件风险低危的患者，推荐术前停用阿司匹林7～10天【1B】。

除非有严重缺血事件，术前5～7天停用氯吡格雷，术后24小时恢复使用氯吡格雷【1B】。

【推荐意见说明】

心血管事件风险高的患者，围手术期血栓栓塞事件风险大，应继续应用阿司匹林治疗以降低相关风险，但注意有出血增加的风险。心血管事件低危的患者（包括一级预防），围手术期应用阿司匹林的获益较小，术前停用阿司匹林比较合理。若患者既往服用阿司匹林，应权衡利弊，在尊重患者选择的基础上考虑术前继续使用，但注意出血的风险。氯吡格雷相对阿司匹林导致围手术期出血增加，建议术前停止应用，减少出血风险，除非患者为血栓栓塞高风险。

合并有冠状动脉疾病或者其他心血管疾病的患者，尤其是围手术期心血管事件高风险的患者，围手术期不停用阿司匹林会获益，可降低围手术期心肌梗死和其他大的心血管事件的概率，应用阿司匹林能够降低术后心血管事件（7.2%，95% CI：1.3%～13%），同时相对风险降低（80%，95% CI：9.2%～95%），且没有明显增加出血。阿司匹林虽然可通过抑制血栓形成预防心肌梗死，但也需注意有增加出血以及氧供需矛盾诱发心肌梗死可能。

除封闭性腔隙手术（椎管内、颅内或眼内手术等），根据二级预防指南明确有阿司匹林应用适应证的中、高心脏风险患者，围手术期应该继续应用阿司匹林。若患者出现严重或威胁生命的出血，推荐输注血小板或使用其他止血药物；当出血风险超过潜在心脏获益时考虑停用阿司匹林。

阿司匹林虽然增加出血风险，但很少增加需干预的出血事件。行颅内或者前列腺等手术的患者术前持续应用阿司匹林会增加出血，这类患者应谨慎考虑。围手术期持续应用氯吡格雷会增加出血风险，单独服用氯吡格雷比单独服用阿司匹林出血的风险高33%。尽管在非手术患者氯吡格雷对比阿司匹林造成胃肠道出血的风险低，但是这一下降的趋势或许是由于氯吡格雷的胃肠道刺激作用弱，可能并不适用于围手术期管理。除非有严重缺血事件，术前至少5天（最好10天）停用氯吡格雷，术后24小时开始恢复使用氯吡格雷。

3. 冠状动脉旁路移植术（CABG）的患者

【推荐意见】

对于已应用阿司匹林并需行CABG手术的患者，建议围手术期继续应用阿司匹林【1B】。

对于接受DAPT治疗且需行CABG手术的患者，建议继续服用阿司匹林且于术前5天停用氯吡格雷【1B】。

【推荐意见说明】

CABG围手术期如何应用阿司匹林和氯吡格雷与临床转归密切相关，持续应用阿司匹林能降低心血管事件，同时并不增加需要处理的出血情况，但是氯吡格雷可导致出血量明显增加，术前应停药以减少出血。出血和缺血风险均较高时，可以术前5天应用GP Ⅱ b/ Ⅲ a受体阻断剂过渡治疗，直至术前4小时，不建议应用肝素类药物过渡治疗。术后安全时尽快恢复P2Y12受体阻断剂的使用（最好24小时内）。

术前或者术后开始应用阿司匹林的患者，其发生心血管事件的风险并不增加（OR＝0.67，95% CI：0.32～1.50），而且总体死亡率（OR＝0.34，95% CI：0.15～0.75）降低。围手术期持续应用阿司匹林增加出血风险，但在减少总体死亡率情况下，并未发现因出血再次手术或输血需求的增加。临床医生应当对患者进行个体化管理，如因出血风险大或无法输血等原因需要停用阿司匹林，可术前5天停用，并于术后充分止血，出血风险降低后（4～24小时）尽快恢复使用。可以应用低剂量阿司匹林降低心血管手术的术后VTE事件，但是不能单独应用于高危患者的预防。

急性冠脉综合征患者接受DAPT治疗并行CABG手术，术前5天内接受氯吡格雷治疗的患者其严重出血风险增加50%，输血需求增加70%，但如果氯吡格雷于术前至少停用5天可最大程度降低这些风险。左主干病变或近端多支病变等缺血高危患者，如不停用氯吡格雷等P2Y12受体阻断剂，应密切关注围手术期出血情况。稳定型冠心病患者CABG术后尽早接受DAPT治疗12个月，可改善静脉通畅性。

对于DAPT治疗需紧急CABG手术的患者，可通过血小板功能试验进行评估。降低输血需求的方法：术前输注血小板、应用抗纤溶药物（如氨甲环酸或氨基己酸等）。

4. 冠脉支架植入后的患者

【推荐意见】

球囊成形术后需行择期非心脏手术，推荐推迟至球囊成形术14天后进行【1B】。

冠脉支架植入后的患者需行手术时，建议金属裸支架（BMS）植入4～6周后手术；新一代药物洗脱支架（DES）植入3～6个月后可以进行手术，但是急性冠脉综合征等高危患者推荐6～12个月后手术【1B】。

DES植入后使用DAPT治疗患者，建议DES植入6个月后行择期非心脏手术；如果手术前需要停用P2Y12受体阻断剂，手术延迟的风险大于预期缺血或支架内血栓形成的风险，建议在新一代DES植入3个月后手术【1B】。

在BMS植入6周内或DES植入6个月内需行手术的患者，除非有严重出血风险，推荐围手术期继续DAPT治疗；对于必须停止P2Y12受体阻断剂才能手术的患者，在可能的情况下推荐继续使用阿司匹林，术后应尽快开始P2Y12受体阻断剂治疗【1B】。

【推荐意见说明】

手术患者暂时停用抗血小板药物后支架内血栓形成风险明显增加，是支架内血栓的独立危险因素。另一方面，冠脉支架植入后患者行CABG手术时，围手术期持续应用DAPT增加出血风险。在充分权衡出血和支架内血栓相对风险的基础上，围手术期抗血小板治疗应由外科医生、麻醉医生、心脏病学家和患者共同决定，必要时可同时进行CABG和非心脏手术。

支架内血栓形成的发生率在2%～5%。过早中断DAPT，如BMS术后4～6周内停药或DES术后6个月内停药，会增加支架内血栓形成风险，并且是支架内血栓形成的最强有力的预测因素。

BMS术后30天内及DES术后3个月内不宜进行需停用DAPT的非心脏手术。欧洲麻醉学会指南建议PCI术后行DAPT治疗1个月后的患者如必须实施手术，可以考虑实施，但必须具有随时进行介入溶栓治疗的条件；如果1个月内实施手术，则需要考虑静脉抗血小板药物的桥接治疗。

对于植入BMS的稳定型冠心病患者的DAPT治疗，P2Y12受体阻断剂（氯吡格雷）应至少使用1个月；对于植入新一代DES的稳定型冠心病患者的DAPT治疗，氯吡格雷应至少使用6个月，如果患者出血高风险（如颅脑手术等），氯吡格雷可以应用3个月停止（$HR = 1.22$，95% CI：0.88～1.70）。在手术不能延期情况下，可以考虑1个月内实施手术，但是需要综合衡量获益和风险，并进行充分准备。

在冠脉支架植入后的ACS患者的DAPT治疗中，若患者出血风险不高且无出血并发症，推荐超过12个月的DAPT治疗；如果患者具有出血高风险或合并重度出血并发症，推荐DAPT治疗6个月后中断

P2Y12受体阻断剂治疗。

如PCI后DAPT治疗时间较短，非心脏手术前停用抗血小板药物血栓风险高，但是持续应用又有高出血风险，此时可以考虑应用其他抗血小板药物行桥接治疗，如GPⅡb/Ⅲa受体阻断剂（替罗非班、依替巴肽）和P2Y12受体阻断剂（坎格瑞洛）静脉持续应用。

5. 抗血小板药物与轴索阻滞

【推荐意见】

轴索阻滞前应停用噻氯匹定14天，停用氯吡格雷7天；如果停用氯吡格雷5～7天内进行轴索阻滞，需要确认血小板功能恢复正常【1B】。

NSAIDs和低剂量阿司匹林单独应用不增加椎管内阻滞的血肿风险，但应注意综合评估患者基础情况、手术、麻醉的风险和获益【2B】。

GPⅡb/Ⅲa受体阻断剂明显影响血小板的聚集功能，阿昔单抗恢复血小板正常功能需要24～48小时；替罗非班和依替巴肽需要4～8小时【1B】。

P2Y12受体阻断剂和GPⅡb/Ⅲa受体阻断剂一般于术后拔除硬膜外导管6小时后恢复应用。高出血风险手术或应用负荷剂量药物时，应该推迟至术后12～24小时【1B】。

【推荐意见说明】

偶有报道阿司匹林增加硬膜外血肿的风险，但目前普遍认为NSAIDs和低剂量阿司匹林（＜200mg/d）单独应用不增加椎管内阻滞的血肿风险，不影响穿刺置管技术和拔管。应用阿司匹林患者应该停止NSAIDs。术前同时应用其他抗凝药物可能导致出血风险增加，应考虑术后再应用抗凝药物，可联合IPC等物理方法预防VTE。轴索阻滞前停用氯吡格雷7天可减少血肿发生，因手术需要而未停用足够时间，术前应考虑进行血小板功能检查（VerifyNow®或TEG），但目前并无证据表明血小板功能检测可以改善预后和转归。不同的抗血小板药物半衰期不同，需要根据药物类型选择适当的停药和有创操作时机。坎格瑞洛抑制血小板功能具有可逆性，而且半衰期短，停药1～6小时即可恢复血小板功能，可以作为高危患者的桥接用药，有较好应用前景（该药尚未被正式批准用于桥接治疗）。没有足够研究证实GPⅡb/Ⅲa受体阻断剂与轴索阻滞导致的椎管内血肿问题相关，但应该注意此类药物对血小板的影响。进行深部神经丛或外周神经阻滞时，采用与轴索阻滞相似的抗血小板用药和停药管理。当患者严重创伤、脓毒症、尿毒症、肝功能障碍或大出血时，应注意评估患者的凝血功能。

三、肝素类药物抗凝或桥接抗凝治疗患者的围手术期管理

（一）桥接治疗的抗凝药物和剂量

术前血栓栓塞高风险患者桥接治疗时可以选用皮下注射LMWH或静脉注射UFH，皮下注射LMWH桥接效果相对更可控，UFH治疗剂量的出血风险小于3%，LMWH相关风险更低；血栓栓塞低风险患者不需要桥接治疗。桥接时应考虑以下几点。

1. 预防血栓栓塞药物的抗凝强度　LMWH预防脑卒中复发的直接证据不足，但依达肝素可以有效预防房颤患者脑卒中的发生，间接支持治疗剂量的LMWH可用于预防围手术期脑卒中。低剂量LMWH或UFH能有效预防术后VTE，但缺乏相关证据支持预防包括脑卒中在内的ATE的发生。低剂量VKAs方案（INR＜2.0）可能和低剂量肝素作用相仿，预防脑卒中效果欠佳。

2. 抗凝药物给药时间和出血风险　术后预防VTE的抗凝药物给药时间距离手术日越近，出血风险越高。术后早期（术后4～8小时）给予首剂，出血风险较高；如果延迟至术后24小时给药出血风险最低。如术后使用治疗剂量肝素类药物桥接，应推迟至术后充分止血后应用。

3. 抗凝药物的剂量和出血风险　相较于低剂量方案，治疗剂量桥接方案术后严重出血的风险可能超过4倍。每天1次的治疗剂量相较于1天2次的剂量出血风险可能更高，但是尚难以得出定论。术后应谨慎使用较高强度的治疗剂量的肝素类药物桥接，特别是出血风险较高的手术。

基于以上考虑，建议术后桥接抗凝管理的指导原则：①若未评估预期的出血风险或者术后未充分止血，不应在手术或操作后固定时间内恢复使用LMWH或UFH；②术后出血高风险的患者使用治疗剂量进行桥接，应延迟至术后48～72小时并且手术止血充分后再启动。如果72小时后仍有出血风险，应选择低剂量肝素类药物桥接方案或者术后继续单独使用VKAs而非行桥接。

（二）围手术期肝素类药物的应用

1. 术前静脉注射UFH的停用

【推荐意见】

使用治疗剂量静脉注射UFH桥接抗凝的患者，建议术前4～6小时停用UFH【2B】。

【推荐意见说明】

应用UFH进行抗凝时，应注意其对围手术期有创操作出血的影响，选择合适的停药时机。静脉注射UFH可以立即发挥抗凝作用，而皮下注射UFH大概需要1小时，治疗效果维持4～6小时。UFH对某些患者具有特别效用，如严重肾功能不全或者依赖透析而不能使用LMWH时。UFH剂量依赖性消除半衰期为90分钟（30～120分钟），可在术前4～6小时停用；如果皮下给予高剂量UFH[>200U/（kg·d）]，需要停药12小时。术后继续使用静脉注射UFH并按照术前输注速率给药（不用负荷剂量）。院外可以进行肝素类药物的抗凝桥接，按照固定剂量（根据体重）的皮下注射方案（250U/kg，每天2次），无须监测APTT。

2. 术中静脉注射UFH的应用

【推荐意见】

术中应用抗凝剂时，轴索穿刺后1小时才可静脉注射UFH；评估患者凝血状态，末次静脉注射UFH 4～6小时后拔除导管；拔管后1小时才可再次给予UFH【1A】。

如果采用椎管内阻滞技术，术后应监测神经功能，并采用低浓度的局麻药物，以利于及时发现神经功能异常【2C】。

【推荐意见说明】

围手术期肝素类药物的应用需注意对出血的影响，血管手术术中时常需要给予肝素类药物以防止血栓形成，应用轴索阻滞有发生硬膜外血肿的风险，应注意避免联合其他抗栓药物。穿刺困难或有损伤出血时，并无充分证据表明需要停止手术。心脏手术的肝素化有导致轴索阻滞出血风险可能，应谨慎考虑椎管内操作。穿刺困难或出血时，肝素化有导致血肿发生的风险，可以采用低剂量UFH（5000U）并推迟1～2小时，推迟全肝素化6～12小时或与手术医生沟通决定是否手术。

3. 术前治疗剂量LMWH桥接的停用

【推荐意见】

接受治疗剂量皮下注射LMWH作为桥接抗凝的患者，建议末次给药在术前24小时【2C】。

【推荐意见说明】

LMWH相对UFH更常用于桥接抗凝，多为治疗剂量，手术前应注意停药时机。如果使用1天2次的治疗方案，应考虑停用术前最后一次LMWH；如果使用1天1次的治疗方案，术前当天早晨应给予半量，以最大程度降低术中残余抗凝效果。

LMWH的血浆半衰期为静脉用药2～4小时、皮下用药3～6小时，生物利用度高而稳定。抗因子Ⅹa活性试验并非出血的预测指标，不建议常规监测抗因子Ⅹa活性，除非患者有肾功能不全、体重＜50kg或＞80kg。LMWH术前12小时内（手术前晚）或术前24小时内最后一次给药，相对于无桥接的对照组而言，出血发生率没有明显增加。但术前12小时内给予末次LMWH，＞90%患者手术时有可辨识的抗凝作用，术中34%的患者具有治疗水平的抗凝效应（抗因子Ⅹa活性水平≥0.50U/ml）。

4. 术后治疗剂量LMWH桥接的使用

【推荐意见】

对于接受治疗剂量皮下注射LMWH桥接抗凝的患者行高出血风险手术，建议术后48～72小时继续使用治疗剂量LMWH；非高出血风险手术的患者，建议术后约24小时继续使用治疗剂量LMWH【2C】。

【推荐意见说明】

术后LMWH的桥接抗凝可能导致出血风险，根据手术出血风险（如颅脑、眼和脊柱手术）选择适当的给药时机，能更为有效地减少抗凝药的出血风险。

术后12～24小时开始使用LMWH的患者，大手术（手术时间＞1小时）后患者严重出血的风险为20%，而小手术（＜1小时）后患者严重出血的风险为0.7%。高出血风险患者推迟使用治疗剂量LMWH或者使用小剂量替代方案，严重出血的风险降低（＜5%）。大手术患者应在术后48小时甚至更久（48～72小时）根据术野止血情况继续使用LMWH。中低出血风险患者术后约24小时使用治疗剂量LMWH（术后第一天早晨），出血风险较低（＜3%）。

5. 肝素类药物与轴索阻滞

（1）UFH与轴索阻滞

【推荐意见】

皮下注射UFH低预防剂量（5000U每天2次或每天3次）停药4～6小时；高预防剂量（7500～10000U每天2次或每天总量小于20000U）需要停药12小时；治疗剂量需要停药24小时才可进行轴索阻滞。此时需要评估凝血功能，恢复正常后方可进行轴索阻滞或拔除导管。静脉注射UFH治疗剂量停药4～6小时或APTT正常后可以进行轴索阻滞，穿刺或拔管后1小时可以再次给药【1B】。

UFH使用超过4天，轴索阻滞和拔除导管前应进行血小板检查，注意有无HIT发生【1B】。

【推荐意见说明】

UFH抗凝治疗根据不同的用药途径和凝血检查结果选择不同的有创操作时机，对于出血风险大的患者应该延迟给药，以减少出血风险，长时间应用UFH应该注意HIT的发生。

皮下注射UFH（5000U，每天2次）预防剂量给药时，大部分患者APTT处于参考范围内，但是长时间应用可能导致出血风险增加。UFH超过每天10000U或每天2次以上给药时，出血风险可能增加，为降低风险，需要及时检查神经功能。皮下注射UFH在给药后40～50分钟达到最大抗凝效果，4～6小时后消退。虽然有椎管内血肿的报道，但是目前普遍认为低剂量1天2次的用药方案一般不影响轴索阻滞。

（2）LMWH与轴索阻滞

【推荐意见】

术前应用预防剂量LMWH抗凝，建议停药12小时后进行椎管内穿刺；术前应用治疗剂量LMWH抗凝，建议停药24小时后进行椎管内穿刺【1A】。

低出血风险患者建议穿刺或拔管后4小时给予抗凝药物；如有硬膜外穿刺或置管出血，建议术后24小时给予LMWH【2C】。

每天2次预防给药方案硬膜外血肿风险可能增大；在充分止血情况下，建议于穿刺/置管12小时后应用首剂LMWH；在导管留置期间不建议应用治疗剂量LMWH；导管拔除后4小时方可给予LMWH【1B】。

每天1次预防方案时，没有其他抗栓药物联合应用时，建议于穿刺/置管12小时后应用首剂LMWH，第2剂应在首剂至少24小时后给予，术后24小时内仅可给予一次LMWH。可以应用导管持续给药技术，但是应在LMWH给予至少10～12小时后才可拔除导管，拔除导管至少4小时才可再次给予LMWH【1B】。

【推荐意见说明】

增加硬膜外血肿的风险因素包括患者情况（肾功能不全、椎管异常、女性和高龄）、麻醉技术（穿刺和置管出血、硬膜外置管期间应用LMWH）和LMWH的给药时机（术前即刻或术中应用、术后早期应用、联合用药和每天2次等方案）。低剂量LMWH中，如果CrCL小于30ml/min，低剂量LMWH应减半或无治疗间隔加倍至24小时；高剂量的LMWH中，如果CrCL小于30ml/min，LMWH的高剂量应减半或无治疗间隔加倍至48小时。合并用其他抗栓药物，出血和血肿的风险增大。抗因子Ⅹa活性水平不能预测出血情况，不建议常规监测。术前2小时应用LMWH后，不建议采用轴索阻滞方法，此时操作可能正处于LMWH作用高峰期。术后应用治疗剂量LMWH时，出血风险不高的手术可在术后24小时后给予，高出血风险手术需要48～72小时后给药。在拔管后4小时，且距离穿刺/置管24小时后，才开始给药。

如有硬膜外穿刺或置管出血，不需推迟手术，由此导致血肿风险低，但是建议术后24小时给予LMWH。

术后LMWH抗栓的患者可以进行单次或持续导管给药，但应根据每天总量、首剂时间和方案等调整用药。留置导管可能增加应用LMWH的出血风险（尤其是老年人）。持续应用肝素类药物超过4天，需要注意检查血小板数量，避免HIT。

第四节　直接口服抗凝药抗栓治疗患者的围手术期管理

【推荐意见】

针对DOACs评估时，应注意低剂量和高剂量药物对停药时间的要求不同【1B】。

应用DOACs，VTE风险高时建议停药2个消除半衰期后进行有创操作；出血风险高时建议等待5个消除半衰期【2C】。

针对DOACs评估时，应充分评估肾功能不全对于药物代谢的影响【1B】。

达比加群酯需要停药120小时后才可考虑实施轴索阻滞，但是在明确肾功能和其他出凝血风险后，可以进一步分层考虑【2C】。

【推荐意见说明】

DOACs有不同的作用机制，目前尚无充分证据确定其围手术期临床用药和停药时机，主要根据消除半衰期提供相关指导建议。术后早期应用、半衰期过长、对衰弱患者抗栓作用的增强和合并应用其他抗栓药物等，都是导致外科手术出血和硬膜外等血肿的风险因素。DOACs部分通过肾消除，需要根据肾功能调整停药时间，应用此类药物前应该充分评估肾功能。如有可能，进行相关凝血功能检查并优化患者的凝血功能。肾功能正常时，低剂量达比加群，术前应停药48小时；在高剂量中，最后一次摄入应在椎管内操作前至少72小时。

对于存在下肢DVT或PE且无癌症的患者，目前倾向于推荐达比加群酯、利伐沙班和阿哌沙班等药物进行长期抗凝，其次为VKAs，再次为LMWH；而合并有癌症则优先选用LMWH。由于DOACs方便应用，围手术期选择使用此类药物的患者日益增多。

1. **直接凝血酶抑制剂** 直接凝血酶抑制剂可以通过APTT进行监测，静脉应用后1～3小时即有抗凝效果。重组水蛭素衍生物（地西芦定、来匹芦定、比伐芦定）是肝素类药物的替代药物，与肝素类药物比较，引起大量出血的风险低。比伐芦定需要停药10小时或APTT正常后才可进行手术或穿刺操作，穿刺或拔管后6小时考虑再次给药。

达比加群酯半衰期受肾功能影响大，80%以上经肾代谢，CrCL≥80ml/min时半衰期为12～17小时；CrCL 50～79ml/min时半衰期为16.6小时；CrCL 30～49ml/min时半衰期为18.7小时；CrCL 15～29ml/min时半衰期为27.5小时。在术前或轴索阻滞前应停药120小时，但是在明确肾功能，并且无其他出血风险时，可以根据肾功能进行进一步分层管理。CrCL≥80ml/min时可以考虑停药72小时；CrCL 50～79ml/min时可以考虑停药96小时；CrCL 30～49ml/min时考虑停药120小时；CrCL＜30ml/min时不建议实施轴索阻滞。停药时间不足时，可以考虑监测稀释凝血酶时间（dTT）或蝰蛇毒凝血时间（ECT）。

对于出血低风险手术或操作可以考虑停药2个半衰期后进行。穿刺或拔管后6小时才可以再次给药，术后椎管内留置导管期间不建议应用直接凝血酶抑制剂，置管期间不慎应用达比加群酯，需要停药34～36小时方可拔除导管。

2. **选择性因子Ⅹa抑制剂** 临床主要有磺达肝癸钠、利伐沙班等。磺达肝癸钠是一种人工合成的选择性因子Ⅹa抑制剂，其半衰期为17～20小时，已被批准用于骨科手术VTE的预防，通常手术后6小时可以应用。预防剂量的磺达肝癸钠术前需要停药36～42小时；如果CrCL＜50ml/min，最后一次低剂量磺达肝癸钠应至少提前72小时或磺达肝癸钠剂量降低。可以检测抗因子Ⅹa活性以确定凝血状态，穿刺拔管后6～12小时可以恢复应用。治疗剂量的磺达肝癸钠使用期间尽量避免手术和轴索穿刺，抗因子Ⅹa活性检测有助于确定停药时间，穿刺拔管后12小时可以恢复应用。对于出血低风险患者，可以与经治医生讨论，2个半衰期后实施操作；对于出血高风险患者需要等待5个半衰期后才可实施。

利伐沙班是一种直接因子Ⅹa抑制剂，1/3经肾代谢。半衰期为5.7～9.2小时，在老年患者及肾功能不全患者可以长达13小时。利伐沙班禁用于凝血功能障碍、出血风险高的肝病患者，包括肝硬化患者（Child-Pugh分级B级和C级）。在临床使用利伐沙班时不需要常规监测凝血参数，单独应用利伐沙班能够提供可靠的抗栓效果，目前主要应用于关节置换的术后抗栓治疗和非瓣膜病房颤患者脑卒中的预防等。

在应用低剂量利伐沙班预防VTE时（＜10mg/d），需要停药22～26小时后才可考虑轴索穿刺或拔管；高剂量中，最后一次摄入应在椎管内操作前至少72小时，如果不足72小时，可以考虑测定抗因子Ⅹa活性，但目前抗因子Ⅹa活性阈值并不明确。生产商不建议根据肾功能进行分层管理和剂量调整，也不建议将利伐沙班应用于CrCL＜30ml/min的患者（非瓣膜病房颤除外）。

在RECORD和XAMOS研究中，关节置换术后6～10小时给予利伐沙班进行抗栓治疗，术后严重出血事件0.1%～0.7%，罕有硬膜外血肿的出现。手术或有创操作后，如果临床情况稳定，且止血充分，可于术后8～12小时恢复利伐沙班给药，无须使用其他抗凝药物进行桥接。接受轴索阻滞穿刺等有创性操作的患者，穿刺或拔管后至少6小时给予利伐沙班，但对于穿刺困难和出血的患者，利伐沙班给药需延迟至穿刺或拔管后24小时。应用导管持续镇痛期间不建议使用利伐沙班，因为有发生硬膜外或硬膜下血肿的风险；如果期间不慎应用利伐沙班，建议停止利伐沙班22～26小时后才可拔除导管。

应用DOACs的患者，如果出现创伤性大出血危机而又无特异性拮抗剂情况下，可以给予大剂量凝血酶原复合物（25～50U/kg），同时静注氨甲环酸15mg/kg（或1g）。

第五节　溶栓患者的围手术期管理

【推荐意见】

患者溶栓后10天内尽量避免手术和轴索穿刺；对于计划溶栓的患者，应追查患者近期是否有颅脑、脊柱等手术史或椎管内操作史（如椎管内阻滞、鞘内注药等），如有则应10天内尽量避免溶栓治疗【1A】。

需要溶栓但近期有颅脑、脊柱等手术或轴索穿刺病史时，建议监测神经功能，评估周期不应超过2小时；如果使用轴索阻滞持续镇痛并已应用纤维蛋白溶解药和溶栓治疗，建议使用低浓度局麻药物以利于神经功能的监测【2C】。

轴索持续阻滞过程中需要纤溶和溶栓治疗时，建议检查血浆纤维蛋白原水平，评估残余溶栓效应，选择适当时机拔除导管【2C】。

【推荐意见说明】

相关前瞻性研究虽然较少，但有较多的神经阻滞后溶栓治疗导致椎管内血肿的报道，血凝块需要10天达到稳定状态，在此期间的有创操作需要注意出血风险增加的可能。虽然溶栓药物半衰期仅有数小时，但是溶栓效应需要数天时间完全消除，而且溶栓患者常合并使用肝素类药物或抗血小板药物，有严重出血风险，围手术期评估应注意有无相关情况，以降低出血风险。

（徐　懋　李拥军）

参考文献

［1］VIVAS D，ROLDÁN I，FERRANDIS R，et al. Perioperative and periprocedural management of antithrombotic therapy：consensus document of SEC，SEDAR，SEACV，SECTCV，AEC，SECPRE，SEPD，SEGO，SEHH，SETH，SEMERGEN，SEMFYC，SEMG，SEMICYUC，SEMI，SEMES，SEPAR，SENEC，SEO，SEPA，SERVEI，SECOT and AEU［J］. Rev Esp Cardiol（Engl Ed），2018，71（7）：553-564.

［2］BARTLETT MA，MAUCK KF，STEPHENSON CR，et al. Perioperative venous thromboembolism prophylaxis［J］. Mayo Clin Proc，2020，95（12）：2775-2798.

［3］ANDERSON DR，MORGANO GP，BENNETT C，et al. American Society of Hematology 2019 guidelines for management of venous thromboembolism：prevention of venous thromboembolism in surgical hospitalized patients［J］. Blood Adv，2019，3（23）：3898-3944.

［4］朱铁楠. 围手术期出血风险评估及处理［J］. 中国实用内科杂志，2017，37（02）：108-112.

［5］钱菊英，楼文晖，缪长虹，等. 抗栓治疗病人接受非心脏手术围手术期管理上海专家共识（2021版）［J］. 中国实用外科杂志，2021，41（06）：639-645.

［6］SAMAMA CM，AFSHARI A，ESA VTE Guidelines Task Force. European guidelines on perioperative venous thromboembolism prophylaxis［J］. Eur J Anaesthesiol，2018，35（2）：73-76.

［7］LLAU JV，KAMPHUISEN P，ALBALADEJO P，et al. European guidelines on perioperative venous thromboembolism prophylaxis：Chronic treatments with antiplatelet agents［J］. Eur J Anaesthesiol，2018，35（2）：139-141.

［8］FARAONI D，COMES RF，GEERTS W，et al. European guidelines on perioperative venous thromboembolism prophylaxis：Neurosurgery［J］. European journal of anaesthesiology，2018，35（2）：90-95.

［9］AFSHARI A，FENGER-ERIKSEN C，MONREAL M，et al. European guidelines on perioperative venous thromboembolism prophylaxis：Mechanical prophylaxis［J］. European journal of anaesthesiology，2018，35（2）：112-115.

［10］COMES RF，MISMETTI P，AFSHARI A. European guidelines on perioperative venous thromboembolism prophylaxis：Inferior vena cava filters［J］. European journal of anaesthesiology，2018，35（2）：108-111.

［11］JENNY JY，PABINGER I，SAMAMA CM. European guidelines on perioperative venous thromboembolism prophylaxis：Aspirin［J］. European journal of anaesthesiology，2018，35（2）：123-129.

［12］TAFUR AJ，CLARK NP，SPYROPOULOS AC，et al. Predictors of bleeding in the perioperative anticoagulant use for surgery evaluation study［J］. J Am Heart Assoc，2020，9（19）：e017316.

［13］DOUKETIS JD，SPYROPOULOS AC，DUNCAN J，et al. Perioperative management of patients with atrial fibrillation receiving a direct oral anticoagulant［J］. JAMA Intern Med，2019，179（11）：1469-1478.

［14］HORLOCKER TT，VANDERMEUELEN E，KOPP SL，et al. Regional anesthesia in the patient receiving antithrombotic or thrombolytic therapy：american society of regional anesthesia and pain medicine evidence-based guidelines（fourth edition）［J］. Reg Anesth Pain Med，2018，43（3）：263-309.

［15］ROSSINI R，TARANTINI G，MUSUMECI G，et al. A multidisciplinary approach on the perioperative antithrombotic management of patients with coronary stents undergoing surgery：surgery after stenting 2［J］. JACC Cardiovasc Interv，2018，11（5）：417-434.

［16］VALGIMIGLI M，BUENO H，BYRNE RA，et al. 2017 ESC focused update on dual antiplatelet therapy in coronary artery disease developed in collaboration with EACTS：The Task Force for dual antiplatelet therapy in coronary artery disease of the European Society of Cardiology（ESC）and of the European Association for Cardio-Thoracic Surgery［J］. Eur Heart J，2018，39（3）：213-260.

［17］SHAW JR，ZHANG T，LE GAL G，et al. Perioperative interruption of direct oral anticoagulants and vitamin K antagonists in patients with atrial fibrillation：A comparative analysis ［J］. Res Pract Thromb Haemost，2020，4（1）：131-140.

［18］BAUMANN KREUZIGER L，KARKOUTI K，et al. Antithrombotic therapy management of adult and pediatric cardiac surgery patients ［J］. J Thromb Haemost，2018，16（11）：2133-2146.

［19］GUHA D，MACDONALD RL. Perioperative management of anticoagulation ［J］. Neurosurg Clin N Am，2017，28（2）：287-295.

［20］HORNOR MA，DUANE TM，EHLERS AP，et al. American college of surgeons'guidelines for the perioperative management of antithrombotic medication ［J］. J Am Coll Surg，2018，227（5）：521-536.

［21］ENGELEN ET，SCHUTGENS RE，MAUSER-BUNSCHOTEN EP，et al. Antifibrinolytic therapy for preventing oral bleeding in people on anticoagulants undergoing minor oral surgery or dental extractions ［J］. Cochrane Database Syst Rev，2018，7（7）：CD012293.

［22］王鑫焱，韩如泉. 新型口服抗凝药的围手术期应用进展［J］. 临床麻醉学杂志，2021，37（1）：98-102.

［23］SHAW JR，KAPLOVITCH E，DOUKETIS J. Periprocedural management of oral anticoagulation ［J］. Med Clin North Am，2020，104（4）：709-726.

［24］COLUMBO JA，LAMBOUR AJ，SUNDLING RA，et al. A meta-analysis of the impact of aspirin，clopidogrel，and dual antiplatelet therapy on bleeding complications in noncardiac surgery ［J］. Ann Surg，2018，267（1）：1-10.

［25］SOUSA-UVA M，HEAD SJ，MILOJEVIC M，et al. 2017 EACTS Guidelines on perioperative medication in adult cardiac surgery ［J］. Eur J Cardiothorac Surg，2018，53（1）：5-33.

［26］DESTEPHAN CM，SCHNEIDER DJ. Antiplatelet therapy for patients undergoing coronary artery bypass surgery ［J］. Kardiol Pol，2018，76（6）：945-952.

［27］SIBYLLE KIETAIBL，RAQUEL FERRANDIS，ANNE GODIEK，et al. Regional anaesthesia in patients on antithrombotic drugs Joint ESAIL/ESRA guidelines ［J］. Eur J Anaesthesiol，2022，39：100-132.

第十一章

新生儿及儿童血栓栓塞性疾病的防治

第一节 概 述

人体凝血系统发育是从胚胎期开始随年龄增长逐步成熟，已证实新生儿和儿童与成人在止凝血各系统相关成分方面明显不同（表11-1），不同胎龄新生儿与婴儿之间也存在显著差异（表11-2），因此设定不同年龄段止凝血指标的健康参考区间，对不同年龄阶段的新生儿和儿童患者发生出血或血栓形成具有重要的早期预警和辅助诊断价值。基于机体凝血系统发育的不同阶段，在不同类型疾病状态下的止凝血功能失衡、病理机制和临床表现各有差异，防治策略也有所不同。

表 11-1　新生儿和儿童凝血指标正常值

凝血指标	健康参考区间						
	生后1天	生后3天	1～12个月	1～5岁	6～10岁	11～16岁	成人
PT（秒）	15.6	14.9	13.1	13.3	13.4	13.8	13
	（14.4～16.4）	（13.5～16）	（11.5～15.3）	（12.1～14.5）	（11.7～15.1）	（12.7～16.1）	（11.5～14.5）
INR	1.26	1.2	1	1.03	1.04	1.08	1
	（1.15～1.35）	（1.05～1.35）	（0.86～1.22）	（0.92～1.14）	（0.87～1.20）	（0.97～1.30）	（0.8～1.2）
APTT（秒）	38.7	36.3	39.3	37.7	37.3	39.5	33.2
	（34.3～44.8）	（29.5～42.2）	（35.1～46.3）	（33.6～46.3）	（31.8～43.7）	（33.9～46.1）	（28.6～38.2）
纤维蛋白原（g/L）	2.8	3.3	2.42	2.82	3.04	3.15	3.1
	（1.92～3.74）	（2.83～4.01）	（0.82～3.83）	（1.62～4.01）	（1.99～4.09）	（2.12～4.33）	（1.9～4.3）
Ⅱ因子（U/ml）	0.54	0.62	0.9	0.89	0.89	0.9	1.1
	（0.41～0.69）	（0.50～0.73）	（0.62～1.03）	（0.70～1.09）	（0.67～1.10）	（0.61～1.07）	（0.78～1.38）
Ⅴ因子（U/ml）	0.81	1.22	1.13	0.97	0.99	0.89	1.18
	（0.64～1.03）	（0.92～1.54）	（0.94～1.41）	（0.67～1.27）	（0.56～1.41）	（0.67～1.41）	（0.78～1.52）
Ⅶ因子（U/ml）	0.7	0.86	1.28	1.11	1.13	1.18	1.29
	（0.52～0.88）	（0.67～1.07）	（0.83～1.60）	（0.72～1.50）	（0.70～1.56）	（0.69～2.00）	（0.61～1.99）
Ⅷ因子（U/ml）	1.82	1.59	0.94	1.1	1.17	1.2	1.6
	（1.05～3.29）	（0.83～2.74）	（0.54～1.45）	（0.36～1.85）	（0.52～1.82）	（0.59～2.00）	（0.52～2.90）

凝血指标	健康参考区间						
	生后1天	生后3天	1～12个月	1～5岁	6～10岁	11～16岁	成人
vWF（U/ml）	/	/	/	0.82 （0.6～1.2）	0.95 （0.44～1.44）	1 （0.46～1.53）	0.92 （0.50～1.58）
因子Ⅸ（U/ml）	0.48 （0.35～0.56）	0.72 （0.44～0.97）	0.71 （0.43～1.21）	0.85 （0.44～1.27）	0.96 （0.48～1.45）	1.11 （0.64～2.16）	1.3 （0.59～2.54）
因子Ⅹ（U/ml）	0.55 （0.46～0.67）	0.6 （0.46～0.75）	0.95 （0.77～1.22）	0.98 （0.72～1.25）	0.97 （0.68～1.25）	0.91 （0.53～1.22）	1.24 （0.96～1.71）
因子Ⅺ（U/ml）	0.3 （0.70～0.41）	0.57 （0.24～0.79）	0.89 （0.62～1.25）	1.13 （0.65～1.62）	1.13 （0.65～1.62）	1.11 （0.65～1.39）	1.12 （0.67～1.96）
因子Ⅻ（U/ml）	0.58 （0.43～0.80）	0.53 （0.14～0.80）	0.79 （0.20～1.35）	0.85 （0.36～1.35）	0.81 （0.26～1.37）	0.75 （0.14～1.17）	1.15 （0.35～2.07）
因子ⅩⅢa （U/ml）	/	/	/	1.08 （0.72～1.43）	1.09 （0.65～1.51）	0.99 （0.57～1.40）	1.05 （0.55～1.55）
因子ⅩⅢs （U/ml）	/	/	/	1.13 （0.69～1.56）	1.16 （0.77～1.54）	1.02 （0.60～1.43）	0.97 （0.57～1.37）

表11-2　早产儿（胎龄30～36周）生后6个月凝血指标参考值

凝血指标	生后1天		生后5天		生后30天		生后90天		生后180天		成人	
	平均值	参考范围	平均值	参考范围	平均值	参考范围	平均值	参考范围	平均值	参考范围	平均值	参考范围
PT（秒）	13	10.6～16.2	12.5	10～15.3	11.8	10～13.6	12.3	10～14.6	12.5	10～15	12.4	10.8～13.9
APTT（秒）	53.6	27.5～79.4	50.5	26.9～74.1	44.7	26.9～62.5	39.5	28.3～50.7	37.5	21.7～53.3	33.5	26.6～40.3
TT（秒）	24.8	19.2～30.4	24.1	18.8～29.4	24.4	18.8～29.9	25.1	19.4～30.8	25.2	18.9～31.5	25	19.7～30.3
纤维蛋白原（g/L）	2.43	1.50～3.73	2.8	1.60～4.18	2.54	1.50～4.14	2.46	1.50～3.52	2.28	1.50～3.60	2.78	1.56～4.00
因子Ⅱ（U/ml）	0.45	0.20～0.77	0.57	0.29～0.85	0.57	0.36～0.95	0.68	0.30～1.06	0.87	0.51～1.23	1.08	0.70～1.46
因子Ⅴ（U/ml）	0.88	0.41～1.44	1	0.46～1.54	1.02	0.48～1.56	0.99	0.59～1.39	1.02	0.58～1.46	1.06	0.62～1.50
因子Ⅶ（U/ml）	0.67	0.21～1.13	0.84	0.30～1.38	0.83	0.21～1.45	0.87	0.31～1.43	0.99	0.47～1.51	1.05	0.67～1.43
因子Ⅷ（U/ml）	1.11	0.50～2.13	1.15	0.53～2.05	1.11	0.50～1.99	1.06	0.58～1.88	0.99	0.50～1.87	0.99	0.50～1.49
vWF（U/ml）	1.36	0.78～2.10	1.33	0.72～2.19	1.36	0.66～2.16	1.12	0.75～1.84	0.98	0.54～1.58	0.92	0.50～1.58
因子Ⅸ（U/ml）	0.35	0.19～0.65	0.42	0.14～0.74	0.44	0.13～0.80	0.59	0.25～0.93	0.81	0.50～1.20	1.09	0.55～1.63
因子Ⅹ（U/ml）	0.41	0.11～0.71	0.51	0.19～0.83	0.56	0.20～0.92	0.67	0.35～0.99	0.77	0.35～1.19	1.06	0.70～1.52
因子Ⅺ（U/ml）	0.3	0.08～0.52	0.41	0.13～0.69	0.43	0.15～0.71	0.59	0.25～0.93	0.78	0.46～1.10	0.97	0.67～1.27
因子Ⅻ（U/ml）	0.38	0.10～0.66	0.39	0.09～0.69	0.43	0.11～0.75	0.61	0.15～1.07	0.82	0.22～1.42	1.08	0.52～1.64
PK（U/ml）	0.33	0.09～0.57	0.45	0.26～0.75	0.59	0.31～0.87	0.79	0.37～1.21	0.78	0.40～1.16	1.12	0.62～1.62
HMWK（U/ml）	0.49	0.09～0.89	0.62	0.24～1.00	0.64	0.16～1.12	0.78	0.32～1.24	0.83	0.41～1.25	0.92	0.50～1.36
因子ⅩⅢa（U/ml）	0.7	0.32～1.08	1.01	0.57～1.45	0.99	0.51～1.47	1.13	0.71～1.55	1.13	0.65～1.61	1.05	0.55～1.55
因子ⅩⅢs（U/ml）	0.81	0.35～1.27	1.1	0.68～1.58	1.07	0.57～1.57	1.21	0.75～1.67	1.15	0.67～1.63	0.97	0.57～1.37
纤溶酶原（U/ml）	1.7	1.12～2.48	1.91	1.21～2.61	1.81	1.09～2.53	2.38	1.58～3.18	2.75	1.91～3.59	3.36	2.48～4.24

第二节　新生儿血栓栓塞性疾病的防治

健康新生儿很少发生血栓栓塞性疾病，而且其凝血、抗凝血和纤溶因子水平和成人均不同：①凝血及抗凝血蛋白含量低，维生素K依赖的因子Ⅱ、因子Ⅶ、因子Ⅸ、因子Ⅹ及因子Ⅺ、因子Ⅻ、高分子量激肽原、抗凝血酶、蛋白S和蛋白C水平降低，多数凝血因子在生后6个月时可接近成人水平；②凝血因子功能改变：纤维蛋白原和因子Ⅴ、因子Ⅷ、因子ⅩⅢ水平与成人相当，vWF水平较成人高，纤维蛋白原含唾液酸较多且半衰期短、活性低；③凝血因子清除过快及血小板功能存在差异，围产期缺氧、酸中毒、温度变化及组织因子释放等因素容易激活凝血系统，早产儿和危重新生儿发生血栓栓塞性疾病的风险高于其他年龄阶段儿童。

近年来，新生儿疾病中医源性血栓栓塞症确诊病例呈上升趋势。新生儿血栓形成概率为儿童其他时期的40倍，发生率为（3.3～5.1）例/100000活产儿；病例系列研究发现，住院新生儿血栓发生率约为2.4‰，其中以静脉血栓居多，动脉血栓栓塞占新生儿血栓栓塞性疾病1/4～1/3。加拿大新生儿研究报告显示，动脉和静脉血栓栓塞症的发生率为24/10000新生儿重症监护病房（neonatal intensive care unit, NICU）住院患儿。德国一项关于新生儿的调查，估计出生婴儿中有0.51/10000例发生有临床症状的静脉和动脉血栓栓塞症。

在新生儿血栓事件中，肾静脉血栓形成最为常见，为1.4/100000活产儿，大部分为无症状性；其次为颅内血管栓塞，颅内静脉窦血栓形成（CSVT）发病率高于儿童和成人，为0.7/100000活产儿；此外，颈静脉、门静脉、肠系膜静脉以及上、下腔静脉为血栓好发部位。动脉血栓栓塞可发生于各部位动脉血管，脐动脉、股动脉、冠状动脉、主动脉、颅脑动脉、腹主动脉、肾动脉、肠系膜动脉或脊髓动脉分支及外周动脉等，多数无症状，严重者可危及生命甚至死亡。

血栓栓塞的危险因素主要与深静脉置管、PICC、脐静脉置管、留置针放置、导管留置时间＞6天、导管不当有关，占静脉血栓形成病例的65.5%；动脉血栓形成主要与各种动脉置管有关，如脐动脉置管、颈动脉/股动脉置管（用于体外生命支持动脉引血），桡动脉、胫后动脉置管（用于有创动脉监测），新生儿换血、动脉引血及血气分析取血等。

新生儿危险因素有围产期窒息、低出生体重、早产、低血容量、休克、脱水、新生儿肺透明膜病、脓毒症、弥散性血管内凝血、红细胞增多症、先天性肾病综合征、先天性狼疮、新生儿血管炎、输注血液制品、机械通气等。

母亲危险因素有感染、胎盘疾病、胎盘早剥、自身免疫异常、子痫前期、糖尿病、胎膜早破、双胎输血、绒毛膜羊膜炎、妊娠期吸烟、药物滥用、不孕史等。

其他危险因素有先天性心脏病、血液肿瘤、肾疾病、肝疾病、风湿性疾病、器官移植、外科手术、先天性或继发性血管狭窄等；已证实遗传相关新生儿血栓约占新生儿血栓性疾病的3.3%，特别是新生儿时期暴发性紫癜、严重的动脉和静脉血栓、复发性血栓、遗传性凝血相关蛋白功能缺陷、凝血因子基因突变、抗凝血酶缺乏症、蛋白C缺乏症、蛋白S缺乏症、纤溶酶原缺乏症、亚甲基四氢叶酸还原酶C677T水平升高、同型半胱氨酸水平升高、脂蛋白（a）水平升高以及高加索人群常见的因子V Leiden突变、凝血酶原G20210A等。

（一）新生儿VTE的防治

1. 新生儿中心静脉通路装置（CVAD）相关VTE或脐静脉导管相关的血栓治疗

【推荐意见】

不移除有使用功能的中心静脉置管装置，如PICC【2C】。

移除不再使用或无法使用的中心静脉置管装置【1C】。

开始抗凝治疗有症状CVAD相关血栓之前，暂缓移除中心静脉置管【2C】。

CVAD相关血栓加重，可以移除中心静脉置管，也可以保留抗凝必须使用的静脉通路装置【2C】。

一般不建议溶栓治疗，肢体大血管栓塞导致危急损害必须进行溶栓时，建议使用rt-PA【2C】。

CVAD相关的浅静脉血栓可不抗凝治疗，如症状有进展且仍需以CVAD作为静脉通路时，进行抗凝治疗【2C】。

【推荐意见说明】

当CVAD有使用功能时，避免植入新的导管，可能增加新血栓形成的风险；当CVAD超越了患儿整体治疗的需求时，基于高成本、高风险、高损害度的CVAD，强烈推荐予以移除；移除前通过几天的抗凝治疗，可降低移除CVAD时引发PE或脑卒中的风险。

新生儿CVAD以预防量UFH 0.5U/（kg·h）连续输注，或间歇性局部溶栓，维持中心静脉导管（CVC）通畅。若发生CVC堵塞，建议经临床评估后局部溶栓。

2. 肾静脉血栓形成（RVT）的治疗

【推荐意见】

新生儿RVT使用抗凝治疗【1C】。

非危及生命的新生儿RVT建议给予单独抗凝治疗，不推荐溶栓治疗后进行标准抗凝治疗【1C】。

危及生命的RVT新生儿患者，建议溶栓治疗后序贯标准抗凝治疗，而不是单独抗凝治疗【2C】。

【推荐意见说明】

当双侧肾血栓形成危及生命时，溶栓治疗的获益效果超过潜在的不良后果。

3. 颅内静脉窦血栓形成（CSVT）的治疗

【推荐意见】

没有出血的CSVT新生儿患者，推荐以UFH或LMWH初始抗凝，随后应用LWMH或华法林≥3个月【1B】；3个月后仍有血栓闭塞或进展性症状，建议继续治疗3个月【2C】。

有出血的CSVT新生儿患者，建议抗凝治疗【2C】。

CSVT新生儿患者，建议单独抗凝治疗，不建议溶栓治疗后序贯标准抗凝治疗【2C】。

4. 蛋白C缺乏相关暴发性紫癜治疗

【推荐意见】

纯合蛋白C缺乏相关的先天性暴发性紫癜的患者，建议蛋白C替代治疗【2C】。

蛋白C缺乏引起先天性暴发性紫癜新生儿患者，建议抗凝加蛋白C替代治疗【2C】。

蛋白C缺乏所致先天性暴发性紫癜新生儿患者需进行肝移植者，如没有肝移植条件，建议蛋白C替代治疗或抗凝治疗【2C】。

【推荐意见说明】

长期蛋白C替代优于抗凝治疗，而且没有抗凝治疗的出血风险；急性暴发性紫癜紧急情况，蛋白

C替代治疗联合抗凝治疗优于单独抗凝治疗，不但降低抗凝治疗强度，还可降低出血风险；肝移植是治疗蛋白C缺乏症的有效措施，但治疗相关的急性和慢性风险较高（医疗成本高），随着儿童年龄和体重的增长，长期蛋白C替代成本也逐渐增高；长期抗凝治疗所需用药强度的增加可使出血风险持续增大。

（二）新生儿动脉栓塞性疾病防治

1. 新生儿急性股动脉血栓

【推荐意见】

初始治疗，建议给予治疗剂量UFH【2C】，LMWH序贯或持续治疗量UFH，抗凝5～7天为宜【2C】。

股动脉血栓严重影响肢体或重要器官血流时，建议立即拔除相关动脉导管，开始LMWH或UFH抗凝治疗。

如股动脉血栓危及下肢或脏器，初始UFH抗凝无效，且无明确溶栓禁忌证，推荐溶栓治疗【1C】；如有溶栓禁忌证，推荐外科干预，优于单独使用UFH抗凝治疗【1C】。

【推荐意见说明】

如果认为血栓形成危及肢体，应进行外科会诊以采用多学科治疗方法。

2. 动脉缺血性脑卒中治疗

【推荐意见】

新生儿首次出现缺血性脑卒中，完善超声心动图等检查，证明不是心源性栓子，建议支持治疗，无须抗凝或阿司匹林治疗【2C】。

如证明是心源性栓子，建议UFH或LWMH抗凝治疗【2C】。

抗凝治疗的持续时间取决于临床病程。血栓消退，建议采用短疗程（10～14天）；若血栓持续存在，继续采用LMWH治疗3个月。

3. 新生儿动脉血栓形成的预防

新生儿动脉栓塞性疾病通常与导管置管有关，通过动脉导管连续输注UFH可改善。

【推荐意见】

新生儿放置外周动脉导管时，推荐输注UFH（5U/ml，1ml/h）预防血栓栓塞【1A】。

新生儿脐动脉置管时，建议通过脐动脉置管持续输注小剂量UFH以保持导管通畅（0.25～1.00U/ml，总剂量25～200U/kg·h）【2A】。

第三节　儿童血栓栓塞性疾病的防治

儿童期血栓栓塞症的发病率虽然低于成人，但作为儿童危重症，恶性肿瘤和心脏病、肾病、风湿性疾病、外科手术、器官移植等的并发症越来越多地见于临床。血栓类型与成人相似，包括深静脉血栓形成、肺栓塞、右心房血栓、门静脉血栓、肾静脉血栓、脑静脉窦血栓及各部位动脉血栓等。

流行病学特征为18岁以下儿童血栓发生率在（0.07～0.14）/10000，有85%在医院内发生。美国儿科健康信息系统管理数据库（2001—2007）数据发现，在7年研究期间，住院儿童的VTE年发病率增长70%，从34/10000升高到了58/10000。儿童专科医院中，住院儿童患者血栓发生率为40例/10000，其中

63%为静脉栓塞，DVT和PE的发生率为5.3/10000住院患儿和0.07/10000儿童。大部分研究报道都指出儿童VTE的发生呈双峰分布，在婴儿期（＜1岁）和青春期最容易发生。

危险因素：CVC是儿童VTE最重要的危险因素，1/3～2/3的VET与CVC放置有关。265例因多种原因植入PICC的儿童患者，DVT发生率为8%，其中80%没有症状；新生儿肺透明膜病患儿PE发生率高；遗传性易栓症包括抗凝血酶、蛋白C和蛋白S缺乏（高加索人群多见因子V Leiden突变和凝血酶原G20210A突变）等，此类儿童患病率为10%～59%。一篇荟萃分析通过对35项观察性研究中的2653例首次VTE儿童患者和1979例对照进行系统评价发现，VTE发作与所有遗传性易栓症之间都存在关联（表11-3）。患此类疾病的儿童患者，超过70%都至少还有一项遗传性易栓症之外的VTE危险因素，其他危险因素还有脓毒症、休克、支原体感染、创伤、烧伤、制动、水肿、肥胖、血液肿瘤性疾病、先天性心脏病、川崎病、炎症性肠病、风湿性疾病、肾病综合征等。

表11-3　儿童首次VTE与遗传性易栓症的关联

遗传缺陷	OR	95% CI
蛋白C缺乏	7.7	4.4～13.4
蛋白S缺乏	5.7	3.0～11.0
抗凝血酶缺乏	9.4	3.3～26.7
因子V Leiden突变	3.8	3.0～4.8
凝血酶原G20210A突变	2.6	3.0～4.8
脂蛋白（a）增加	4.5	3.3～6.2

（一）儿童静脉血栓栓塞性疾病防治

1. DVT或PE的治疗，儿童VTE分类、治疗推荐见表11-4。

【推荐意见】

有症状的DVT或PE儿童患者，推荐抗凝治疗【1C】。

无症状DVT或PE儿童患者，建议抗凝治疗或不抗凝治疗【2C】。

DVT儿童患者，建议单独抗凝治疗，不建议溶栓治疗后序贯抗凝治疗【2C】。

次大面积DVT儿童患者，建议单独抗凝治疗，不建议溶栓治疗后序贯抗凝治疗【2C】。

血流动力学异常的PE儿童患者，建议溶栓治疗后序贯抗凝治疗【2C】。

有症状的DVT或PE儿童患者，不建议进行血栓切除术后序贯抗凝治疗【2C】。

有症状的DVT或PE儿童患者，不建议放置下腔静脉滤器【2C】。

DVT、CSVT、PE儿童患者，不建议使用抗凝血酶替代治疗；有遗传性抗凝血酶缺陷的DVT、CSVT、PE儿童患者，建议使用标准抗凝治疗联合抗凝血酶替代治疗【2C】。

原因明确的DVT或PE儿童患者，建议抗凝治疗3个月【2C】。

原因不明的DVT或PE儿童患者，抗凝治疗6～12个月【2C】。

CVAD相关的血栓治疗同新生儿，有症状DVT或PE儿童患者，建议使用LMWH或VKAs【2C】。

2. 右心房血栓治疗

【推荐意见】

右心房血栓形成的儿童患者，监测血栓大小和移动性，建议抗凝治疗【2C】。

右心房血栓形成的儿童患者，不建议进行溶栓治疗或手术摘除血栓治疗后序贯标准抗凝治疗【2C】。

3. 门静脉血栓形成（PVT）

【推荐意见】

门静脉闭塞性血栓、肝移植后和特发性PVT儿童患者，建议抗凝治疗【2C】。

非闭塞性PVT或门静脉高压儿童患者，建议抗凝治疗【2C】。

CVAD是儿童VTE的常见危险因素，血栓程度与导管本身及所置位置相关。临床表现可无症状，部分有症状者表现为导管不可使用、肢体肿胀、疼痛等。症状性CVAD相关VTE的治疗关键在于是否移除留置导管、启动抗凝治疗的安全性以及治疗持续的时间。如果临床需要，可以保留CVAD，避免血管通路建立受限，儿童再植入新的导管，引起新的血管内皮损伤及新血栓的形成。如果临床不再需要CVAD，可在抗凝治疗3～5天后移除导管，避免栓子引发PE或脑卒中的风险。在CVAD相关性浅静脉血栓形成的儿童患者中可以使用抗凝治疗或不抗凝（表11-4）。

表11-4 儿童VTE分类、治疗推荐

VTE分类	治疗推荐	备注
有症状的DVT或PE	1.抗凝治疗	对于早产儿或有出血高风险的患儿可先观察
	原因明确：治疗≤3个月（如病因解除）	
	原因不明：治疗6～12个月，根据患者情况可延长时间	
	2.避免溶栓治疗（除非存在生命或肢体坏死威胁）	
	3.避免留置下腔静脉滤器（除非有抗凝治疗绝对禁忌）	
无症状的DVT或PE	抗凝治疗或观察	根据血栓位置和患儿情况可能有不同选择
大面积PE伴血流动力学改变	抗凝后溶栓治疗	
次大面积PE不伴血流动力学改变	单独抗凝治疗	
肾静脉血栓	1.单侧：单独抗凝治疗	
	2.双侧：有生命威胁时考虑溶栓治疗	
门静脉血栓	1.导致闭塞：抗凝治疗	
	2.非闭塞性：观察并密切随访	
脑内静脉血栓	抗凝治疗	针对颅内出血患者的治疗应个体化，部分患者可能受益

4. 儿童静脉血栓的一级预防

VTE危险因素包括危重症、机械通气、全身感染、住院时间≥5天、年龄（青春期风险更高）、使用口服避孕药、已知易栓症、VTE既往史、重度肥胖、手术（尤其是骨科手术）、创伤以及长时间制动，根据基础危险因素的数量和性质做出个体化决策。

【推荐意见】

合并多个VTE危险因素的儿童，如制动和/或危重症时，推荐使用物理方法来降低VTE风险【1C】。

某些慢性疾病的儿童，包括长期接受家庭全胃肠外营养的儿童、通过动静脉造口或中心静脉通路装置行血液透析者、存在某些心脏病变的儿童（某些此类患者或许可以用阿司匹林来代替抗凝治疗，机械瓣膜置换患者除外）以及有先天性和婴儿期肾病综合征的患者，如果危险因素持续存在，建议给予治疗剂量或预防剂量的抗凝治疗，疗程至少3个月【1C】。

发生VTE长期风险显著者，建议长期预防性使用华法林进行抗血栓治疗【1C】。

通过动静脉造口或中心静脉进行血液透析的儿童患者，建议华法林或LMWH预防动静脉造口血栓形成【2C】。

血液透析期间建议应用UFH或LMWH以维持循环通路【2C】。

5. 儿童静脉血栓的二级预防

【推荐意见】

有获得性VTE病史且持续存在除CVAD外的VTE危险因素的儿童患者，如果长期全胃肠外营养依赖、血液透析依赖、某些类型的心脏病、先天性肾病综合征、炎症性肠病发作期间、系统性红斑狼疮、疾病发作和/或抗磷脂抗体持续存在，推荐长期预防或抗血栓治疗【2C】。近期的一项随机对照三期临床试验研究结果显示利伐沙班与标准抗凝评估的绝对、相对疗效及安全性评估指标均与成人相关研究结果相似，且没有治疗相关死亡，其使用剂量根据不同体重给予不同的调整剂量，证实利伐沙班在儿童静脉血栓抗凝治疗中有很好的前景，但目前尚无明确的推荐使用方案。

有特发性VTE病史的儿童患者，再次发生VTE时应无期限抗血栓治疗【2C】。

（二）儿童动脉或其他血栓栓塞性疾病

1. 川崎病

【推荐意见】

急性期推荐应用阿司匹林［80～100mg/（kg·d）］14天，其后应用小剂量阿司匹林［1～5mg/（kg·d）］6～8周【1B】。

对于有中等或巨大动脉瘤的川崎病患儿，建议华法林联合小剂量阿司匹林治疗【2C】。

对于有巨大冠脉瘤及急性冠状动脉血栓形成的川崎病患儿，建议溶栓或紧急手术治疗【2C】。

2. 儿童缺血性脑卒中

【推荐意见】

对缺血性脑卒中儿童患者，建议UFH、LMWH或阿司匹林起始治疗，直至解剖异常或栓塞病因被排除【1C】。

排除夹层和心源性原因者，建议阿司匹林预防性治疗≥2年【2C】。

正在接受阿司匹林治疗的缺血性脑卒中复发或短暂性脑缺血发作患儿，建议改用氯吡格雷、LMWH或华法林抗凝治疗【2C】。

缺血性脑卒中儿童患者，不推荐溶栓药物或手术治疗【1C】。

在VTE患儿中，常用的治疗药物见表11-5。

表11-5　儿童及新生儿VTE治疗药物建议

药物	作用机制	使用剂量	监测指标	监测时间
普通肝素	与AT结合，增强抗凝活性 生成复合物抑制因子Ⅱa、Xa、XIa和XⅡa	1. 月龄<12个月：负荷75U/kg，后28U/kg/h 2. 年龄1～12岁：负荷75U/kg，后20U/kg/h 3. 年龄>12岁：负荷80U/kg，后18U/kg/h	APTT：参考值1.5～2.5倍 抗因子Xa活性：0.3～0.7U/ml	初始治疗后4小时 调整剂量后4小时
依诺肝素（低分子量肝素）	与AT结合，增强抗凝活性 抑制因子Xa、XIa	1. 月龄<2个月：1.5～1.7mg/kg，每12小时1次 2. 月龄>2个月：1mg/kg，每12小时1次	抗因子Xa活性峰值0.5～1.0U/ml	第3次使用后3～4小时
达肝素钠（低分子量肝素）	同依诺肝素	1. 年龄1个月至2岁：150U/kg，每12小时1次 2. 年龄2～8岁：125U/kg，每12小时1次 3. 年龄8～17岁：100U/kg，每12小时1次	抗因子Xa活性峰值0.5～1.0U/ml	第3次使用后3～4小时
磺达肝素	合成戊多糖，结合AT抑制因子Xa	年龄>1岁：0.1mg/kg，每24小时1次 负荷量：0.2mg/kg×1（如INR小于1.3）	抗因子Xa活性峰值0.5～1.0U/ml	第3次使用后3～4小时
华法林（维生素K拮抗剂）	抑制维生素K环氧化还原酶与维生素K的循环转化作用 使维生素K依赖的因子Ⅱ、Ⅶ、Ⅸ、X和抗凝血蛋白C和S减少	最大量10mg 每天监测INR（治疗2～4天），如INR 1.1～1.3，重复负荷量 1.4～1.9，予50%负荷量 2.0～3.0，予50%负荷量 3.1～3.5，予25%负荷量 >3.5，暂停待INR<3.5，再次开始半量治疗	INR值：2～3	频繁监测

（马　军　汤泽中　张　琪　许小菁　赵　娟）

参考文献

［1］《中国血栓性疾病防治指南》专家委员会. 中国血栓性疾病防治指南［J］. 中华医学杂志，2018，98（36）：2861-2888.

［2］NOWAK-GÖTTL U，LIMPERGER V，KENET G，et al. Developmental hemostasis：A lifespan from neonates and pregnancy to the young and elderly adult in a European white population［J］. Blood Cells Mol Dis，2017，67：2-13.

［3］MONAGLE P，CUELLO CA，AUGUSTINE C，et al. American Society of Hematology 2018 Guidelines for management of venous thromboembolism：treatment of pediatric venous thromboembolism［J］. Blood Adv，2018，2（22）：3292-3316.

［4］KENET G，COHEN O，BAJORAT T，et al. Insights into neonatal thrombosis［J］. Thromb Res，2019，181（S1）：S33-S36.

［5］RAMENGHI LA，GOVAERT P，FUMAGALLI M，et al. Neonatal cerebral sinovenous thrombosis［J］. Seminars in Fetal & Neonatal Medicine，2009，14（5）：278-283.

［6］MAKATSARIYA A，BITSADZE V，KHIZROEVA J，et al. Neonatal thrombosis［J］. J Matern Fetal Neonatal Med，2020，1-9.

［7］LI H，QUFENG W，WEI W，et al. Umbilical artery thrombosis：Two case reports［J］. Medicine（Baltimore），2019，98（48）：e18170.

［8］GOH SSM，KAN SY，BHARADWAJ S，et al．A review of umbilical venous catheter-related complications at a tertiary neonatal unit in Singapore［J］．Singapore Med J，2021，62（1）：29-33．

［9］FERRIERO DM，FULLERTON HJ，BERNARD TJ，et al．Management of stroke in neonates and children：a scientific statement from the american heart association/american stroke association［J］．Stroke，2019，50（3）：e51-e96．

［10］TRIVEDI P，GLASS K，CLARK JB，et al．Clinical outcomes of neonatal and pediatric extracorporeal life support：A seventeen-year，single institution experience［J］．Artif Organs，2019，43（11）：1085-1091．

［11］CARDARELLI-LEITE L，CHUNG J，KLASS D，et al．Ablative transarterial radioembolization improves survival in patients with hcc and portal vein tumor thrombus［J］．Cardiovasc Intervent Radiol，2020，43（3）：411-422．

［12］CITLA SD，ABOU-ISMAIL MY，AHUJA SP．Central venous catheter-related thrombosis in children and adults［J］．Thromb Res，2020，187：103-112．

［13］STEIN ML，QUINONEZ LG，DINARDO JA，et al．Complications of transthoracic intracardiac and central venous lines in neonates undergoing cardiac surgery［J］．Pediatr Cardiol，2019，40（4）：733-737．

［14］ESCH JJ，HELLINGER A，FRIEDMAN KG，et al．Apixaban for treatment of intracardiac thrombosis in children with congenital heart disease［J］．Interact Cardiovasc Thorac Surg，2020，30（6）：950-951．

［15］LIU J，HE R，WU R，et al．Mycoplasma pneumoniae pneumonia associated thrombosis at Beijing Children's hospital［J］．BMC Infect Dis，2020，20（1）：51．

［16］ELNADY B，ALQARNI MM，MOSTAFA MA，et al．Right ventricular thrombus in a case of neonatal lupus：case report［J］．Lupus，2019，28（6）：783-785．

［17］TZIFA A，AVRAMIDIS D，PATRIS K．Coronary Artery thrombosis in a neonate with critical aortic stenosis［J］．J Invasive Cardiol，2019，31（5）：e91-e92．

［18］GARRIDO-BARBERO M，ARNAEZ J，LOUREIRO B，et al．The role of Factor V Leiden，Prothrombin G20210A，and MTHFR C677T mutations in neonatal cerebral sinovenous thrombosis［J］．Clin Appl Thromb Hemost，2019，25（9）：1076029619834352．

［19］ALONSO MMDM，ARTACHO GL，SERRANO MMDM．Trombosis en cuidados críticos neonatales：nuestra experiencia en 10 años（Thrombosis in intensive care unit：Our experience in 10 years）［J］．An Pediatr（Engl Ed），2019，91（1）：47-53．

［20］AUDU CO，WAKEFIELD TW，COLEMAN DM．Pediatric deep venous thrombosis［J］．J Vasc Surg Venous Lymphat Disord，2019，7（3）：452-462．

［21］JONES S，BUTT W，MONAGLE P，et al．The natural history of asymptomatic central venous catheter-related thrombosis in critically ill children［J］．Blood，2019，133（8）：857-866．

［22］MALE C，LENSNGA WA，PALUMBO JS，et al．Rivaroxaban compared with standard anticoagulants for the treatment of acute venous thromboembolism in children:a randomised，controlled，phase 3 trial［J］．Lancet Haematol，2020，7（1）：e18-e27．

［23］CAUDRON M，HOLT T，CUVELIER G，et al．Pulmonary thromboses in pediatric acute respiratory distress syndrome［J］．Respir Care，2019，64（2）：209-216．

［24］GOEL R，JOSEPHSON C D，PATEL E U，et al．Perioperative transfusions and venous thromboembolism［J］．Pediatrics，2020，145（4）：e20192351．

［25］ODACKAL NJ，MCCULLOCH MA，HAINSTOCK MR，et al．Respiratory failure secondary to congenital pulmonary arterial thrombus with lung dysplasia［J］．BMJ Case Rep，2019，12（7）：e227925．

［26］BEATTIE W，KREMERS R，MAGNUSSON M，et al．Thrombin dynamics in children with liver disease or extrahepatic portal vein obstruction or shunt［J］．Thromb Res，2020，188（2）：65-73．

［27］WITMER C，RAFFINI L．Treatment of venous thromboembolism in pediatric patients［J］．Blood，2020，135（5）：335-343．

第五篇
血栓性疾病相关的凝血纤溶

第十二章

血栓性疾病的实验室检测

第一节 概　述

血栓形成是多源头、多因素、多维度、互为因果的病理过程，涉及蛋白组学、代谢组学、免疫组学、基因组学以及表观遗传学等诸多方面。现阶段，主要的血栓实验室检测方法包括血浆凝固法（如凝血酶原时间、活化部分凝血活酶时间等）、发色底物法（如抗凝血酶活性、抗因子Ⅹa活性等）、定量的微粒凝集法（如D-二聚体、血管性血友病因子抗原含量等）、化学发光法（如肝素诱导的血小板减少症IgG特异性抗体、凝血酶调节蛋白、凝血酶-抗凝血酶复合物等）以及基因扩增和测序技术（包括血栓易患基因、抗栓药物代谢基因等），广泛应用于血栓性疾病的风险筛查、危险分层、排除诊断、疾病求因和疗效监测等方面。另一方面，在临床对实验室检测需求不断增长的同时，检验资源的有效性和有限性问题逐渐凸显。循证医学的先驱Archie Cochrane曾说过"由于资源终将有限，因此应使用已被证明有明显效果的医疗保健措施"。现状的确如此，高水平的血栓检验需要专业的技术团队、完备的软硬件配置、全流程的质量管理以及有充分循证支持的检测指标等一整套实验室体系作为支撑，但这些优质资源不具普遍性。为了保证血栓检验在疾病预防和临床治疗工作中的有效性、安全性以及可获得性，医生应合理使用检验资源，对实验室检测项目的选择应符合相关规则并充分结合临床背景对数据进行解读和评估。

临床常见的血栓类型有动脉血栓、静脉血栓和心腔内血栓，相关检验涵盖血管内皮、血小板、凝血、抗凝血、纤溶、病理性抗凝物/抗体和异常基因突变等方面。实验室检测项目的选择与血栓类型和临床目的相关，如动脉血栓是混合血栓，在治疗时往往联合应用抗血小板药物、抗凝药物和降脂药物，相关检验项目既需要D-二聚体、血管性血友病因子抗原等风险预测和疗效评价指标，也需要血小板功能试验和常规凝血试验等药物监测指标，在药效不稳定时可酌情选择CYP2C19、CYP2C9、VKORC1等药物代谢基因检查。VTE由于诱因繁多且病程隐匿，需对血栓患者或风险人群做动态评估和求因，并根据风险特征和危险度实施有针对性的抗凝治疗和/或物理预防以避免VTE发生或复发，检测项目涉及排除诊断（如D-二聚体、HIT混合抗体）、确定诊断（如HIT特异性抗体）、疾病求因（如抗凝血蛋白、狼疮抗凝物）和抗凝药物监测（如常规凝血功能试验、抗因子Ⅹa活性试验）等。此外，近半数的VTE患者涉及一种或多种遗传易感因素和/或表观遗传学因素，因此在没有发现明显风险诱因时，如条件允许可进一步分析患者潜在的分子缺陷和表观遗传学异常，尝试探索血栓形成的深层原因；但由于遗传因素和环境暴露之间可有多种相互协同与影响模式，目前在VTE与遗传易感因素之间的病理机制、发病相关性以及人群特征等方面仍缺乏高质量研究，遗传学分析仅能部分解释VTE的先天性成因，评估时仍需结合患者临床资料和家系背景做综合分析。

本章节所涉及的实验室检测项目在应用于临床时，须使用被国家相关主管部门批准的检测系统。

第二节　实验室检测

一、D-二聚体

D-二聚体是交联纤维蛋白经继发性纤溶降解后的特异性片段，血中半衰期约为8小时，D-二聚体浓度持续增高与血管内纤维蛋白负荷增加密切相关，是灵敏反映血栓风险的生物标志物。在不同病理情况下，由于凝血紊乱机制、凝血活化规模以及纤维蛋白构成差异较大，血浆D-二聚体水平变化也各具特征，因此，临床和实验室应根据疾病类型、病情阶段和诊断目的共同制订相应的临界值。对于多数高龄和癌症患者，上调D-二聚体排除诊断VTE的临界值可以提高诊断性能，但需注意应避免将排除诊断临界值与风险评估临界值相混淆。另一方面，陈旧性血栓时D-二聚体水平通常无显著增高现象；生理性止血栓子是相对松散的纤维蛋白单体聚合物，纤维蛋白负荷量低，栓子容易溶解，并且缺乏D-E-D结构，在栓子溶解时D-二聚体水平波动轻微；某种类凝血酶药物，如分子量为29300～29500道尔顿的尖吻蝮蛇血凝酶（HCA），仅促进纤维蛋白单体有限聚合，对因子XI和因子XIII无活化作用，可避免凝血效应放大，不增加血栓风险，因此，不会引起D-二聚体浓度明显增加。

【推荐意见】

对于验前概率评分为低、中度临床可能性的患者，推荐血浆D-二聚体检测，结果阴性可排除VTE【1A】。

【推荐意见说明】

由于血浆D-二聚体检测具有高度诊断敏感性和极佳的阴性预期值，因此与验前概率评分（如Wells评分、简化版Wells评分或修订版Geneva评分）联合使用，对"非高度临床可能性"患者能有效进行VTE排除诊断（在验前概率评分中，"非高度临床可能性"在三分类法中定义为"低、中度临床可能性"）。

Balwinder Singh等的系统评价和荟萃分析（DOI：10.1016/j.annemergmed.2011.10.022）纳入了来自6个国家的10个前瞻性和2个回顾性队列研究（包括13885例患者，其中1391例为肺栓塞），结果显示，在验前概率评分为非高度可能性的急诊患者中，D-二聚体排除疑似PTE的总灵敏度为0.97（95% CI：0.96～0.98），总特异度为0.23（95% CI：0.22～0.24），阳性似然比为1.24（95% CI：1.18～1.30），阴性似然比为0.17（95% CI：0.13～0.23），结论认为，D-二聚体结合排除诊断规则有高度灵敏度和可接受的特异度。Geert-Jarr Geersing等的荟萃分析（DOI：10.1136/bmj.g1340）纳入了13个研究（包括10002例患者），结果显示，Wells评分为低度可能性结合D-二聚体阴性结果提示DVT概率很低（1.2%，95% CI：0.7%～1.8%），该研究结果在不同D-二聚体检测方法亚组（定量或定性）、男性与女性、接受初级护理人群或住院护理的患者中是一致的；在疑似血栓复发事件的患者中，只需在Wells评分规则中添加"血栓病史"的评分项，即可保证排除诊断的安全性，结论认为，阴性的D-二聚体（定量和定性）能够对Wells评分为DVT低度可能性的患者进行有效排除诊断，但该模式在癌症患者中的应用效果不佳。Maria Tose Fabiá Valls等的系统评价和荟萃分析（DOI：10.1160/TH14-06-0488）纳入了4个研究（包括1286例患者），结果显示，基于临床预测规则以及D-二聚体检测和/或CTPA，可安全排除有VTE病史患者的PE诊断，但诊断效果略逊于无VTE病史的患者。

根据目前的研究证据，Wells评分、简化版Wells评分或Geneva评分联合D-二聚体检测对VTE进行排除诊断具有很高的灵敏度和安全性，已被作为经典模式在国内外临床使用并被主流指南所推荐。另一方面，许多临床病理生理因素都可导致凝血系统活化，使血浆D-二聚体浓度增高，因此，对于D-二聚体显著增高的患者需结合个体情况及临床背景（如年龄、原发疾病、合并症及治疗史等）做综合评估。

【推荐意见】

对年龄＞50岁的低度或中度临床可能性患者进行VTE排除诊断时，推荐以"年龄×10"的方式上调D-二聚体的临界值【1B】。

【推荐意见说明】

老年人血浆D-二聚体水平随年龄逐渐增高，从而降低了传统临界值（如500μg/L）排除诊断VTE的可靠性。近年的证据显示，通过年龄调整的方式上调D-二聚体临界值（50岁以上的VTE低度或中度可能性患者，年龄×10），不但可保持高度诊断灵敏度，还提高了诊断特异度，且在随访中未发现任何假阴性。

Henrike J Schouten等的系统评价和荟萃分析（DOI：10.1136/bmj.f2492）纳入了13个队列研究（包括12497例非高度临床可能性患者），结果显示，传统D-二聚体临界值（500μg/L）的诊断特异性随年龄增加而下降，在51～60岁、61～70岁、71～80岁和＞80岁患者组中，分别为57.6%（95% CI：51.4%～63.6%）、39.4%（95% CI：33.5%～45.6%）、24.5%（95% CI：20.0%～29.7%）和14.7%（95% CI：11.3%～18.6%），上述年龄段在进行了D-二聚体临界值调整后（年龄×10）显示出更高的特异度，分别提升至62.3%（95% CI：56.2%～68.0%）、49.5%（95% CI：43.2%～55.8%）、44.2%（95% CI：38.0%～50.5%）和35.2%（95% CI：29.4%～41.5%），且诊断灵敏度均保持在97%以上，从而优化了D-二聚体在50岁以上非高度临床可能性患者中的诊断性能。Marc Righini等的多中心前瞻性研究（DOI：10.1001/jama.2014.2135）的数据源自比利时、荷兰、法国和瑞士的19个中心，结果显示，在2898例非高度临床可能性或不典型患者中，有817例（28.2%）D-二聚体水平低于500μg/L（95% CI：26.6%～29.9%），337例（11.6%）的D-二聚体水平处于500μg/L和年龄调整临界值之间（95% CI：10.5%～12.9%）；在766例75岁以上的老年患者中有673例是非高度临床可能性患者，在使用年龄调整临界值后，排除诊断PE的比例从43/673（6.4%，95% CI：4.8%～8.5%）提高到200/673例患者（29.7%，95% CI：26.4%～33.3%），且未出现任何假阴性；结论认为，与固定的临界值（500μg/L）相比，经年龄调整后的D-二聚体临界值结合验前概率评分，能对不典型高龄PE患者进行有效排除诊断。Nick van Es等的系统性评价和荟萃分析（DOI：107326/M16-0031）纳入了6个关于PE的前瞻性研究（包括7268例患者），评价和比较了Wells规则联合D-二聚体固定临界值（≤500μg/L）或经年龄调整临界值（＞50岁患者，年龄×10）对多种不同情况的患者（如住院患者、癌症、慢性阻塞性肺疾病、有既往VTE病史以及≥75岁患者）排除诊断的有效性及安全性，并使用影像学检查对Wells评分为"不典型PE"和阴性D-二聚体排除诊断的病例进行验证，结果显示，经年龄调整后的D-二聚体临界值将诊断符合率从28%增加至

33%（在老年患者中尤为明显），排除诊断失败率（3个月内发生症状性VTE）在所有观察亚组中均低于3%，并使经影像学检查排除PTE诊断的疑似患者的比例增加了5%。Kenneth Iwuji等的系统评价和荟萃分析（DOI：10.1177/21501327211054996）纳入了9个队列研究（包括47720例非高度临床可能性患者），结果显示，经年龄调整的D-二聚体和传统的D-二聚体均具有高度灵敏度，但与年龄调整模式相比，传统的D-二聚体临界值有较高的假阳性率。结论认为，经年龄调整的D-二聚体临界值结合低风险临床可能性评估，在排除疑似患者的肺栓塞诊断时，假阳性率更低。

【推荐意见】

对恶性肿瘤患者进行VTE排除诊断时，建议采用"年龄×10"的方式上调D-二聚体的临界值【2B】。

【推荐意见说明】

恶性肿瘤患者的病理性凝血活化几乎贯穿病程始终，高凝状态严重程度涉及患者个体特征、肿瘤部位、病理类型、疾病发展、治疗药物以及合并症等多方面因素。在肿瘤活动期，患者血浆D-二聚体浓度普遍处于高水平，并与VTE危险度和临床结局相关。对于疑似发生VTE的恶性肿瘤患者，传统D-二聚体临界值也面临着诊断特异度降低和排除诊断能力不足的问题，同样需上调临界值以提高诊断性能。2014年，欧洲ESC的《急性肺栓塞诊断和处理指南》基于较早期文献提出"700μg/L"和"年龄调整"两种临界值调整方案，但证据等级较低；随后的研究显示，以"年龄×10"方式上调D-二聚体临界值对恶性肿瘤患者进行VTE排除诊断更为有效。

Ineke Theo dora Wilts等的多中心前瞻性研究（DOI：10.1016/S0049-3848（16）30162-1）数据源自比利时、法国、荷兰和瑞士的19个中心，并进行了3个月的随访，结果显示，在3324例疑似PE患者中有429例（12.9%）为癌症患者，其中多为老年、接受过手术或制动的患者，PE实际发生率为25.2%，显著高于非癌症患者的18.0%（$P < 0.001$）；在VTE低度可能性的癌症患者中，有9.9%的患者D-二聚体处于阴性水平（＜500μg/L），而经年龄上调临界值后（＞50岁患者，年龄×10），阴性患者比例上升到19.7%；在非癌症患者中，临界值调整前后的比例分别为30.1%和41.9%，在3个月的随访期中，这些患者没有发生VTE。Nick van Es等的荟萃分析（DOI：10.1016/S0049-3848（16）30140-2）纳入了6个大型前瞻性研究（包括938例活动性恶性肿瘤患者），结果显示，恶性肿瘤患者合并PE总发生率为29%，122例患者（13%）通过采用简化版Wells评分联合年龄调整D-二聚体临界值排除了PE，其中有2例患者（1.5%）在随访期内被诊断为非致死性VTE。Milou A M Stals等的系统评价和荟萃分析（DOI：10.7326/M21-2625）纳入了16项研究（包括20553例患者），结果显示，Wells评分或修订版Geneva评分联合D-二聚体排除诊断急性肺栓塞时，对40岁以下患者的诊断效率最高，≥80岁的患者或癌症患者的诊断效率最低；经年龄调整的D-二聚体临界值的诊断效率显著增高；在不同亚组中，诊断失败率为2%～4%，诊断失败率定义为已排除肺栓塞的患者（未经影像学检查）在随后3个月内的VTE发生率。

【推荐意见】

用D-二聚体对VTE患者进行排除诊断时，推荐基于高敏微粒凝集定量分析、酶联免疫荧光法、酶联免疫吸附分析或化学发光法等技术的试验方法【1A】。

【推荐意见说明】

D-二聚体片段相对分子量的异质性很大，基于不同原理的试验方法检出D-二聚体片段的灵敏度和特异度差异显著。由于检测D-二聚体的试验类型有多种，且各种D-二聚体检测方法间没有实现标准化，其定量检测结果的定义并不一致，常见纤维蛋白原等量单位（FEU）和D-二聚体单位（DDU）两种形式，两者间无明确相关性，故不应进行不同方法和不同报告方式之间的数据换算和比较，对同一患者进行连续监测时，应采用来源于相同检测系统的数据。

临床研究显示，采用酶联免疫吸附分析、酶联免疫荧光分析、高敏微粒凝集定量分析和化学发光法等技术的高敏D-二聚体检测方法对非高度可能性患者可有效排除诊断VTE，上述方法也被欧洲ESC指南、美国ACCP指南以及美国临床和实验室标准化协会（CLSI）指南所推荐。需注意，没有高质量证据支持D-二聚体的即时检测（POCT）方法（多为定性或半定量）能安全用于排除诊断VTE。Geert-Jan Geersing等的荟萃分析（DOI：10.1136/bmj.b2990）纳入了23项研究（包括13959例患者），结果显示，与源自实验室的D-二聚体数据相比，POCT检测的灵敏度较低；Geersing的另一项前瞻性队列研究（DOI：10.1136/bmj.e6564）显示，POCT检测对于初级医疗保健机构中的低度可能性（Wells评分≤4）患者的肺栓塞排除诊断有价值。Wim A M Lucassen的前瞻性队列研究（DOI：10.1111/jth.12951）显示，在初级医疗保健机构的疑似肺栓塞患者中，D-二聚体定量检测和POCT检测的漏诊率分别为0.4%和1.5%，当结合Wells评分≤4的规则时，POCT检测可提高排除诊断效率。

2019年，欧洲ESC与欧洲呼吸学会（ERS）联合制定的《急性肺栓塞诊断和管理指南》认为，采用POCT模式的D-二聚体检测适用于社区或初级医疗保健机构，医生应了解本医疗机构使用的D-二聚体检测试验的诊断性能，以降低漏诊风险。

【推荐意见】

对于初发且去除了血栓风险诱因的女性VTE患者，推荐根据停止抗凝治疗1个月后的D-二聚体水平，分析VTE复发风险，评估是否延长抗凝治疗时间【1B】。

【推荐意见说明】

血浆D-二聚体浓度与纤维蛋白负荷相关，因此通过动态监测有助于评估患者的血栓危险度和复发风险。有证据显示，抗凝治疗后D-二聚体水平仍然增高的VTE患者，血栓复发风险高于D-二聚体水平正常的患者。在初发且无诱因的VTE患者中，男性患者VTE复发风险高于女性患者；在初发且仍存在血栓风险诱因的VTE患者中，VTE复发风险在男、女性别间无显著差异；与女性相比，初发VTE后的男性患者更应考虑延长抗凝治疗时间。目前较为明确的是，初发VTE的女性患者在去除血栓诱因后，停止抗凝治疗1个月后，如D-二聚体呈阴性，其近端DVT或PE风险较低，可作为不再延长抗凝治疗时间的重要依据。

Madeleine Verhovsek等的系统评价（DOI：10.7326/0003-4819-149-7-200810070-00008）纳入了7项随机对照试验或前瞻性队列研究（包括1888例患者），显示对初发且无诱因的VTE患者进行3个月抗凝治疗后做2年随访，D-二聚体阴性患者的年度VTE复发风险为3.5%（95% *CI*：2.7% ～ 4.3%），D-二聚体阳性患者为8.9%（95% *CI*：5.8% ～ 11.9%）。James Douketis等的第1篇荟萃分析（DOI：10.7326/0043-4819-153.8-201010190-00009）纳入了7个观察初发且无诱因VTE患者的前瞻性研究（包括1818例患者，随访期为26.9±19.1个月），结果显示，D-二聚体阳性患者的VTE复发风险高于阴性患者，而且停止抗凝治疗后的D-二聚体检测时间、患者年龄以及临界值均不影响D-二聚体识别VTE复发的效果。James Douketis等的第2篇荟萃分析（DOI：10.1136/bmj.d813）纳入了7个关于抗凝停药后D-二聚体检测与VTE患者血栓复发相关性的前瞻性研究（包括2554例首次发生VTE的患者，随访期27.1±19.6个月），结果显示，女性患者在1年内VTE复发率为5.3%（95% *CI*：4.1% ～ 6.7%），男性患者为9.5%（95% *CI*：7.9% ～ 11.4%）；女性患者3年内复发率为9.1%（95% *CI*：7.3% ～ 11.3%），男性患者为19.7%（95%

CI：16.5%～23.4%）；在无诱因的VTE患者中，男性比女性有更高的复发风险（*HR*=2.2，95% *CI*：1.7～2.8），在调整了女性与初发VTE相关的激素因素后，男性VTE复发风险仍高于女性（*HR*=1.8，95% *CI*：1.4～2.5）；在有明确诱因的VTE患者中，在暴露于主要危险因素后，VTE复发风险在男性和女性间无统计学差异（*HR*=1.2，95% *CI*：0.6～2.4）；激素相关VTE的女性患者的血栓复发率显著低于去除了血栓风险诱因的VTE女性患者和此前没有使用激素的女性患者（*HR*=0.5，95% *CI*：0.3～0.8）；结论认为，在初发且去除了血栓风险诱因的VTE患者中，男性患者VTE复发风险比女性高2.2倍，在调整了此前激素相关VTE因素后仍高于女性1.8倍；在初发且仍存在血栓风险诱因的VTE患者中，VTE复发风险在男、女（有或无激素相关VTE）性别间无显著差异；与女性相比，初发VTE后的男性患者更应考虑延长抗凝治疗时间。Gualtien Palareti等的随访研究（DOI：10.1182/blood-2014-01-548065）收集了至少抗凝治疗3个月的1010例门诊初发VTE患者，在528例（52.3%）抗凝治疗停止后D-二聚体持续阴性的患者中，有25例次复发（3%/患者年，95% *CI*：2.0%～4.4%）；其余482例患者中，有373例恢复抗凝治疗，4例复发VTE（0.7%/患者年，95% *CI*：0.2%～1.7%），有109例拒绝接受抗凝治疗，15例复发VTE（8.8%/患者年，95% *CI*：5.0%～14.1%），*HR*为2.92（95% *CI*：1.87～9.72，*P*=0.006）；有14例重新抗凝治疗的患者发生大出血（2.3%/患者年，95% *CI*：1.3%～3.9%）；结论认为，在临床实践中利用D-二聚体评估VTE患者是否需要停止抗凝治疗是有效且安全的。Clive Kearon等前瞻性队列研究（DOI：10.7326/M14-1275）纳入了13个中心（包括410例初发且无诱因的VTE患者），这些患者均为近端DVT或PE，并接受了3～7个月的抗凝治疗，研究设计为当D-二聚体呈阴性时，停止抗凝治疗，当1个月后D-二聚体仍呈阴性，则不再重启抗凝治疗，以平均2.2年随访期内VTE复发为终点事件；有319例患者2次D-二聚体结果均呈阴性，且未重启抗凝治疗，VTE复发率分别为：总体患者6.7%/患者年（95% *CI*：4.8%～9.0%）、男性患者9.7%/患者年（95% *CI*：6.7%～13.7%）、与雌激素治疗无关的女性VTE患者5.4%/患者年（95% *CI*：2.5%～10.2%）、与雌激素治疗相关的女性VTE患者0/患者年（95% *CI*：0～3.0%），三组间比较有显著性差异（*P*=0.001）；结论认为，初发且去除了血栓风险诱因VTE患者的D-二聚体呈阴性时，不能成为评估男性患者血栓复发的独立证据（也不足以支持停止抗凝治疗），但对于女性患者，则说明血栓复发风险低，可以考虑停止抗凝治疗。Clive Kearon等的另一项为期5年的队列研究（DOI：10.1111/jth.14458）显示，因D-二聚体试验结果呈阴性而停止治疗后，患者的5年VTE总体复发率为21.5%，其中男性为29.7%（95% *CI*：22.1%～37.3%），与雌激素治疗无关的女性为17.0%（95% *CI*：8.1%～25.9%），与雌激素治疗相关的女性为2.3%（95% *CI*：0～6.8），再次验证了上述结论。

【推荐意见】

对于活动性恶性肿瘤患者，建议动态监测D-二聚体进行VTE风险分层和预后评估【1A】。

【推荐意见说明】

由于病理性凝血活化持续存在于癌症病程的各个阶段（特别是活动期），恶性肿瘤患者血浆D-二聚体浓度普遍增高，且与患者VTE风险程度密切相关。此外，大量研究显示，高水平的D-二聚体与恶性肿瘤患者总体生存期缩短存在关联，可用于预测脑瘤、淋巴瘤、乳腺癌、肺癌、胃癌、结肠癌、胰腺癌、卵巢癌和前列腺癌患者的不良临床结局。因此，动态监测血浆D-二聚体水平有助于临床进行VTE风险度分层和预后评估。

Cihan Ay等的前瞻性队列研究（DOI：10.1200/JCO.2008.21.7752）纳入了821例患者（新确诊或活动期恶性肿瘤患者，均未接受放疗、化疗和手术），并进行了255～731天（中位数501天）的随访；结果显示，有62例患者（7.6%）在随访期内发生VTE；血浆D-二聚体增高患者发生VTE的*HR*值为1.8（95% *CI*：

$1.0 \sim 3.2$，$P = 0.048$），血浆凝血酶原片段 $1 + 2$ 检测（$F1 + 2$）增高患者发生 VTE 的 HR 值为 2.0（95% CI：$1.2 \sim 3.6$，$P = 0.015$），且在 6 个月后发生 VTE 的累积概率最高（5.0%，$P < 0.001$）。Cihan Ay 等的另一项前瞻性队列研究（DOI：10.1182/blood-2010-02-270116）显示，将 D-二聚体和可溶性 P-选择素加入 Khorana 评分量表进行优化，结果显示，0 分患者 6 个月后 VTE 累积概率为 1.0%，3 分患者为 10.3%，≥ 5 分患者为 35%；与 0 分患者比较，≥ 5 分患者的 HR 值为 25.9（95% CI：$8.0 \sim 84.6$），表明优化后的风险评分能有效识别 VTE 低风险和高风险的肿瘤患者。Luis Jara-Palomares 等的多中心前瞻性队列研究（DOI：10.1038/s41416-018-0269-5）对停止抗凝治疗的癌症相关血栓形成患者进行了 6 个月的随访，结果显示，21 天后的 D-二聚体水平与 VTE 复发相关，亚分布 HR 值为 5.81（95% CI：$1.1 \sim 31.7$），D-二聚体可作为监测患者停止抗凝治疗后 VTE 复发风险的潜在生物标志物。Ruth Maria Schorling 前瞻性队列研究（DOI：10.1159/000508271）对乳腺癌、胃癌、妇科肿瘤和结直肠癌患者进行了 3 个月的随访，结果显示，D-二聚体水平与 VTE 发生风险相关（$HR = 6.9$，$P = 0.021$），其临床性能优于 Khorana 等 VTE 风险评分（模型）、未成熟血小板指数、平均血小板体积、P-选择素以及凝血酶生成试验等；结论认为，D-二聚体能有效预测 VTE 风险，有助于优化现有的 VTE 风险评分（模型）。Jing Li 等的系统评价和荟萃分析（DOI：10.3389/fmed.2022.853941）纳入了 19 个队列研究，结果显示，高水平 D-二聚体增加肿瘤患者死亡风险（合并 $HR = 1.62$，95% CI：$1.39 \sim 1.88$，$I^2 = 75.0\%$）；分层分析显示，在晚期肺癌组中，较高的 D-二聚体水平与死亡风险相关（$HR = 2.91$，95% CI：$2.24 \sim 3.78$，$I^2 = 6.0\%$）；对 540 例患者的外部验证研究结果显示，D-二聚体高水平的肺癌患者的总死亡率（$HR = 1.39$，95% CI：$1.13 \sim 1.72$，$P = 0.002$）和 VTE 风险（$HR = 3.98$，95% CI：$1.99 \sim 8.70$，$P = 0.002$）更高；结论认为，高水平的 D-二聚体可独立预测肺癌患者的远期预后和 VTE 风险。Guoyi Rong 荟萃分析（DOI：10.1097/MD.0000000000016520）纳入了 30 项研究（包括 5928 例胃肠道癌症患者），结果显示，高水平 D-二聚体与患者总生存期缩短间存在明显相关性（$HR = 2.01$，95% CI：$1.72 \sim 2.36$，$P < 0.01$），与较短的无进展生存期（$HR = 1.34$，95% CI：$1.05 \sim 1.70$，$P = 0.32$）、无病生存期（$HR = 1.67$，95% CI：$1.12 \sim 2.50$，$P < 0.01$）和肿瘤特异性生存期（$HR = 1.93$，95% CI：$1.49 \sim 2.49$，$P = 0.66$）相关；结论认为，血浆 D-二聚体水平升高有助于预测胃肠道恶性肿瘤患者的不良预后。

需注意，对于尚未发生 VTE 的癌症患者，一些医生往往将 D-二聚体排除诊断 VTE 的临界值（如 500μg/L）作为进行预防性抗凝给药的依据，常导致抗凝药物过度使用。近年研究显示，D-二聚体评估癌症患者 VTE 危险度的临界值应高于排除诊断的临界值，此外由于 D-二聚体检测系统间的差异，各医疗机构需通过队列研究制定出适合本地域或人群的临界值。

【推荐意见】

对于心、脑血管疾病患者，推荐用 D-二聚体预测动脉血栓事件风险【1B】。

【推荐意见说明】

D-二聚体作为高凝状态的标志物与动脉血栓栓塞风险相关。有证据表明，周围动脉疾病（PAD）患者血浆 D-二聚体水平增高提示心血管事件风险增加，并与包括死亡在内的不良临床结局相关，可作为预测 PAD 患者短期内心血管血栓风险的标志物。此外，血浆 D-二聚体水平增高也是缺血性和出血性脑卒中的潜在风险因素，并与腔隙性脑卒中和心源性脑卒中的相关性明确，因此，可用于脑卒中的风险评估。需注意的是，目前的研究证据中仍存在较大的变异性，临床在解读数据时尚需谨慎。

Marie-Claire F Kleinegris 等的系统评价（DOI：10.1160/TH B-01-0032）纳入了 10 个研究（包括 2420 例 PAD 患者和 1036 例心血管疾病患者），其中 2 个随访期为 1 年的研究显示，D-二聚体可以预测 PAD 病情的恶化和随后的血栓事件；在 6 个随访期为 $2 \sim 4$ 年的研究中，有 5 个研究结果显示 D-二聚体水平增高可预测包括死亡在内的各种动脉血栓事件；2个随访期超过6年的研究则没有发现D-二聚体水平增高与动脉血栓事件和心血管疾病相关死亡率存在独立相关性；结论认为，D-二聚体水平增高可能与患者近期心血管事件风险的增加有独立相关性（$RR = 2.30$，95% CI：$1.43 \sim 3.68$）。Augusto Di Castelnuovo等的研究（DOI：10.1160/THT4-04-0297）纳入了4个中心（包括34148例患者），随访期中位数11.9年，确认发生脑卒中289例，按D-二聚体浓度划分的4个水平类别（水平Ⅰ为＜100ng/ml、水平Ⅱ为100 ~ 127ng/ml、水平Ⅲ为128 ~ 166ng/ml、水平Ⅳ为＞166ng/ml），对应D-二聚体水平（Ⅱ、Ⅲ、Ⅳ）的HR如下：全部脑卒中患者为2.10（95% CI：$1.28 \sim 3.47$）、2.42（95% CI：$1.44 \sim 4.09$）和2.10（95% CI：$1.27 \sim 3.48$），缺血性脑卒中患者为1.80（95% CI：$0.94 \sim 3.45$）、2.06（95% CI：$1.07 \sim 3.97$）和1.72（95% CI：$0.89 \sim 3.33$），出血性脑卒中患者为2.08（95% CI：$0.81 \sim 5.36$）、2.63（95% CI：$1.05 \sim 6.61$）和2.92（95% CI：$1.17 \sim 7.29$）；结论认为，D-二聚体水平升高是缺血性脑卒中和出血性脑卒中的潜在风险因素。Stewart Wiseman等的系统评价和荟萃分析（DOI：10.1159/000356789）纳入了42项研究（包括4816例缺血性脑卒中患者）显示，与非脑卒中患者比较，急性腔隙性脑卒中〔标准化均数差（SMD）＝1.42，95% CI：$1.14 \sim 1.69$〕、慢性腔隙性脑卒中（$SMD = 3.22$，95% CI：$2.65 \sim 3.78$）患者血浆D-二聚体水平显著增高，但明显低于其他类型急、慢性缺血性脑卒中，如动脉粥样硬化性脑卒中（SMD＝-3.59，95% CI：$-4.06 \sim -3.12$）和心源性栓塞（$SMD = -5.73$，95% CI：$-6.38 \sim -5.09$）。Aaron R Folsom等的大样本随访研究（DOI：10.1161/STROKEAHA.10011035）纳入了1992-1995年的11415例非脑卒中及心脏病患者，以脑卒中、冠心病事件为终点事件，结果显示，在中位数为18年的随访期中，719例患者发生脑卒中事件（628例缺血性脑卒中和91例出血性脑卒中），D-二聚体与整体风险、缺血和心源性脑卒中风险显著相关，在调整了其他心血管危险因素后，D-二聚体对缺血性脑卒中的HR为1.33（95% CI：$1.02 \sim 1.73$），对心源性脑卒中的HR为1.79（95% CI：$1.08 \sim 2.95$），D-二聚体的风险预测性能与出血性脑卒中、腔隙性脑卒中或非腔隙性脑卒中的分类不相关，与冠心病事件显著相关；结论认为，血浆D-二聚体基础浓度增高是普通人群缺血性脑卒中（特别是心源性脑卒中）的风险标志。Na Wu等的系统评价和荟萃分析（DOI：10.1016/j.tjca.2014.12.002）纳入了27项研究数据（包括22176例房颤患者），结果显示，高水平的D-二聚体与队列研究随访期内血栓栓塞风险增高相关，合并HR为2.90（95% CI：$1.22 \sim 6.90$），病例对照研究的SMD为0.93（95% CI：$0.36 \sim 1.50$）；结论认为，高水平的D-二聚体与房颤患者血栓栓塞事件相关。Suzanne Schol-Gelok等的系统评价和荟萃分析（DOI：10.1111/eci.13130）纳入了100项随机对照试验、队列研究和横断面研究（包括18052例患者），结果显示，接受他汀类药物治疗患者的血浆D-二聚体水平显著低于对照组（$SMD = -0.165$，95% CI：$-0.234 \sim -0.096$，$P = 0.001$），而且治疗时间的长短（＜12周或≥12周）、使用亲脂或亲水性他汀类药物均对这一总体结果没有影响，研究表明，他汀类药物的使用与D-二聚体水平降低之间存在关联。

【推荐意见】

推荐用D-二聚体识别COVID-19患者的VTE风险、监测病情和预测疾病转归【1A】。

【推荐意见说明】

临床研究发现，在新型冠状病毒肺炎（coronavirus disease 2019，COVID-19）病情发展过程中，细胞炎性因子上调引发止血各系统功能紊乱，最终导致血栓形成（如肺微血管血栓、静脉血栓栓塞以及DIC等）。COVID相关凝血紊乱也是导致病情加重及预后不良的主要原因，而血浆D-二聚体水平显著增高与疾病转归及临床结局密切相关。

Stephan Nopp等的系统评价和荟萃分析（DOI：10.1002/rth2.12439）定量分析了66项（28173例

COVID-19患者），结果显示，非ICU患者的VTE患病率为7.9%（95% *CI*：5.1～11.2），ICU患者为22.7%（95% *CI*：18.1～27.6）；非ICU和ICU患者肺栓塞患病率分别为3.5%（95% *CI*：2.2～5.1）和13.7%（95% *CI*：10.0～17.9）；与非VTE患者相比，发生VTE的患者血浆D-二聚体水平更高（加权均数差为3.26μg/ml，95% *CI*：2.76～3.77）。Agam Bansal等的系统评价和荟萃分析（DOI：10.1016/j.hrtlng.2020.08.024）纳入6项队列研究（包括321例COVID-19患者），结果显示，与未发生复合终点事件的患者比较，发生复合终点事件（全因死亡率、ICU或ARDS）患者的血浆D-二聚体水平显著增高（*SMD* = 1.67μg/ml，95% *CI*：0.72～2.62μg/ml）；仅以死亡率作为临床结局的研究显示，D-二聚体的*SMD*为2.5μg/ml（95% *CI*：0.62～4.41μg/ml）；结论认为，D-二聚体升高患者的临床结局较差。Runzhen Zhao等的系统评价和荟萃分析（DOI：10.3389/fimmu.2021.691249）纳入了42项研究（包括14862例COVID-19患者），结果显示，荟萃分析确定了58个临床变量与血浆D-二聚体水平相关，其中11个变量与D-二聚体水平呈负相关，22个变量与D-二聚体水平独立相关（包括呼吸频率、呼吸困难、葡萄糖、SpO_2、血尿素氮、胆红素、丙氨酸氨基转移酶、天冬氨酸氨基转移酶、收缩压和肌酸激酶等）；研究发现，D-二聚体水平升高是预测患者死亡率和并发症的独立因子，可与其他指标联合用于风险分层、监测溶栓治疗或替代干预措施。Baris Gungor等的系统评价和荟萃分析（DOI：10.1016/j.ajem.2020.09.018）纳入了39项研究（包括5750例非重症患者和2063例重症患者），结果显示，有16项研究报告了2783例存活病例和697例死亡病例的D-二聚体水平，与存活患者比较，死亡患者的D-二聚体水平显著增高（*WMD* = 5.32mg/L，95% *CI*：3.90～6.73，*P* < 0.0001）；D-二聚体水平高于正常上限，与疾病严重程度（*RR* = 1.58，95% *CI*：1.25～2.00，*P* < 0.0001）和死亡率（*RR* = 1.82，95% *CI*：1.40～2.37，*P* < 0.0001）增高相关；结论认为，患者入院时的D-二聚体水平升高与疾病严重程度显著相关，并可能预测住院患者的死亡率。

二、血管性血友病因子和因子Ⅷ

血管性血友病因子（vWF）主要由血管内皮细胞合成（血小板和巨核细胞亦可少量合成），静息状态下储存于内皮细胞的Weibel-Palade小体中。当内皮细胞损伤或受到刺激后，vWF在Weibel-Palade小体中发生特定转译，生成超大型vWF多聚体并迅速释放入血液循环，在高血流剪切应力环境下发生可逆性构象改变并介导血小板黏附过程，同时还可与纤维连接蛋白共同与血小板膜GP Ⅱb-Ⅲa结合，诱导血小板聚集。血中vWF水平受多种因素调控，能反映各种病生理因素对血管内皮细胞功能的影响，目前已被公认为是敏感的血管内皮损伤标志物。此外，vWF作为因子Ⅷ的载体蛋白，避免其被活化蛋白C过多灭活，因此血浆中高水平的vWF往往伴随高水平的因子Ⅷ。由于vWF兼具介导血小板黏附聚集以及作为因子Ⅷ载体等多重角色，因此血浆中高水平vWF对一、二级止血均产生显著影响。有充分证据显示，vWF检测可用于预测心、脑血管疾病患者发生缺血事件风险、病情趋势和临床转归。血浆vWF可受多种VTE诱因的直接调节，因此监测其血浆水平变化也有助于识别VTE风险。

因子Ⅷ是血浆大分子蛋白，在凝血级联反应过程中，活化的因子Ⅷ（因子Ⅷa）作为FⅨa的辅因子，在Ca^{2+}和磷脂存在的情况下，参与对因子X的激活，放大凝血效应。目前，血浆因子Ⅷ被认为是VTE的风险因素，但因子Ⅷ与VTE危险度分层的相关性尚不清晰，而且在VTE急性期也很难鉴别FⅧ水平增高的原因，如急性应激、血管损伤、严重感染以及其他获得性诱因（如恶性肿瘤）等。此外，有多种遗传因素会影响血浆因子Ⅷ水平，包括*F8*基因多态性rs114209171及人种差异等（非洲人群的因子Ⅷ水平高）。

【推荐意见】

对于冠心病患者，推荐用血浆vWF：Ag评估动脉血栓形成风险【1B】。

【推荐意见说明】

目前的研究多采用vWF抗原（vWF antigen，vWF：Ag）作为反映血管内皮损伤、评估血栓风险的生物标志物，该指标循证证据充分，且有成熟的商品化检测试剂和标准化的检测方法。

Peter Willeit等的前瞻性观察和荟萃分析（DOI：10.1371/journcl.pno.0055175）纳入了1925例非致死性心肌梗死患者和在随访期间（中位数>19.4年）死于冠心病的患者，结果显示，血浆vWF：Ag水平增高与冠心病患者血栓事件发生密切相关。Michelle A H Sonneveld等的系统评价和荟萃分析（DOI：10.1016/j.blre.2014.04.003）显示，高水平的vWF与动脉血栓相关。Michelle A H Sonneveld等的ATHEROREMO-IVUS研究（DOI：10.1160/TH14-07-0589）纳入了318例急性冠脉综合征（ACS）患者和263例稳定型心绞痛（SAP）患者，结果显示，ACS患者的血浆vWF：Ag水平（1.73U/ml，IQR：1.27～2.31）明显高于SAP患者（1.26U/ml，IQR：0.93～1.63）；ACS患者血浆vWF：Ag水平增高提示急性发病阶段内皮细胞严重损伤，并与1年内主要不良心脏事件（MACE）风险相关（$HR=4.14$，95% CI：1.47～11.6）；SAP患者血浆中vWF：Ag水平与冠状动脉斑块负荷相关（$\beta=0.12$，$P=0.027$）；SAP患者中vWF：Ag水平可预测ACS患者的1年内全因死亡风险和住院风险（$HR=7.07$，95% CI：1.40～35.6）。Alberto Maino等的荟萃分析（DOI：10.1111/jth.13032）纳入5项研究（包括1501例患者组和2258例对照组），结果显示，低水平的ADAMTS-13与心肌梗死风险增加相关，但与风险分层之间没有关联，低ADAMTS-13联合高水平vWF：Ag分析时，对评估心肌梗死有弱协同效应，可改善风险评估效果。Amirhossein Sahebkar等的系统评价和荟萃分析（DOI：10.1160/TH15-08-0620）纳入了21项冠心病治疗相关的RCT数据，结果显示，血浆vWF：Ag水平随他汀类药物治疗而显著下降（$SMD=-0.54$，95% CI：-0.87～-0.21，$P=0.001$）。其中，辛伐他汀（$SMD=-1.54$，95% CI：-2.92～-0.17，$P=0.028$）和普伐他汀（$SMD=-0.61$，95% CI：-1.18～-0.04，$P=0.035$）比氟伐他汀（$SMD=-0.34$，95% CI：-0.69～0.02，$P=0.065$）、阿托伐他汀（$SMD=-0.23$，95% CI：-0.57～0.11，$P=0.179$）和瑞舒伐他汀（$SMD=-0.20$，95% CI：-0.71～0.30，$P=0.431$）更为显著；在各研究亚组中，与使用他汀类药物<12周比较（$SMD=-0.34$，95% CI：-0.67～0.003，$P=0.052$），使用他汀类药物持续≥12周对降低血浆vWF：Ag水平更为明显（$SMD=-0.70$，95% CI：-1.19～-0.22，$P=0.005$）；vWF：Ag水平显著降低与低强度他汀类药物治疗不相关（$SMD=-0.28$，95% CI：-0.82～0.27，$P=0.320$），但与高强度他汀类药物治疗相关（$SMD=-0.66$，95% CI：-1.07～-0.24，$P=0.002$）。Maximilian Tscharre等的历时8年的随访研究（DOI：10.1016/j.thromres.2020.08.018）纳入了701例接受PCI治疗的患者，结果显示，在ACS患者中，vWF与MACE显著相关（$HR=1.402$，95% CI：1.003～1.959，$P=0.048$），而ADAMTS13和vWF/ADAMTS13没有预测价值；在稳定型冠心病患者中，vWF、ADAMTS13以及vWF/ADAMTS13比值均与MACE相关性不显著；ACS患者血浆vWF与全因死亡率显著相关（$HR=1.841$，95% CI：1.187～2.856，$P=0.006$），稳定型冠心病患者血浆vWF与全因死亡率相关性不显著；ADAMTS13和vWF/ADAMTS13比值与ACS和稳定型冠心病患者的全因死亡率均无相关性。

【推荐意见】

对于非瓣膜病房颤患者，建议用vWF：Ag或联合ADAMTS13评估血管损伤严重程度、预测缺血事件风险【2B】。

【推荐意见说明】

非瓣膜病房颤患者血浆vWF：Ag水平显著增高，其中永久性房颤最为显著，部分持续性房颤患者复律后并未显著缓解高凝状态，vWF：Ag仍可持续处于高水平且与缺血事件发生风险存在关联；此外，血浆vWF：Ag水平及其与ADAMTS13的比值增高与MACE风险相关。

Suresh Krishnamoorthy等的真实世界队列研究（DOI：10.1111/eci.12140）发现，高水平的vWF：Ag与房颤患者不良临床事件（急性心肌梗死、缺血性脑卒中和全因死亡率）风险增加相关；生存分析显示，与vWF：Ag未增高的患者比较，多数不良事件见于vWF：Ag显著增高的患者并有助于对心律失常的临床风险分层。Alina Scridon等的研究（DOI：10.10731/europace/ene121）显示，持续性房颤患者的血浆vWF：Ag显著高于阵发性房颤，可灵敏反映内皮损伤及功能紊乱程度。Matthias K Freynhofer等的前瞻性单中心随机对照研究（DOI：10.1016/j.ijcard.2012.09.056）显示，ADAMTS13预测房颤患者发生MACE的HR为1.833（95% CI：1.089～3.086，$P=0.023$），vWF：Ag/ADAMTS13比值的HR为2.174（95% CI：1.238～3.817，$P=0.007$），并与MACE独立相关；CHADS$_2$评分为中、低度MACE风险的患者如vWF：Ag/ADAMTS13比值增高则提示不良临床结局，但vWF：Ag不能单独预测MACE（$HR=1.539$，95% CI：0.883～2.682）。Hernández-Romero等的前瞻性介入研究（DOI：10.1080/07853890.2018.1495337）显示，患者抗凝治疗前的vWF：Ag基线水平与左心房/左心耳血栓消退程序显著相关，在接受利伐沙班治疗后，vWF平均水平显著下降。

【推荐意见】

推荐用vWF：Ag或联合FⅧ评估VTE风险【1B】。

【推荐意见说明】

vWF是FⅧ的载体蛋白，在多种获得性病理生理因素影响下（如恶性肿瘤、亚临床和严重甲状腺功能亢进、慢性肝病、严重感染、心力衰竭、心房颤动以及妊娠等），二者常见伴随增高。此外，ABO血型对血浆vWF水平有显著影响，非O型血人群比O型血人群血浆vWF：Ag水平偏高约25%，进而导致其因子Ⅷ水平亦明显高于O型血人群（亚洲人群、高加索人群均存在该特征），可作为诱发VTE的潜在风险。大量研究显示，血浆中高水平vWF：Ag是增加VTE风险的独立因素，因子Ⅷ活性增强与VTE发生或复发风险密切相关。因子Ⅷ是目前临床研究中唯一被证实与VTE风险有活性量效依赖性和因果关系的凝血因子，但由于该指标属于急性相反应蛋白，且受到血浆中vWF水平的显著影响，虽然灵敏度高，但特异度差，且缺乏预测VTE风险的临界值，临床应用时宜结合vWF：Ag做联合评估。

Michael B Streiff等的多中心前瞻性研究（DOI：10.1007/s11060-015-1840-z）纳入了107例患者（其中91例为多形性胶质母细胞瘤患者），对患者进行随访直至死亡，终点事件为症状性VTE，患者平均生存期为17.7个月，26例患者发生VTE；结果显示，因子Ⅷ活性增高的患者（＞147%）更有可能发展为VTE（风险增加2.1倍）。Jeffrey Wagner等的系统评价和荟萃分析（DOI：10.3389/fendo.2018.00805）纳入了48项研究（包括7142例内源性库欣综合征患者），结果显示，与健康人比较，内源性库欣综合征患者发生VTE的OR值为17.82（95% CI：15.24～20.85，$P<0.00001$），接受外科手术患者的OR值为0.26（95% CI：0.07～0.11，$P<0.00001$）；患者vWF：Ag（1801U/L）和因子Ⅷ含量（1690U/L）均显著高于对照组（分别为1120.53U/L和1370U/L，$P<0.01$和$P<0.05$）；结论认为，在评估VTE风险时应考虑监测vWF：Ag和因子Ⅷ，并平衡血栓预防获益和出血风险。Danka J F Stuijver等的系统评价和荟萃分析（DOI：10.1160/TH12-07-0496）纳入了51项研究（包括干预性研究、横断面研究和实验性研究），结果显示，亚临床和严重甲状腺功能亢进都会诱发高凝和低纤溶状态，因子Ⅷ、vWF：Ag、纤维蛋白原、纤溶酶原激

活物抑制物-1均明显升高，可能是静脉血栓形成的一个危险因素。Samira Neshat-Vahid等的系统评价和荟萃研究（DOI：10.1111/jth.13388）纳入了16项队列研究（包括1279例儿童患者），结果显示，有277例发生了中心静脉置管相关的深静脉血栓（CADVT）；结果显示，包括因子Ⅷ水平升高等多种易栓因素总体上增加了CADVT的发生率，且与症状性CADVT的相关性（总体$OR = 6.71$，95% CI：$1.93 \sim 23.37$）高于无症状的CADVT患者（总体$OR = 2.14$，95% CI：$1.10 \sim 4.18$）。Francesco Dentali等的荟萃分析（DOI：10.1055/s-0032-1315758）纳入了38项研究（包括10305例VTE病例），结果显示，非O型血患者组VTE患病率升高，总体OR为2.09（95% CI：$1.83 \sim 2.38$，$P < 0.001$）；在有诱因的VTE患者中，非O型血与VTE间有弱关联性（$OR = 1.33$，95% CI：$1.18 \sim 1.50$），在无诱因的VTE患者中，这种关联性有所增强（$OR = 1.88$，95% CI：$1.42 \sim 2.50$）。

【推荐意见】

推荐用vWF：Ag监测COVID患者的血管损伤和疾病转归【1B】。

【推荐意见说明】

SARS-CoV-2病毒感染引起的广泛内皮损伤（功能障碍）是COVID-19相关凝血紊乱的重要病理基础。SARS-CoV-2病毒进入微血管可引起内皮损伤，激活补体级联并诱导过度炎症反应，造成微血管堵塞、缺血，并最终引发器官衰竭。vWF能通过血小板吸引或直接结合等方式募集白细胞，活化的中性粒细胞或中性粒细胞胞外诱捕网（neutrophil extracellular traps，NETs）的释放可抑制ADAMTS13活性表达，血小板-中性粒细胞聚集物和NETs等可作为vWF的支架结构促进血栓形成。血中vWF高度表达和病理性蓄积以及与ADAMTS13间失衡，加剧了COVID-19患者的高凝状态、微血栓形成趋势，并与病情严重程度和不良临床结局密切相关。大量研究显示，vWF：Ag水平随临床严重程度增高，因此可用于评估COVID-19患者病情发展趋势和临床转归，Andrianto等的系统评价和荟萃分析（DOI：10.1016/j.mvr.2021.104224）纳入了17项研究（包括1187例COVID-19患者），结果显示，vWF：Ag、t-PA、PAI-1和可溶性凝血酶调节蛋白（soluble thrombomodulin，sTM）等内皮功能标志物的血浆水平与COVID-19患者临床结局相关；与健康对照组比较，COVID-19患者中vWF：Ag水平显著增高（306.42，95% CI：$291.37 \sim 321.48$，$P < 0.001$，$I^2 = 86\%$），其中死亡COVID-19患者的vWF：Ag水平最高（448.57，95% CI：$407.20 \sim 489.93$，$P < 0.001$，$I^2 = 2 : 0\%$）；荟萃分析显示，血浆中高水平的vWF：Ag（$SMD = 0.74$，$0.33 \sim 1.16$，$P < 0.001$，$I^2 = 80.4\%$）、t-PA（$SMD = 0.55$，$0.19 \sim 0.92$，$P = 0.003$，$I^2 = 6.4\%$）、PAI-1（$SMD = 0.33$，$0.04 \sim 0.62$，$P = 0.025$，$I^2 = 7.9\%$）以及sTM（$SMD = 0.55$，$0.10 \sim 0.99$，$P = 0.015$，$I^2 = 23.6\%$）与COVID-19患者的复合不良临床结局相关。Stamatios Lampsas等的系统评价和荟萃分析（DOI：10.2174/09298673286662110261024033）纳入了27项研究（包括2213例COVID-19患者），结果显示，危重患者血浆vWF：Ag显著增高（$PMD = 110.5U/dl$，95% CI：$44.8 \sim 176.1U/dl$，$P = 0.04$）；该研究同时发现，内皮功能标志物在COVID-19患者中有异质性，vWF：Ag、E-选择素、血管细胞间黏附分子1和血管生成素-2水平与疾病严重程度存在相关性，而细胞间黏附分子1、P-选择素和sTM与非危重患者无显著差异。Arief Wibowo等系统评价和荟萃分析（DOI：10.1016/j.ijid.2021.06.051）纳入10项研究（包括996例COVID-19患者），结果显示，预后不良患者中vWF：Ag较高（$SMD = 0.84$，$0.45 \sim 1.23$，$P < 0.001$，$I^2 = 87.3$，$P < 0.001$），提示有明显的血管内皮病变；回归分析显示，不良结局和良好结局间，vWF的SMD随血小板、D-二聚体和FⅧ水平的增加，差异变得更大，但与年龄、性别、肥胖、高血压、糖尿病、恶性肿瘤无关；结论认为，患者血中vWF：Ag水平显著升高提示预后不良。Mehrdad Rostami等的系统评价和荟萃分析（DOI：10.1007/s10238-021-00769-x）纳入了28项研究（包括1943例COVID-19

患者），结果显示，COVID-19患者的vWF：Ag（366.55%，95% *CI*：341.04～392.06）及FⅧ水平（275.8%，95% *CI*：238.27～313.33）升高，ADAMTS-13活性（62.47%，95% *CI*：55.18～69.76）显著降低，上述变化在ICU患者中更为显著，但荟萃分析也发现，研究间的异质性很强。

三、狼疮抗凝物

狼疮抗凝物（LA）是一种自身抗体，多数为IgG型，少数为IgM型（亦有混合型）。LA通过与磷脂或磷脂－蛋白复合物结合，激活内皮细胞（同时干扰内皮细胞释放纤溶酶原激活物，抑制纤溶功能）、单核细胞（刺激组织因子释放，激活凝血系统）、中性粒细胞（刺激促炎介质释放）、血小板（影响花生四烯酸代谢，促进血小板活化）。LA还可干扰各种依赖磷脂的凝血与抗凝蛋白，竞争磷脂酰乙醇胺，抑制蛋白C系统，中和膜联蛋白Ⅴ，影响补体活化，使人体出现病理性高凝状态。在临床上，LA是造成静、动脉血栓栓塞症的重要风险（临床表现有多样性特征），少数患者可有出血表现（甚至仅有实验室异常）。LA"阳性"多为成年女性患者（但年龄分布范围较大），男性患者相对少见（女性/男性阳性患者比例约为9：1），阳性病例常见于抗磷脂综合征等自身免疫性疾病、病理妊娠及不孕症、血栓性疾病（包括特发性VTE、上肢深静脉血栓形成和心、脑血管缺血性疾病），在感染性疾病、肝炎、实体肿瘤、白血病、真性红细胞增多症以及使用某些药物（氯丙嗪、普鲁卡因胺、奎尼丁、肼屈嗪、苯妥英钠、干扰素和可卡因等）的患者血浆中可短暂出现LA。在体外试验中，LA能干扰依赖磷脂的凝血过程，使凝血时间假性延长，尤其是APTT。

【推荐意见】

推荐对符合抗磷脂综合征"高度临床可能性"标准的患者进行LA检测【1A】。

【推荐意见说明】

2007年，国际血栓和止血学会（ISTH）的科学及标准化委员会对LA检测指南进行了更新，提出LA检测应被限定于有抗磷脂综合征高度临床可能性的患者（表12-1），以避免过度检查。2009年，更新后的指南再次明确提出了LA检测前应使用临床可能性评估标准；2014年，美国CLSI在其发布的《狼疮抗凝物实验室检测指南H60-A》中也引用了这一标准。

Quiterie Reynaud等系统评价和荟萃分析（DOI：10.1016/j.outrev.2013.11.004）纳入30项病例对照和队列研究（包括16441例患者），结果显示，LA阳性患者（涉及5个研究的1650例患者）的静脉血栓 *OR* 为6.14（95% *CI*：2.74～13.8），动脉血栓 *OR* 为3.58（95% *CI*：1.29～9.92）；抗心磷脂抗体（anticardiolipin antibody，aCLA）阳性患者（涉及12个研究的5375例患者）的静脉血栓 *OR* 为1.46（95% *CI*：1.06～2.03），动脉血栓 *OR* 为2.65（95% *CI*：1.75～4.00）。Guillaume Moulis等的系统评价和荟萃研究（DOI：10.1016/j.autrev.2015.11.001）纳入了10项队列研究（包括1574名患者），结果显示，LA相关各种类型血栓（动脉、静脉）风险的总体 *OR* 为6.11（95% *CI*：3.40～10.99），aCLA的总体 *OR* 为2.14（95% *CI*：1.11～4.12）。Mira Merashli等系统评价和荟萃分析（DOI：10.1016/j.semarthrit.2020.08.012）纳入了21项（包括6057例周围动脉疾病患者），结果显示，LA与严重肢体缺血和血运重建失败有关，其中LA阳性患者发生严重肢体缺血的总体患病率（19.3%）显著高于对照组（4.2%）；血运重建失败组患者的LA阳性率（35.8%）显著高于血运重建成功组（15.8%）。

表12-1　LA检测前的临床可能性评估标准

临床可能性	评价标准
高度	符合以下任意一项：＜50岁的无明显诱因的VTE和无法解释的动脉血栓栓塞症、少见部位发生血栓形成、习惯性流产、晚期流产、血栓形成或病理妊娠合并自身免疫性疾病的患者（包括系统性红斑狼疮、类风湿关节炎、自身免疫性血小板减少症和自身免疫性溶血性贫血）
中度	偶然发现的无症状患者的APTT延长、习惯性早期流产或无明显诱因的年轻VTE患者
低度	发生VTE或动脉血栓栓塞症的老年患者

【推荐意见】

推荐在选择LA检测前或进行数据解读时，充分考虑抗凝药物、凝血因子缺乏或凝血因子抑制物对检测结果的潜在影响【1B】。

【推荐意见说明】

LA检测包括筛选试验、混合纠正试验和确诊试验，检测方法均基于血浆凝固反应，由于影响凝血试验的因素较多，且LA本身具有高度异质性，因此尚无任何一种试验可筛查出所有的LA，多个指南建议选择不同原理的检测方法联合进行筛选试验、混合纠正试验和确诊试验，如将稀释的蝰蛇毒时间（dRVVT）和硅土凝固时间（SCT）联合应用以提高诊断的可靠性，当dRVVT和/或SCT筛选试验呈阳性时，应继续选择与其原理一致的确诊试验，如dRVVT和/或SCT确诊试验。

许多抗凝药物会影响LA的检测结果（主要为凝血时间延长和假阳性），如①UFH可造成LA筛选试验假性延长、混合纠正试验不纠正现象，并使试验结果难以解释，建议给药24小时后进行检测（dRVVT对＜1.0U/ml的UFH有一定抗干扰能力）；②长期使用VKAs会明显延长凝血时间，建议在停止VKAs治疗后1～2周或当INR＜1.5时重新进行检测（需注意，SCT对华法林尤为灵敏）；③LMWH给药超过12小时后可进行LA检测；④直接凝血酶抑制剂，如阿加曲班、比伐芦定、重组水蛭素等，可引起混合试验的假性不纠正，以及部分患者确诊试验假阳性，建议给药24小时后进行检测，也可采用凝血酶时间（TT）筛查是否血浆中残留有直接凝血酶抑制剂；⑤磺达肝癸钠可导致混合试验的假性不纠正（但目前资料很少），建议给药24小时后进行检测；⑥不同DOACs对dRVVT试验的影响存在显著差异，如dRVVT对血药浓度较低的达比加群非常灵敏（dRVVT标准化比值呈剂量依赖性），达比加群血浆浓度＞12.5ng/ml时，即可造成dRVVT明显延长，使dRVVT确认试验假阳性率达43.3%；此外，dRVVT与抗FⅩa测定的血浆浓度有一定关联性，其中＜100ng/ml的利伐沙班和＜70ng/ml的阿哌沙班对dRVVT确认试验有影响，其中利伐沙班血浆浓度＞7.5ng/ml时，会全面影响dRVVT的筛选试验和确认试验，对筛选试验的影响大于确认试验，导致dRVVT比值较高（假阳性）；阿哌沙班血浆浓度＞18.75ng/ml时，对确认试验的影响大于筛选试验，甚至可能导致dRVVT比值较低（假阴性）。总体而言，dRVVT对低水平的DOACs有较高的灵敏度，在数据评估时应充分考虑；另一方面，这一特点在未来有可能成为急诊室或在紧急情况下快速评估患者药物残留和潜在出血风险的有效方法（尤其是利伐沙班和达比加群酯）。

狼疮抗凝物对APTT和基于APTT的凝血因子活性检测有干扰作用，当APTT延长时，宜首先使用混合纠正试验进行鉴别；凝血缺陷性疾病或凝血因子抑制物同样可干扰狼疮抗凝物检测结果（特别是确认试验），亦需通过混合纠正试验进行鉴别。相关注意事项：①混合纠正试验是将患者血浆与正常人血浆等量混合，验证是否有凝血因子缺乏、干扰物或抑制物；②混合纠正试验在实验诊断流程中的使用顺序尚存在争议，实验室可根据临床情况并结合相关指南建立适合的流程；③由于混合纠正试验可能产生稀释效应，因此当筛选试验和确诊试验呈阳性时，即使混合纠正试验阴性，也可认为该标本呈阳性。

LA检测的注意事项：①必要时应修订临界值以提高LA检测的诊断效能；②狼疮抗凝物"阳性"应以标准化比值（normalized ratio，NR）表示，NR＝筛选试验（秒）/确诊试验（秒），但NR的绝对值水平与血栓危险度之间的关系尚不明确；③当结果数据复杂不清时，实验室应给出明确"阴性"或"阳性"结论，避免临床医生错误理解。

LA标本的注意事项：①避免从留置导管中采集血液标本（肝素会造成假阳性）；②对血液标本进行充分离心（必要时可二次离心）以获取乏血小板血浆；③检测如不能在4小时内完成，需将血浆保存在-70℃环境（不超过6个月）。

四、抗凝血蛋白

抗凝血酶（AT）、蛋白C（PC）和蛋白S（PS）是重要的血浆生理性抗凝蛋白。AT是凝血酶和因子Ⅹa的主要抑制物，还可拮抗因子Ⅸa、Ⅹa、Ⅺa和Ⅻa等；肝素分子上的戊糖结构能与AT的赖氨酸残基结合，使AT的精氨酸反应中心发生构象改变并加速催化抗凝作用，更易与凝血因子结合；AT缺乏不但导致易栓症，还可引发肝素抵抗。PC是一种维生素K依赖性抗凝血蛋白，在微血管和小血管的内皮细胞表面，凝血酶-凝血酶调节蛋白复合物可促使PC快速激活为活化的蛋白C（APC）；在大血管内皮细胞表面，内皮细胞蛋白C受体（EPCR）使PC活化为APC（TM具有促进APC从EPCR解离的作用）；APC最主要的抗血栓功能是拮抗因子Ⅴa和因子Ⅷa；PC缺乏的患者在合并其他血栓风险因素时易诱发VTE。PS同样是维生素K依赖性抗凝血蛋白，作为PC的辅因子，其核心抗凝血机制是加速APC对因子Ⅴa和因子Ⅷa的灭活作用，在亚洲人群中，遗传性PS缺陷是发病率较高的易栓症类型。

既往研究显示，遗传性抗凝血酶、蛋白C或蛋白S缺乏在中国遗传性易栓症人群中发生率最高，常在合并其他风险因素或无明显诱因的情况下导致VTE发生（亦可诱发动脉血栓栓塞症）。临床医生结合患者的病史和家族史，通过检测上述抗凝血蛋白的活性、含量、功能试验或相关基因，辅助遗传性易栓症诊断和鉴别诊断，为制订治疗方案和规划长期预防用药提供依据。

抗凝血酶活性、蛋白C活性、总蛋白S活性和游离蛋白S抗原含量等指标，方法学成熟，有完备的检测体系，在常规实验室可完成。需注意，总蛋白S活性与游离蛋白S抗原含量在临床意义上存在一定差异，且游离蛋白S抗原含量的试剂稳定性优于总蛋白S，实验室在选择指标时应充分考虑方法学的有效性。

【推荐意见】

推荐在进行遗传性易栓症相关抗凝血蛋白（蛋白C、蛋白S和抗凝血酶）检测前，充分评估疑似患者的临床特征、病史和家族史【1A】。

【推荐意见说明】

有证据显示，一些特征性的临床表现和遗传缺陷相关（如低龄发病、血栓复发、少见栓塞部位、复发性病理妊娠、口服避孕药相关VTE、无明显诱因的特发性VTE以及VKAs相关栓塞等），同时家族中有VTE病史的亲属数量（≥1个）和血栓类型（主要是静脉血栓）是考虑患者是否有VTE遗传风险的重要依据。需注意，对随机VTE患者或有明显诱因的VTE患者进行抗凝血蛋白常规检测并不能提高遗传性缺陷的阳性检出率，也无助于改善患者的预防、治疗过程及临床结局，因此仅推荐对符合易栓症适应证的患者（主要是临床特征、病史和/或家族史初筛呈阳性）进行系统的抗凝血蛋白检测。

【推荐意见】

推荐在选择抗凝血蛋白检测前或进行数据解读时，充分考虑抗凝药物、血栓形成急性期以及其他获得性因素对检测结果的潜在影响【1A】。

建议实验室设置抗凝血蛋白参考区间时，充分考虑年龄和性别因素【2B】。

【推荐意见说明】

为避免抗凝药物对抗凝血蛋白检测结果的影响，抗凝血酶活性检测应在停用肝素类药物至少24小时后进行，蛋白C、蛋白S活性或游离蛋白S抗原含量检测应在停用华法林2～4周后进行；此外，许多获得性因素如血栓形成急性期、慢性肝病和肠梗阻、肾病、弥散性血管内凝血、口服华法林、恶性肿瘤、化疗药物治疗、急性呼吸窘迫综合征、血管损伤、创伤、脓毒症、自身免疫性疾病、HIV感染、雌激素替代治疗以及妊娠期等，基于不同病理生理机制均可对血浆抗凝血蛋白活性和水平产生影响，因此在选择检测时机和进行数据分析时应予充分考虑，以避免临床误诊。需注意，抗凝血蛋白的参考区间在不同年龄段以及不同性别人群中存在差异。相关内容详见第十三章易栓症。

五、肝素诱导的血小板减少症抗体

肝素诱导的血小板减少症（HIT）的基本诊疗流程包括利用验前概率评分进行临床初筛，通过HIT抗体检查对中、高度临床可能性患者做排除诊断或确诊，对确诊患者和高度疑似患者实施替代抗凝治疗。基于免疫学方法的HIT抗体试验包括混合抗体（IgG、IgM和IgA）检测和IgG特异性抗体检测；HIT混合抗体检测的灵敏度高但特异度相对较低，主要用于排除诊断；IgG特异性抗体检测有高度的灵敏度和特异度，在设定合理临界值的基础上，结合临床评估可实现确诊。

【推荐意见】

推荐在验前概率评分（如4Ts评分）基础上，对中、高度临床可能性患者进行HIT抗体检测，用于排除诊断【1B】或诊断【1B】。心脏外科术后血小板计数降至基线值50%或更低时，伴有血栓事件发生或/和手术后5～14天（心脏外科手术当天为0天），建议进行HIT抗体检测【2B】。

不建议利用心脏外科术前HIT抗体检测结果预测患者术后血栓并发症风险或死亡风险【2B】。

【推荐意见说明】

HIT抗体检测是临床识别HIT的重要指标，结合临床验前概率评分（如4Ts评分）可实现排除诊断或确诊，能有效避免漏诊或过度诊断。相关内容详见第十四章肝素诱导的血小板减少症。

六、凝血酶原时间及国际标准化比值

凝血酶原时间（PT）是筛查血浆因子Ⅱ、Ⅴ、Ⅶ和Ⅹ水平缺陷的凝血试验，其中因子Ⅱ、Ⅶ和Ⅹ是维生素K依赖性凝血因子，这些因子水平减低可导致PT延长。衍生自PT的国际标准化比值（INR）是监测VKAs疗效和安全性的重要手段，在国内外各类血栓防治指南中均有明确推荐。本指南中涉及的PT试验属于实验室检测方法，是一种以枸橼酸钠抗凝的乏血小板血浆发生凝固为观察终点的功能试验；不包括以全血为标本的床旁检测方法，此类床旁检测实验由于缺乏监测VKAs的高质量研究证据，其安全性和有效性尚有待验证。

【推荐意见】

推荐用INR监测华法林的抗凝效果和安全性，并指导调整药物剂量【1A】。

【推荐意见说明】

在华法林初始治疗阶段，INR主要反映因子Ⅶ的减低，此后因子Ⅱ和Ⅹ逐渐减低并对INR水平产生显著影响。华法林剂量需根据用药2～3天后的INR值进行调整，此后每天监测，多数患者的INR水平可在给药后第5天左右达到目标值（通常是2.0～3.0）。接下来的1～2周内，患者需定期检查2～3次INR以评估疗效的稳定性。治疗3～4周后，INR水平稳定的患者，监测间隔可调整为每4～6周或更久监测1次。如INR值低于或超出治疗范围，应在调整药物剂量至少3天后，重复上述步骤以进行评估。

在治疗HIT的过程中，华法林桥接直接凝血酶抑制剂（如阿加曲班或比伐芦定）需至少重叠用药5天。阿加曲班与华法林重叠时，考虑到该药物对INR的影响（阿加曲班会显著提高INR水平），因此INR应在3.0～4.0的水平上至少维持2天（INR＞4时阿加曲班可停用），阿加曲班停用4～6小时后，重新监测INR；相较而言，比伐芦定仅轻度延长INR，与华法林重叠期间，INR仍以2.0～3.0为目标值。

膳食中的维生素K可影响华法林的抗凝效应，使INR值变得不稳定，许多复方药物可能干扰华法林剂量调整的可靠性，增加不良事件的发生风险，因此建议当食谱显著变化、添加或停用膳食补充剂或调整联合药物时，均需密切监测INR水平。抗生素、抗真菌药、抗抑郁药、抗血小板药物、胺碘酮以及对乙酰氨基酚等药物与华法林合并使用时，可在不影响INR的情况下增加患者出血风险。另外，常用的他汀类药物（如辛伐他汀和瑞舒伐他汀）也被发现可提高华法林的抗凝效应，其中对*CYP2C9*3*等位基因携带者尤为明显。

华法林治疗的安全性和有效性依赖于将INR维持在治疗范围内，源自专业实验室的INR有严格的质量控制以及溯源体系，用于指导华法林剂量调整是安全的。而源自即时检测（POCT）的INR虽比实验室方法更为简单易行，但其校准和质量控制体系明显不足，当INR值低于2.0时，血栓事件有不对称性增加，当INR值高于4.5时，出血风险显著增加，因此仅用于自我监测时对抗凝不足或药物过量的预警，不能作为药物剂量调整的依据。另一方面，在家中和社区诊所利用POCT设备检测INR，确有方便患者、节省时间的优势，未来如能对POCT设备实施适当校准和必要的质量控制，应该可以成为临床用药管理的重要补充。

【推荐意见】

建议利用PT评估利伐沙班和艾多沙班的安全性和抗凝效果【2B】。

【推荐意见说明】

1. 利伐沙班　利伐沙班是口服的因子Ⅹa抑制剂，可剂量依赖性地抑制血浆游离因子Ⅹa和凝血酶原复合物中的因子Ⅹa以阻止凝血活化过程，实现对血栓的预防和治疗。作为单靶点的DOACs，利伐沙班干扰因素少，药代动力学稳定，因此不需常规监测。另一方面，在某些特定情况时，利伐沙班也存在一些药代动力学和药效学问题，其中高龄、严重肝肾功能不全、营养状况不佳或胃肠道吸收不良、肥胖或体重过轻、联合用药等因素可引起药物代谢异常（如药物蓄积或清除过快），而硬膜外隙阻滞麻醉前、紧急手术前或溶栓治疗前停药不充分等因素可导致残留抗凝活性过高（常引起严重出血）。因此，利用实验室检查监测评估利伐沙班的代谢情况或残留抗凝活性，有助于指导治疗方案调整、使用拮抗剂以及避免复杂临床背景下不良事件发生。

治疗水平的利伐沙班能剂量依赖性地延长PT（在血药浓度50～100ng/ml范围内呈弱相关性），但PT不能精确定量评估利伐沙班的抗凝活性。随着浓度的增加，PT与利伐沙班血药浓度的相关性会变弱，通常120ng/ml利伐沙班可使多数类型的PT试验延长1.15～1.56倍，290ng/ml利伐沙班可将一些类型的PT延长约1.9倍，因此PT主要用于粗略评估利伐沙班的抗凝血作用，如快速初筛过度抗凝和出血风险。应注意的是，不同类型PT试剂对利伐沙班的灵敏度存在显著差异，一些灵敏度低的试剂甚至在利伐沙班峰值浓度时仍处于正常范围。因此，使用PT监测利伐沙班抗凝治疗，需在使用前进行检测性能验证（如口服利伐沙班20mg，每天1次，血药浓度达到峰值时，PT应延长至参考值上限1.9倍左右）。

PT监测利伐沙班时，应使用"秒"表达测定结果，而非INR。对于低浓度利伐沙班，INR的总体变异系数（CV）为14.6%；利伐沙班处于高浓度时，CV为32.0%，这表明INR不能稳定反映高浓度利伐沙班的抗凝效应。INR的设计目的是在监测华法林时降低PT数据的变异性，但对于靶点单一的利伐沙班，将PT换算为INR反而会使测定结果的变异性增大，所以不适用于利伐沙班的监测。

对于已服用利伐沙班的患者，PT延长应被视为用药后的继发反应，除非证实有其他导致PT延长的情况。PT在服药后如显著延长（参考值上限2倍以上）提示有出血风险，但不精确，因此在紧急或危及生命的情况下，应尽可能定量检测利伐沙班血药浓度以指导药物剂量调整。

2. 艾多沙班　艾多沙班是口服的因子Ⅹa抑制剂，生物利用度为62%，血浆浓度在服药后1～2小时达到峰值，半衰期为10～14小时。肾排泄量约占艾多沙班清除总量的50%，其余代谢部分由胆肠途径排泄。艾多沙班的主要代谢物也具有抗凝血活性，但不足前体药物的10%。艾多沙班可浓度依赖性延长PT，当血药浓度处于97～296ng/ml时可延长2倍，但在低于治疗水平（＜30ng/ml）时灵敏度不足。不同PT试剂对艾多沙班的灵敏度差异很大，使用前需进行性能验证。

艾多沙班与利伐沙班的体外试验特征非常相近，因此在临床上PT还可用于监测艾多沙班。有研究显示，艾多沙班血药浓度为0～＞300ng/ml的临床样本中，PT与抗ⅤXa活性呈正相关（尤其是血药峰值水平时），并且与凝血酶原复合物浓缩物的逆转效应呈剂量依赖性。与利伐沙班相同，PT虽能监测艾多沙班的出血风险，但不能精确反映其抗凝活性，仅可作为评估安全性的初筛手段，不能用于指导药物剂量调整。

3. 阿哌沙班　PT对治疗剂量的阿哌沙班（200ng/ml）不灵敏，当PT延长达到2倍水平，所对应的血药浓度分布范围非常大（480～1000ng/ml），因此，不能反映阿哌沙班的安全性和有效性。

七、活化部分凝血活酶时间

活化部分凝血活酶时间（APTT）的实验原理是以白陶土/高岭土或鞣酸为激活物，加入乏血小板血浆中以激活因子Ⅻ、Ⅺ，以脑磷脂代替血小板作为凝血因子催化表面，在Ca^{2+}的参与下，激活内源凝血系统，使凝血酶原转变为凝血酶，凝血酶使纤维蛋白原转变为纤维蛋白。观察从将试剂加入血浆后至凝固所需的时间即为APTT。APTT是评价内源凝血途径的指标，可通过筛查血浆中因子Ⅷ、Ⅸ、Ⅺ和Ⅻ水平来诊断和鉴别出血性疾病，同时也用于普通肝素、达比加群酯、阿加曲班以及比伐芦定的安全性和有效性监测。

【推荐意见】

推荐利用APTT监测中等剂量UFH的抗凝效果和安全性，并指导调整药物剂量【1A】。

【推荐意见说明】

UFH分子的异质性较大，可与血中多种蛋白质、内皮细胞和巨噬细胞表面的受体结合并被灭活，导致UFH在不同个体或疾病阶段时的生物利用度、抗凝活性以及药代动力学差别明显，因此需要常规监测以评估安全性和有效性。低剂量UFH（6000～12000U/d）的抗凝活性较弱，出血风险小，故不需监测；应用中等剂量UFH（12000～60000U/d）时，其抗凝活性受限于戊糖序列的数量，宜采用APTT作为常规监测手段；在使用大剂量UFH（60000～100000U/d）时，除戊糖途径外，UFH还可激活肝素辅因子Ⅱ产生抗凝效应，而且由于细胞外基质、血浆蛋白质或相关受体的结合UFH能力达到饱和，UFH半衰期随剂量增加而延长，导致APTT明显延长（甚至超出检测范围），因此应采用活化凝血时间（ACT）进行监测。虽然LMWH也可造成APTT一定程度的延长，但灵敏度不足，因此并不适用于LMWH的监测。

APTT测定值与血浆UFH水平呈剂量依赖性，是评估UFH治疗安全性和有效性的常规方法。根据UFH的半衰期，应每6小时检测一次APTT，以指导调整剂量，直到患者APTT达到治疗水平。如连续2次APTT测定值均处于治疗范围，检测频率可根据临床情况调整为1～2次/天。

应选择能灵敏反映UFH抗凝效果的APTT，但存在的问题是，来自不同制造商的APTT检测体系间在试剂成分等方面存在显著差异（检测设备的差别也非常明显），对UFH抗凝效应的灵敏度有较大差异，因此APTT以"秒"表述测定值单位时，在不同检测方法间、不同实验室间缺乏可比性，无法建立统一的APTT的治疗目标值。近年来，APTT比值（APTT ratio，APTT-R）逐渐成为主流的表达方式，中等剂量UFH在治疗动脉和静脉血栓时，APTT-R治疗范围均在1.5～2.5（不超过100秒）。医疗机构应根据所使用的仪器、方法和试剂类型制订各自的UFH参考范围和治疗目标值，如实验室更换系统（仪器和试剂），需重新建立和验证上述评价标准，通常是基于抗因子Ⅹa活性试验（anti-Factor Ⅹa，anti-FⅩa）目标范围（0.30～0.70U/ml）或鱼精蛋白滴定（0.20～0.40U/ml）获得的血浆肝素水平来校准APTT治疗范围。

APTT是监测UFH的经典方法，多年来研究证据充分，在国内外各类血栓性疾病防治指南中被广泛推荐。近年来，APTT试剂和血液凝固仪一直在不断更新，但治疗范围的标准却未再被前瞻性研究验证。在临床实践中，UFH的治疗范围应与本地医学实验室所使用的APTT检测系统相关，并尽可能同时采用"秒"和APTT-R来表达UFH治疗范围。

【推荐意见】

建议利用APTT评估达比加群酯的抗凝效果和安全性【2B】。

【推荐意见说明】

达比加群酯是一种无活性的非肽类前体药物，在口服后通过肠道、肝和血液中的非特异性酯酶快速转化为有活性的达比加群，并通过竞争性地与凝血酶活性位点结合，不可逆地抑制血浆中游离的以及与纤维蛋白结合的凝血酶。蜂蛇毒凝血时间（ECT）和稀释凝血酶时间（dTT）是监测达比加群酯的有效方法。

APTT对达比加群酯有中等的灵敏度，但不能定量反映抗凝活性。血中达比加群在100～200ng/ml范围内时，APTT水平与达比加群血药浓度呈非线性相关，血中100ng/ml达比加群使APTT延长至正常值上限的1.43～1.71倍，200ng/ml达比加群使APTT延长至正常值上限的1.67～1.97倍，在用药后2～3

小时可检测到达比加群峰值浓度（APTT多延长至正常值上限的2倍左右，如＞2倍提示可能有出血风险）。当血中达比加群浓度为200～400ng/ml，APTT可延长2倍以上，但相关性很弱，APTT变化缓慢且趋近于停滞。当血药浓度＞400ng/ml时，APTT与血药浓度无相关性。需注意，不同品牌和类型的APTT试剂对达比加群灵敏度存在一定差异，一些不灵敏的APTT试剂检测治疗剂量达比加群时仍可处于正常范围，因此使用前需验证本机构实验室的APTT对达比加群的灵敏度以保证监测有效性（这一点对于评估危重患者出血风险尤为重要）。

【推荐意见】

推荐利用APTT评估阿加曲班和比伐芦定的抗凝效果和安全性【1B】。

【推荐意见说明】

1. 阿加曲班　阿加曲班能可逆性抑制因子Ⅱa活性，剂量依赖性延长APTT，在肝功能正常的情况下，常规剂量给药的APTT-R目标值为1.5～3.0；由于半衰期短（45分钟），停药2～4小时后APTT可恢复至基线水平。心力衰竭、严重全身水肿或心脏外科术后患者需每4小时根据APTT-R水平调整输注速率；肝功能不全以及多脏器功能异常的危重患者应减量并动态监测APTT；老年人因生理功能减退应酌情减量和持续监测；仅有肾功能异常的患者无需调整剂量，亦无须增加监测频率。

2. 比伐芦定　比伐芦定能可逆性抑制因子Ⅱa活性，剂量依赖性延长APTT，在肾功能正常的情况下，常规剂量给药的APTT-R目标值为1.5～2.5；应用负荷剂量比伐芦定时，ACT可剂量依赖性延长，并且在静脉注射后迅速产生抗凝作用，15分钟后所有患者的ACT值都超过300秒；由于半衰期短（25分钟），停止给药1小时后APTT和ACT均可恢复至给药前水平。由于比伐芦定有肾和蛋白酶降解两种清除途径，药物清除与肾小球滤过率紧密相关，有中、重度肾功能损伤的患者应密切监测以评估比伐芦定的出血风险。

阿加曲班和比伐芦定均为直接凝血酶抑制剂，可导致APTT剂量依赖性延长，鉴于APTT对上述两种药物的灵敏度存在显著的方法学差异，在使用前需进行充分的性能验证。

八、凝血酶时间

凝血酶时间（TT）是灵敏反映纤维蛋白原的质和/或量异常的筛查试验，同时还可监测血中是否存在肝素、类肝素物质或病理性抗凝物质。此外，纤维蛋白（原）降解产物可通过干扰纤维蛋白单体聚合过程导致TT延长。TT对达比加群酯非常灵敏，低水平血药浓度亦可使TT显著延长。

【推荐意见】

推荐TT用于评估血浆中是否存在达比加群的残留抗凝活性【1B】。

【推荐意见说明】

TT对阿哌沙班、艾多沙班或利伐沙班不灵敏，但对血中达比加群高度灵敏，治疗剂量的达比加群酯可使TT显著延长至300秒以上（超出实验检测限），即使血药浓度接近谷值水平也常出现TT明显延长的现象（＞100秒），导致TT与达比加群血药浓度无明确剂量依赖性，无法评价达比加群酯的安全性和有效性。另一方面，由于TT对达比加群高度灵敏，能特异性识别停药后血浆中是否有残留达比加群抗凝活性，因此可作为达比加群血药浓度是否＞30ng/ml的阴性预测手段，正常水平的TT排除达比加群的特异度为100%。

在TT基础上有一种改进方法——稀释凝血酶时间（dTT），由于TT对患者血中达比加群过于灵敏，因此dTT在检测前首先对患者血液样本进行稀释（通常与健康人混合血浆以1:8进行稀释），根据给药剂量或预期血药浓度，标本稀释比例最大可调整为1:20。dTT测定值与50～500ng/ml之间的达比加群显著相关并能定量推导出血药浓度，当dTT显示血中达比加群＞200ng/ml，提示可能有潜在出血风险。dTT由于使用了非线性校准曲线，因此在较大血药浓度范围内（包括低浓度水平）显示出良好的分析效果，可作为达比加群酯的定量监测方法。需注意，各种dTT检测体系对达比加群灵敏度不一，需使用特定校准品和对照品做性能验证。

除dTT外，蝰蛇毒凝血时间（ECT）也是一种可灵敏监测达比加群酯的凝血试验，ECT试剂含有蝰蛇毒、缓冲液（HEPES或Tris）和氯化钙，其中蝰蛇毒是一种能切割凝血酶原（因子Ⅱ）的金属蛋白酶，所产生的中间产物（meizothrombin）可被达比加群抑制，因此ECT可用于监测达比加群酯的有效性和安全性。ECT测定值与达比加群血药浓度线性相关，呈明显剂量依赖性。ECT与达比加群血药浓度相关性范围在50～500ng/ml，如延长至正常上限3倍以上则提示有出血风险。ECT对肝素不灵敏，因此当肝素与达比加群酯相互桥接时，ECT对达比加群酯更具特异度。ECT不足包括：血药浓度＜40ng/ml或＞940ng/ml时会使ECT检测性能下降（药物浓度过高时，需将患者血浆与健康人混合血浆按1:1比例稀释）；血中纤维蛋白原和凝血酶原缺乏可降低检测的准确性；ECT试剂中的蝰蛇毒浓度未标准化，不同品牌试剂的检测结果间有一定差异。

九、抗因子Ⅹa活性试验

抗因子Ⅹa活性（anti-FⅩa）检测原理基于因子Ⅹa被肝素－抗凝血酶复合物中和后，残余因子Ⅹa用显色底物定量。由于华法林、枸橼酸钠、狼疮抗凝物、FⅧ活性升高和肝病等因素均可干扰APTT的测定结果，但对anti-FⅩa几乎不产生影响，因此anti-FⅩa是一种更可靠的UFH监测方法。此外，anti-FⅩa试验还可用于监测LMWH、利伐沙班、阿哌沙班和艾多沙班等药物，由于上述药物在多数情况下药代动力学可预测且安全性高，因此anti-FⅩa不作为常规监测手段，仅在特殊情况下应用。

【推荐意见】

对于疑似肝素抵抗的患者，推荐采用anti-FⅩa试验进行鉴别并指导剂量调整【1B】。

【推荐意见说明】

anti-FⅩa是监测UFH的有效方法，对于特定患者检测anti-FⅩa有助于医生观察患者的药代动力学特征、评估药效学状态、判断出血风险。在实践中，有少数患者可能发生肝素抵抗现象，其特征是需要更大剂量UFH才能达到APTT的抗凝治疗范围（如UFH给药＞35000U/24h）、UFH给药量增加后APTT并未相应延长等。治疗方案包括增加UFH剂量、补充抗凝血酶或替代使用直接凝血酶抑制剂。从机制上分类，狭义的肝素抵抗主要指由于血浆中AT缺乏所致的肝素耐药，而广义的肝素抵抗则涉及多种原因所致的肝素消耗或清除增多。此外，在急性或严重的炎性疾病、烧伤、创伤、妊娠期时，由于患者血浆中vWF、FⅧ或纤维蛋白原等促凝成分水平升高，导致APTT的血液凝固时间缩短，也可能产生类似于肝素抵抗的现象，但此时患者血中肝素抗凝活性实际上已达到有效抗凝水平，故属于假性肝素抵抗（如仅根据APTT数据增加给药剂量，易导致过度抗凝）。对于疑似肝素抵抗的患者，宜联合APTT与anti-FⅩa进行鉴别，如应用VTE治疗剂量时（静脉注射UFH），APTT-R的治疗范围是1.5～2.5，对应的anti-FⅩa是0.30～0.70U/ml；如以皮下注射UFH每天2次治疗，应在每次给药后6小时监测anti-FⅩa，APTT-R的治疗范围是2.0～2.5，对应的anti-FⅩa是0.50～1.20U/ml；在应用VTE预防剂量时，可使用固定给药剂量而无需监测，或在给药后6小时监测anti-FⅩa，治疗范围是0.10～0.30U/ml。

【推荐意见】

推荐利用anti-FⅩa试验评估LMWH治疗妊娠期、体重过低或超重、肾功能不全患者的药代动力学特征、抗凝效果和安全性【1B】。

【推荐意见说明】

LMWH由于安全性高，年龄、性别、体重等对LMWH药效动力学影响小，因此不需常规监测。在某些特殊情况下，可使用anti-FⅩa试验评估LMWH抗凝效果和安全性，监测LMWH的适应证包括（但不限于）妊娠期、肾功能不全（肌酐清除率＜30ml/min）、严重出血或出血倾向、肥胖、过低体重（男性＜57kg，女性＜45kg）等。

需注意，LMWH有一定的异质性，各种LMWH由于制备工艺不同导致分子量不同，在药代动力学和药效学方面存在一定差异，因此在针对不同类型LMWH监测时，要校准anti-FXa检测系统的标准曲线。

1. 妊娠期　有两种模式可能有助于指导妊娠期的LMWH给药，包括基于预期体重的动态调整和连续监测anti-FⅩa。在对发生急性静脉血栓的孕妇进行治疗时，可考虑在给药初期进行anti-FⅩa监测，通常血浆中anti-FⅩa峰值出现在皮下注射LMWH的4小时后，谷值出现在下一次LMWH给药前。在治疗开始的第1个月，每天2次给药的目标峰值应为0.6～1.0U/ml，每天1次给药的目标峰值应为1.0～2.0U/ml。如孕妇心脏安装了机械瓣膜，使用调节量的LMWH，则需通过测定anti-FⅩa以调整LMWH达到峰值。应用预防剂量LMWH对孕妇进行血栓预防时，不需常规监测。

2. 肾功能不全　由于LMWH需经肾清除，肾功能受损可导致LMWH在血中蓄积，肾功能不全患者的肌酐清除率与anti-FⅩa间呈负相关；对于长期接受LMWH治疗的肾损害患者（CrCL≤30ml/min），无论是治疗或预防用药，均需降低LMWH的给药剂量，并动态监测anti-FⅩa水平（尤其是老年人群）。对于非ST段抬高心肌梗死患者，虽然不需常规监测anti-FⅩa，但如患者的肾小球滤过率为15～30ml/（min·1.73m^2）或体重＞100kg时，则需要监测。

3. 癌症　LMWH应用于病情稳定的癌症患者有较高的安全性，但对于晚期患者（特别是合并多器官功能障碍），anti-FⅩa试验有助于指导剂量调整，降低患者出血风险；合并严重肾功能不全（肌酐清除率＜30ml/min）的癌症患者，基于安全性的考虑，建议根据anti-FⅩa（峰值和谷值）调整给药剂量。

4. 肥胖　肥胖可改变LMWH的体积分布，并对药代动力学特性产生直接影响。有研究表明，接受预防剂量LMWH的健康人，体重与anti-FⅩa活性呈负相关，而应用于普通患者的固定预防剂量可能不适合肥胖患者，需要通过实验监测评估肥胖患者LMWH给药方案的有效性和安全性。目前的证据支持在超重或病理性肥胖患者接受抗凝治疗时定期监测anti-FⅩa峰值水平，以指导LMWH的剂量调整（确保足够）。在需要血栓预防的肥胖患者中，采用基于体重的剂量调整策略是合理的，但密切的anti-FⅩa监测更有助于降低严重出血的风险。

5. 磺达肝癸钠　磺达肝癸钠是人工合成的FⅩa抑制剂，本身即为戊糖结构，分子量为1728道尔顿，通过非共价键与抗凝血酶特异性结合，选择性抑制因子Ⅹa。磺达肝癸钠在皮下给药2小时内出现血药峰值，生物利用度达100%，半衰期17～21小时，3～4天达到稳态血浆浓度。基于磺达肝癸钠药代动力学和药效学的稳定性，通常不需anti-FⅩa监测。该药主要经肾清除，肾功能损害患者的药物消除时间延长，导致潜在出血风险增加（CrCL＞50ml/min不必药物减量，CrCL为20～50ml/min可每天给予1.5mg，CrCL＜20ml/min禁用磺达肝癸钠）；老年人的肾功能随年龄增大而减退，对磺达肝癸钠消除能力减低，因此用药时需酌情监测肾功能。在肝功能受损的患者中，血中磺达肝癸钠浓度减低与血浆中抗凝血酶含量减少有关，由于无法与抗凝血酶充分结合，导致磺达肝癸钠的肾清除率增加。

【推荐意见】

特殊情况下，推荐利用anti-FⅩa试验评估利伐沙班、阿哌沙班和艾多沙班的药代动力学特征、抗凝效果和安全性【1B】。

【推荐意见说明】

利伐沙班、阿哌沙班和艾多沙班均属于口服直接因子Ⅹa抑制剂，药代动力学可预测，不需常规监测血药浓度，但在复杂临床情况下，anti-FⅩa检测有助于评估上述药物的安全性和有效性。监测指征包括（但不限于）严重肝肾损害、药物过量、发生可能致命的大出血、抗凝治疗失败、接受硬膜外隙阻滞麻醉、紧急手术或有创干预、体重过低或超重、胃肠道吸收不良，同时使用影响利伐沙班、阿哌沙班或艾多沙班代谢的药物、急性缺血性脑卒中患者需要溶栓治疗以及高龄患者等。研究证明，anti-FⅩa试验与治疗剂量的利伐沙班、阿哌沙班和艾多沙班血药浓度呈线性相关，且与液相色谱串联质谱的检测结果有良好相关性，可定量推导出的血药浓度。利用anti-FⅩa能动态观察血药峰值浓度和谷值浓度的变化趋势，评估患者药代动力学特征，帮助医生预判抗凝过度（如剂量过大）或不足（如剂量过小或联合药物干扰）以及出血风险（尤其是药物蓄积）。有研究显示，anti-FⅩa测定可能有助于评估高危患者（如高龄、低体重和/或肾功能损害）的药效学异常。

1. 利伐沙班　利伐沙班抑制因子Ⅹa是竞争性的，其与因子Ⅹa的结合能力比其他丝氨酸蛋白酶高10000倍，在口服后被迅速吸收，2小时内达到血浆浓度峰值，并在给药后2～4小时内达到最大抑制因子Ⅹa活性的效果。使用经利伐沙班校准后的anti-FⅩa试验（发色底物法）可定量检测血药浓度＞30ng/ml的利伐沙班，测定结果与质谱法血药浓度呈线性相关（r值为0.95～1.00），可准确反映药物峰值浓度和谷值浓度，有助于医生了解利伐沙班的药代动力学特征。对于围手术期的患者，anti-FⅩa试验能准确识别利伐沙班的残留活性，当利伐沙班血浆浓度＞30ng/ml时，应在手术前停止给药1～3天；另一方面，在手术前停用利伐沙班≥3天时，几乎所有患者的血药浓度都低于30ng/ml；正在服用利伐沙班的有中度肾损害的患者和使用抗心律失常药物的患者应有较长的停药时间（不少于3天）；法国围手术期止血工作组（GIHP）建议，服用利伐沙班的围手术期治疗患者，以≤30ng/ml为安全性临界值。有研究显示，当利伐沙班血浆浓度＜20ng/ml时，可安全进行静脉内注射溶栓治疗；血浆浓度在20～100ng/ml时可考虑溶栓；当血浆浓度＞100ng/ml时，排除溶栓可能性。国际血液学标准化理事会（ICSH）推荐：20mg每天1次利伐沙班预防非瓣膜病房颤相关脑卒中时血药预期峰值浓度为249（184～343）ng/ml，预期谷值浓度为44（12～137）ng/ml；对PE和VTE治疗时的预期峰值浓度为270（189～419）ng/ml，预期谷值浓度为26（6～87）ng/ml。

2. 阿哌沙班　使用经阿哌沙班校准后的anti-FⅩa试验（发色底物法）可准确定量检测治疗剂量的阿哌沙班血药浓度，测定结果与质谱法血药浓度呈线性相关，但在较低血药浓度水平（15～50ng/ml）时，anti-FⅩa试验结果与阿哌沙班血药浓度间的相关性可能降低。ISTH指南和ACCP指南均推荐anti-FⅩa作为阿哌沙班定量检测的方法，ICSH推荐：5mg每天2次阿哌沙班预防非瓣膜病房颤相关脑卒中时血药预期峰值浓度为171（91～321）ng/ml，预期谷值浓度为103（41～230）ng/ml；对PE和VTE治疗时的预期峰值浓度为132（59～302）ng/ml，预期谷值浓度为63（22～177）ng/ml。药代动力学研究显示，血药峰值时，服用阿哌沙班患者的anti-FⅩa活性特征与利伐沙班几乎相同；谷值时，服用阿哌沙班的患者的anti-FXa活性高于服用利伐沙班患者。

3. 艾多沙班　anti-FXa试验（发色底物法）可剂量依赖性反映艾多沙班血药浓度并呈线性关系，但当艾多沙班血药浓度达到200～300ng/ml时，anti-FXa试验的准确度和精密度降低，60mg每天1次艾多沙班预防非瓣膜病房颤相关脑卒中时血药峰值预期浓度为170（125～245）ng/ml，预期谷值浓度为36（19～62）ng/ml；对PE和VTE治疗时的峰值预期浓度为234（149～317）ng/ml，预期谷值浓度为19（10～39）ng/ml。

【关于DOACs检测的注意事项】

1. anti-FXa相关试剂的多样性会导致其检测性能和参考范围不同，为了确保结果的可靠性，anti-FXa试验在临床使用之前需进行性能验证。

2. 检测不同FXa抑制剂时，需采用相应的标准品对anti-FXa试验进行校准。

3. anti-FXa实验原理应为发色底物法，补充抗凝血酶的anti-FXa试验方法不适用于利伐沙班、阿哌沙班和艾多沙班的血药浓度评估，因为补充抗凝血酶的方法往往导致对药物浓度的高估。

4. 血药峰值浓度反映有效性（抗凝活性），血药谷值浓度反映安全性（可判断血中药物蓄积和出血风险），医生需将测定结果与给药剂量和给药时长相结合来分析患者药代动力学特征。

5. 由于检测精度的限制，anti-FXa无法准确定量检测血中＜15ng/ml的阿哌沙班、＜30ng/ml的利伐沙班和＜30ng/ml的艾多沙班。

6. 评价血药浓度检测的临床意义时，需结合年龄、病史、凝血功能、联合用药、临床表现、胃肠道功能、DOACs类型、DOACs剂量、最后一次剂量和影响临床管理的因素（如手术干预、出血、逆转策略）等情况做综合分析。

7. 许多老年非瓣膜病房颤患者可能急性发生失代偿性心功能不全、肝功能异常、肠道血流减少，并出现不可预测的药代动力学改变，可能导致出血风险增加；必要时（如鉴别出血性疾病或因子缺乏），在相关检测前使用商品化的活性炭吸附剂或中和剂消除血中残留DOACs的抗凝活性。

8. 利伐沙班拮抗剂（如andexanet alfa）虽然在给药后使利伐沙班血浆水平下降至少40%，但残留药物仍可影响凝血功能试验；此外由于andexanet alfa与利伐沙班为可逆结合，当试验过程导致血液稀释时，利伐沙班可从复合物中分离，引起血浆中抗FXa活性假性升高，因此anti-FXa试验并不能准确评估andexanet alfa输注后利伐沙班的抗FXa活性。

9. 对于达比加群的逆转，单剂量的依达赛珠单抗（idarucizumab）能结合高达1000ng/ml的药物，但在12～24小时后可能会出现反弹或解离效应，因此动态监测血中达比加群有助于预测是否需要二次使用逆转剂。

10. 用于拮抗利伐沙班的其他药物，如3因子或4因子的PCCs或活化的PCCs等非特异性逆转药物可影响常规凝血试验，但对anti-FXa试验几乎没有影响。

11. 如紧急检测DOACs，应在30分钟内提供结果，以帮助临床决策；在危及生命的出血事件或急性脑卒中发生的情况下，如预期实验室检测耗时超过1小时，则应采用更快速的POCT。

主要抗凝药物的监测试验见表12-2，DOACs的主要监测试验见表12-3。

表12-2　主要抗凝药物及其监测试验

常用药物	给药方式	拮抗靶点	主要监测试验
华法林	口服	因子Ⅱ、Ⅶ、Ⅸ、Ⅹ	PT-INR
利伐沙班	口服	因子Ⅹa	PT、anti-FⅩa、dRVVT
阿哌沙班	口服	因子Ⅹa	anti-FⅩa
艾多沙班	口服	因子Ⅹa	PT、anti-FⅩa
达比加群酯	口服	因子Ⅱa	APTT、TT、dTT、ECT、dRVVT
普通肝素	胃肠外	因子Ⅱa和因子Ⅹa（1:1）	APTT、ACT、anti-FⅩa
那屈肝素钙	胃肠外	因子Ⅱa和因子Ⅹa（1:3.2）	anti-FⅩa
依诺肝素钠	胃肠外	因子Ⅱa和因子Ⅹa（1:3.6）	anti-FⅩa
磺达肝癸钠	胃肠外	因子Ⅹa	anti-FⅩa
比伐芦定	胃肠外	因子Ⅱa	APTT、ACT
阿加曲班	胃肠外	因子Ⅱa	APTT

表12-3　监测DOACs的主要凝血试验

	达比加群酯	利伐沙班	阿哌沙班	艾多沙班
PT	—	安全性和有效性	—	有效性和安全性
PT-INR	—	—	—	—
APTT	安全性和有效性	—	—	—
TT	监测残留抗凝活性	—	—	—
anti-FⅩa	—	血药浓度	血药浓度	血药浓度
dRVVT	监测残留抗凝活性	监测残留抗凝活性	—	—
ECT	有效性和安全性	—	—	—
dTT	血药浓度	—	—	—

十、血栓弹力图

血栓弹力图（TEG）作为一种从宏观视角观察全血样本凝固过程的实验方法，能动态监测凝血启动、纤维蛋白形成、血凝块固缩和纤维蛋白溶解的过程，是识别出血风险、鉴别出血原因、指导临床实施止血干预和成分输血的有效工具（图12-1）。近年来，临床上开始尝试用TEG识别高凝状态、监测抗栓治疗的有疗效和安全性。

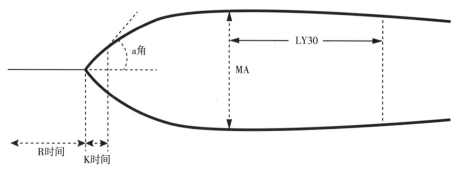

图12-1　血栓弹力图主要参数

【推荐意见】

在复杂临床情况下，推荐利用血栓弹力图评估患者的止血状态【1B】。

【推荐意见说明】

多年来，TEG被广泛应用于肝移植、慢性肝病、产后失血、严重创伤和心脏手术患者的用血管理中，在国际主要的输血指南、急诊及围手术期管理手册有明确的应用指引。但在其他领域，TEG的应用价值和临床意义并不明确。虽然相关临床研究日渐增多，但由于缺乏标准化且数据质量较低，至今学术界并未提出更多的使用建议，ISTH的建议也仅涉及血友病领域。

Ariunzaya Amgalan 等的系统评价（DOI：10.1111/jth.14882）纳入了93项研究（包括32817例怀孕或围产期患者），其中62项研究使用TEG进行了检测，结果显示，TEG可检测易栓症孕妇、围产期患者应用普通肝素、低分子量肝素预防血栓的效果，还可监测重度子痫前期的止血状态（低凝状态与病情发展相关）；对于有复发性流产病史的患者，可预测孕中期不良妊娠发生风险，并能反映阿司匹林的治疗效果，但各研究结果间的异质性较强，需更多研究进行验证；在产科出血方面，TEG可快速反映机体止血能力的变化，但PT和APTT灵敏度更高，且与预期失血量相关性更好。Young Kim 等系统评价（DOI：10.1016/j.jvs.2021.11.037）纳入了15项研究（包括脑血管病3项，周围动脉疾病3项，动静脉畸形1项，静脉血栓栓塞症7项，围手术期出血和输血1项），结果显示，在脑血管病中，TEG可分析颈动脉支架植入术前的血小板功能，并比较支架植入术后抗血小板治疗的效果；在周围动脉疾病中，TEG可用于预测疾病严重程度并分析造影剂对凝血参数的影响；在静脉血栓栓塞症中，TEG预测不同患者群体的高凝状态和血栓栓塞事件风险；在术后，TEG用于预测出血和评估输血需求。Artur Słomka 等的系统评价（DOI：10.1055/a-1346-3178）纳入了10项研究（包括292例接受了检测的COVID-19患者），结果显示，TEG能够反映接受预防性抗栓治疗患者的高凝状态和纤溶功能不足。Annalisa Boscolo 的系统评价和荟萃分析（DOI：10.1016/j.jcrc.2020.09.034）纳入了7项前瞻性研究和4项回顾性研究（包括952例脓毒症患者），结果显示，存活患者的R值缩短（$SMD = -0.29$，95% CI：$-0.49 \sim -0.09$，$P = 0.004$），K值减低（$SMD = -0.42$，95% CI：$-0.78 \sim -0.06$，$P = 0.02$），而死亡患者中更常见低凝特征（$OR = 0.31$，95% CI：$0.18 \sim 0.55$，$P < 0.0001$）；但系统评价纳入的研究有中等偏倚风险，证据质量较低。Wesley Brown 等的系统评价和荟萃分析（DOI：10.1097/BOT.0000000000001714）纳入了35项研究，其中5项进行荟萃分析（包括8939例接受各种手术的术后患者），结果显示，有717例患者发生血栓事件，MA值预测术后患者发生VTE的HR为1.31（95% CI：$0.74 \sim 2.34$，$P = 0.175$），灵敏度为46%，特异度为62%；结论认为，被MA值定义的高凝状态涉及多种影响因素且变异度较大，因此该指标不是预测术后VTE风险的适宜指标。Massimo Franchini 等的系统评价和荟萃分析（DOI：10.2450/2018.0003-18）纳入了4项RCT（包括229例非心脏外科手术患者），结果显示，应用TEG并未降低死亡率（$RR = 0.71$，95% CI：$0.43 \sim 1.16$），而且由于不同研究间的随访期差异较大，观察例数较少，证据质量较低。

【血栓弹力图参数说明】

1. 反应时间（reaction time，R）　为活化阶段，是从凝血启动至开始形成纤维蛋白（振幅达2mm）的时间，即凝血系统激活、凝血酶形成、纤维蛋白开始生成所需的时间（5～10分钟）。该阶段反映内源凝血途径的活化和凝血酶生成的能力。R值延长提示获得性或遗传性凝血因子缺乏、接受抗凝治疗；R值缩短提示凝血启动活性增强，多见于高凝状态。

2. 动力学时间（kinetics，K）　为放大阶段，是从R值结束至振幅达20mm所需的时间，即血凝块形成时间（1～3分钟）。反映即纤维蛋白形成及交联能力，在凝血酶充足的情况下，该过程依赖血中纤维蛋白原浓度及其功能，对血小板依赖程度低。K值延长提示纤维蛋白原缺乏、纤维蛋白形成不足或接受抗凝治疗；K值缩短提示纤维蛋白形成能力增强，多见于高凝状态。

3. α角（Alpha angle） 为扩展阶段，是描记最大曲线弧度的切线与水平线的夹角，即血凝块形成速率（53°～72°）。反映凝血酶生成、纤维蛋白蓄积及交联的最大速度，该过程依赖血中纤维蛋白原浓度，对血小板依赖程度低（与K值密切相关）。α角增大提示纤维蛋白形成加速，多见于高凝状态；α角减小提示纤维蛋白原缺乏或纤维蛋白形成不足或接受抗凝治疗。

4. 最大振幅（maximum amplitude，MA） 为凝固终点阶段，是描记最大振幅的指标，即最大血凝块强度（50～70mm）。反映血凝块最大机械力，该过程依赖血小板数量、血小板膜GP Ⅱb/Ⅲa反应、纤维蛋白交联和血凝块密度。MA值增高提示血小板功能增强，多见于高凝状态、血栓前状态；MA减低提示血小板数量/质量缺陷，多见于抗血小板药物治疗、血小板疾病、低凝状态、血液稀释、出血倾向。如血浆中纤维蛋白原含量严重缺乏，亦可使MA值显著减低。

5. 30分钟后溶解比例（lysis at 30 minutes，LY30） 为纤溶阶段，振幅达到最高水平后30分钟时的缩减比例（0～7.5%）。反映内源性纤溶的能力，该过程依赖t-PA、纤溶酶原和纤溶酶的存在。LY30＞7.5%多见于原发性纤溶亢进（图12-2）。

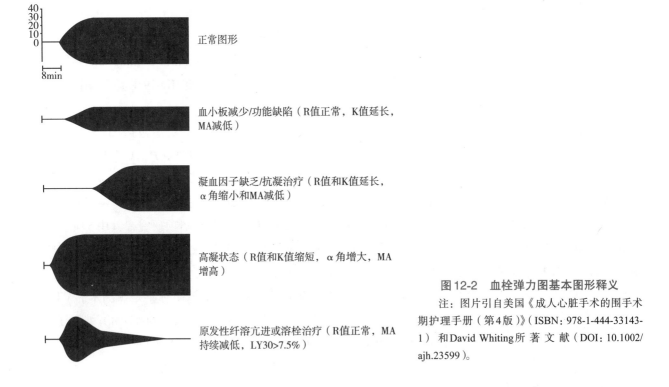

正常图形

血小板减少/功能缺陷（R值正常，K值延长，MA减低）

凝血因子缺乏/抗凝治疗（R值和K值延长，α角缩小和MA减低）

高凝状态（R值和K值缩短，α角增大，MA增高）

原发性纤溶亢进或溶栓治疗（R值正常，MA持续减低，LY30>7.5%）

图12-2 血栓弹力图基本图形释义
注：图片引自美国《成人心脏手术的围手术期护理手册（第4版）》（ISBN：978-1-444-33143-1）和David Whiting所著文献（DOI：10.1002/ajh.23599）。

十一、血小板功能试验

血小板功能试验是一类观察血小板聚集能力、信号通路表达状态或代谢产物水平的试验，主要用于评估抗血小板药物疗效、鉴别诊断血小板疾病。大规模队列研究发现，通过血小板功能试验监测抗血小板药物疗效有助于医生合理用药和改善患者临床结局。另一方面，血小板功能试验通常在外科手术前用于评估患者停用抗血小板药物后血小板功能的恢复情况，有助于降低术中出血风险。2015年欧洲ESC和

2016年美国心脏病学会/美国心脏学会（ACC/AHA）在其发布的冠心病相关治疗指南中均对利用血小板功能试验监测治疗效果表现出积极态度。血小板功能试验主要包括光学比浊法血小板聚集试验（LTA）、电阻抗法血小板聚集试验（WBIA），血管舒张剂刺激磷蛋白试验（VASP）、血浆血栓烷B_2（TXB_2）试验、尿液中11-脱氢血栓烷B_2（11-DH-TXB_2）检测、血栓弹力图及其血小板图（TEG-PM）、血小板功能分析仪-200型（PFA-200）和VerifyNow®试验（表12-4）。目前有充分证据支持的项目包括LTA、VASP和VerifyNow®试验，这些项目能灵敏反映抗血小板治疗后残留血小板高反应性（HPR），并与主要不良心脏事件（MACE）风险相关。

表12-4　血小板功能试验的基本特征

检测项目	样本类型	监测药物	技术特征
LTA	血浆	阿司匹林 P2Y12受体阻断剂 GP Ⅱb/Ⅲa受体阻断剂	LTA检测前需制备富血小板血浆和乏血小板血浆，所需样本量较大，但检测成本低廉，方法学可靠，是经典的血小板功能试验。该试验易受样本采集、保存环境、操作流程及药物等多种因素影响，因此需在专业实验室检测
WBIA	全血	阿司匹林 P2Y12受体阻断剂	WBIA采用全血分析模式，所需的标本量较大，检测环境更接近循环血液，以多电极血小板聚集分析仪记录因血小板聚集导致的电阻变化，进而评估血小板功能。该试验在临床实践中缺乏风险评估临界值
VASP	全血	P2Y12受体阻断剂	VASP所需的标本量小，可特异性评估P2Y12受体活性，采血后4小时内可基本维持数据稳定。VASP的标本预处理程序复杂，需要流式细胞仪和有经验的技术人员
TXB_2	血浆	阿司匹林	血浆TXB_2检测多采用ELISA方法，缺乏风险评估临界值
11-DH-TXB_2	尿液	阿司匹林	尿液11-DH-TXB_2检测多采用ELISA方法，但特异度不足
TEG	全血	阿司匹林 P2Y12受体阻断剂 GP Ⅱb/Ⅲa受体阻断剂	TEG采用全血分析模式，整体评估止血功能状态，通过观察最大振幅评估抗血小板治疗效果，由于血细胞比容、血小板数量或纤维蛋白原水平均影响试验结果，因此灵敏度和特异度不足
TEG-PM	全血	阿司匹林 P2Y12受体阻断剂	在TEG基础上，观察添加诱导剂后与添加前的最大振幅值之比，进而获得血小板抑制率，灵敏度和特异度优于TEG，但仍缺乏高质量证据，有效性和安全性有待临床验证
PFA-200	全血	P2Y12受体阻断剂	PFA-200采用全血分析模式，所需标本量小，操作简易快速，不需标本预处理。该试验的反应过程受vWF浓度和水平的显著影响，且缺乏公认的参考范围和评估疗效的临界值，在实践中应用较少
VerifyNow®	全血	阿司匹林 P2Y12受体阻断剂 GP Ⅱb/Ⅲa受体阻断剂	仅需要少量全血标本，不需标本预处理，检测过程快速（3～5分钟），特异度高，其检测环境与人体循环血液环境相近，检测结果与LTA结果变化趋势相关性好，用于监测P2Y12受体阻断剂是安全有效的

注：监测阿司匹林使用花生四烯酸（AA）作为诱导剂；监测P2Y12受体阻断剂使用腺苷二磷酸（ADP）作为诱导剂；GP Ⅱb/Ⅲa受体阻断剂（如阿昔单抗、依替巴肽、替罗非班等）使用ADP或凝血酶受体激活肽作为诱导剂。

【推荐意见】

推荐利用基于光学比浊法的血小板聚集试验评估阿司匹林和P2Y12受体阻断剂的抗血小板效果【1B】。推荐利用流式法血管舒张剂刺激磷蛋白试验评估P2Y12受体阻断剂的抗血小板效果【1B】。推荐利用VerifyNow®试验评估P2Y12受体阻断剂和阿司匹林的抗血小板效果【1B】。

在评估临床情况复杂的患者时，2～3种血小板功能试验联合应用优于单一方法【2B】；为血小板功能试验设置合理的临界值，可更有效识别抗血小板治疗后残留血小板高反应性和缺血事件发生（复发）

风险【1B】。

【推荐意见说明】

1. 研究证据 Jean-Luc Reny等的系统评价和荟萃分析（DOI：10.1160/TH15-09-0742）纳入了13项前瞻性研究数据（包括6478例接受氯吡格雷治疗的患者），利用20μm ADP诱导的LTA检测血小板反应性（platelet reactivity，PR），结果显示，有421例患者（6.5%）在随访期间（中位数为12个月）发生MACE，在危险因素存在的情况下（如年龄＞75岁、急性冠脉综合征、糖尿病和高血压），MACE风险与PR之间的关联性显著增加（$P = 0.04$）；在无风险因素的患者中，未发现两者间存在关联性（$P = 0.48$）；在有1个风险因素的患者中，PR显著增高与MACE风险增加相关（$HR = 3.2$，$P = 0.001$）；在有≥2个风险因素的患者中，PR增高时患者的MACE风险开始显著增加（PR中度增高，$HR = 2.9$，$P = 0.0004$；PR显著增高，$HR = 3.7$，$P = 0.0003$）；结论认为，PR和MACE风险间的关联强度依赖于接受氯吡格雷治疗患者暴露的心血管风险因素数量。Christophe Combescure等的系统评价和荟萃分析（DOI：10.1111/j.1538-7836.2010.03809.x）纳入了15项前瞻性研究（包括3960例患者），结果显示，利用ADP诱导的LTA识别氯吡格雷无反应患者，25%被认为氯吡格雷无反应患者，缺血事件复发的总体RR为3.5（95% CI：2.4～5.2，$P < 0.0001$）；通过上调血小板最大聚集率的临界值（＞65%）识别出的氯吡格雷无反应患者缺血事件复发的RR为5.8（95% CI：3.2～10.3），显著高于较低的临界值（$RR = 2.9$，95% CI：2.2～3.7）。Fabian Chen等的随机临床试验研究（DOI：10.3109/09537104.2011.604806）比较了出血时间（bleeding time，BT）、LTA、Multiplate®、PFA-100®和VerifyNow®，评价这些试验监测阿司匹林、氯吡格雷和安慰剂给药3天后的血小板功能变化，其中Multiplate®、PFA-100®和VerifyNow®接近或优于LTA。Nora Mallouk等的系统评价（DOI：10.1160/TH11-03-0202）纳入了171项研究（包括45664例患者），结果显示，根据LTA、VASP和VerifyNow®等血小板功能试验的数据，氯吡格雷低反应发生率为15.9%～49.5%，在这些试验中，上调临界值至较高水平时，氯吡格雷低反应现象发生率较低；但如选择固定临界值，不同试验间的氯吡格雷低反应现象发生率则出现明显差异，表明可能有其他因素参与调控氯吡格雷低反应现象。Dániel Aradi等的系统评价和荟萃分析（DOI：10.1016/j.ijcard.2012.05.100）纳入了10个临床试验（包括4213例随机患者），结果显示，采用ADP特异性的VerifyNow®、VASP或LTA评价氯吡格雷、普拉格雷或GP Ⅱb/Ⅲa受体阻断剂对血小板反应性的影响，结果显示，建立在血小板功能试验基础上的强化抗血小板治疗，能降低心血管疾病的死亡率和PCI术后支架内血栓形成的风险。Dong Hyun Lee等的随机对照研究（DOI：10.4070/kcj.2014.44.6.386）显示，采用LTA和VerifyNow®可有效反映不同剂量氯吡格雷与普拉格雷在抗血小板效果上的差异。在Gilles Lemesle等的前瞻性研究（DOI：10.3109/09537104.2013.840363）中，使用LTA、VerifyNow®和VASP对100例接受600mg氯吡格雷负荷剂量18～24小时后的药物反应性进行监测（除外长期应用氯吡格雷治疗的患者），结果显示，将氯吡格雷反应性作为连续变量进行分析时，血小板功能试验间有很好的相关性，LTA与VerifyNow®的相关指数（R^2）为0.642（$P < 0.001$）、LTA与VASP的R^2为0.409（$P < 0.001$）、VerifyNow®与VASP的R^2为0.616（$P < 0.001$）；将血小板聚集率50%（LTA）、PRU 235（VerifyNow®）和PRI 50%（VASP）作为评估患者对氯吡格雷反应性的临界值，有47%的患者被上述三个试验同时评价为反应良好或低反应性，33%的患者被1个试验评价为低反应性，20%的患者被2个试验同时评价为低反应性；结论认为，对于某些患者，单一试验可能无法满足抗血小板药物的管理需求。Soon Tjin Lim等的系统评价（DOI：10.3109/09537104.2015.1049139）纳入了93项研究，结果显示，PFA-100®、VerifyNow®和Multiplate®等以全血为标本的血小板功能检测方法结合药理学数据，对应用阿司匹林、双嘧达莫或氯吡格雷的心血管

疾病患者可实现有效监测，提高对心血管疾病患者不良事件发生风险的预测能力，改善缺血性脑血管病的二级预防。Zhe Wang等的系统评价和荟萃分析（DOI：10.2174/1381612825666190206114724）纳入了31项研究（包括17314例患者），结果显示，LTA预测6个月以上不良事件的灵敏度优于预测6个月内，而VerifyNow®预测6个月内不良事件的灵敏度更优；LTA、VASP和VerifyNow预测氯吡格雷治疗患者发生缺血事件的临界值分别为56%、50%和235，诊断性能无统计学差异，均可实现有效预测。

2. 临床应用　LTA、VASP和VerifyNow®试验均能识别阿司匹林和氯吡格雷治疗后残留的血小板高反应性，近年来有较为充分临床研究证据，其中LTA是国内外公认的经典方法，成本低廉且方法学易于获得，但受影响因素较多，需在高度专业的实验室完成；VASP和VerifyNow®试验的研究证据较多，但试验成本较高；其他实验方法的临床证据较少，宜采用多种试验做联合评估。

表12-5　主要抗血小板药物及监测试验

常用药物	给药方式	拮抗靶点	监测试验
阿司匹林	口服	COX-1	花生四烯酸诱导的LTA、VerifyNow或TEG-PM；尿11-DH-TXB$_2$
氯吡格雷	口服	P2Y12受体	ADP诱导的LTA、VerifyNow、TEG-PM或PFA-200；VASP
替格瑞洛	口服	P2Y12受体	ADP诱导的LTA、VerifyNow或TEG-PM；VASP
阿昔单抗	胃肠外	GP Ⅱb/Ⅲa受体	ADP诱导的LTA
依替巴肽	胃肠外	GP Ⅱb/Ⅲa受体	ADP诱导的LTA
替罗非班	胃肠外	GP Ⅱb/Ⅲa受体	ADP诱导的LTA

（1）阿司匹林　其抗血小板机制是诱导环氧合酶-1（cyclooxygenase-1，COX-1）丝氨酸残基乙酰化，通过改变COX-1活性部位的构象阻断前列腺素和血栓烷A$_2$的合成，100mg阿司匹林即可有效抑制血小板活性。由于阿司匹林对COX-1的阻断是不可逆的，抗血小板效应会贯穿血小板生存周期（平均7天）；另一方面，由于循环血液中每天有10%的血小板更新，阿司匹林停药后，花生四烯酸诱导的血小板功能试验通常在7天左右恢复至正常范围。

（2）氯吡格雷　是本身无活性的前体药物，属于噻吩并吡啶类衍生物，口服后经肝细胞色素酶P450酶系催化形成活性代谢产物后与P2Y12受体的半胱氨酸残基结合，并对P2Y12受体产生不可逆阻断，从而发挥抗血小板作用。常规剂量氯吡格雷给药3～7天，抗血小板效应会达到稳态，终止给药后5天左右血小板功能恢复至基线水平。影响氯吡格雷疗效的因素较多，包括临床因素（如年龄、肾功能不全、性别、体重指数、糖尿病、全身性炎症、急性冠脉综合征、心源性休克、射血分数和吸烟）、合并用药因素（如质子泵抑制剂、钙通道阻滞剂、香豆素衍生物和他汀类药物）、基因突变（如携带CYP2C19功能缺失型等位基因的患者可出现药物代谢减慢，使氯吡格雷疗效降低），上述因素均可影响ADP诱导的血小板功能试验的测定结果，因此在数据评估时需综合分析。

（3）替格瑞洛　替格瑞洛是一种选择性P2Y12受体阻断剂，化学分类为环戊基三唑嘧啶（ADP衍生物）。替格瑞洛在口服后迅速吸收代谢，给药早期即可产生较强的抗血小板作用，能有效抑制ADP介导的血小板聚集。不同于氯吡格雷，替格瑞洛与血小板P2Y12受体间的作用是可逆的，在停药后血小板功能试验可快速恢复至基线水平。

（4）阿昔单抗：是一种人鼠嵌合单克隆抗体，对GP Ⅱb/Ⅲa受体有高度亲和力，初始半衰期＜10分钟，第二阶段半衰期为30分钟，最高剂量时可完全抑制20μm ADP诱导的血小板聚集；停药后12小时，5μm ADP诱导的血小板聚集可恢复至基线水平的50%以上。在循环血液中与血小板不可逆结合的阿昔单抗能存在≥10天，因此终止给药后，阿昔单抗对血小板的残留抑制作用可持续10天左右。阿昔单抗主要用于高危或急诊PCI患者，但需注意与抗凝药物或溶栓药物联合使用时有大出血风险（尤其是高龄人群），必要时可通过血栓弹力图评估患者整体止血能力。

（5）替罗非班：是一种非肽类的GP Ⅱb/Ⅲa受体阻断剂，有高度选择性且作用可逆，半衰期约1.8小时。静脉推注10μg/kg继以0.15μg（kg·min）静脉滴注，抑制ADP诱导的血小板聚集率≥95%，抑制时间与药物的血浆浓度相平行，在停药4小时后血小板功能迅速恢复至基线水平。替罗非班常规为静脉内给药，也可冠状动脉内给药，主要用于治疗急性冠脉综合征、PCI或冠状动脉内斑块切除术的患者。替罗非班与其他影响止血的药物合用时应当谨慎，对于严重肾功能不全患者（肌酐清除率＜30ml/min）需减量，必要时可通过血栓弹力图评估患者整体止血能力。

（6）依替巴肽：是一种肽类的GP Ⅱb/Ⅲa受体阻断剂，有高度选择性且作用可逆，半衰期为10～15分钟，静脉滴注5分钟可达血药浓度峰值，给药后1小时能显著抑制血小板功能，作用持续2～4小时，停药4小时后血小板聚集率迅速恢复至基线水平50%以上。依替巴肽多用于急性冠脉综合征及PCI治疗的患者，由于该药主要由肾清除，肾功能不全患者可依据血小板功能试验进行剂量调整。

3. 方法学说明

（1）光学比浊法血小板聚集试验　LTA采用富含血小板血浆作为标本，以光散射法检测血小板在诱导剂刺激下发生活化聚集的过程，是观察血小板功能的经典方法。临床医生根据治疗药物选择相应的诱导剂，如监测阿司匹林使用花生四烯酸（AA），监测P2Y12受体阻断剂使用二磷酸腺苷（ADP）。通常情况下，诱导剂浓度对LTA结果影响显著，浓度过高可产生药物抵抗的假象，会使医生错误上调药物剂量或使用替代药物；浓度过低可造成血小板抑制假象，易误导医生下调剂量或延长外科择期术前的等待时间。LTA是评价阿司匹林、P2Y12受体阻断剂治疗效果的主要手段，能灵敏反映不同类型抗血小板药物对血小板抑制程度的差异，并与急性冠脉综合征和PCI后的临床转归和结局相关。LTA的不足之处是尚未实现标准化、血液标本需要量较大、试验预处理过程较复杂且耗时较长、检测结果易受操作流程和环境因素影响等，因此需要在专业实验室内完成。

（2）血管舒张剂刺激磷蛋白试验　VASP能高度特异性地反映P2Y12受体阻断剂的疗效。去磷酸化和磷酸化VASP比值可反映P2Y12受体活性，测定结果以血小板反应指数（PRI）的形式表达，PRI值处于低水平提示血小板功能抑制。研究显示，接受氯吡格雷治疗患者的PRI处于高水平时，MACE风险增加。VASP对患者的监测依从性要求较低，有随机对照研究显示，接受心脏介入治疗的患者在应用氯吡格雷的最初6个月中，不同的监测依从性与监测效果间并无显著关联，但该研究也发现，氯吡格雷初始治疗有效的患者，如在随后治疗中监测依从性差，更容易导致PRI偏低，使出血风险增加。此外，VASP对采血后的待检时间要求不高，有研究显示，从护士采集血液标本到检测之间的耗时可对LTA和VerifyNow®的监测效果产生影响，两种方法在血样采集后30分钟至2小时可基本维持数据稳定，4小时后数值均开始降低，但对VASP影响很小（在所有时间点均维持数据稳定），从而有利于保证实验数据的准确性。此外，采用不同试验原理的检测方法对VASP数据可靠性有一定影响，流式法VASP监测P2Y12受体阻断效果与ADP诱导的LTA间有很好的相关性，但源自酶联免疫吸附试验（ELISA）的VASP与LTA间的相关性尚不明确。需注意，VASP对轻度受体异常并不灵敏。

（3）VerifyNow®试验　是检测血小板功能的即时检验方法，仅需少量全血标本，过程快速，但试验结果受血细胞比容和血小板数量的影响。VerifyNow®试验最初的应用是观察血小板膜GP Ⅱb/Ⅲa受体阻断剂的疗效，试验方法后经改进，其灵敏度和特异度均显著提高，被拓展用于监测阿司匹林和P2Y12受体阻断剂的治疗效果，尤其对氯吡格雷的效果更优。VerifyNow®试验监测氯吡格雷的试验结果以P2Y12反应单位（P2Y12 reaction units，PRU）的形式表达，测定值增高提示存在血小板高反应性。研究显示，VerifyNow®试验可用于评估氯吡格雷安全性和有效性，PRU水平与MACE相关，但预测MACE的临界值目前尚不确定。该试验由于检测费用过高，不适合作为监测氯吡格雷疗效的首选方法。

4. 其他血小板功能试验

近年来，电阻抗法血小板聚集试验、血浆血栓烷B_2和尿11-脱氢血栓烷B_2检测、血小板功能分析和血栓弹力图等开始应用于抗血小板监测领域，但普遍缺乏高质量的临床研究证据，其临床可靠性有待多中心前瞻性研究验证。

（1）电阻抗法血小板聚集试验（WBIA）　WBIA的原理是采用多电极血小板聚集分析仪记录一定时间内因血小板聚集导致的电阻变化，检测环境更接近循环血液。WBIA相关研究主要集中于对氯吡格雷的监测领域。早期研究显示，该试验能识别有MACE风险和出血风险的患者。有注册研究（纳入400例心脏介入患者）显示，通过设置合理的诊断临界值，WBIA可预测患者的缺血和出血风险，而且在不同年龄、糖尿病和体重指数亚组中均有相近的诊断效能。但该试验也存在一些缺陷，如样本需要量大、耗时长、没有适合的临界值等。

（2）血浆血栓烷B_2试验（TXB_2）　TXB_2能够从患者和健康人群中识别出对阿司匹林低反应的个体，其中绝大多数是由于剂量过小或服药依从性差等原因所致，目前TXB_2评价MACE风险的临界值尚待确定。

5. 尿液中11-脱氢血栓烷B_2检测（11-DH-TXB_2）　11-DH-TXB_2是反映体内TXA_2生物合成状态的指标，大部分来源于血小板，约有30%为其他来源，炎性疾病等病理情况会增加尿液中其他来源的11-DH-TXB_2，动脉粥样硬化等慢性血管炎性病变过程可导致尿中11-DH-TXB_2水平增高，从而干扰对阿司匹林反应性的判断。

6. 血小板功能分析试验（PFA-200）　该试验是利用PFA-200型血小板功能分析仪对全血标本进行止血功能分析，最初的用途是对出血性疾病如血管性血友病、血小板无力症和巨大血小板综合征进行诊断，该试验结果的可靠性受血浆vWF水平和血细胞比容的显著影响。在早期研究中，该试验的检测结果与氯吡格雷治疗相关性差，不能对血小板抑制状态进行准确评估。近年来，出现了专用型检测试剂，提高了该试验对P2Y12受体阻断剂诊断的灵敏度。已有少量研究显示，该试验有助于评估心脑血管病患者应用P2Y12受体阻断剂后的血小板残留反应性，能够帮助医生预测这些患者心血管事件复发风险，并提高临床对短暂性脑缺血发作或缺血性脑卒中后二级预防的有效性。另一方面，PFA的临床价值也存在争议，Bartels等研究显示，PFA监测抗血小板药物的灵敏度和特异度均较低（分别为48.6%和74.8%），不能作为指导药物剂量调整的手段；Teuber等研究显示，PFA不能灵敏反映较低剂量氯吡格雷的疗效变化。此外，该类设备由于缺乏公认的参考范围和评估疗效的临界值，在实践中较少使用，应用价值仍在摸索中。

7. 血栓弹力图（TEG）及其血小板图（TEG-PM）　近年来的研究显示，TEG能识别*CYP2C19*2*基因多态性患者口服氯吡格雷后的血小板残留高反应性，还可用于评估脑血管病患者接受P2Y12受体阻断剂治疗后的疗效和脑卒中复发风险。另一方面，TEG-PM也逐渐应用于心血管疾病患者抗血小板药物的疗效监测，有研究通过调整血小板抑制率的临界值提高了对支架内再狭窄风险的预测效率；在择期的非心脏手术患者中，TEG-PM还被用于评估术前停用阿司匹林或氯吡格雷后是否存在术中出血风险。目前，关于TEG和TEG-PM的研究多为病例对照观察，缺乏前瞻性的多中心队列研究和随机对照临床试验，因此有效性和安全性仍有待临床验证。

（门剑龙　任　静）

参考文献

［1］STAVROS V KONSTANTINIDES, GUY MEYER, CECILIA BECATTINI, et al. 2019 ESC Guidelines for the diagnosis and management of acute pulmonary embolism developed in collaboration with the European Respiratory Society（ERS）: The Task Force for the diagnosis and management of acute pulmonary embolism of the European Society of Cardiology（ESC）［J］. Eur Respir J, 2019, 54（3）: 1901647.

［2］THOMAS L ORTEL, IGNACIO NEUMANN, WALTER AGENO, et al. American Society of Hematology 2020 guidelines for management of venous thromboembolism: treatment of deep vein thrombosis and pulmonary embolism［J］. Blood Adv, 2020, 4（19）: 4693-4738.

［3］NICE Guideline Updates Team（UK）. Evidence review for the use of the pulmonary embolism rule-out criteria for diagnosis of pulmonary embolism: Venous thromboembolic diseases: diagnosis, management and thrombophilia testing［J］. London: National Institute for Health and Care Excellence（UK）, 2020.

［4］STAVROS K KAKKOS, MANJIT GOHEL, NIELS BAEKGAARD, et al. European Society for Vascular Surgery（ESVS）2021 Clinical Practice Guidelines on the Management of Venous Thrombosis［J］. Eur J Vasc Endovasc Surg, 2021, 61（1）: 9-82.

［5］中华医学会呼吸病学分会肺栓塞与肺血管病学组，中国医师协会呼吸医师分会肺栓塞与肺血管病工作委员会，全国肺栓塞与肺血管病防治协作组. 肺血栓栓塞症诊治与预防指南［J］. 中华医学杂志，2018, 98（14）: 1060-1087.

［6］JEAN-PHILIPPE COLLET, HOLGER THIELE, EMANUELE BARBATO, et al. 2020 ESC Guidelines for the management of acute coronary syndromes in patients presenting without persistent ST-segment elevation［J］. Eur Heart J, 2021, 42（14）: 1289-1367.

［7］EMANUELE BARBATO, JULINDA MEHILLI, DIRK SIBBING, et al. Questions and answers on antithrombotic therapy and revascularization strategies in non-ST-elevation acute coronary syndrome（NSTE-ACS）: a companion document of the 2020 ESC Guidelines for the management of acute coronary syndromes in patients presenting without persistent ST-segment elevation［J］. Eur Heart J, 2021, 42（14）: 1368-1378.

［8］SCHOOLING C M, LUO S, JOHNSON G. ADAMTS-13 activity and ischemic heart disease: a Mendelian randomization study［J］. J Thromb Haemost, 2018, 16（11）: 2270-2275.

［9］MICHAEL B STREIFF, BJORN HOLMSTROM, DANA ANGELINI, et al. Cancer-Associated Venous Thromboembolic Disease, Version 2. 2021, NCCN Clinical Practice Guidelines in Oncology［J］. J Natl Compr Canc Netw, 2021, 19（10）: 1181-1201.

［10］GAGE B F, BASS A R, LIN H, et al. Effect of genotype-guided warfarin dosing on clinical events and anticoagulation control among patients undergoing hip or knee arthroplasty: the gift randomized clinical trial［J］. JAMA，2017，318（12）：1115-1124.

［11］CROLES F N，NASSERINEJAD K，DUVEKOT J J，KRUIP M J，MEIJER K，LEEBEEK F W. Pregnancy，thrombophilia，and the risk of a first venous thrombosis：systematic review and bayesian meta-analysis［J］. BMJ，2017，359：j4452.

［12］中国医师协会风湿免疫科医师分会自身抗体检测专业委员会，国家风湿病数据中心，国家免疫疾病临床医学研究中心. 抗磷脂抗体检测的临床应用专家共识［J］. 中华内科杂志，2019，58（7）：496-500.

［13］MARIA G TEKTONIDOU，LAURA ANDREOLI，MARTEEN LIMPER，et al. EULAR recommendations for the management of antiphospholipid syndrome in adults［J］. Ann Rheum Dis，2019，78（10）：1296-1304.

［14］SAMUELSON B T，CUKER A，SIEGAL D M，et al. Laboratory assessment of the anticoagulant activity of direct oral anticoagulants：a systematic review［J］. Chest，2017，151（1）：127-138.

［15］GOSSELIN R C，ADCOCK D M，BATES S M，et al. International Council for Standardization in Haematology（ICSH）recommendations for laboratory measurement of direct oral anticoagulants［J］. Thromb Haemost，2018，118（3）：437-450.

［16］任静，张珠博，门剑龙，等. 三种肝素诱导的血小板减少症抗体检测的诊断性能研究［J］. 中华检验医学杂志，2019，42（10）：848-852.

［17］许俊堂，李为民，门剑龙，等. 中国医师协会心血管内科医师分会血栓防治专业委员会，《中华医学杂志》编辑委员会. 肝素诱导的血小板减少症中国专家共识（2017）［J］. 中华医学杂志，2018，98（6）：408-417.

［18］HUSSEINZADEH H D，GIMOTTY P A，PISHKO A M，et al. Diagnostic accuracy of IgG-specific versus polyspecific enzyme-linked immunoassays in heparin-induced thrombocytopenia：a systematic review and meta-analysis［J］. J Thromb Haemost，2017，15（6）：1203-1212.

［19］GOSSELIN RC，ADCOCK DM，BATES SM，et al. International Council for Standardization in Haematology（ICSH）Recommendations for Laboratory Measurement of Direct Oral Anticoagulants. Thromb Haemost，2018，118（3）：437-450.

［20］NG TSAI H O，GOH J J N，AW J W X，et al. Comparison of rivaroxaban concentrations between Asians and Caucasians and their correlation with PT/INR［J］. J Thromb Thrombolysis，2018，46（4）：541-548.

［21］GODIER A，DINCQ A S，MARTIN A C，et al. Predictors of pre-procedural concentrations of direct oral anticoagulants：a prospective multicentre study［J］. Eur Heart J，2017，38（31）：2431-2439.

［22］DEVEREAUX P J，DUCEPPE E，GUYATT G，et al. Dabigatran in patients with myocardial injury after non-cardiac surgery（MANAGE）：an international，randomised，placebo-controlled trial［J］. Lancet，2018，391（10137）：2325-2334.

［23］DOUXFILS J，AGENO W，SAMAMA C M，et al. Laboratory testing in patients treated with direct oral anticoagulants：a practical guide for clinicians［J］. J Thromb Haemost，2018，16（2）：209-219.

［24］马睿，任静，李杨，等. 采用抗活化因子X活性试验评估利伐沙班血药浓度的研究［J］. 中华检验医学杂志，2020，43（3）：291-295.

［25］JONATHAN DOUXFILS，DOROTHY M ADCOCK，SHANNON M BATES，et al. 2021 Update of the International Council for Standardization in Haematology Recommendations for Laboratory Measurement of Direct Oral Anticoagulants［J］. Thromb Haemost，2021，121（8）：1008-1020.

［26］GIACOPPO D，MATSUDA Y，FOVINO L N，et al. Short dual antiplatelet therapy followed by P2Y12 inhibitor monotherapy vs. prolonged dual antiplatelet therapy after percutaneous coronary intervention with second-generation drug-eluting stents：a systematic review and meta-analysis of randomized clinical trials［J］. Eur Heart J，2021，42（4）：308-319.

［27］RAMESH NADARAJAH，CHRIS GALE. The management of acute coronary syndromes in patients presenting without persistent ST-segment elevation：key points from the ESC 2020 Clinical Practice Guidelines for the general and emergency physician［J］. Clin Med（Lond），2021，21（2）：e206-e211.

第十三章

易 栓 症

第一节 概 述

易栓症（thrombophilia）是指机体在遗传性、获得性（病理性、生理性或药物等）因素影响下，血液止凝血各系统间功能失衡，产生高凝状态或血栓形成倾向。易栓症患者常在合并风险因素或无明显诱因的情况下发生血栓栓塞，且复发率高，许多患者终生携带血栓风险，往往需长期进行风险评估和/或药物预防。易栓症多导致VTE（包括肺血栓栓塞症、下肢深静脉血栓形成以及其他少见部位血栓），少数患者亦可发生动脉血栓栓塞。易栓症病因可分为遗传性和获得性，二者在人群特征、临床过程以及防治策略方面显著不同。

一、遗传性易栓症

超过半数的VTE患者存在遗传缺陷或表观遗传学异常。VTE遗传风险因素具有高度异质性，不同风险因素的权重和独立性差异显著，亚洲人群和高加索人群在易栓症遗传学特征上有明显种族差异。易栓症相关遗传缺陷大致分为四类：①导致蛋白抗凝血功能缺失的基因突变，如抗凝血酶基因（*SERPINC1*）、蛋白C基因（*PROC*）、蛋白S基因（*PROS1*）和凝血酶调节蛋白基因（*THBD*）变异，可导致抗凝血系统功能减弱；②导致蛋白促凝功能增强的基因变异，如凝血酶原基因（*F2*）G20210A、因子V基因（*F5*）Leiden、血管性血友病因子（*vWF*）及因子Ⅷ（*F8*）相关基因变异，可导致血液促凝趋势增强；③纤溶系统基因功能异常，如纤溶酶原激活物抑制药-1基因（*PAI-1*）4G/5G，可导致纤溶系统功能抑制；④其他可间接影响凝血的基因变异或表观遗传学改变，如高DNA甲基化水平可引起多种抗凝因子沉默。

二、获得性易栓症

导致获得性易栓症的风险因素繁多，形成机制不同，临床过程表现复杂且差异很大，因此在诊疗过程中应充分了解患者的血栓病史、血栓家族史以及个体特征（如高龄、肥胖、长时间制动等），结合实验室检查（抗心磷脂抗体、狼疮抗凝物、高同型半胱氨酸、血管性血友病因子以及抗凝血蛋白等）进行疾病求因和血栓发生（复发）风险监测以制订和调整治疗方案。

导致获得性易栓症的风险因素有生理性、病理性和医源性三类。其中生理性风险因素主要指妊娠和产褥期；病理性风险因素涉及可能产生和加重血流淤滞、血管内皮损伤和血液促凝趋势的因素或疾病，包括（但不限于）创伤、甲状腺功能亢进、癌症、抗磷脂综合征、肾病综合征、重度感染和炎症性肠病、慢性心力衰竭、骨髓增殖性疾病、慢性阻塞性肺疾病和阵发性睡眠性血红蛋白尿症等；医源性易栓因素包括口服避孕药和激素替代治疗、肿瘤治疗（如沙利度胺、来那度胺）、肝素诱导的血小板减少症、手术及中心静脉置管等。

第二节　诊　断

易栓症是由遗传和环境暴露相互作用引起的多因素疾病，许多患者同时罹患多种易患因素，而且表观遗传改变也是VTE发生的重要诱因。对于疑似易栓症患者，诊断流程同时也是疾病求因的过程，拟解决的问题包括：导致血栓发生的主要和次要因素是什么？这些血栓风险因素是如何影响疾病发生发展的？如何选择适合的治疗方案？探索这些问题的答案不但关乎巩固和修正治疗方案，而且也是完善患者长期疾病管理的必由之路。

一、验前评估

由于易栓症患者的风险因素往往叠加出现，医生在梳理和寻找相关的风险因素的同时，还要评估这些风险因素的权重（确认导致血栓形成的核心风险因素），通过综合评估主要和次要风险因素，尽可能推导出患者发生血栓的驱动机制，这对于合理选择治疗方案和预防血栓复发非常关键。

（一）获得性风险因素评估

获得性血栓风险因素可以通过影像学、病理学及实验室检查加以明确，并通过风险评分量表和/或实验室检查对患者的血栓危险度进行综合评估，判断血栓发生（复发）风险，为血栓治疗和预防提供依据。

【推荐意见】

对疑似易栓症患者进行遗传缺陷评估前，应充分了解是否存在获得性易栓因素或易栓疾病，不推荐将遗传性易栓症相关试验作为常规筛查项目首先使用【1C】。

对于获得性易栓疾病患者（如恶性肿瘤、多发性骨髓瘤、抗磷脂综合征和肝素诱导的血小板减少症等），推荐使用相关风险评估模型、临床可能性评估量表和实验室检查，预测血栓发生（复发）的危险度【1B】。

【推荐意见说明】

在考虑血栓患者可能有潜在遗传性缺陷之前，应首先探寻患者是否存在获得性易栓疾病或易栓因素。发现获得性血栓风险因素后，则应对风险因素进行干预、控制或去除，同时选择相应的血栓风险评分量表结合实验室检查做血栓危险度分析，持续性评估患者血栓复发风险（VTE风险评估工具见相关章节）。需注意，将遗传性易栓症检测作为常规项目对随机患者进行普筛，并不能提高遗传性缺陷的阳性检出率，也无助于改善患者的治疗过程及临床结局。

Bakhtavar K Mahmoodi等的前瞻性队列研究（DOI：10.1111/j.1538-7836.2010.03840.x）显示，在无明显诱因的VTE患者中，有遗传缺陷者的年发病率为0.95%，无遗传缺陷者为0.05%，经年龄调整后的HR为22.3（$P = 0.003$）；在有明确诱因的VTE患者中，有遗传缺陷者和无遗传缺陷者的年发病率分别为0.58%和0.24%，经年龄调整后的HR为2.8（$P = 0.08$）。A Rabinovich等的系统评价和荟萃研究（DOI：10.1111/jth.12447）纳入了16项研究，结果显示，没有任何证据支持易栓症检测与DVT患者的血栓后综合征间存在相关性。S Neshat-Vahid等的系统评价和荟萃研究（DOI：10.1111/jth.13388）纳入了16项队列研究（包括1279名儿童），结果显示，儿童遗传性易栓症与中心静脉置管相关DVT（central venous catheter-associated DVT，CADVT）仅有弱关联性（总$OR = 3.20$，95% CI：1.56 ～ 6.54），且发生率很低；症状性CADVT（总$OR = 6.71$，95% CI：1.93 ～ 23.37）与易栓症的相关性略高于无症状CADVT（总$OR = 2.14$，95% CI：1.10 ～ 4.18）。Mandy N Lauw等的系统评价和荟萃研究（DOI：10.1055/s-0033-1357504）纳入了23项队列研究和33项病例对照研究，结果显示，尽管颅内静脉（窦）血栓与遗传性易栓症显著相关，但易栓症检测在此类患者中的临床相关性似乎有限。

（二）临床特征、病史和家族史评估

遗传性易栓因素通常复杂且隐匿，医生首先要排除潜在的获得性风险，然后结合遗传性易栓症的疾病临床特征（如发病年龄、血栓类型、血栓部位和血栓病史等）对疑似患者进行系统的实验室检查，在检测结果提示存在遗传缺陷时，还应争取对有阳性病史的家族一级亲属进行补充实验室检查，为药物选择和是否需长期抗凝用药提供依据。

【推荐意见】

对疑似遗传性易栓症患者进行实验室检查前，应先进行临床特征、病史和家族史的临床初筛，推荐对初筛阳性患者进行系统性检测【1B】。

【推荐意见说明】

遗传性易栓症患者既往多有血栓病史，有证据显示，一些特征性的病史（低龄发病、少见栓塞部位、复发性病理妊娠、特发性VTE以及VKAs相关栓塞等）与遗传性缺陷存在关联，同时家族史中父系或母系的受累家属数量（≥2）和血栓类型（无明确诱因的静脉血栓形成）等因素也有助于分析患者是否有遗传风险。

疑似患者符合以下病史特征的任何一项时，无论是否合并阳性家族史，均推荐进行遗传性易栓症实验室检查。

1. **低龄发病**　目前关于遗传性易栓症患者血栓发病的共识是，青壮年时期有≥1次的VTE病史和/或复发史是存在遗传性缺陷明显提示。《易栓症诊断中国专家共识（2012年版）》提出将＜50岁作为确定遗传性易栓症筛查对象的标准。由于国内尚无相关高质量的循证证据，并且为避免更低年龄限可能造成的漏诊（如欧美指南中＜40岁或＜37岁的标准），因此本指南采用中国专家共识的观点。

2. **少见部位**　遗传性易栓症患者常于少见部位发生静脉血栓（如颅内静脉窦血栓、门静脉血栓等），但在诊断时需注意首先排除获得性风险因素。其他如肾静脉、下腔静脉和肠系膜静脉等部位在临床上虽常见与遗传缺陷相关，但国内尚缺乏流行病学数据。Mandg N Lauw等的系统评价和荟萃研究显示，主要遗传性易栓因素都与颅内静脉（窦）血栓有显著关联性，但并不确定易栓症与不同类型血栓复发之间是否存在关联。祁兴顺等的系统评价和荟萃分析（DOI：10.1111/jgh.12085）纳入了9项研究，结果显

示，门静脉系统血栓（portal vein system thrombosis，PVST）患者遗传性抗凝血酶、蛋白C和蛋白S缺乏的总流行率分别为3.9%、5.6%和2.6%，在巴德-基亚里综合征（Budd-Chiari syndrome，BCS）患者中分别为2.3%、3.8%和3.0%，PVST患者遗传性抗凝血酶、蛋白C和蛋白S缺乏的总体OR分别为8.89（95% CI：2.34 ～ 33.72，P = 0.0011）、17.63（95% CI：1.97 ～ 158.21，P = 0.0032）和8.00（95% CI：1.61 ～ 39.86，P = 0.011）。

3. **病理妊娠相关VTE**　对于复发性病理妊娠，如习惯性流产、胎儿生长受限、死胎以及妊娠期发生≥1次的VTE（或妊娠前曾发生无明确诱因的VTE）等应考虑有遗传性易栓症的可能性。L Robertson的系统评价（DOI：10.1111/j.1365-2141.2005.05847.x）纳入了79项研究，结果显示，VTE与易栓缺陷（OR：0.74 ～ 34.40）、早期流产（OR：1.40 ～ 6.25）、晚期流产（OR：1.31 ～ 20.09）、子痫前期（OR：1.37 ～ 3.49）、胎盘早剥（OR：1.42 ～ 7.71）和胎儿生长受限（OR：1.24 ～ 2.92）均存在关联性。Maxime Rhéaume的系统评价（DOI：10.1097/AOG.0000000000001347）纳入了3项回顾性队列研究和4项病例对照研究，结果显示，无症状的抗凝血酶缺乏与妊娠相关VTE存在显著关联性（OR = 6.09，95% CI：1.58 ～ 23.43），因此对处于妊娠期间和产后阶段的易栓症患者应积极考虑血栓预防。

4. **口服避孕药相关VTE**　口服避孕药期间发生VTE，应考虑进行遗传性易栓症筛查。口服避孕药前，需评估是否存在易栓症相关VTE阳性家族史等绝对风险，有重度易栓症的女性不应使用口服避孕药，轻度易栓症女性口服避孕药有中等VTE风险。van Vlijmen等的系统评价和荟萃研究（DOI：10.1111/jth.13349）纳入了12项病例对照研究和3项队列研究，结果显示，在口服避孕药的易栓症患者中，轻度易栓症和重度易栓症分别增加VTE风险6倍（RR = 5.89，95% CI：4.21 ～ 8.23）和7倍（RR = 7.15，95% CI：2.93 ～ 17.45），重度易栓症患者的绝对VTE风险远高于轻度易栓症（RR分别为4.3 ～ 4.6和0.49 ～ 2.0），而二者的绝对风险在无其他易患因素的女性中同样差异显著（RR分别为0.48 ～ 0.70和0.19 ～ 0）。

5. **VKAs相关VTE**　一些患者在应用VKAs抗凝治疗初期可出现皮肤坏死、血栓负荷加重或VTE发展等现象，如临床疑似有蛋白C或蛋白S遗传性缺陷，应在VKAs治疗终止一段时间后进行抗凝血蛋白检测。

二、检测结果评估

【推荐意见】

进行遗传性易栓症实验室检查时，应考虑不同种族间遗传缺陷的差异【1A】。

【推荐意见说明】

遗传性易栓症具有明显的种族差异，根据有限的资料，在东亚的VTE患者和总体人群中，遗传性蛋白C（PC）、蛋白S（PS）和抗凝血酶（AT）缺陷的发生率远高于高加索人群，其中PROC基因热点突变p.Arg147Trp及p.Lys150del、SERPINC1热点突变p.Val295Met及p.Arg294Leu是亚洲患者中的高频突变（在临床应用时建议参考国内人群的更新数据）。MTHFR基因p.Ala222Val、THBDc.-151G＞T及PAI-1基因4G/5G等多态性与亚洲人VTE风险密切相关，而MTHFR基因p.Ala222Val多态性中T等位基因频率在我国环渤海湾地区可高达50%，但在北美地区低于10%。高加索患者中常见的F5 Leiden突变、F2 G20210A突变在亚洲人群中携带率很低且与VTE几无相关性。因此，在对遗传学检测设计、遗传分析及数据解读时，均需密切结合本地人群的遗传学特点，避免漏诊和误判。

由于中国人群遗传性易栓症中抗凝血蛋白缺陷率最高，因此对疑似患者建议首先进行抗凝血蛋白活性（或含量）检测，以初步判断易栓症类型；当确认有抗凝血蛋白缺陷时，如条件允许可进一步做相关基因检测包括（但不限于）*SERPINC1*基因、*PROC*基因、*PROS1*基因等；如未发现抗凝血蛋白异常，建议根据临床资料及相关凝血试验数据选择适当的分子检测手段检查其他基因缺陷，包括（但不限于）*F11*基因突变、*PAI-1*基因、*THBD*基因、*FGG*基因和*MTHFR*基因等。对高加索血统的疑似患者，在必要时还可做*F5* Leiden和*F2* G20210A的检测。

遗传缺陷终生携带，较为严重的患者需持续采用预防措施，因此应尽可能通过临床分析结合实验室检查明确诊断，定期评估血栓风险并有针对性地制订长期治疗和预防策略。

【推荐意见】

进行抗凝血蛋白检查前或进行数据评估时，应充分考虑患者使用抗凝药物的情况，评估药物对实验指标的影响，选择适合的检测时机。应充分考虑获得性因素对抗凝血蛋白的影响，必要时择期进行重复检测**【1A】**。

【推荐意见说明】

抗凝血酶是肝素的作用靶点，肝素治疗可能干扰抗凝血酶活性水平。蛋白C和蛋白S是维生素K依赖的抗凝血蛋白，其中蛋白C半衰期短（6小时），在VKAs给药初期，维持剂量即可使蛋白C水平与Ⅶ因子水平近乎同步降低（比因子Ⅱ、Ⅸ、Ⅹ更早）；VKAs为负荷剂量时，蛋白C和蛋白S水平降低更快。因此在进行抗凝血蛋白的实验室检查时，应注意避免药物对测定结果的干扰，在抗凝药物使用期间推迟抗凝血蛋白的检测，如抗凝血酶活性检测宜在停用肝素至少24小时后进行，蛋白C和蛋白S检测宜在VKAs停药至少2～4周后进行或通过检测PT及INR确定VKAs停药后的患者已无残留抗凝效应后进行。

获得性抗凝血蛋白缺乏多见于合成不足（肝硬化、重症肝炎、肝癌晚期、急性肝衰竭）和消耗性减少（高凝状态、DIC和血栓形成急性期）。此外，肾病综合征可导致抗凝血酶丢失过多，妊娠期、口服避孕药和雌激素治疗可导致抗凝血蛋白（尤其是蛋白S）显著减低。由于血浆中抗凝血蛋白活性水平随疾病发展和治疗用药而发生动态改变，因此不应仅凭一次检测结果确定是否存在遗传性缺乏，必要时择期复检。

【推荐意见】

在分析基因变异数据与遗传易患性间的关联性时，需结合生物标志物、功能试验以及临床资料做综合评价**【1B】**。

【推荐意见说明】

导致蛋白抗凝血功能缺失的基因突变（如*SERPINC1*、*PROC*、*PROS1*和*THBD*）多为孟德尔遗传的疾病，以单基因罕见致病性变异为主要致病方式，如*PROC*基因纯合、复合杂合或单杂合致病性变异均可引起不同程度的蛋白C缺乏症。但更多类型的基因变异（如导致蛋白促凝功能增强的基因变异、纤溶系统基因功能异常）以及多种间接影响凝血活性的基因多态性，在致病性方面不仅种族差异性大，而且单一多态性对血栓易患性的解释能力有限（除少数权重高的变异外）。此外，遗传性易栓症患者亦可出现抗凝、促凝基因中变异分布不均（如抗凝基因的罕见非同义变异积累过多），使数据解读变得困难。因此，在分析基因变异数据与遗传易患性间的关联性时，需要联合更多的实验室数据（尤其是蛋白水平和功能试验），充分结合临床数据做综合评价。

第三节 治 疗

易栓症患者的常规临床治疗和预防，见肺血栓栓塞症和静脉血栓栓塞症相关章节。

【推荐意见】

建议对于药代动力学异常、无法达到预期抗凝效应或常规剂量下发生出血事件的患者，在充分评估获得性影响因素的基础上，合理使用相关药物代谢基因检查，结合患者个体特征、临床资料和实验室数据做综合分析，缩短抗凝治疗达标时间并降低不良反应率【2B】。

【推荐意见说明】

许多获得性因素可影响抗凝药物的药代动力学和药物疗效，如肝肾功能不全、甲状腺功能异常、联合用药、高龄等，因此对于抗凝治疗未达到预期或发生出血事件的患者，需充分考虑潜在获得性因素的影响，在此基础上，酌情选择相关药物代谢基因检查。

有证据显示，选择性进行 *CYP2C9*、*VKORC1* 和 *MIR133* 基因的单核苷酸多态性（SNP）检查可协助医生评估华法林的个体化剂量需求。目前，编码华法林代谢酶的基因 *CYP2C9* 和编码华法林靶蛋白的基因 *VKORC1* 等 SNP 可部分解释华法林药物反应的个体间差异。如 *CYP2C9*2*（第3外显子）和 *CYP2C9*3*（第7外显子）分别使代谢酶的活性降低了约30%和80%，使 *CYP2C9*2* 基因型患者的华法林剂量需求降低了14%～20%，*CYP2C9*3* 携带者则降低了21%～49%。此外，与野生型个体比较，携带 *VKORC1* 启动子区域 SNP（-1639G＞A）个体的肝 *VKORC1* 的转录水平约低2倍，使得-1639G＞A 携带者所需华法林的维持剂量显著低于野生型个体。通过测序，有研究发现 *MIR133A2* 基因中的 SNP 与华法林剂量需求相关，与野生型个体相比，GA 或 AA 基因型的携带者需要更高的华法林剂量，而 GC 基因型的携带者对华法林剂量要求则更低，这些结果表明华法林治疗反应的复杂性。

随着分子检测技术的逐渐成熟，根据药物基因组特征、原发疾病或病理状态调整治疗方案，有助于改善不同遗传/表观遗传背景的患者抗栓治疗的有效性和安全性，如通过对 *CYP2C9* 和 *VKORC1* 基因型的充分了解可以优化华法林用药方案、补充低剂量叶酸治疗 *MTHFR* 基因变异相关 VTE 等。此外，应用选择性 vWF 通路抑制剂可有效缓解凝血活化，常用的选择性 vWF 通路抑制剂包括 vWF 拮抗剂（他汀类药物、秋水仙碱）以及可干扰 vWF-GP Ⅰ b 相互作用的 LMWH，新药包括抗 vWF 抗体、核酸适体、纳米抗体及重组 ADAMTS13，但其收益/风险比仍待验证。

（门剑龙　任　静）

参考文献

［1］ZÖLLER B，SVENSSON P J，DAHLBÄCK B，et al. Genetic risk factors for venous thromboembolism［J］. Expert Rev Hematol，2020，13（9）：971-981.

［2］TSUDA H，NOGUCHI K，OH D，et al. Racial differences in protein S Tokushima and two protein C variants as genetic risk factors for venous thromboembolism［J］. Res Pract Thromb Haemost，2020，4（8）：1295-1300.

［3］CROLES FN，NASSERINEJAD K，DUVEKOT JJ，et al. Pregnancy，thrombophilia，and the risk of a first venous thrombosis：systematic review and bayesian meta-analysis［J］. BMJ，2017，359（2）：280.

［4］李溪远，李扬，任静，等. 静脉血栓栓塞症的遗传学研究有助于病因探索［J］. 中华检验医学杂志，2020，43（8）：768-775.

［5］PATSOURAS MD，VLACHOYIANNOPOULOS PG. Evidence of epigenetic alterations in thrombosis and coagulation：A systematic review［J］. J Autoimmun，2019，104（S1）：102347.

［6］TAFUR AJ，CAPRINI JA，COTE L，et al. Predictors of active cancer thromboembolic outcomes. RIETE experience of the Khorana score in cancer-associated thrombosis［J］. Thromb Haemost，2017，117（6）：1192-1198.

［7］AREPALLY GM. Heparin-induced thrombocytopenia［J］. Blood，2017，129（21）：2864-2872.

［8］COLUCCI G，TSAKIRIS DA. Thrombophilia screening revisited：an issue of personalized medicine［J］. J Thromb Thrombolysis，2020，49（4）：618-629.

［9］孟安娜，谢菡，杨长青，等. 多基因突变在不同种族人群深静脉血栓形成中的研究现状［J］. 中国临床药理学杂志，2017，33（23）：2497-2500.

［10］AVILA ML，AMIRI N，STANOJEVIC S，et al. Can thrombophilia predict recurrent catheter-related deep vein thrombosis in children？［J］. Blood，2018，131（24）：2712-2719.

［11］MIRANDA S，PARK J，LE GAL G，et al. Prevalence of confirmed antiphospholipid syndrome in 18-50 years unselected patients with first unprovoked venous thromboembolism［J］. J Thromb Haemost，2020，18（4）：926-930.

［12］HOTOLEANU C. Genetic risk factors in venous thromboembolism［J］. Adv Exp Med Biol，2017，906：253-272.

［13］IULIANO A，GALEAZZI M，SEBASTIANI GD. Antiphospholipid syndrome's genetic and epigenetic aspects［J］. Autoimmun Rev，2019，18（9）：102352.

［14］KHIALANI D，LE CESSIE S，LIJFERING WM，et al. The joint effect of genetic risk factors and different types of combined oral contraceptives on venous thrombosis risk［J］. Br J Haematol，2020，191（1）：90-97.

［15］SMÅBREKKE B，RINDE LB，EVENSEN LH，et al. Impact of prothrombotic genotypes on the association between family history of myocardial infarction and venous thromboembolism［J］. J Thromb Haemost，2019，17（8）：1363-1371.

［16］ARACHCHILLAGE DRJ，MAKRIS M. Inherited thrombophilia and pregnancy complications：should we test？［J］. Semin Thromb Hemost，2019，45（1）：50-60.

［17］GAGE BF，BASS AR，LIN H，et al. Effect of genotype-guided warfarin dosing on clinical events and anticoagulation control among patients undergoing hip or knee arthroplasty：the gift randomized clinical trial［J］. JAMA，2017，318（12）：1115-1124.

［18］张宇，张竹，舒适，等. 易栓症检测在静脉血栓栓塞症中的应用进展［J］. 中国实用内科杂志，2019，39（12）：1088-1091.

［19］BENINCASA G，COSTA D，INFANTE T，et al. Interplay between genetics and epigenetics in modulating the risk of venous thromboembolism：A new challenge for personalized therapy［J］. Thromb Res，

2019, 177: 145-153.

[20] PAULSEN B, SKILLE H, SMITH EN, et al. Fibrinogen gamma gene rs2066865 and risk of cancer-related venous thromboembolism [J]. Haematologica, 2020, 105 (7): 1963-1968.

[21] KUNUTSOR SK, SEIDU S, KHUNTI K. Statins and primary prevention of venous thromboembolism: a systematic review and meta-analysis [J]. Lancet Haematol, 2017, 4 (2): e83-e93.

[22] PABINGER I, THALER J. How I treat patients with hereditary antithrombin deficiency [J]. Blood, 2019, 134 (26): 2346-2353.

[23] SKELLEY JW, WHITE CW, THOMASON AR. The use of direct oral anticoagulants in inherited thrombophilia [J]. J Thromb Thrombolysis, 2017, 43 (1): 24-30.

[24] AGRAWAL S, HEISS MS, FENTER RB, et al. Impact of CYP2C9-Interacting drugs on warfarin pharmacogenomics [J]. Clin Transl Sci, 2020, 13 (5): 941-949.

[25] COHEN H, SAYAR Z, EFTHYMIOU M, et al. Management of anticoagulant-refractory thrombotic antiphospholipid syndrome [J]. Lancet Haematol, 2020, 7 (8): e613-e623.

[26] RISHAVY MA, HALLGREN KW, WILSON L, et al. Warfarin alters vitamin K metabolism: a surprising mechanism of VKORC1 uncoupling necessitates an additional reductase [J]. Blood, 2018, 131 (25): 2826-2835.

第十四章

肝素诱导的血小板减少症

第一节 概 述

肝素诱导的血小板减少症（HIT）是一种由抗体介导的肝素不良反应，患者主要表现为血小板数量显著降低，严重者可引发静、动脉血栓栓塞甚至死亡。在住院患者中，由于各种原因所致的血小板减少症和肝素暴露普遍存在，使疑似HIT患者远多于确诊患者。HIT发病率低，但临床后果严重，因此，如何准确识别HIT并实施有效治疗已成为临床医生面临的重要挑战。

一、发病机制

HIT的发病机制与肝素给药后导致的血小板活化密切相关。肝素与血小板接触，血小板被激活并持续释放内容物，如α颗粒和血小板第4因子（platelet factor 4，PF_4），其中PF_4是天然的肝素灭活剂，能通过与肝素结合形成PF_4-肝素复合物（PF_4-H）使肝素失去活性。肝素和PF_4本身均无抗原活性，但二者形成复合物后发生构象改变，PF_4结构变得松散并暴露出多个抗原表位；血液中免疫活性细胞吞噬PF_4-H后产生应答，释放HIT抗体（即抗PF_4-H抗体），主要类型是IgG，少量为IgM和IgA（IgM、IgA无明显病理效应）。HIT抗体可存在于循环血液中数周至数月，能与PF_4-H结合形成更稳定的大分子复合物（IgG-PF_4-H），当IgG-PF_4-H血浆浓度显著增高时，可大量结合在血小板表面特异性IgG受体（Fcγ II A）上，导致血小板持续性激活，最终形成微小白色血栓。

血管内壁上有一种天然的硫酸乙酰肝素蛋白多糖（HSPG），位于内皮下基底膜和内皮细胞表面，主要功能是参与调节血液-体液间物质交换，阻止血小板对内皮细胞黏附，还能使抗凝血酶聚集在内皮细胞表面实现抗凝效应。此外，HSPG可通过与血浆中PF_4形成复合物（HSPG-PF_4）对血小板功能进行调节。在HIT发生时，HSPG-PF_4会与HIT抗体结合并将其"锚定"在内皮细胞表面，HIT抗体又与血小板表面的Fcγ II A受体结合，将血小板栓子固定于血管壁形成附壁血栓。同时，单核细胞受IgG-PF_4-H刺激释放组织因子，激活凝血途径，凝血酶在血小板栓子表面大量形成，进而使纤维蛋白原转化为纤维蛋白栓子（图14-1）。

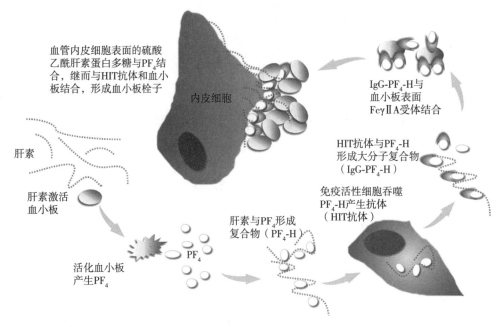

图14-1　HIT发生机制

HIT患者血小板计数降低的原因包括抗体结合的血小板被网状内皮系统吞噬以及在血栓形成过程中被消耗，但HIT的主要病理变化是凝血酶大量生成和纤维蛋白栓子形成。除血浆中的HIT抗体外，患者自身合并高凝状态、血管损伤或血流动力学异常、Fcγ受体基因多态性等，也是导致HIT患者促凝趋势加剧、血栓形成的重要因素。

二、临床特点

HIT发病率低但病情凶险，血小板计数降低是HIT患者的主要临床表现。多数HIT患者在肝素给药后第5～10天内出现血小板计数下降，即经典型HIT（约占60%）；少数患者由于在过去100天内（特别是30天内）曾经使用肝素类药物，血液中存在HIT抗体，再次接触肝素时迅速引发免疫反应，血小板计数多在24小时内降低，为速发型（约占30%）；迟发型HIT（约占10%）多在停用肝素后3周内发生血小板数量明显减低，可能与患者循环血液中持续存在高浓度HIT抗体有关，在停用肝素后仍可激活血小板，甚至导致血栓形成（迟发型HIT的概念近年来已扩展至HIT患者在停用肝素后的病情恶化）。需注意，基线血小板计数较高的患者，即便血小板下降50%以上仍可在正常范围，此外某些患者发生血栓事件早于血小板计数降低，而多数HIT患者在停用肝素1周后血小板计数可恢复至正常范围。

患者在HIT确诊后的4～6周内均有血栓形成风险，在静脉、动脉和微血管均可发生。最初研究曾认为HIT主要引发动脉血栓，并一度因在手术取栓时发现富含血小板的动脉血栓栓子而将之称为"白色血栓综合征"，随后的研究证实，HIT主要导致静脉血栓，静、动脉血栓发生率约为4∶1。心脏手术、心脏介入治疗、骨科大手术、创伤和肾替代治疗患者是HIT高发人群。临床多见下肢DVT、中央静脉置管部位的上肢静脉血栓形成、内脏静脉血栓（脾静脉血栓、肠系膜静脉血栓）、颅内静脉窦血栓及浅表静脉血栓等，DVT严重者可引起肢体坏疽和肺栓塞。有2%～3%的HIT患者发生单侧肾上腺静脉血栓形成，表现为肾上腺出血相关的腰腹部和胸部疼痛，如患者发生双侧肾上腺出血性坏死，常引起急、慢性肾上腺衰竭。浅表静脉血栓栓塞可导致注射部位皮损（包括红斑或皮肤坏死）。HIT导致的动脉血栓发生率较低，但后果往往严重，多累及主动脉、冠状动脉、颅内动脉、肾动脉、肠系膜动脉以及肢体末端小动脉，造成急性心肌梗死、缺血性脑卒中、周围动脉闭塞、多器官功能障碍甚至死亡。在心外科领域，HIT还可引发心腔内血栓形成，如瓣膜置换术后短时间内发生人工瓣膜血栓、冠脉旁路移植术中及术后冠脉血管或静脉桥血管血栓栓塞。另一方面，HIT时血小板数量虽然显著减少，在临床上却很少见出血并发症，其原因可能与患者病情得到控制后血小板数量恢复或重症HIT患者在发生出血前已因血栓栓塞死亡有关。但HIT相关出血事件也时有报道。Giorgia Colarossi等的系统评价（DOI：10.1007/s11096-020-01166-2）纳入了33项临床研究（包括4338例患者），结果显示，如患者在诊断HIT时已伴有血栓形成（HITT），则与更高的出血事件发生率（$P > 0.0001$）、血栓栓塞发生率（$P > 0.0001$）和死亡率（$P = 0.001$）相关；在确诊时有更多合并症的患者，血栓栓塞发生率（$P = 0.002$）和死亡率（$P = 0.002$）更高；治疗时间较长的患者死亡率较低（$P = 0.04$）；结论认为，合并症、入院时存在HITT和较短的抗凝治疗时间是影响预后的负面因素。

UFH和LMWH均可能引起变态反应（应注意与HIT鉴别），少数患者在静脉注射肝素30分钟后出现急性全身反应，表现为肌肉僵直、寒战、发热、大汗、呼吸困难、心动过速、血压升高等，严重者可导致心搏、呼吸骤停，特殊情况下可并发DIC。此外，个别患者在使用肝素后发生全身性变态反应（如荨麻疹、哮喘和变应性鼻炎），严重者可出现低血压和喉头水肿等临床表现。肝素类药物引起的变态反应多是由产品纯度不足所致，其机制是肝素分子与体内某些带正电荷的蛋白质结合形成半抗原，进而导致机体致敏。随着肝素制剂生产工艺水平的不断提高，制剂纯度不断改善，变态反应在临床上已较为少见。出现变态反应时，通常不需停药，可给予患者对症抗过敏治疗（如抗组胺类药物和肾上腺皮质激素）即可消除症状。对于有过敏体质的患者，可优先选择LMWH或磺达肝癸钠进行治疗。

多数情况下，UFH导致的HIT风险高于LMWH，牛源性肝素高于猪源性肝素，治疗剂量高于预防剂量，女性高于男性，严重创伤患者高于其他患者，外科患者高于内科患者。此外，HIT发生风险与肝素类型、肝素暴露时间、肝素暴露方式（静脉/皮下注射、体外循环和各种体外装置、肝素冲管或封管等）、全身性炎症等也存在一定关联性。

第二节　诊　断

目前，关于HIT的诊疗流程已基本形成共识，即首先通过验前概率评分进行临床评估，筛选出中、高度临床可能性患者，再利用实验检查做排除诊断或确诊，对其中确诊患者和高度疑似患者实施替代抗凝治疗。美国ACCP《抗栓治疗和血栓形成预防临床实践指南（第9版）》（AT-9）和英国血液学标准委员会（BCSH）指南均建议将验前概率评分联合抗体检测作为诊断HIT的主要模式。

一、验前概率评分

在HIT初期，多数HIT患者存在不同程度的血小板减少和进行性高凝状态，病情严重者可出现表皮坏死、肢端坏疽以及可能致命的静脉或动脉血栓，大量研究显示，基于HIT主要临床特征的4Ts评分（4Ts HIT Score）是目前最有效的评价工具，并已获得充分临床验证。4Ts评分表是由血小板减少的数量特征（thrombocytopenia）、血小板减少的时间特征（timing of onset）、血栓形成特征（thrombosis）以及是否存在其他导致血小板减少的原因（other cause of thrombocytopenia）四个要素构成，总分为8分，分为低、中、高度临床可能性，其中≤3分为低度可能性，4～5分为中度可能性，6～8分为高度可能性（表14-1）。

表14-1　HIT的验前概率评分

评分要素	2分	1分	0分
血小板减少的数量特征	同时具备下列两者： ①血小板减少＞50%；②最低值≥20×10⁹/L	具备下列两者： ①血小板减少30%～50%；②最低值在（10～19）×10⁹/L间	具备下列两者之一： ①血小板减少不超过30%；②最低值＜10×10⁹/L
血小板减少的时间特征	具备下列两者之一： ①用肝素5～10天；②再次接触肝素≤1天（在过去30天内曾接触肝素）	具备下列两者之一： ①用肝素＞10天；②使用肝素≤1天（在过去31～100天曾接触肝素）	使用肝素＜5天（近期未接触肝素）
血栓形成特征	新形成的静、动脉血栓；皮肤坏死；肝素负荷剂量后的急性全身反应	进展性或再发生的血栓形成，皮肤红斑；尚未证明的疑似血栓形成	无
其他导致血小板减少的原因	没有	可能有	确定有

虽然4Ts评分简单易行，对HIT具有很高的灵敏度，但也存在较大局限性，在临床应用中需注意：①患者信息不完整或不正确易导致4Ts评分偏高和过度诊断；②4Ts评分的诊断特异度不足，单纯依赖4Ts评分易造成过度治疗；③4Ts评分对心脏外科手术、重症监护和活动性癌症患者评估可能不准确；④4Ts评分应动态使用。

【推荐意见】

临床疑似HIT，推荐通过4Ts评分进行临床可能性评估。4Ts评分为低度临床可能性可排除诊断，无需进行HIT抗体检测和多次血小板计数【1B】。

【推荐意见说明】

对于多数疑似HIT患者，在准确获得临床资料的基础上，使用4Ts评分进行可能性评估，可为临床干预提供初步依据。由于4Ts评分有良好的阴性预期值，如评分为低度临床可能性，用于排除诊断是安全的（在查找其他导致血小板减少原因的同时可继续使用肝素类药物）。对于评分为中、高度临床可能性的患者，需做进一步临床评估和实验室检查。

Adam Cuker等的系统评价和荟萃（DOI：10.1182/blood-2012-07-443051）纳入了13项研究（包括3068例患者），结果显示，4Ts评分为低度可能性的阴性预期值为0.998（95% *CI*：0.970～1.000），中、高度可能性的阳性预测值分别为0.14（95% *CI*：0.09～0.22）和0.64（95% *CI*：0.40～0.82），对4Ts评分为低度可能性的患者可排除HIT，中、高度可能性患者则需要进一步评估。Mark Crowther等的随机对照研究（DOI：10.1016/j.jcrc.2014.02.004）显示，在474例患者中有407例4Ts评分≤3分，其中有6例患者（1.5%）的5-羟色胺释放试验（serotonin release assay，SRA）呈阳性；59例患者4Ts评分4～5分，其中4例（6.8%）的SRA呈阳性；8例患者4Ts评分≥6分，其中1例（12.5%）的SRA呈阳性。

二、HIT抗体检测

HIT抗体检测作为一种能在实验室或床旁实施的体外诊断方法，不但是辅助诊断的重要工具，同时也为替代抗凝治疗方案的制订提供关键依据。就方法学类型而言，HIT抗体检测可分为功能分析实验和免疫学实验。功能分析实验是一类以疑似患者血浆诱导正常血小板活化为原理的检测技术，能间接判断HIT抗体的存在，包括5-羟色胺释放试验（SRA）、肝素诱导的血小板活化试验（HIPA）、HIT抗体相关的血浆透射光聚集试验和血小板黏附试验等，其中SRA和HIPA被公认为参考方法，具有灵敏度高、特异度强等优点，但缺点是成本高、耗时长且不易标准化，因此少有实验室开展。免疫学实验是一类直接将HIT抗体作为靶标的高灵敏度检测技术，包括微粒凝集法、侧流免疫分析、酶联免疫吸附试验（ELISA）和化学发光法，此类方法不但灵敏度高且有标准化质量控制体系，近年来已成为临床诊断HIT的重要工具。

【推荐意见】

4Ts评分为中、高度临床可能性，推荐检测HIT抗体并持续监测血小板数量。HIT抗体检测阴性可排除诊断【1A】。

中度临床可能性患者如IgG特异性抗体检测阳性，可基本诊断HIT；高度临床可能性患者如IgG特异性抗体检测呈阳性，可确诊【1B】。

【推荐意见说明】

HIT抗体试验包括混合抗体（IgG、IgA、IgM）检测和IgG特异性抗体检测两种类型。其中，混合抗体检测灵敏度高，但特异度较低，主要用于排除诊断；IgG特异性抗体检测灵敏度和特异度均高，在设定合理临界值的基础上，结合4Ts评分可实现诊断。

Michael Nagler等的系统评价和荟萃分析（DOI：10.1182/blood-2015-07-661215）纳入了49项研究（包括15199例患者），结果显示，多特异性ELISA（中水平临界值）、微粒凝集免疫分析（高水平临界值）、侧流免疫分析（高水平临界值）、多特异性化学发光法（高水平临界值）以及IgG特异性的化学发光法（低水平临界值）的灵敏度均大于95%，特异度均大于90%，该研究认为临床医生应了解本机构HIT抗体检测方法的诊断性能，并与4Ts评分结合使用。Lova Sun等的系统评价和荟萃分析（DOI：10.1160/TH15-66-0523）纳入了23项研究，结果显示，IgG特异性的化学发光法、侧流免疫分析、微粒凝集免疫分析等方法有较高的诊断灵敏度（0.96～1.00）和特异度（0.68～0.94），其中IgG特异性的化学发光法的特异度（0.94，95% CI：0.89～0.99）优于多特异性化学发光法（0.82，95% CI：0.77～0.87）、微粒凝集免疫分析的特异度（0.96，95% CI：0.95～0.97）优于多特异性ELISA（0.91，95% CI：0.89～0.92）、IgG特异性侧流免疫分析的特异度（0.94，95% CI：0.91～0.97）优于IgG特异性ELISA（0.86，95% CI：0.82～0.90），能进一步提高对疑似患者的诊断准确性，减少误诊和过度治疗。Holleh D Husseinzadeh等的系统评价和荟萃分析（DOI：10.1111/jth.13692）纳入了9项研究（包括1948例患者），通过比较IgG特异性ELISA和多特异性ELISA的诊断性能，结果显示，IgG特异性试验的诊断特异度（0.87，95% CI：0.85～0.88）优于多特异性试验（0.82，95% CI：0.80～0.84），二者有相近的诊断灵敏度；IgG特异性试验的阳性预测值（0.56，95% CI：0.52～0.61）优于多特异性试验（0.32，95% CI：0.28～0.35），阴性预测值与多特异性试验相近；结论认为，IgG特异性检测有更好的诊断准确性，与临床评分系统联合使用，可用于诊断HIT。

【推荐意见】

心脏外科术后血小板计数降至基线值50%或更低时,伴有血栓事件发生和/或手术后5～14天,建议进行HIT抗体检测【2B】。

不建议利用心脏外科术前的HIT抗体检测结果预测术后血栓并发症或死亡风险【2B】。

心脏外科术后,血小板计数减少、血栓栓塞和血小板减少的发生时间等是医生考虑进行HIT抗体检测的主要条件。目前研究表明,术前HIT抗体阳性对预测术中、术后HIT的发生有诊断价值,但与术后不良临床结局无显著关联。

Arif M Yusuf等的系统评价(DOI:10.1160/TH11-67-0480)纳入了5项研究(包括2332例患者),其中有3个研究证明术前HIT抗体检测结果与患者住院时间有显著关联性,有2项研究显示HIT抗体检测结果与患者非血栓栓塞并发症相关,有1项研究显示IgM型HIT抗体可能与患者非血栓栓塞并发症和住院时间有关联(但非因果关系)。这些研究均没有报道患者此前的肝素暴露情况,大多数研究没有关于检测抗体滴度绝对值与HIT风险之间相关性的数据,也没有手术前HIT抗体检测结果与患者最终临床不良事件发生率的数据,因此,不支持用术前HIT抗体检测结果预测患者术后血栓栓塞并发症或死亡结局。

第三节　治　疗

HIT治疗的基本原则是对高度疑似和确诊患者停用肝素类药物,合理选择非肝素类抗凝药物进行替代抗凝治疗,缓解高凝状态或治疗血栓。由于肝素类药物停用后患者仍可存在血栓风险,对于孤立性HIT患者应持续进行替代抗凝治疗至血小板数量恢复正常(＞150×10^9/L),而HITT患者则需要至少3个月治疗剂量的抗凝用药治疗。HIT患者临床情况复杂,制订替代抗凝方案需充分考虑患者个体特征、合并疾病以及药物可获得性,可进行替代抗凝治疗的药物有急性期使用的阿加曲班、比伐芦定、磺达肝癸钠以及缓解期使用的华法林和利伐沙班等。

一、一般性推荐

HIT在治疗时并不需要激素类药物,而是通过停用肝素阻断病理进程,同时给予非肝素类药物实施替代抗凝治疗,以缓解促凝状态,避免原有血栓负荷加重或形成新的血栓。

【推荐意见】

对于4Ts评分为中、高度临床可能性患者和确诊患者,推荐停用UFH并给予替代抗凝药物【1B】。

虽然LMWH引发HIT的风险低于UFH,亦不推荐使用【1A】。

【推荐意见说明】

AT-9指南和BCSH指南基于过去数十年的临床研究结果,建议中、高度临床可能性和确诊HIT患者需停用UFH和LMWH(均获得强推荐),由于既往及近年来临床研究证据充分,本指南支持上述两个指南的观点。

Jack Hirsh等的系统评价(DOI:10.1001/archinte.164.4.361)显示,停用肝素可降低血栓风险,使用其他凝血酶抑制剂作为替代药物对HIT或HITT患者均有效。Alexander E Handschin等的系统评价(DOI:10.1007/500423-004-0522-7)纳入了20项研究,结果显示,LMWH可诱导注射部位或远离注射部位的皮肤坏死，但严重的血小板减少仅发生在少数患者中，半数患者血小板数量可处于正常水平。当患者使用替代抗栓药物后，临床过程通常是良性的。Nadine Martel等的荟萃分析（DOI：10.1182/blood-2005-04-1546）纳入了15项随机和非随机对照研究（包括7287例患者），结果显示，LMWH比UFH更安全，血小板减少症的OR为0.47（95% CI：0.22～1.02，P=0.06），方差倒数加权平均数显示LMWH的HIT绝对风险为0.2%，而UFH为2.6%。Nicolas Falvo等的国际前瞻性注册（RIETE）研究（DOI：10.1111/j.1538-7836.2011.04402.x）显示，在24401例接受UFH或LMWH治疗6个月的患者中，有141例患者出现血小板减少症；使用UFH患者组的HIT发生率（1.36%，95% CI：0.79～2.17）明显高于LMWH组（0.54%，95% CI：0.44～0.64）；与LMWH相比，UFH明显增加女性患者的HIT风险（调整后HR=4.90%，95% CI：2.58～9.31，P=0.001），在男性患者中不明显（调整后HR=1.60%，95% CI：0.64～3.97，P=0.31）；结论认为，用UFH治疗VTE时发生血小板减少症的风险高于治疗剂量的LMWH（特别是在女性和非癌症相关VTE患者中），HIT患者的不良预后不受肝素治疗类型的影响。Daniela R Junqueira等的系统评价（DOI：10.1002/14651858.CD007557）纳入了3项随机对照试验（包括1398例手术后患者），结果显示，与UFH相比，接受LMWH治疗患者发生HIT风险以及合并VTE的发生率均显著降低，RR值分别为0.23（95% CI：0.07～0.73）和0.22（95% CI：0.06～0.84）。

【推荐意见】

推荐阿加曲班作为替代抗凝药物【1B】。

对HITT患者推荐使用阿加曲班【1B】。

HITT患者在确诊后推荐进行至少3个月的抗凝治疗【1B】。

【推荐意见说明】

2012年，AT-9指南和BCSH指南均对使用阿加曲班治疗HIT给予推荐，但当时临床证据尚少。此后，围绕各种替代抗凝药物治疗HIT发表了多个注册研究、随机对照试验及系统评价，结论显示，对高度临床可能性患者或确诊HIT患者，采用与HIT抗体无交叉反应的阿加曲班进行治疗是有效且安全的。阿加曲班是人工合成的左旋精氨酸的哌啶羧酸衍生物，是一种对血液中游离的凝血酶和血凝块中结合的凝血酶具有高度选择性的直接凝血酶抑制剂，肾清除依赖性低，不增加肾功能不全患者的大出血风险。输注阿加曲班时，在肝功能正常情况下，需将APTT比值（APTT-R）调整至1.5～3.0。

Marc Schindewolf等的HIT多中心注册研究（DOI：10.1016/j.thromres.2014.03.029）显示，在195名患者中，有16.4%的患者使用了阿加曲班，2.1%使用了重组水蛭素，23.6%使用了达那肝素，40%使用了磺达肝癸钠。Tanja A Treschan等的随机对照研究（DOI：10.1186/s13054-014-0588-8）显示，在需要持续肾替代治疗的患者中，阿加曲班组的平均滤器寿命（32±25小时）与重组水蛭素组（27±21小时）无显著差异，平均差5小时（95% CI：-13～23，P=0.227）；阿加曲班组有4例发生出血，重组水蛭素组有11例（OR=3.9，95% CI：1.1～14，P=0.040）；阿加曲班组有3例血栓栓塞事件，重组水蛭素组有2例（OR=0.7，95% CI：0.1～4.4，P=0.639）；结论认为，使用阿加曲班治疗的出血事件更少。Brigitte Tardy-Poncet等的多中心临床研究（DOI：10.1186/s13054-015-1109-0）显示，阿加曲班平均起始剂量为0.77±0.45μg/（kg·min），APTT的平均基线值为45±9.8秒，用药2小时后，APTT增加到78.2±35.8秒，有25%患者报告了新发和/或血栓形成负荷加重，15%患者记录了大出血事件；结论认为，基于肝消除和半衰期短的特点，对有高度出血风险、肾衰竭（特别是在ICU）的患者，阿加曲班可作为治疗HIT的选择。Zhengwu Sun等的系统评价和荟萃分析（DOI：10.1007/s12185-017-2271-8）纳入了9项研究，结果显示，阿加曲班在治疗HIT时血栓栓塞并发症发生率与重组水蛭素（RR=0.773，95% CI：

$0.449 \sim 1.331$，$P = 0.353$）和比伐芦定（$RR = 0.768$，$95\%\ CI$：$0.386 \sim 1.527$，$P = 0.452$）无显著性差异；此外，阿加曲班的临床出血发生率与重组水蛭素（$RR = 0.755$，$95\%\ CI$：$0.531 \sim 1.073$，$P = 0.117$）和比伐芦定（$RR = 0.995$，$95\%\ CI$：$0.673 \sim 1.472$，$P = 0.981$）相似；结论认为，阿加曲班治疗HIT时，与重组水蛭素和比伐芦定有相近的有效性和安全性。

【推荐意见】

对于高度临床可能性或确诊患者，不推荐在血小板计数恢复至正常范围之前使用华法林【1B】。若患者在确诊时已使用华法林，建议停用并通过静脉内给予维生素K逆转其效应【2C】；在恢复使用华法林时，推荐阿加曲班与华法林至少重叠使用5天，直至INR达到目标范围【1B】。

【推荐意见说明】

AT-9指南和BCSH指南认为，当HIT病情得到控制、血小板数量恢复正常时才可考虑重新使用华法林，原因是华法林会显著降低血浆蛋白C和蛋白S水平，使HIT患者血液促凝状态变得更为严重，增加患者血栓负荷或微血管血栓风险。同时，两个指南均建议在恢复使用华法林时，至少与阿加曲班重叠5天使用。在临床实践中，阿加曲班与华法林重叠使用时，需考虑到阿加曲班对凝血酶的抑制会干扰INR水平，所以INR应维持在$3.0 \sim 4.0$至少2天，INR＞4时阿加曲班可停用；阿加曲班停用$4 \sim 6$小时后，重新监测INR（目标值$2.0 \sim 3.0$）。

AT-9指南针对阿加曲班纳入2个队列研究（419例，随访37天），比较了停用肝素并开始使用VKAs与使用阿加曲班在血栓相关死亡（152/1000和134/1000，$95\%\ CI$：$100 \sim 145$）、截肢（109/1000和28/1000，$95\%\ CI$：$51 \sim 216$）、新发血栓（348/1000和191/1000，$95\%\ CI$：$101 \sim 250$）和大出血（22/1000和59/1000，$95\%\ CI$：$10 \sim 554$）等4种不良事件的发生率，结果显示，使用VKAs的患者在血栓相关死亡、截肢和新发血栓方面均高于使用阿加曲班治疗的患者。AT-9指南基于2个队列研究结果做出在血小板计数恢复正常前慎用VKAs以及在开始使用VKAs时需与替代抗凝药物至少重叠使用5天的强推荐（但证据等级较低），BCSH指南也支持此观点，由于近年来并没有关于VKAs在HIT治疗中更新的高质量证据，因此本指南沿用AT-9的推荐。

【推荐意见】

不建议给HIT患者进行预防性血小板输注【2B】。对于出现严重血小板减少的患者，建议在发生出血或需要接受有高度出血风险的侵入性操作时输注血小板【2B】。

【推荐意见说明】

血小板计数减少是HIT的主要临床表现，但通常不会严重减少，HIT患者发生出血也非常罕见。近年有少量研究表明血小板输注可能会增加HIT患者血栓形成风险，同时支持血小板输注安全性的证据也非常有限，因此我们对于给HIT患者输注血小板持谨慎态度，即一般不考虑对HIT患者进行预防性血小板输注，但在已发生出血或需要接受有高度出血风险的侵入性操作（如脊柱或颅内手术）时可考虑输注血小板。

Ruchika Goel等的研究（DOI：10.1182/blood-2014-10-605493）发现，接受血小板输注的HIT患者有更高的动脉血栓形成风险（调整后$OR = 3.4$，$95\%\ CI$：$1.2 \sim 9.5$）和死亡率（调整后$OR = 5.2$，$95\%\ CI$：$2.6 \sim 10.5$），但与静脉血栓形成无关。David J Kuter等的研究（DOI：10.1002/ajh.24759）纳入了442例HIT抗体阳性且近期有肝素暴露的患者，结果显示，接受血小板输注的HIT患者复合终点事件（死亡、截肢/坏疽或新血栓形成）风险显著增加（$HR = 1.77$，$P = 0.02$）。Majed A Refaai等的研究（DOI：10.1111/j.1538-7836.2010.03861.x）显示，37例被ELISA检测证实的HIT患者在1年中1次或多次接受血小板输注，没有任何患者在血小板输注后发生血栓并发症，在这期间3例死亡患者被认为与血小板输注无关；在37例患者中，23例患者有较高的4Ts评分，有记录的8例HIT相关血栓发生于血小板输注前，6例患者在血栓清除术中接受血小板输注，没有发生新的血栓并发症（全部6例患者均使用阿加曲班）。Courtney K Hopkins等的研究（DOI：10.1111/j.1537-2995.2008.01822.x）显示，189例疑似HIT患者接受SRA的检测，13例患者检测结果呈阳性，其中4例患者接受了血小板输注，没有患者发展为血栓并发症，全部4例患者在输注后有血小板数量增加，3例活动性出血患者在输血后有2例出血停止，无任何并发症明确与血小板输注相关。

二、心脏及血管手术患者的治疗

【推荐意见】

对于有HIT病史的抗体阴性患者（通常此前肝素暴露＞100天），需行心脏手术时，建议术中使用比伐芦定或阿加曲班（如应用UFH需审慎，且只可短期使用）【2C】。

建议术前和术后抗凝采用非肝素类抗凝药物【2B】。

有HIT病史的抗体阳性患者需行心脏或血管手术时，推荐应用非肝素类抗凝药物【1B】。

【推荐意见说明】

目前没有证据表明经典型HIT与此前的肝素暴露相关，但由于HIT抗体可在血浆中至少存在50～80天，因此，速发型HIT更有可能与患者近期的肝素暴露有关。因此，AT-9指南和BCSH指南基于较早期证据，建议结合HIT病史、HIT抗体检测结果以及临床表现选择对心脏手术患者应用的抗凝药物类型，近年来的相关证据进一步证实了比伐芦定或阿加曲班的安全性和有效性，因此，本指南支持AT-9指南和BCSH指南的推荐意见。

【推荐意见】

急性（血小板计数减少且抗体阳性）或亚急性（血小板计数正常，但抗体阳性）HIT患者需进行心脏或血管手术时，推荐应用比伐芦定【1B】。

急性HIT患者如无需紧急进行心脏或血管手术，推荐延期手术，直至HIT治愈且抗体转为阴性【1B】。

【推荐意见说明】

AT-9指南和BCSH指南建议对于需行心脏或血管手术的急性和亚急性HIT患者，比伐芦定优于其他非肝素类药物，但当时证据质量较低。近年来新增证据表明，比伐芦定比其他替代药物更快达到治疗水平，而且安全性和有效性相近，在肾功能正常情况下，APTT-R处于1.5～2.5为治疗水平。

Leep Skrupky等的回顾性研究（DOI：10.1592/phco.30.12.1229）显示，共有138名成年确诊或疑似HIT患者分别接受比伐芦定（92例）或阿加曲班（46例）抗凝治疗至少24小时（24～658小时），比伐芦定与阿加曲班达到治疗范围的中位时间相近（$P = 0.499$），分别为5.50小时（IQR：4～14.5小时）和5.75小时（IQR：3～17.7小时）；分别有7例（8%）接受比伐芦定和2例（4%）接受阿加曲班的患者新发血栓栓塞事件（$P = 0.718$）；两组患者出血事件发生率相近（比伐芦定为9%，阿加曲班为11%，$P > 0.999$）。Jonathan Bain等的回顾性队列研究（DOI：10.2146/sp150018）显示，接受比伐芦定的患者比接受阿加曲班和重组水蛭素的患者更快达到APTT治疗水平，分别为3.7小时、14.2小时和14.7小时；接受阿加曲班的患者比接受重组水蛭素和比伐芦定治疗患者的INR增加更显著；接受比伐芦定治疗的患者严重出血事件显著少于接受阿加曲班或重组水蛭素治疗的患者，分别为7%、22%和56%；接受比伐芦定治疗的患者到达APTT治疗水平的平均比例高于接受阿加曲班和重组水蛭素治疗的患者，分别为90%、66%和67%。

三、经皮冠状动脉介入治疗患者的诊疗

【推荐意见】

急性或亚急性HIT患者需行PCI治疗时，建议使用比伐芦定或阿加曲班【2B】。

有HIT既往史且抗体阴性的患者需行心脏导管检查或PCI时，建议使用比伐芦定或阿加曲班【2B】。

【推荐意见说明】

AT-9指南和BCSH指南基于较早期证据，推荐比伐芦定或阿加曲班对发生HIT的PCI患者进行治疗。早期前瞻性研究显示，比伐芦定在治疗发生HIT的PCI患者时表现出很高的成功率（98%）和低出血风险（2%）。另一项前瞻性历史对照试验显示，91例发生HIT的PCI患者接受阿加曲班治疗后，临床成功率为98%，大出血发生率为1%。但上述病例都没有通过实验室检查进行确诊，从而使真实的HIT发生率并不肯定，近年来的证据进一步证实了比伐芦定和阿加曲班的安全性和有效性。

Kenneth W Mahaffey等的前瞻性研究显示，52例行PCI的患者中，有1例后来接受大剂量比伐芦定治疗的择期冠脉旁路移植术的患者发生大出血，7例患者有小出血，没有患者在治疗后出现显著的血小板计数减少（$< 50 \times 10^9$/L），有1例接受低剂量比伐芦定治疗的患者死于心搏骤停；该研究认为，比伐芦定显示出高度的安全性和有效性，可用于接受PCI的HIT高危患者的治疗。Bruce E Lewis等的研究（DOI：10.1002/ccd.10276）显示，在91例接受阿加曲班治疗的经皮冠状动脉介入治疗患者中，97.8%进行了充分抗凝治疗，94.5%的患者疗效满意，无死亡病例，有4例患者发生心肌梗死或在PCI手术24小时后血运重建，1例患者发生围手术期大出血；结论认为，阿加曲班可作为替代抗凝的合理选择。Zhengwu Sun等的系统评价和荟萃分析显示，阿加曲班与比伐芦定在治疗HIT时，有相近的有效性和安全性。

四、肾替代治疗患者的治疗

【推荐意见】

发生急性或亚急性HIT的肾替代治疗患者，推荐应用阿加曲班【1B】。

【推荐意见说明】

目前还没有高质量证据充分说明非肝素类抗凝药物对发生HIT的肾替代治疗患者的安全性和有效性，而且在既往的使用非肝素类抗凝药物的研究中，关于治疗流程、透析器膜材料类型、超滤量、透析液流量等方面均存在显著差异。阿加曲班作为治疗HIT主要的替代药物，具有肾清除依赖性低的特点，此外，阿加曲班通过高通量渗透膜透析清除量也极小，因此被认为适合用于治疗肾替代治疗患者的HIT。

曹芳芳等的荟萃分析（DOI：10.3881/j.issn.1000-503x.2013.06.015）纳入了5项研究（包括231例患者），结果显示，阿加曲班可明显降低HIT患者肾替代治疗时的血栓发生率（$RR = 0.40$，95% CI：$0.21 \sim 0.75$，$P = 0.004$）；阿加曲班治疗组的管路凝血发生率明显低于对照组（$RR = 0.06$，95% CI：$0.01 \sim 0.23$，$P < 0.0001$）；结论认为，在肾替代治疗中应用阿加曲班可明显降低血栓及管路内凝血发生率，不增加死亡率与出血风险。Tanja A Treschan等的随机对照研究（DOI：10.1186/s13054-014-0588-8）显示，在全部66例疑似HIT的外科重症患者中，有28例需要肾替代治疗，平均滤器寿命在阿加曲班

组（32±25小时，*n* = 12）和重组水蛭素组（27±21小时，*n* = 16）间平均差5小时，差异无统计学意义（95% *CI*：−13 ~ 23，*P* = 0.227）；有4例使用阿加曲班和11例使用重组水蛭素的患者发生出血事件（*OR* = 3.9，95% *CI*：1.1 ~ 14.0，*P* = 0.040）；阿加曲班组和重组水蛭素组分别有3例和2例患者发生血栓栓塞事件（*OR* = 0.7，95% *CI*：0.1 ~ 4.4，*P* = 0.639）；该研究支持采用阿加曲班对接受肾替代治疗的疑似或确诊HIT患者实施替代抗凝。

五、妊娠期患者的治疗

【推荐意见】

妊娠期发生急性或亚急性HIT，建议审慎应用非肝素类抗凝药物进行替代抗凝治疗，如磺达肝癸钠或胃肠外直接凝血酶抑制剂，避免使用华法林和DOACs【2B】。

【推荐意见说明】

妊娠期患者发生HIT非常罕见。根据目前有限的资料，妊娠期患者发生HIT，需采用与HIT抗体没有交叉反应的替代药物进行治疗（且此类抗凝药物不能通过胎盘屏障）。AT-9指南和BCSH指南基于低质量的证据提出了弱推荐，即首选达那肝素，在没有达那肝素时，可使用重组水蛭素或磺达肝癸钠。近期的证据显示，达那肝素、阿加曲班、磺达肝癸钠和重组水蛭素均可预防HIT的血栓性并发症。但由于达那肝素和重组水蛭素在国内并没有获批在临床使用，阿加曲班在妊娠期给药的安全性尚未明确，因此磺达肝癸钠对于妊娠期HIT患者是相对安全有效的替代药物。

Ranjit K Chaudhary等的系统评价（DOI：10.2174/187152571302151217I24957）显示，12例妊娠期患者被确诊为HIT，平均年龄28岁（21 ~ 39岁），平均孕周20周（5 ~ 34周），其中6例患者4Ts评分为高度可能性，6例患者为中度可能性，有半数患者发生血栓事件；这些患者最初分别使用了重组水蛭素（33%）、阿加曲班（25%）、达那肝素（25%）或磺达肝癸钠（17%），随后桥接VKAs或保持使用重组水蛭素，最终全部患者的HIT被治愈；并发症包括有瓣膜置换的孕妇发生瓣膜血栓（8%）、早产（18%）和先兆子痫（8%）；有1例新生儿为早产相关肺发育不全，此外没有其他新生儿在分娩时发生任何合并症。Matthew Kang等的研究（DOI：10.1182/blood-2014-09-599-498）显示，磺达肝癸钠组与对照组（应用阿加曲班或达那肝素）治疗疑似HIT后的血栓事件和出血事件无显著性差异（*P*分别为0.424和0.867），生存分析、亚组和非匹配组分析结果均显示出相近的结果。Vijaya R Bhatt等的系统评价（DOI：10.2174/1871525713666150911113811）显示，确诊HIT患者和中度可能性患者组应用磺达肝癸钠后，新发血栓和出血总体风险分别为4.6%和7%，86%的患者有临床改善，研究中没有发现因HIT及其出血并发症死亡的病例。

六、直接口服抗凝药物治疗

【推荐意见】

建议利伐沙班可作为治疗疑似或确诊HIT患者（非妊娠）的替代抗凝药物，但不建议在急性期治疗中首先使用【2B】。

【推荐意见说明】

利伐沙班治疗HIT的初始剂量目前尚不清楚，因此在采用其他非肝素类抗凝药物（如阿加曲班、比伐芦定或磺达肝癸钠）进行初始治疗后，再转换为利伐沙班可能是更安全的。尽管有证据表明利伐沙班可以作为HIT的替代抗凝药物，但由于证据尚少，其安全性和有效性需要更多研究加以验证。

Joseph J Shatzel等的系统评价（DOI: 10.1160/TH16-02-0101）显示，54例患者中（平均年龄68.4岁，68%为男性），有94%的患者进行了实验室检查（采用ELISA或SRA），48%的确诊患者发生血栓事件；59%的患者应用了利伐沙班，28%的患者应用了阿哌沙班，13%的患者应用了达比加群酯；上述这些患者中，有78%的患者，在急性期优先使用了阿加曲班、比伐芦定或磺达肝癸钠，仅有22%的患者只使用了DOACs；最终只有1例患者在使用DOACs后发生导管内血栓，3例患者有临床出血，无出血相关死亡病例，无HIT相关死亡病例。LA Linkins等的研究（DOI: 10.1111/jth.13330）显示，22例成年疑似或确诊HIT患者接受利伐沙班15mg每天2次直至获得HIT的实验室检查结果；HIT检测阳性的患者继续以利伐沙班15mg每天2次给药直至血小板数量恢复正常，然后使用利伐沙班20mg每天1次直至30天；结果显示，有1例HIT检测阳性的患者在30天内发生血栓栓塞，1例HIT阳性患者需要截肢，10例HIT检测阳性的患者中有9例血小板数量恢复；结论认为，利伐沙班治疗确诊HIT患者可能是有效和安全的。

七、磺达肝癸钠治疗

【推荐意见】

建议磺达肝癸钠用于HIT急性期治疗以及缓解期的桥接治疗【2B】。

【推荐意见说明】

磺达肝癸钠不能与血小板第4因子结合，不与HIT患者的血清发生交叉反应，在HIT患者治疗中，血栓风险和出血风险都很低，并且降低了对HIT治疗的复杂性（特别是桥接华法林时），不需常规监测或剂量调整，对INR的影响也不显著，有利于过渡到门诊治疗。对于肾功能基本正常且病情稳定的患者，磺达肝癸钠是较为合理的选择。Henning Nilius等的系统评价和荟萃分析（DOI: 10.1002/ajh.26194）纳入了92项研究（包括4698例患者），结果显示，血小板计数总体恢复率从74%（比伐芦定）至99%（磺达肝癸钠），血栓栓塞从1%（磺达肝癸钠）至7%（达那肝素），大出血从1%（DOACs）至14%（比伐芦定），死亡从7%（磺达肝癸钠）至19%（比伐芦定）；结论认为，各种抗凝剂的有效性和安全性相似，磺达肝癸钠在临床实践中可作为治疗急性HIT的替代药物。此外，也有少数文献报道磺达肝癸钠可能导致HIT（患者应用磺达肝癸钠后，血小板向血清中释放了更多的5-羟色胺），但总体而言，磺达肝癸钠对于HIT治疗仍是安全的。

八、COVID-19患者的治疗

【推荐意见】

推荐对高度疑似或确诊为HIT的COVID-19患者采用替代抗凝治疗【1C】。

建议对接受肝素治疗的COVID-19患者密切监测血小板计数和临床体征，出现血小板计数减少时应注意与疫苗诱导的（免疫性）血栓性血小板减少症相鉴别【2B】。

【推荐意见说明】

在COVID-19患者常规使用肝素进行血栓预防和治疗时，少数患者发生急性HIT，而COVID-19相关的血管内皮炎性损伤和免疫失调是诱发HIT的潜在影响因素，临床上如未能及时识别HIT可导致灾难性后果，因此对接受肝素治疗的COVID-19患者需密切监测。

Noppacharn Uaprasert等的系统评价和荟萃分析（DOI：10.1182/bloodadvances.2021005314）纳入了7项研究（包括5849例患者），结果显示，COVID-19患者的HIT总体发生率为0.8%（95% CI：0.2% ～ 3.2%）；肝素治疗亚组和肝素预防亚组的发病率分别为1.2%（95% CI：0.3% ～ 3.9%）和0.1%（95% CI：0.0% ～ 0.4%）；COVID-19危重患者的HIT总体发生率（2.2%，95% CI：0.6% ～ 8.3%）高于非危重患者（0.1%，95% CI：0.0% ～ 0.4%）；从肝素给药开始到HIT确诊的时间中位数是13.5天（10.75 ～ 16.25天），12人在肝素治疗后出现血栓栓塞；结论认为，COVID-19患者的HIT发病率与非COVID-19的患者相当，但接受治疗剂量的肝素抗凝以及危重患者的HIT发病率更高。Sulakshana等的系统评价（DOI：10.4103/aer.aer_151_21）纳入了12项研究（包括35例患者），结果显示，其中30例患者进行SRA和HIPA检测（阳性率分别为30%和100%），主要替代抗凝药物为阿加曲班，5.7%的患者发生动脉血栓事件（包括心肌梗死、缺血性脑卒中和脾梗死），17.1%的患者出现临床显著出血；50%的出血发生在使用常规剂量阿加曲班时；使用低剂量阿加曲班的患者无死亡事件。

当COVID-19患者出现疑似HIT的临床表现时，应与疫苗诱导的（免疫性）血栓性血小板减少症（vaccine-induced［immune］thrombotic thrombocytopenia，VITT）相鉴别。VITT是接种COVID-19疫苗（主要是基于腺病毒和mRNA的疫苗）后出现的严重不良反应，目前机制不明。相关假说包括：①类似于HIT的发生机制，即病毒带有负电荷，可与PF$_4$结合，其复合物与一种针对PF$_4$-聚阴离子复合物的抗体发生反应，进而引发血小板活化导致VITT；②血栓形成可能与一种可溶性腺病毒刺突蛋白变异有关，并导致严重的内皮炎症事件。Clio Bilotta等的系统评价（DOI：10.3389/fimmu.2021.729251）纳入了10项研究（对基于mRNA的辉瑞疫苗和莫德纳疫苗以及基于腺病毒的阿斯利康疫苗引起的不良事件进行分析），结果显示，在辉瑞和莫德纳疫苗的研究中，患者从接种疫苗到住院时间均≤3天，在入院时出现瘀点和紫癜，血小板计数低；在阿斯利康疫苗的研究中，患者症状出现多在第9天前后，常见症状为头痛，血小板计数低于正常范围下限，除1名患者外，所有患者呈PF$_4$抗体阳性，颅内静脉窦是受影响最严重的部位。Emmanuel J Favaloro回顾分析（DOI：10.1111/ijlh.13629）发现，在疑似VITT患者中，普遍存在血小板减少和基于ELISA方法的PF$_4$抗体水平增高（未经其他HIT免疫学试验验证），但标准剂量肝素治疗既可能缓解VITT，也可能促进HIT的发生，说明并非所有接种疫苗后的血栓事件都基于免疫机制，因此在避免HIT漏诊的同时也应注意避免过度诊断。Maryam Sharifian-Dorche等的系统评价（DOI：10.1016/j.jns.2021.117607）纳入了14项研究（包括49例患者），结果显示，在接受病毒载体疫苗（包括阿斯利康、强生疫苗等）接种后，症状出现在首次接种疫苗后一周内（范围第4 ～ 19天），大多数患者为女性，头痛是最常见的临床表现，49%患者发生脑出血和/或蛛网膜下腔出血；患者血小板计数5 ～ 127×10^9/L，PF$_4$抗体和D-二聚体检测在大多数报告的病例中呈阳性；在49例颅内静脉窦血栓形成（CVST）患者中，至少有19例患者死于CVST和VITT的并发症。

九、颅内静脉血栓形成

【推荐意见】

建议对继发于HIT的颅内静脉（窦）血栓形成患者尽快启动替代抗凝治疗【2B】。

【推荐意见说明】

继发于HIT的颅内静脉血栓形成是一种罕见的血栓类型，文献报道相对较少，但临床过程凶险，死亡率高。Diana Aguiar de Sousa等的系统评价（DOI：10.1161/STROKEAHA.121.036824）纳入了PROSPERO注册研究中的1220例HIT患者，结果显示，发生颅内静脉血栓形成（cerebral venous thrombosis，CVT）的患者有1.6%，其中多数患者有出血性脑损伤，近半数患者发生影响其他血管区域的血栓形成；HIT相关CVT患者的死亡率（33.3%）显著高于与CVT对照组（4.3%）和未合并CVT的HIT患者（15.9%）。Megan M J Bauman等的系统评价（DOI：10.1007/s11239-021-02484-6）纳入了21例与HIT相关的颅内静脉窦血栓形成（CVST）患者，其中6例为自身免疫性HIT；HIT相关的CVST症状常与中枢神经系统功能障碍有关，患者表现为与颅压升高、脑出血和/或局灶性神经功能缺损的体征和症状；头痛是最常见的症状，12例患者出现头痛，11例患者发生脑出血；非肝素类抗凝药（尤其是直接凝血酶抑制剂）是大多数患者的一线治疗方法；1例自身免疫性HIT患者采用静脉注射免疫球蛋白治疗；3例CVST和6例脑出血患者接受手术干预；4例患者有严重功能丧失、7例患者死亡；结论认为，非肝素类抗凝药物对治疗CVST是重要的，亦可静脉注射免疫球蛋白治疗自身免疫性HIT，但降低HIT相关的CVST发病率和死亡率的关键是快速识别和尽早治疗。

十、结语

目前，将HIT抗体检测与临床评估相结合已成为排除诊断或确诊HIT的经典流程，阿加曲班、比伐芦定、磺达肝癸钠、华法林和利伐沙班作为替代抗凝药物在不同治疗阶段的有效性和安全性也得到充分验证，但对于疑似HIT患者，如何在快速识别和及时治疗的同时，避免过度诊断和过度治疗仍是医生面临的重要挑战。

（门剑龙　任　静）

参考文献

［1］AREPALLY GM. Heparin-induced thrombocytopenia［J］. Blood，2017，129（21）：2864-2872.

［2］任静，翟振国，门剑龙. 肝素诱导的血小板减少症临床诊疗的循证进展［J］. 中华医学杂志，2017，97（46）：3667-3670.

［3］CUKER A，AREPALLY GM，CHONG BH，et al. American Society of Hematology 2018 guidelines for management of venous thromboembolism：heparin-induced thrombocytopenia［J］. Blood Adv，2018，2（22）：3360-3392.

［4］HOGAN M，BERGER JS. Heparin-induced thrombocytopenia（HIT）：Review of incidence，diagnosis，and management［J］. Vasc Med，2020，25（2）：160-173.

［5］EAST JM，CSERTI-GAZDEWICH CM，GRANTON JT. Heparin-induced thrombocytopenia in the critically Ill patient［J］. Chest，2018，154（3）：678-690.

［6］JOSEPH J，RABBOLINI D，ENJETI AK，et al. Diagnosis and management of heparin-induced thrombocytopenia：a consensus statement from the Thrombosis and Haemostasis Society of Australia and New Zealand HIT Writing Group［J］. Med J Aust，2019，210（11）：509-516.

［7］AREPALLY GM，CINES DB. Pathogenesis of heparin-induced thrombocytopenia［J］. Transl Res，2020，25：131-140.

［8］AREPALLY GM，PADMANABHAN A．Heparin-induced thrombocytopenia：a focus on thrombosis［J］．Arterioscler Thromb Vasc Biol，2021，41（1）：141-152.

［9］PISHKO AM，FARDIN S，LEFLER DS，et al．Prospective comparison of the HEP score and 4Ts score for the diagnosis of heparin-induced thrombocytopenia［J］．Blood Adv，2018，2（22）：3155-3162.

［10］HUSSEINZADEH HD，GIMOTTY PA，PISHKO AM，et al．Diagnostic accuracy of IgG-specific versus polyspecific enzyme-linked immunoassays in heparin-induced thrombocytopenia：a systematic review and meta-analysis［J］．J Thromb Haemost，2017，15（6）：1203-1212.

［11］BRODARD J，ALBERIO L，ANGELILLO-SCHERRER A，et al．Accuracy of heparin-induced platelet aggregation test for the diagnosis of heparin-induced thrombocytopenia［J］．Thromb Res，2020，185：27-30.

［12］LIEDERMAN Z，VAN COTT EM，SMOCK K，et al．Heparin-induced thrombocytopenia：an international assessment of the quality of laboratory testing［J］．J Thromb Haemost，2019，17（12）：2123-2130

［13］FAVALORO EJ，MCCAUGHAN G，PASALIC L．Clinical and laboratory diagnosis of heparin induced thrombocytopenia：an update［J］．Pathology，2017，49（4）：346-355.

［14］任静，李刚，门剑龙．肝素诱导的血小板减少症抗体试验的诊断性能评价［J］．临床检验杂志，2017，35（12）：921-924.

［15］任静，张珠博，门剑龙，等．三种肝素诱导的血小板减少症抗体检测的诊断性能研究［J］．中华检验医学杂志，2019，42（10）：848-852.

［16］WARKENTIN TE，NAZY I，SHEPPARD JI，et al．Serotonin-release assay-negative heparin-induced thrombocytopenia［J］．Am J Hematol，2020，95（1）：38-47.

［17］MORGAN RL，ASHOORION V，CUKER A，et al．Management of heparin-induced thrombocytopenia：systematic reviews and meta-analyses［J］．Blood Adv，2020，4（20）：5184-5193.

［18］WARKENTIN TE，PAI M，LINKINS LA．Direct oral anticoagulants for treatment of HIT：update of Hamilton experience and literature review［J］．Blood，2017，130（9）：1104-1113.

［19］ASHISH K，BANDYOPADHYAY D，HAJRA A，et al．Possible use of fondaparinux in heparin-induced thrombocytopenia［J］．Int J Cardiol，2018，256：3.

［20］KOUNIS NG，KONIARI I，SOUFRAS GD，et al．The paradox of heparin induced thrombocytopenia-thrombosis，the role of fondaparinux and the need for new therapeutic strategies［J］．Int Angiol，2020，39（4）：350-351.

附录 A

血栓治疗相关药物

一、抗凝药物

（一）药物概述

1. **间接凝血酶抑制剂** 间接凝血酶抑制剂与抗凝血酶（AT）结合，增强AT对因子Ⅱa和因子Ⅹa的抑制程度，从而发挥抗凝作用。此类药物有普通肝素、低分子量肝素和因子Ⅹa抑制剂。

（1）肝素、小分子肝素类：普通肝素首先通过非特异性的电荷效应与凝血酶结合，然后其中的戊糖片段特异性地与游离的AT结合，形成肝素-凝血酶-AT复合物，将AT对凝血酶和因子Ⅹa的抑制作用增强100～1000倍。低分子量肝素来源于肝素的化学或酶解聚反应，分子量小于肝素。通常肝素拮抗FⅩa/FⅡa比值为1∶1，不同类型低分子量肝素、拮抗FⅩa/FⅡa比值为2∶1～4∶1。

（2）因子Ⅹa抑制剂：低分子量肝素来源于肝素分子的化学或酶解聚反应，分子量小于普通肝素。通常肝素拮抗FⅩa/FⅡa比值为1∶1，不同类型低分子量肝素拮抗FⅩa/FⅡa比值为2∶1～4∶1。

（3）因子Ⅹa抑制剂：磺达肝葵钠结构上属于戊多糖类似物，能特异性与抗凝血酶结合，增强AT对因子Ⅹa的抑制，不影响AT对凝血酶的抑制强度。此外，口服直接因子Ⅹa抑制剂有利伐沙班、阿哌沙班和艾多沙班，为直接起效（不需与AT结合）。

2. **直接凝血酶抑制剂** 直接凝血酶抑制剂可直接与凝血酶结合，抑制凝血酶的催化活性，抑制纤维蛋白原向纤维蛋白的转化。此类药物对游离凝血酶和结合型凝血酶的活性均有抑制作用。临床常见的直接凝血酶抑制剂包括胃肠外给药的比伐芦定、阿加曲班以及口服给药的达比加群酯。

3. **维生素K拮抗剂** 因子Ⅱ、Ⅶ、Ⅸ、Ⅹ以及蛋白C、S的生成依赖于氢醌型维生素K（VKH$_2$），必须经过γ-谷氨酰基羧化酶的羧化作用才能成为有活性的凝血因子或抗凝蛋白。维生素K拮抗剂的结构与维生素K类似，可竞争性抑制维生素K环氧化物还原酶（VKORC1），阻止其还原成氢醌型维生素K，进而阻止依赖维生素K的凝血因子以及蛋白C、蛋白S的活化，对已活化的凝血因子无效。临床常用的维生素K拮抗剂为华法林。近年来，直接凝血酶抑制剂（达比加群酯）、直接因子Ⅹa抑制剂（利伐沙班、阿哌沙班、艾多沙班）等新型口服抗凝药已先后问世。与新型口服抗凝药相比，华法林起效慢，治疗窗窄，需要进行常规的凝血功能检测，受药物、食物等因素的干扰明显，部分患者的药代动力学受基因多态性的影响。

（二）间接凝血酶抑制剂

1. 肝素、小分子肝素类

◆ 肝素

【作用机制】

肝素主要通过与AT结合，增强AT对因子Ⅱa、因子Ⅹ的抑制作用。肝素能抑制血小板凝集，拮抗凝血酶原变成凝血酶，从而阻断纤维蛋白原变成纤维蛋白。

【适用人群和剂量】

用于防治血栓形成或栓塞性疾病（如心肌梗死、血栓性静脉炎、肺栓塞等）；各种原因引起的DIC；用于血液透析、体外循环、导管术、微血管手术等操作中及某些血液标本或器械的抗凝处理。

注射：（1）成人常用量：①深部皮下注射：首次5000～10000U。以后每8小时8000～10000U或每12小时15000～20000U；每24小时总量30000～40000U。②静脉注射：首次5000～10000U。之后，或按体重每4小时100U/kg，用氯化钠注射液稀释后应用。③静脉滴注：每日20000～40000U，加至氯化钠注射液1000ml中持续滴注。滴注前可先静脉注射5000U作为初始剂量。（2）预防性治疗：在外科手术前2小时先给5000U肝素皮下注射，但麻醉方式应避免硬膜外麻醉，然后每隔8～12小时5000U，共约7日。

【禁忌人群】

对肝素过敏、有自发出血倾向者、血液凝固迟缓者（如血友病、紫癜、血小板减少）、溃疡病、创伤、产后出血、亚急性感染性心内膜炎、海绵窦细菌性血栓形成、严重肝肾功能不全、重症高血压、胆囊疾病及黄疸。

【注意事项】

（1）肝素不通过胎盘，不引起致畸性或胎儿出血并发症。在妊娠后3个月和围产期应谨慎使用肝素，因为会增加母体出血的风险。妊娠期长时间使用低分子量肝素可能会导致骨质疏松，增加骨折的风险。

（2）肝素不经乳汁分泌，因此用于哺乳期女性是相对安全的。

【不良反应及处理原则】

（1）出血：是肝素最常见的不良反应。包括自发性出血倾向，有黏膜、伤口、齿龈渗血，皮肤瘀斑或紫癜，月经量过多等；严重时有内出血征象、麻痹性肠梗阻、咯血、呕血、血尿、血便及持续性头痛。如注射后引起严重出血，可静注硫酸鱼精蛋白进行急救（1mg硫酸鱼精蛋白可中和100U肝素）。鱼精蛋白能在5分钟内中和肝素的作用，其活性可持续2小时。

（2）HIT：是一种由抗体介导的肝素不良反应，主要表现为血小板数量显著降低，严重者可引发致命的静、动脉血栓栓塞。

（3）其他：偶见一次性脱发和腹泻。尚可引起骨质疏松和自发性骨折。肝功能不良者长期使用可引起抗凝血酶耗竭导致血栓形成倾向。ALT、AST升高。

【药物过量】

如果发生出血，请参考肝素出血事件的处理原则。

◆ 依诺肝素

【作用机制】

依诺肝素通过AT抑制因子Ⅹa和凝血酶发挥抗栓作用，具有高抗因子Ⅹa（100U/mg）活性和较低抗凝血酶（28U/mg）活性。

【适用人群与剂量】

预防静脉血栓栓塞性疾病，特别是与骨科或普外手术有关的血栓形成；治疗已形成的深静脉栓塞，伴有或不伴有肺栓塞；治疗不稳定型心绞痛及非Q波心肌梗死；用于血液透析体外循环中，防止血栓形成；治疗急性ST段抬高型心肌梗死。

根据适应证的不同，使用剂量详见指南正文相关章节。

【禁忌人群】

对依诺肝素、肝素或其他低分子量肝素过敏；出血或严重的凝血功能障碍相关的出血；有低分子量肝素或肝素诱导的血小板减少症史（以往有血小板计数明显下降）；活动性消化性溃疡或有出血倾向的器官损伤；临床显著活动性出血；脑出血；除需要透析的特殊病例，有严重肾衰竭患者（肌酐清除率约30ml/min）；接受治疗性低分子量肝素用药的患者不能行蛛网膜下腔麻醉或硬膜外麻醉。

【注意事项】

（1）肾功能决定抗因子Ⅹa活性的清除半衰期：随着肾功能下降，机体对抗因子Ⅹa活性的清除逐渐下降。同时，肾功能不全导致依诺肝素清除减少，体内蓄积增加，是慢性肾功能不全患者导致出血风险增加的重要原因。对于严重肾功能不全的患者，预防用药的推荐剂量为依诺肝素2000 AXaIU，每天一次，治疗用药的推荐剂量为100 AXaIU/kg，每天1次。

（2）血小板计数：由于存在发生HIT的可能，在使用本品的治疗过程中，应全程监测血小板计数。

【抗凝药物之间的转换】

开始华法林治疗时，应持续依诺肝素治疗直至达到抗凝治疗效果（INR值达标）。

【不良反应及处理原则】

（1）出血：目前没有有效的方法完全中和低分子量肝素。一旦发生急性出血事件，应平衡血栓和出血的风险。轻微出血者如病情需要，可在严密监测下继续应用抗凝药物，并考虑剂量减半。严重出血者应停用抗凝药物治疗。失血量过大、仍有持续活动性出血的休克患者，除了输注晶体液、胶体液和新鲜冰冻血浆和部分红细胞外，如因依诺肝素过量注射导致的大出血，缓慢静脉注射鱼精蛋白可中和以上症状。如果上次给予依诺肝素在8小时内，鱼精蛋白100抗肝素单位可中和低分子量肝素100 AXaIU；如果依诺肝素给药后8小时以上或需要再次注射鱼精蛋白时，则每100 AXaIU的依诺肝素需给予鱼精蛋白50抗肝素单位；如果依诺肝素注射后12小时以上，则不需要注射鱼精蛋白。

（2）注射部位瘀点、瘀斑及坚硬炎性结节：可能与注射技巧有关，不需要停止治疗。但出现紫癜或红斑、渗出及疼痛，提示可能出现皮肤坏疽，应停止治疗。

（3）肝功能：约有6%的患者出现谷丙转氨酶增加3倍以上，停药后可完全恢复正常。

（4）血小板计数：由于存在发生HIT的可能，在使用本品的治疗过程中，应全程监测血小板计数。

【药物过量】

如果因依诺肝素过量而发生出血，请参考依诺肝素出血事件的处理原则。

◆ 达肝素

【作用机制】

达肝素主要通过AT抑制因子Ⅹa和凝血酶发挥抗栓作用。

【适用人群与剂量】

治疗急性深静脉血栓；预防急性肾衰竭或慢性肾功能不全者进行血液透析和血液过滤期间体外循环系统中的凝血；治疗不稳定型冠状动脉疾病，如不稳定型心绞痛和非Q波心肌梗死；预防与手术有关的血栓形成。

根据适应证的不同，使用剂量详见指南正文相关章节。

【禁忌人群】

对达肝素、其他低分子量肝素和/或肝素或猪肉制品过敏；确定或怀疑患有HIT；急性胃十二指肠溃疡；脑出血或其他活动性出血；严重的凝血系统疾病；脓毒性心内膜炎；中枢神经系统、眼部及耳部的损伤和手术；接受大剂量达肝素时，严禁实施脊椎或硬膜外麻醉或椎管穿刺。

【注意事项】

（1）本品慎用于血小板减少和血小板功能障碍、严重肝肾功能不全、未控制的高血压、高血压性或糖尿病性视网膜病。

（2）血小板计数：由于存在发生HIT的可能，在使用本品的治疗过程中，应全程监测血小板计数。

【不良反应】

常见报道的不良反应为出血和轻微的血小板减少症，后者通常在治疗中可逆。其他不良反应包括暂时性轻至中度肝转氨酶（AST、ALT）水平增高，罕见皮肤坏死、脱发、过敏反应和注射部位以外的出血。很少见过敏样反应和HIT伴动脉和/或静脉血栓或血栓栓塞。

【药物过量】

鱼精蛋白可抑制达肝素的抗凝作用。达肝素所致的凝血时间延长的作用可被完全中和，但抗因子Ⅹa活性只能被中和25%～50%。1mg鱼精蛋白可抑制达肝素100U的抗因子Ⅹa作用。

◆ 那屈肝素

【药理作用】

那屈肝素具有很高的抗因子Ⅹa活性（97U/ml）和较低的拮抗凝血酶活性（30U/ml）。

【适用人群和剂量】

在外科手术中，用于静脉血栓形成中度或高度危险的情况，预防静脉血栓栓塞性疾病；治疗已形成的深静脉血栓；用于不稳定型心绞痛和非Q波心肌梗死急性期的治疗；在血液透析中预防体外循环中的血凝块形成。

根据适应证的不同，使用剂量详见相关章节。

【禁忌人群】

对低分子量肝素过敏；有使用低分子量肝素发生血小板减少症的病史；与止血异常有关的活动性出血或出血风险的增加，除外不是由肝素引起的DIC；可能引起出血的器质性损伤（如活动的消化性溃疡）；出血性脑血管意外；急性感染性心内膜炎；接受血栓栓塞性疾病、不稳定型心绞痛以及非Q波心肌梗死治疗的严重肾功能损害（肌酐清除率小于30ml/min）的患者。

【注意事项】

（1）肾功能：肾功能决定抗因子Ⅹa活性清除半衰期，随着肾功能下降，机体对抗因子Ⅹa活性的清除能力逐渐下降。同时，肾功能不全导致那屈肝素清除减少，体内蓄积增加，是慢性肾功能不全患者导致出血风险增加的重要原因。

（2）治疗血栓栓塞症、不稳定型心绞痛和非Q波心肌梗死：轻度肾功能损害的患者（肌酐清除率≥50ml/min）不需要减少剂量；中重度的肾功能损害的患者（肌酐清除率≥30ml/min以及＜50ml/min），应权衡出血和栓塞的风险，可将剂量减少25%～33%；严重肾功能损害的患者（肌酐清除率＜30ml/min）禁用那屈肝素。

（3）血小板计数：由于存在发生HIT的可能，在使用本品的治疗过程中，应全程监测血小板计数。

【不良反应及处理原则】

（1）出血：目前没有有效的方法完全中和低分子量肝素。一旦发生急性出血事件，应平衡血栓和出血的风险。轻微出血者如病情需要，可在严密监测下继续应用抗凝药物，并考虑剂量减半。严重出血者应停用抗凝药物治疗。失血量过大、仍有持续活动性出血的休克患者，除了输注晶体液、胶体液和新鲜冰冻血浆和部分红细胞外，可考虑使用硫酸鱼精蛋白中和低分子量肝素的抗凝作用。鱼精蛋白100抗肝素单位可中和低分子量肝素100AXaIU。所需注射鱼精蛋白的用量应考虑到注射肝素后经过的时间，鱼精蛋白适当减量可能是合适的。

（2）注射部位瘀点、瘀斑及坚硬炎性结节：可能与注射技巧有关，不需要停止治疗。但出现紫癜或红斑、渗出及疼痛，提示可能出现皮肤坏疽，应停止治疗。

（3）血小板减少症：尽管只有极少数患者发生HITT，但由于存在发生HITT的可能，在使用那屈肝素治疗的过程中，应全程监测血小板计数。

（4）转氨酶升高：通常为一过性的。

【药物过量】

如果因那屈肝素过量而发生出血，请参考那屈肝素出血事件的处理原则。

2. 因子Ⅹa抑制剂

◆ **磺达肝癸钠**

【作用机制】

磺达肝癸钠是一种人工合成的因子Ⅹa抑制剂，与AT结合对因子Ⅹa产生高度选择性抑制。

【适用人群和剂量】

（1）接受重大骨科手术的患者　推荐剂量为2.5mg，每天1次，手术后皮下注射给药。

（2）用于无指征进行紧急（＜120分钟）侵入性治疗（如PCI）的不稳定型心绞痛/非ST段抬高心肌梗死的治疗，推荐剂量为2.5mg，每天1次，皮下注射给药。

（3）用于使用溶栓或初始不接受其他形式再灌注治疗的ST段抬高心肌梗死患者的治疗：推荐剂量为2.5mg，每天1次，首剂应静脉内给药，随后剂量通过皮下注射给药。

【禁忌人群】

对磺达肝癸钠过敏，具有临床意义的活动性出血，急性细菌性心内膜炎，肌酐清除率＜20ml/min的严重肾功能损害。

【注意事项】

（1）肾功能不全患者

1）静脉血栓栓塞预防：CrCL＞50ml/min，无需调整剂量；CrCL 20～50ml/min，给药剂量应减少至1.5mg，每天1次；CrCL＜20ml/min，禁用磺达肝癸钠。

2）不稳定型心绞痛/非ST段抬高心肌梗死和ST段抬高心肌梗死：CrCL＞20ml/min，无需减少给药剂量；CrCL＜20ml/min，禁用磺达肝癸钠。

（2）由于缺乏相关数据，磺达肝癸钠不应用于妊娠期。

【抗凝药物之间的转换】

如果后续治疗将使用肝素或低分子量肝素，首次注射通常应在末次注射磺达肝癸钠1天后给予。如果需要使用华法林进行后续治疗，应继续使用磺达肝癸钠治疗直至达到INR目标值。

【不良反应】

最常见的不良反应是出血，其他非出血性不良事件有头痛、胸痛、心房颤动、发热、室性心动过速、呕吐和低血压等。

【药物过量】

目前没有已知针对磺达肝癸钠的逆转药物。与出血并发症相关的药物过量应终止治疗，并寻找主要原因。应考虑进行适当的治疗如外科止血、输注新鲜血浆以及血浆置换。

◆ 利伐沙班

【作用机制】

利伐沙班是一种高选择性的、口服直接抑制因子Ⅹa抑制剂。通过抑制因子Ⅹa以抑制凝血酶的产生和血栓形成。

【适用人群和剂量】

（1）用于非瓣膜性房颤：对于CHADS$_2$≥1（具有以下任一项：充血性心力衰竭、高血压、年龄≥75岁、糖尿病、脑卒中或一过性脑缺血发作病史）且无抗凝禁忌证的非瓣膜病房颤患者，建议利伐沙班20mg，1次/天。对CrCL 30～49ml/min的患者，建议给予15mg，1次/天。对CrCL 15～29ml/min患者，抗凝治疗应慎重，如需要可给予15mg，1次/天。

治疗成人DVT和PE：急性DVT或PE的初始治疗推荐剂量是前3周15mg 每天2次，之后维持治疗及降低DVT和PE复发风险的剂量是20mg 每天1次。

（2）预防择期髋关节或膝关节置换手术的静脉血栓形成：推荐剂量为口服利伐沙班10mg，1次/天。如伤口已止血，首次用药时间应在手术后6～10小时。

（3）治疗深静脉血栓和肺栓塞：建议给予15mg，每日2次，共3周，此后给予20mg，每日1次，至少3个月，并根据DVT的危险因素来决定长期治疗的时间。

【禁忌人群】

对利伐沙班或片剂中任何辅料过敏的患者；有活动性出血的患者；伴有凝血功能异常和有出血风险的肝功能损害患者，包括Child-Pugh分级B级和C级的肝硬化患者；妊娠期及哺乳期女性；CrCL＜15ml/min的患者。

【注意事项】

（1）肾功能不全

1）对于VTE患者

轻度肾功能不全（CrCL 50～80ml/min）：无需调整剂量。

中度肾功能不全（CrCL 30～49ml/min）：前3周初始剂量15mg，2次/天，3周后应进行获益—风险评估。如出血风险超过VTE复发风险，必须考虑将剂量从20mg，1次/天降低为15mg，1次/天。

重度肾功能不全（CrCL 15～29ml/min）：避免使用利伐沙班。

2）对于非瓣膜病房颤患者

轻度肾功能不全（CrCL 50～80ml/min）：无需调整剂量，建议每年复查肾功能。

中度肾功能不全（CrCL 30～49ml/min）：剂量15mg，1次/天，建议至少每半年复查肾功能。

重度肾功能不全（CrCL 15～29ml/min）：慎用利伐沙班，剂量推荐同中度肾功能不全患者，建议至少每3个月复查肾功能。

CrCL＜15ml/min，不建议使用利伐沙班；对已用药患者，如肾功能恶化至CrCL＜15ml/min，应停药。

（2）肝功能异常

轻度肝功能损害患者（Child-Pugh分级A级）无须调整剂量。利伐沙班禁用于发生凝血功能障碍、出血风险高的肝脏疾病患者，包括肝硬化患者（Child-Pugh分级B级和C级）。

用药期间出现转氨酶水平升高的患者应予以监测并予以保肝治疗直至恢复正常。如果转氨酶持续升高超过正常值3倍以上，伴有胆红素升高，建议减低剂量或停用。

（3）血小板计数低于$50×10^9$/L者不推荐使用利伐沙班，血小板计数为（50～100）$×10^9$/L者谨慎使用。

（4）利伐沙班10mg片剂可与食物同服，也可单独服用。利伐沙班15mg片剂或20mg片剂应与食物同服。

（5）利伐沙班无需常规监测凝血指标。临床常用指标如凝血酶原时间（PT）、活化部分凝血酶原时间（APTT）、国际标准化比值（INR）等不能反映利伐沙班的抗凝作用，不建议服用利伐沙班的患者进行上述检测。

【抗凝药物之间的转换】

（1）由华法林转为利伐沙班：如果患者从华法林转换为利伐沙班，应先停华法林，密切监测INR。INR≤2.0时可立即给予利伐沙班。INR在2.0～2.5之间时可开始给利伐沙班，但最好为次日给药。INR＞2.5，应连续监测INR到上述范围再开始给药。

（2）由利伐沙班转为华法林：从利伐沙班转换为华法林的患者，需重叠使用两个药物直至INR＞2.0，停利伐沙班。应晨服华法林和晚餐时服利伐沙班，华法林从标准剂量起始，并根据INR调整剂量。应在利伐沙班给药24小时后，即下一次利伐沙班给药之前检测INR。第1个月内，严密监测INR，直至INR稳定。

（3）与静脉或皮下注射抗凝药物转换：对接受静脉或皮下注射抗凝药物（低分子量肝素和磺达肝癸钠）治疗的患者，应于下次注射抗凝药物时给予利伐沙班。静脉普通肝素治疗患者，停药后即可给予利伐沙班。如利伐沙班患者需转换为注射用抗凝药物，应于下次利伐沙班给药时开始。

【不良反应及处理原则】

（1）利伐沙班主要的不良反应为出血，其他常见不良反应包括γ-谷氨酰转肽酶（γ-glutamyl transpeptidase，γ-GT）升高、转氨酶升高、恶心、呕吐、便秘等。出血可表现为轻微出血、严重出血或危及生命的出血。轻微出血包括鼻出血、牙龈出血、瘀斑、月经量增多等；严重出血表现为消化道出血、肉眼血尿等；危及生命的出血（如颅内出血）等。

（2）出血的处理：应根据出血的严重程度和部位进行个体化管理。发生轻度出血或局部出血时，首先应延迟或暂停给药，行局部压迫止血。严重出血时停用利伐沙班；可给予活性炭或洗胃，减少药物吸收。由于蛋白结合率高，利伐沙班几乎不能通过血液透析清除体外。进行局部压迫，根据情况评估是否需要采取手术，给予补液、输血、血流动力学支持治疗等措施。必要时可给予止血治疗，如活化的凝血酶原复合物浓缩物（PCC）、新鲜冰冻血浆、重组因子Ⅶa。发生危及生命的出血时停用利伐沙班，如可能应手术止血，同时给予补液、输血、血流动力学支持治疗等措施，并积极给予PCC、新鲜冰冻血浆等止血治疗。

【药物过量】

特异性拮抗剂（Andexanet alfa）国内尚未上市。由于吸收程度有限，服用50mg利伐沙班之后会出现上限效应，平均血浆水平不会进一步升高。如果发生利伐沙班用药过量，短时间内可以考虑洗胃来减少吸收；监测相关的凝血指标，如果发生出血，请参考利伐沙班的出血处理原则。

◆ 阿哌沙班

【药理作用】

阿哌沙班是一种高选择性的口服直接因子Ⅹa抑制剂，可以抑制游离及与血栓结合的因子Ⅹa并抑制凝血酶原活性和血栓形成。

【适用人群和剂量】

用于髋关节或膝关节择期置换术的成年患者，预防VTE。

阿哌沙班的推荐剂量为每次2.5mg，每天2次。首次服药时间应在手术后12～24小时内。

【禁忌人群】

对活性成分或片剂中任何辅料过敏，有临床明显活性出血，伴有凝血异常和临床相关出血风险的肝病。

【注意事项】

（1）肌酐清除率为15～29ml/min的患者阿哌沙班血浆浓度升高，由于可能增加出血风险，阿哌沙班单独或联合阿司匹林用于这些患者时应谨慎。不推荐肌酐清除率＜15ml/min的患者服用阿哌沙班。

（2）阿哌沙班禁用于伴有凝血异常和临床相关出血风险的肝病患者。不推荐重度肝损害的患者服用阿哌沙班。对于轻度及中度肝损害的患者（Child Pugh A级或B级），应当谨慎服用阿哌沙班。

（3）由于本药抑制了因子Ⅹa，可导致凝血试验的参数延长，如凝血酶原时间（PT），INR，以及活化部分凝血活酶时间（APTT）。鉴于其治疗剂量下，这些参数的变化幅度很小且变异大，不建议用这些参数来评价本药的药效作用。

【抗凝药物之间的转换】

（1）由华法林转为阿哌沙班：如果患者从华法林转换为阿哌沙班，应先停华法林，密切监测INR。INR≤2.0时可立即给予阿哌沙班。

（2）由阿哌沙班转为华法林：从阿哌沙班转换为华法林的患者，需重叠使用两个药物直至INR＞2.0，停阿哌沙班。联合用药期间，应在下一次阿哌沙班给药之前检测INR。第1个月内，严密监测INR，直至INR稳定。

（3）与静脉或皮下注射抗凝药物转换：对接受静脉或皮下注射抗凝药物（低分子量肝素和磺达肝癸钠）治疗的患者，应于下次注射抗凝药物时给予阿哌沙班。静脉注射普通肝素治疗的患者，停药后即可给予阿哌沙班。如阿哌沙班患者需转换为注射用抗凝药物，应于下次阿哌沙班给药时开始。

【不良反应】

阿哌沙班主要的不良反应为出血，其他常见不良反应包括贫血、淤青及恶心。此外，少见血小板减少、低血压（包括术后低血压）、肝功能异常等。

【药物过量】

特异性拮抗剂（Andexanet alfa）国内尚未上市。阿哌沙班过量可能导致出血风险升高，当出现出血并发症时，应立即停药，并查明出血原因。阿哌沙班给药3小时内可考虑口服活性炭减少药物的吸收。应考虑采取恰当的治疗措施，如外科手术止血、输入新鲜冰冻血浆等。如果采取上述治疗措施无法控制危及生命的出血，可以考虑给予充足因子Ⅶ。

◆ 艾多沙班

【作用机制】

艾多沙班是口服的直接因子Ⅹa抑制剂，可抑制游离的因子Ⅹa和凝血酶原活性，减少凝血酶生成，并抑制凝血酶诱导的血小板聚集，抑制血栓形成。

【适用人群和剂量】

（1）用于伴有一个或多个风险因素的非瓣膜性房颤（NVAF）成人患者，预防脑卒中和体循环栓塞：推荐剂量为60mg，每天一次。

（2）用于治疗成人肺栓塞（PE），以及预防成人深静脉血栓和肺栓塞复发：推荐剂量为60mg，每天一次，经初始非口服抗凝剂治疗至少5天后开始给药。

对于NVAF和VTE，存在一种或一种以上下列临床因素的患者中，艾多沙班的推荐剂量为30mg，每天一次：中度或重度肾功能损害（肌酐清除率15～50ml/min）；低体重（≤60kg）；与以下P-糖蛋白（P-GP）抑制剂联合用药，包括环孢素、决奈达隆、红霉素或酮康唑。

【禁忌人群】

对本品活性成分或者其他辅料过敏的患者；有临床明显活动性出血的患者；伴有凝血功能障碍和临床相关出血风险的肝病患者；具有大出血显著风险的病灶或病情；无法控制的重度高血压；妊娠和哺乳期女性。

【注意事项】

（1）轻度肾损害（CrCL＞50～80ml/min）患者，本品推荐剂量为60mg，每天1次。中度至重度肾损害（CrCL为15～50ml/min）患者，本品推荐剂量为30mg，每天1次。患有终末期肾病（ESRD）（CrCL＜15ml/min）或透析患者，不推荐使用本品。

（2）伴凝血功能障碍和临床相关出血风险的肝病患者禁用本品。重度肝损害患者不推荐使用本品。轻度至中度肝损害患者，推荐剂量为60mg，每天1次。

【抗凝药物之间的转换】

（1）由艾多沙班转为华法林：对于给药剂量为60mg的患者，服用本品30mg，每天1次，同时使用适量的VKAs。对于给药剂量为30mg的患者，服用本品15mg，每天1次，同时使用适量的VKAs。一旦达到INR≥2.0，艾多沙班应停药。

（2）由华法林转为艾多沙班：INR＜2.5时，停用华法林并开始艾多沙班治疗。

（3）非口服抗凝剂转为艾多沙班：中止皮下注射抗凝剂，下次预定皮下注射抗凝剂时，开始使用艾多沙班。

（4）艾多沙班转为非口服抗凝剂：下一次预定给药时，中止使用艾多沙班，开始非口服抗凝剂治疗。

【不良反应】

艾多沙班主要的不良反应为出血，其他常见不良反应包括贫血、头晕、头痛、血胆红素升高、皮疹、瘙痒等。

【药物过量】

特异性拮抗剂（Andexanet alfa）国内尚未上市。可参见利伐沙班药物过量的处理原则。

（三）直接凝血酶抑制剂

◆ 比伐芦定

【作用机制】

比伐芦定是直接凝血酶抑制剂，与血浆游离的以及与纤维蛋白结合的凝血酶的催化位点和阴离子外结合位点特异性结合产生抑制作用。

【适用人群和剂量】

用于成人择期经皮冠状动脉介入治疗（PCI）的患者。进行PCI前静脉注射0.75mg/kg，然后立即静脉滴注1.75mg/（kg·h）至手术完毕（不超过4小时）。静脉注射5分钟后，需监测活化凝血时间（ACT），如果需要，再静脉注射0.3mg/kg剂量。4小时后如有必要再以低剂量0.2mg/（kg·h）滴注不超过20小时。对于患有HIT/HITTS的患者行PCI时，先静脉注射0.75mg/kg，然后在行PCI期间静脉滴注1.75mg/（kg·h）。

【禁忌人群】

对比伐芦定及其辅料或水蛭素过敏的患者；活动性出血患者。

【注意事项】

（1）中度和重度肾功能不全的患者药物的清除率降低约20%，依赖透析的患者药物的清除率降低约80%，因此应适当减量，同时进行凝血监测。

（2）如果临床上怀疑有HIT，应该停止使用肝素，可选用比伐芦定替代。

（3）接受γ射线近距离治疗的患者使用本药时有增加血栓形成的风险，甚至会导致死亡。

【不良反应】

出血是比伐芦定最常见的不良反应。此外，血小板减少症、贫血、过敏反应、头痛、室性心动过速、心绞痛、心动过缓、血栓形成、低血压、出血、血管疾病、血管异常、呼吸困难、皮疹、背痛、注射部位出血、疼痛和胸痛等其他不良反应很少见。

【药物过量】

使用过量时，应立刻停止使用比伐芦定，并密切观察患者有无出血征兆。比伐芦定可以通过血液透析清除，目前还没有发现比伐芦定的拮抗剂。

◆ 达比加群酯

【作用机制】

达比加群酯是强效、竞争性、可逆性、直接凝血酶抑制剂。血中达比加群可拮抗游离凝血酶和与纤维蛋白结合的凝血酶，还可抑制凝血酶诱导的血小板聚集。

【适用人群和剂量】

存在一个或多个危险因素的成人非瓣膜病房颤患者的脑卒中和全身性栓塞：每次150mg、每天2次。110mg、每天2次更适用于出血风险较高的患者，如年龄≥75岁的老年患者；中度肾功能不全（CrCL 30～50ml/min）；合并使用具有相互作用的药物，包括强效P糖蛋白（P-GP）抑制剂，如胺碘酮、维拉帕米、奎尼丁、克拉霉素等，其他可能增加出血风险的药物，如阿司匹林、氯吡格雷、非甾体抗炎药、选择性5-羟色胺再摄取抑制剂或选择性5-羟色胺去甲肾上腺素再摄取抑制剂等；HAS-BLED评分≥3分。

治疗急性DVT和/或PE及预防相关死亡：每次150mg，每天2次，应接受至少5天的肠外抗凝剂治疗后开始。

预防复发性DVT和/或PE及相关死亡：每次150mg，每天2次。

【禁忌人群】

重度肾功能不全（CrCL＜30ml/min）；临床上显著的活动性出血或合并明显大出血风险的疾病；联合使用环孢菌素、全身性酮康唑、伊曲康唑、他克莫司和决奈达隆；联合应用任何其他抗凝药物，除非在相互转换过程中，或应用维持中心静脉或动脉置管通畅的必要剂量普通肝素；机械人工瓣膜。

【注意事项】

（1）给药时应始终注意保持胶囊的完整性，不能打开胶囊，以避免达比加群酯生物利用度的增高，增加出血的风险。

（2）肾功能不全导致药物清除缓慢，增加出血风险。

（3）不推荐肝酶增高＞2倍正常值上限的患者使用本品。

（4）在接受本品治疗的过程中，任何部位都可能发生出血。如果出现难以解释的血红蛋白和/或红细胞比容或血压的下降，应注意寻找出血部位。

（5）服用本品不需常规监测血抗凝活性。如在特殊情况下必须评估服用本药患者的抗凝状况，可监测校准稀释凝血酶时间（dTT）、蝰蛇毒凝血时间（ECT）。紧急情况下，部分凝血活酶时间（APTT）检测对判断抗凝状况也有帮助。

【抗凝药物之间的转换】

（1）从华法林转换为达比加群酯治疗时　首先应停用华法林，待INR＜2.0时，可立即给予达比加群酯。

（2）从达比加群酯转换为华法林治疗时　二者需合用一段时间，监测INR达到目标范围（2.0～3.0）后停用达比加群酯，考虑到达比加群酯可能对INR有一定影响，应在服用下一剂达比加群酯之前测定INR值，在停用达比加群酯后的1个月内仍应密切监测，以使INR达标。

（3）从达比加群酯转换为肠道外抗凝治疗（如肝素和低分子量肝素）　应在达比加群酯末次给药12小时后。

（4）从肠道外抗凝治疗转换为达比加群酯治疗　应在下一次治疗时间前2小时内服用达比加群酯，

如患者正在接受维持治疗（如静脉给予肝素），应在停药时服用达比加群酯。

【不良反应及处理原则】

主要不良反应为出血。150mg剂量的大出血和致命性出血的发生率与华法林无明显差别，110mg剂量的大出血和致命性出血的发生率比华法林低。其中，本药引起胃肠道大出血的风险比华法林高。常见的非出血性不良反应为消化不良，包括上腹部疼痛、腹部疼痛、腹部不适和消化不良。

如发生服用达比加群酯过量或出血并发症，应根据具体情况处理，必要时须终止治疗，并查找出血原因，根据患者具体情况采取以下针对性措施：①暂停或延后给予达比加群酯，由于半衰期短，停药后抗凝血作用很快消失；②使用特异性拮抗剂依达赛珠单抗；③由于达比加群主要通过肾途径排出，必须维持适度利尿；④对症治疗，如局部压迫、补充体液（包括血液和新鲜冰冻血浆）和血管活性药物、手术止血；⑤在服用药物后2小时内，可考虑口服活性炭；⑥如发生威胁生命的出血，可考虑使用活化的凝血酶原复合物浓缩物（PCC）重组活化因子Ⅶa（rFⅦa）；⑦达比加群的蛋白结合率较低，透析可作为治疗选择。

【药物过量】

达比加群酯的拮抗剂依达赛珠单抗可快速逆转其抗凝效果。推荐剂量为5g（2×2.5g/50ml），可通过两次连续静脉输注（每次输注时间5～10分钟）或采用一次静脉快速注射给药。

◆ 阿加曲班

【作用机制】

阿加曲班是一种选择性的直接凝血酶抑制剂，与凝血酶活性部位结合发挥抗凝作用，对与纤维蛋白结合的凝血酶和血浆中游离的凝血酶都有作用。

【适用人群】

用于发病48小时内的缺血性脑梗死急性期患者的神经症状（运动麻痹）、日常活动（步行、起立、坐位保持、饮食）的改善。成人常用量每次10mg，一日2次。另可依年龄，症状酌情增减药量。

【禁忌人群】

对阿加曲班过敏的患者；出血性疾病患者：颅内出血，出血性脑梗死，血小板减少性紫癜，由于血管障碍导致的出血现象，血友病及其他凝血功能障碍，月经期间，手术时，消化道出血，尿道出血，咯血，流产、早产及分娩后伴有生殖器出血的孕产妇等；脑栓塞或有可能患脑栓塞症的患者；伴有高度意识障碍的严重脑梗死患者。

【注意事项】

（1）用于HIT　如果临床上怀疑有HIT，应该停止使用肝素，可选用阿加曲班替代。对于出现HITT的患者，推荐应用非肝素抗凝剂，特别是阿加曲班。

（2）肝功能不全　阿加曲班清除受肝功能的影响较明显，肝功能不全时应当适当减量，并加强监测。

（3）阿加曲班的抗凝活性与APTT（小剂量）或者ACT（大剂量）具有较好的量效关系，低剂量时根据APTT调整剂量。

【不良反应及处理原则】

（1）出血　出血是阿加曲班最常见的不良反应，因此用药期间应严密监测APTT。

（2）休克、过敏性休克（如荨麻疹、血压降低、呼吸困难等）。应密切观察，一旦发现异常情况，应停止用药，并采取适当措施。

（3）重症肝炎、肝功能障碍、黄疸。应充分观察，出现异常情况时，应立即停止用药，并采取适当措施。

（四）维生素K拮抗剂

◆ 华法林

【作用机制】

因子Ⅱ、Ⅶ、Ⅸ、Ⅹ需经过γ-羧化后才能具有生物活性，而这一过程需要维生素K参与。华法林是一种双香豆素衍生物，通过抑制维生素K及其环氧化物（维生素K环氧化物）的相互转化而发挥抗凝作用。羧基化能够促进凝血因子结合到磷脂表面，进而加速血液凝固；而华法林抑制羧基化过程。此外，华法林还因可抑制蛋白C和蛋白S的羧化作用而具有促凝血作用。

【适用人群和剂量】

预防及治疗深静脉血栓及肺栓塞；预防心肌梗死后血栓栓塞并发症（脑卒中或体循环栓塞）；预防房颤、心瓣膜疾病或人工瓣膜置换术后引起的血栓栓塞并发症（脑卒中或体循环栓塞）。根据华法林剂量不同，口服2～7天后出现抗凝作用，亚洲人华法林肝代谢酶存在较大差异，建议中国人的初始剂量为1～3mg，可在2～4周达到目标范围。为了减少过度抗凝的情况，通常不建议给予负荷剂量。

【禁忌人群】

妊娠；出血倾向（血管性血友病，血友病，血小板减少及血小板功能障碍）；严重肝功能不全及肝硬化；未经治疗或不能控制的高血压；最近颅内出血或有颅内出血倾向，如脑动脉瘤；有跌倒倾向；中枢神经系统或眼部手术；有胃肠道或泌尿道出血倾向，如原有胃肠出血倾向；憩室病或肿瘤；感染性心内膜炎、心包炎或心包积液；痴呆，精神病，酗酒及其他患者无法满意地依从剂量指示及无法安全地进行抗凝治疗的情况。

【注意事项】

（1）某些患者如老年、肝功能受损、充血性心力衰竭和出血高风险患者，初始剂量可适当降低。

（2）华法林能通过胎盘造成流产、胚胎出血和胚胎畸形，在妊娠最初3个月华法林相对禁忌。

（3）少量华法林可由乳汁分泌，常规剂量对婴儿影响较小。

（4）因华法林起效缓慢，治疗的最初3天由于血浆抗凝蛋白细胞被抑制可以存在短暂高凝状态。如果需要快速抗凝，如VTE急性期治疗，给予普通肝素或低分子量肝素与华法林重叠应用5天以上，即在给予肝素的第1天或第2天即给予华法林，并调整剂量，当INR达到目标范围并持续2天以上时，停用普通肝素或低分子量肝素。

（5）CYP2C9和VKORC1基因多态性是影响华法林用量的种族差异和个体差异的重要因素。目前，指南还不推荐对所有服用华法林的患者常规进行基因检测来决定剂量。如有条件，基因型测定将有助于华法利剂量的调整。

【不良反应及处理原则】

（1）出血：出血可以表现为轻微出血和严重出血，轻微出血包括鼻出血、牙龈出血、皮肤黏膜瘀斑、月经量过多等；严重出血可表现为肉眼血尿、消化道出血，最严重的可发生颅内出血。与患者相关的最重要的出血危险因素为出血病史、年龄、肿瘤、肝肾功能不全、脑卒中、酗酒、合并用药尤其是抗血小板药物。

（2）INR异常和/或出血时的处理　INR升高超过治疗范围，根据升高程度及患者出血危险采取不同的方法（表A-1）。服用华法林出现轻微出血而INR在目标范围内时，不必立即停药或减量，应寻找原因并加强监测。患者若出现与华法林相关的严重出血，首先应该立即停药，输凝血酶原复合物浓缩物迅速逆转抗凝，还需要静脉注射维生素K 5～10mg。

表A-1　国际标准化比值（INR）异常升高和/或出血时的处理

INR异常升高和/或出血情况	需采取的措施
INR＞3.0～4.5（无出血并发症）	适当降低华法林剂量（5%～20%）或停服1次，1～2天后复查INR。当INR恢复到目标值以内后调整华法林剂量并重新开始治疗。或加强监测INR是否能恢复到治疗水平，同时寻找可能使INR升高的因素
INR 4.5～10.0（无出血并发症）	停用华法林，注射维生素K（1.0～2.5mg），6～12小时后复查INR。INR＜3后重新以小剂量华法林开始治疗
INR≥10.0（无出血并发症）	停用华法林，注射维生素K（5mg），6～12小时后复查INR。INR＜3后重新以小剂量华法林开始治疗。若患者具有出血高危因素，可考虑输注新鲜冰冻血浆、凝血酶原复合物浓缩物或重组因子Ⅶa
严重出血（无论INR水平如何）	停用华法林，注射维生素K（5mg），输注新鲜冰冻血浆、凝血酶原复合物浓缩物或重组凝血因子Ⅶa，随时监测INR。病情稳定后需要重新评估应用华法林治疗的必要性

（3）非出血不良反应　除了出血外，华法林罕见的不良反应有急性血栓形成，可表现为皮肤坏死和肢体坏疽。通常在用药的第3～8天出现，可能与蛋白C和蛋白S缺乏有关。此外，华法林还能干扰骨蛋白的合成，导致骨质疏松和血管钙化。

【药物过量】

如果发生药物过量或出血，请参考INR异常和/或出血时的处理原则。

二、抗血小板药物

（一）药物概述

1. 血小板环氧化酶抑制剂　阿司匹林是临床上广泛应用的血小板环氧化酶抑制剂，是目前抗血小板治疗的基本药物。阿司匹林通过对环氧合酶-1的作用直接抑制TXA_2合成，抑制血小板黏附聚集活性。此外，奥扎格雷和吲哚布芬在临床上也有一定的应用。

2. 二磷酸腺苷（ADP）P2Y12受体阻断剂　P2Y12受体阻断剂通过阻断P2Y12受体，干扰ADP介导的血小板活化。P2Y12受体阻断剂有噻吩吡啶类和非噻吩吡啶类药物。

（1）噻吩吡啶类药物：噻氯匹定和氯吡格雷均是前体药物，需肝细胞色素P450酶代谢形成活性代谢物，与P2Y12受体不可逆结合。噻氯匹定虽有较强抗血小板作用，但起效慢，且有皮疹、白细胞计数减低等不良反应，临床应用较少。其后研发出的氯吡格雷具有抗血栓强和快速起效的特性，在ST段抬高心肌梗死（STEMI）、不稳定型心绞痛（UA）/非ST段抬高心肌梗死（NSTEMI）及经皮冠状动脉介入（PCI）治疗的患者中广泛应用，但由于受肝代谢酶基因多态性影响，部分患者氯吡格雷标准剂量无法获得满意疗效。

（2）非噻吩吡啶类药物：为新研发的P2Y12受体阻断剂。替格瑞洛对P2Y12受体的阻断作用是可逆的，由于它独特的药效和药代动力学特性，与氯吡格雷相比，它可提供更快和更完全的抗血小板作用，抗血小板疗效强于氯吡格雷，但出血风险略有升高。

（3）磷酸二酯酶抑制剂　西洛他唑的药理作用主要是抑制磷酸二酯酶活性使血小板内环磷酸腺苷（cAMP）浓度上升，抑制血小板聚集，并可使血管平滑肌细胞内的cAMP浓度上升，使血管扩张，增加末梢动脉血流量。双嘧达莫除抑制组织中的磷酸二酯酶之外，还可抑制血小板、上皮细胞和红细胞摄取腺苷。导致局部腺苷浓度增高，从而起到血小板抑制作用。

（4）血小板膜糖蛋白（GP）Ⅱb/Ⅲa受体阻断剂　糖蛋白Ⅱb/Ⅲa受体是与血小板聚集过程有关的主要血小板表面受体。血小板膜糖蛋白GPⅡb/Ⅲa受体阻断剂可阻止纤维蛋白原与糖蛋白Ⅱb/Ⅲa结合因而阻止血小板的交联及血小板的聚集，提供强效的抗血小板作用，目前国内上市的药物有依替巴肽和替罗非班。

（二）阿司匹林

【作用机制】

阿司匹林通过对环氧化酶-1的作用直接抑制血小板TXA$_2$合成，抑制血小板黏附聚集活性。阿司匹林其他作用包括介导血小板抑制的中性一氧化氮/环磷酸鸟苷，以及参与各种凝血级联反应和纤溶过程。

【适用人群及剂量】

降低急性心肌梗死疑似患者的发病风险；预防心肌梗死复发；脑卒中的二级预防；降低短暂性脑缺血发作（TIA）及其继发脑卒中的风险；降低稳定型和不稳定型心绞痛患者的发病风险；动脉外科手术或介入手术后，如经皮冠脉腔内成形术、冠状动脉旁路移植术、颈动脉内膜剥离术、动静脉分流术；预防大手术后深静脉血栓和肺栓塞；降低有心血管危险因素者心肌梗死发作的风险。常规剂量为100mg，每天1次。

【禁忌人群】

对阿司匹林或其他水杨酸盐过敏；水杨酸盐或含水杨酸物质、非甾体抗炎药导致哮喘的历史；急性胃肠道溃疡；出血体质；严重的肾功能衰竭；严重的肝衰竭；严重的心功能衰竭；与氨甲蝶呤（剂量为15mg/w或更多）合用；妊娠的最后3个月。

【不良反应及处理原则】

（1）出血：阿司匹林所致出血部位主要是胃肠道，应充分评估其出血风险，如有必要，可联合应用质子泵抑制剂或H$_2$受体阻断剂。其余出血包括手术期间出血、血肿、鼻出血、泌尿生殖器出血、牙龈出血、颅内出血等。活动性大出血，如胃肠道、腹膜后出血、颅内出血或其他严重出血，如出血不能通过有效介入治疗控制，需暂时停用抗血小板药物，但需与血栓事件风险权衡，特别是患者植入支架后。可采用输注新鲜血小板的措施来逆转阿司匹林的抗血小板活性。

（2）上、下胃肠道不适，如消化不良、胃肠道和腹部疼痛。

（3）严重葡萄糖-6-磷酸脱氢酶缺乏症患者出现溶血和溶血性贫血。

（4）肾损伤和急性肾衰竭。

（5）变态反应伴有相应实验室检查异常和临床症状，包括哮喘症状，轻度至中度的皮肤反应。

【药物过量】

慢性水杨酸盐中毒可表现为隐性无特异症状。轻度慢性水杨酸盐中毒，或水杨酸反应，通常在大剂量反复服用后发生，症状包括头晕、眩晕、耳鸣、聋、出汗、恶心和呕吐、头痛以及意识错乱，减少剂量后可得以控制。如果发生阿司匹林用药过量，2小时内可以考虑洗胃和服用活性炭来减少药物的吸收。发生中毒后，应进行水杨酸血药浓度检测，并每1～2小时重复一次，直到能明显检测到水杨酸浓度达到峰值并开始下降，同时给予补液等支持治疗。水杨酸血药浓度大于300mg/L时，应进尿液碱化。对于严重中毒的情况，应考虑进行透析。

（三）P2Y12受体阻断剂

1. 氯吡格雷

【作用机制】

氯吡格雷必须通过CYP450酶代谢，生成能抑制血小板聚集的活性代谢物。氯吡格雷的活性代谢产物选择性地抑制二磷酸腺苷（ADP）与其血小板P2Y12受体的结合及继发的ADP介导的GPⅡb/Ⅲa复合物的活化，因此抑制血小板聚集。由于结合不可逆，暴露于氯吡格雷的血小板的剩余寿命（7～10天）受到影响，而血小板正常功能的恢复速度同血小板的更新速度一致。通过阻断释放的ADP诱导的血小板活化聚集途经也可抑制除ADP以外的其他激动剂诱导的血小板聚集。

【适用人群和剂量】

近期心肌梗死患者（从几天到小于35天）、近期缺血性脑卒中患者（从7天到小于6个月）或确诊外周动脉性疾病的患者。

急性冠脉综合征的患者：非ST段抬高急性冠脉综合征（包括不稳定型心绞痛或非Q波心肌梗死），包括经皮冠状动脉介入术后植入支架的患者，与阿司匹林合用；用于ST段抬高急性冠脉综合征患者，与阿司匹林联合，可合并在溶栓治疗中使用。

常规剂量为每次75mg，每日1次。

【禁忌人群】

对氯吡格雷过敏；严重的肝损害；活动性病理性出血，如消化性溃疡或颅内出血。

【注意事项】

（1）用药期间监测异常的出血情况、白细胞和血小板计数。择期手术且无须抗血小板治疗者，术前1周停用本药。

（2）合用质子泵抑制剂可能影响疗效，需注意药物相互作用。

（3）氯吡格雷活性代谢物的药代动力学和抗血小板作用随着*CYP2C19*基因型的不同而有差异。*CYP2C19*慢代谢者中，服用推荐剂量的氯吡格雷其活性代谢物的血药浓度降低，抗血小板作用降低。对于这类患者，可考虑更换使用其他的P2Y12受体阻断剂。

【不良反应】

出血是氯吡格雷最常见的不良反应，可表现为轻微出血、严重出血或危及生命的出血。轻微出血包括鼻出血、瘀伤、皮肤出血、注射部位出血、血肿等；严重出血表现为消化道出血、肉眼血尿等；危及生命的出血如颅内出血等。

其他不良反应：腹泻、腹部疼痛、消化不良、中性粒细胞减少、血小板减少、白细胞减少、嗜酸性粒细胞增多等。

【药物过量】

氯吡格雷的过量使用可能会引起出血时间的延长以及出血并发症。如果发现出血应该进行适当的处理。尚未发现针对氯吡格雷药理活性的解毒剂。如果需要迅速纠正延长的出血时间，输注血小板可逆转氯吡格雷的作用。

2. 替格瑞洛

【作用机制】

替格瑞洛及其主要代谢产物能可逆性地与血小板P2Y12受体相互作用，阻断信号传导和血小板活化。替格瑞洛和其活性代谢产物的活性相当。

【适用人群和剂量】

替格瑞洛用于急性冠脉综合征（不稳定型心绞痛、非ST段抬高心肌梗死或ST段抬高心肌梗死）患者，包括接受药物治疗和经皮冠状动脉介入（PCI）治疗的患者。

起始剂量为单次负荷量180mg，此后每次90mg，每天2次。

【禁忌人群】

对替格瑞洛过敏的患者；活动性病理性出血（如消化性溃疡或颅内出血）的患者；有颅内出血病史者，中－重度肝损害患者；因联合用药可导致替格瑞洛的暴露量大幅度增加，禁止与强效CYP3A4抑制剂（酮康唑、克拉霉素、奈法唑酮、利托那韦和阿扎那韦）联用。

【注意事项】

（1）鉴于替格瑞洛在接受透析治疗的患者中使用经验较少，使用时需谨慎。

（2）尚未在中－重度肝损害患者中对替格瑞洛进行研究，因此，替格瑞洛禁用于中－重度肝损害患者。

（3）哮喘/COPD患者在替格瑞洛治疗中发生呼吸困难的绝对风险可能加大，有哮喘和/或COPD病史的患者应慎用替格瑞洛。

（4）对于已知CYP2C19中间代谢型、慢代谢型的患者，或血小板功能检测提示有残余高反应者，如无出血高危因素，在进行双联抗血小板治疗时应优先选择替格瑞洛。

【抗血小板药物之间的转换】

由氯吡格雷转为替格瑞洛：已接受氯吡格雷负荷剂量的ACS患者，需要换用替格瑞洛时，可给予起始负荷剂量180mg，维持剂量90mg，每天2次，不增加出血风险。

由替格瑞洛转为氯吡格雷：如需换用，无出血时建议给予300～600mg负荷剂量的氯吡格雷。

【不良反应】

（1）出血　替格瑞洛常见的不良反应之一。出血可表现为轻微出血、严重出血或危及生命的出血。轻微出血包括擦伤、牙龈出血、注射部位出血等；严重出血表现为消化道出血、肉眼血尿等。危及生命的出血如颅内出血等。替格瑞洛使用过程中发生的出血，根据出血部位及严重程度进行处理：轻微出血应尽可能采用局部压迫或药物止血，除非出血风险大于缺血风险，不建议停用替格瑞洛；严重或危及生命的出血，应停用替格瑞洛，在积极对症支持治疗的基础上，使用止血药物或输注血小板。

（2）呼吸困难　替格瑞洛相关的呼吸困难常在用药后早期出现，多数患者可以耐受或在3天内自发改善。在排除其他原因后，如呼吸困难持续3天仍不缓解，可考虑换用氯吡格雷。

（3）心动过缓　临床研究显示，替格瑞洛可增加Holter检出的缓慢心律失常。在心动过缓事件风险较高的患者中应谨慎使用替格瑞洛。替格瑞洛引发的长间歇常可自行缓解，通常无需特殊处理，但应密切关注。

（4）此外还有肌酐水平升高、尿酸水平升高、男子乳腺发育等。

【药物过量】

目前还没有逆转替格瑞洛作用的解毒药，预计替格瑞洛不可通过透析清除。如发生出血，应采取适当的支持性治疗措施。药物过量可能引起的具有显著临床意义的其他不良反应包括呼吸困难和室性停搏，应进行心电图监测。

（四）磷酸二酯酶抑制剂

1. 西洛他唑

【药理作用】

西洛他唑可选择性地抑制磷酸二酯酶活性，使环磷酸腺苷（cAMP）水平上升，抑制膜磷脂生成 TXA_2，从而抑制血小板释放 ADP 及 5- 羟色胺（5-HT），发挥抗血小板和舒张血管作用。

【适用人群和剂量】

西洛他唑用于改善由于慢性动脉闭塞症引起的溃疡、肢痛、冷感及间歇性跛行等缺血性症状和预防脑梗死复发（心源性脑梗死除外）。

口服：成人，一次 50～100mg，一天 2 次，可根据病情、年龄适当增减。

【禁忌人群】

出血患者；充血性心力衰竭患者；对本品的成分有过敏史的患者；妊娠或有可能妊娠的女性。

【不良反应】

严重的不良反应有充血性心力衰竭、心肌梗死、心绞痛、室性心动过速。发现异常时，应停止给药，并进行适当处理。

出血也是常见的不良反应之一，包括颅内出血、消化道出血、鼻出血、眼底出血等可能。西洛他唑还可能引起胃肠道不良反应、头疼、腹泻、肝功能障碍、黄疸、全血细胞减少、粒细胞缺乏症、血小板减少等。

【药物过量】

过量用药的急性症状表现为过强的药理作用，表现为严重的头痛、腹泻、低血压、心动过速，还可能会有心律不齐。应注意观察患者并给予辅助治疗。由于西洛他唑与蛋白的结合率高，在血液透析和腹膜透析时不易被有效地去除。

2. 双嘧达莫

【作用机制】

双嘧达莫抑制血小板聚集，高浓度（50μg/ml）可抑制血小板释放。作用机制可能为：①抑制血小板、上皮细胞和红细胞摄取腺苷。局部腺苷浓度增高，作用于血小板的 A_2 受体，刺激腺苷酸环化酶，使血小板内环磷酸腺苷（cAMP）增多。通过这一途径，血小板活化因子（platelet activating factor，PAF）、胶原和 ADP 等刺激引起的血小板聚集受到抑制。②抑制各种组织中的磷酸二酯酶（phosphodiestea rase，PDE）。治疗浓度抑制环磷酸鸟苷磷酸二酯酶（cGMP-PDE），对 cAMP-PDE 的抑制作用弱，因而强化内皮舒张因子（endothelium-derived relaxing factor，EDRF）引起的 cGMP 浓度增高。③抑制 TXA_2 形成。④增强内源性 PGI_2 的作用。双嘧达莫对血管有扩张作用。

【适用人群】

主要用于抗血小板聚集，用于预防血栓形成。

【禁忌人群】

禁用于双嘧达莫过敏的患者。

【不良反应】

常见的不良反应有头晕、头痛、呕吐、腹泻、脸红、皮疹和瘙痒，罕见心绞痛和肝功能不全。罕见不良反应有喉头水肿、疲劳、不适、肌痛、关节炎、恶心、消化不良、感觉异常、肝炎、脱发、胆石症、心悸和心动过速。

【药物过量】

如果发生低血压，必要时可用升压药。双嘧达莫与血浆蛋白高度结合，透析可能无益。

（五）血小板膜糖蛋白 IIb/IIIa 受体拮抗剂

1. 替罗非班

【作用机制】

替罗非班是一种非肽类的血小板膜糖蛋白 IIb/IIIa 受体的可逆性拮抗剂，该受体是与血小板聚集过程有关的主要血小板表面受体。替罗非班阻止纤维蛋白原与 GP IIb/IIIa 结合，因而，阻断血小板的交联及血小板的聚集。

【适用人群和剂量】

适用于不稳定型心绞痛或非Q波心肌梗死患者，预防心肌缺血事件；与肝素联用由静脉输注，起始30分钟滴注速率为每分钟0.4μg/kg，然后以每分钟0.1μg/kg的速率维持滴注。与肝素联用滴注一般至少持续48小时，并可达108小时。

同时也适用于冠脉缺血综合征患者进行冠脉血管成形术或冠脉内斑块切除术，以预防与经治冠脉突然闭塞有关的心脏缺血并发症；与肝素联用由静脉输注，起始注射剂量为10μg/kg，在3分钟内注射完毕，而后次每分钟0.15μg/kg的速率维持滴注，如果患者激活凝血时间＜180秒应撤掉动脉鞘管。

【禁忌人群】

对替罗非班过敏；有活动性内出血、颅内出血史、颅内肿瘤、动静脉畸形及动脉瘤；既往使用盐酸替罗非班出现血小板减少。

【注意事项】

（1）肌酐清除率小于30ml/min的患者，替罗非班的剂量应减少50%，并严密监控其出血风险。

（2）轻中度肝功能不全患者无须调量。

（3）妊娠安全性不确定，妊娠期和哺乳期女性使用需权衡利弊。

【不良反应】

替罗非班最常见的不良反应为出血。此外还有血小板计数下降、恶心、发热和头痛等。

【药物过量】

过量使用替罗非班时，应根据临床情况适当中断治疗或调整滴注剂量。替罗非班可通过血液透析清除。

2. 依替巴肽

【作用机制】

依替巴肽通过阻止纤维蛋白原、vWF和其他黏附配体结合到血小板膜糖蛋白 IIb/IIIa 受体而可逆性抑制血小板聚集。

【适用人群和剂量】

用于治疗急性冠脉综合征（不稳定型心绞痛／非ST段抬高心肌梗死），包括将接受药物治疗或拟行经皮冠状动脉介入术（PCI）的患者。

肾功能正常的急性冠状动脉综合征患者：180μg/kg静脉推注，继之持续静脉输注2.0μg/（kg·min），直至出院或开始行冠脉搭桥手术（CABG），总疗程可达72小时。肌酐清除率＜50ml/min的急性冠状动脉综合征患者：180μg/kg静脉推注，继以每分钟1.0μg/kg的速率持续静脉滴注。

【禁忌人群】

对依替巴肽过敏者；有出血体质史或给药前30天内有异常活动性出血；未能良好控制的严重高血压（收缩压＞200mmHg或舒张压＞110mmHg）；给药前6周内曾接受较大的外科手术；有出血性脑卒中史或给药前30天内脑卒中史；当前或计划使用其他胃肠外用GPⅡb/Ⅲa抑制剂；依赖肾透析者。

【注意事项】

肾功能不全（肌酐清除率＜50ml/min）的患者中，依替巴肽的清除率约降低50%，且稳态血药浓度约增倍。肌酐清除率＜50ml/min的患者使用依替巴肽时，应注意输注速度应降低至每分钟1μg/kg。

【不良反应】

依替巴肽最主要不良反应为出血，最主要出血部位为PCI时的血管穿刺部位，脑出血少见。此外还有血小板减少、低血压和变态反应等。

【药物过量】

依替巴肽不与血浆蛋白广泛结合，因此，在药物过量时可通过血液透析清除。

三、溶栓药物

血栓的主要成分之一是纤维蛋白，溶栓药物能够直接或间接激活纤维蛋白溶解酶原变成纤维蛋白溶解酶（纤溶酶），纤溶酶能够降解纤维蛋白（原），促进血栓的裂解并达到开通血管的目的。

尿激酶（urokinase，UK）最初是从尿液中提取的一种蛋白水解酶，现多采用基因技术合成，可直接激活血液循环中的纤溶酶原。链激酶（streptokinase，SK）是一种非蛋白酶的外源性纤溶酶原激活剂，能够与纤溶酶原以1∶1比例形成SK-纤溶酶原复合物，催化纤溶酶原转化为纤溶酶，促使纤维蛋白溶解。尿激酶和链激酶并不具有纤维蛋白的特异性，其对血液循环中以及与血凝块结合的纤维蛋白（原）都起作用，有可能引起出血并发症。

组织型纤溶酶原激活剂（t-PA）最初是从人黑色素瘤细胞培养液中提取的，目前临床上应用的阿替普酶是用基因工程技术制备的重组t-PA（rt-PA）。阿替普酶对纤维蛋白具有特异性的亲和力，故可选择性地激活血凝块中的纤溶酶原，使阿替普酶具有较强的局部溶栓作用。瑞替普酶是t-PA的一个衍生物，可以通过重组DNA技术获得。t-PA与血栓结合较紧密，而瑞替普酶与血栓结合相对松散，该特点明显提高了瑞替普酶对血凝块的穿透力，增强了其溶栓能力。阿替普酶和瑞替普酶无抗原性，但由于半衰期短，需要持续静脉给药。

1.阿替普酶

【作用机制】

阿替普酶（重组组织型纤维蛋白溶酶原激活剂）是一种糖蛋白，可直接激活纤溶酶原转化为纤溶酶。当静脉给予时，阿替普酶在循环系统中表现出相对非活性状态。一旦与纤维蛋白结合后，阿替普酶被激活，诱导纤溶酶原转化为纤溶酶，导致纤维蛋白降解，血块溶解。

【适用人群和剂量】

急性心肌梗死；血流不稳定的急性大面积肺栓塞；急性缺血性脑卒中。①急性心肌梗死。对于症状出现6小时以内的患者，采用90分钟快速给药法。体重≥65kg的患者：15mg静脉注射，其后30分钟内静脉滴注50mg，其后60分钟给予35mg静脉滴注，最大剂量100mg。体重低于65kg者：给予15mg静脉注射，以后30分钟内按0.75mg/kg静脉滴注（最大剂量50mg），而后60分钟按0.5mg/kg（最大剂量35mg）。对于症状出现6～12小时以内的患者，采取3小时给药法。体重≥65kg的患者：10mg静脉推注，其后1小时静脉滴注50mg，其后2小时静脉滴注40mg，最大剂量100mg。体重＜65kg者：10mg静脉推注，其后3小时持续静脉滴注，最大剂量为1.5mg/kg。②急性大面积肺栓塞，体重≥65kg者，2小时持续静脉滴注100mg。最常用的给药方法为：1～2分钟内静脉推注10mg，之后立即在随后2小时持续静脉滴注90mg，最大剂量为100mg。体重＜65kg者，1～2分钟内静脉推注10mg，之后立即在随后2小时持续静脉滴注，最大剂量为1.5mg/kg。③急性缺血性脑卒中。推荐总剂量为0.9mg/kg（最大剂量为90mg），总剂量的10%作为初始静脉推注剂量，随后立即静脉输注剩余剂量，持续60分钟。在症状出现的4.5小时内要尽早开始治疗。

【禁忌人群】

对阿替普酶过敏的患者；有高危出血倾向者：目前或过去6个月中有显著的出血疾病；已知出血体质；口服抗凝血药（如华法林）；显著的或是近期有严重的或危险的出血；已知有颅内出血史或疑有颅内出血；疑有蛛网膜下腔出血或处于因动脉瘤而导致蛛网膜下腔出血状态；有中枢神经系统病变史或创伤史（如肿瘤、动脉瘤以及颅内或椎管内手术）；最近（10天内）曾进行有创的心外按压、分娩或非压力性血管穿刺（如锁骨下或颈静脉穿刺）；严重的未得到控制的动脉高血压；细菌性心内膜炎或心包炎；急性胰腺炎；最近3个月有胃肠道溃疡史、食管静脉曲张、动脉瘤或动脉/静脉畸形史；出血倾向的肿瘤；严重的肝病，包括肝衰竭、肝硬化、门静脉高压（食管静脉曲张）及活动性肝炎；最近3个月内有严重的创伤或大手术。

【注意事项】

（1）阿替普酶不能用于18岁以下和80岁以上的急性脑卒中患者的治疗。

（2）由于可能导致出血风险增加，在本品溶栓后的24小时内不得使用血小板聚集抑制剂治疗。

【不良反应】

最常见的不良反应为出血。此外，还有血压下降、体温升高、恶心、呕吐、心脏停搏、心源性休克和再梗死等不良反应。

【药物过量】

尽管阿替普酶具有相对纤维蛋白特异性，但过量后仍会出现显著的纤维蛋白原及其他凝血因子的减少。大多数情况下，停药后，生理性再生足以补充这些因子。如发生严重的出血，建议输入新鲜冰冻血浆或新鲜全血，如有必要可使用合成的抗纤维蛋白溶解剂。

2.尿激酶

【作用机制】

尿激酶作用于内源性纤维蛋白溶解系统，能催化裂解纤溶酶原成纤溶酶，后者不仅能降解纤维蛋白凝块，亦能降解血液循环中的纤维蛋白原、因子V和因子Ⅷ等，从而发挥溶栓作用。尿激酶还能提高血管ADP酶活性，抑制ADP诱导的血小板聚集，预防血栓形成。

【适用人群和剂量】

用于血栓栓塞性疾病的溶栓治疗，包括急性广泛性肺栓塞、胸痛6～12小时内的冠状动脉栓塞和心肌梗死、症状短于3～6小时的急性期脑血管栓塞、视网膜动脉栓塞和其他周围动脉栓塞症状严重的髂-股静脉血栓形成者；也用于人工心脏瓣膜手术后预防血栓形成，保持血管插管和胸腔及心包腔引流管的通畅等。

本品临用前应以氯化钠注射液或5%葡萄糖注射液配制。①肺栓塞：建议20000U/kg，2小时滴完。也可按体重15000U/kg，氯化钠注射液配制后肺动脉内注入；必要时，可根据情况调整剂量。②心肌梗死：建议以150万U配制后静脉滴注，30分钟滴完。③外周动脉血栓：以氯化钠注射液配制本品（浓度2500U/ml），每分钟4000U速度经导管注入血凝块。每2小时夹闭导管1次；可调整滴入速度为每分钟1000U，直至血块溶解。④防治心脏瓣膜替换术后的血栓形成：可用4400U/kg，0.9%氯化钠注射液配制后10分钟到15分钟滴完。然后以每小时4400U/kg静脉滴注维持。当瓣膜功能正常后即停止用药；如用药24小时仍无效或发生严重出血倾向应停药。

【禁忌人群】

急性内脏出血、急性颅内出血；陈旧性脑梗死；近2个月内进行过颅内或脊髓内手术；颅内肿瘤、动静脉畸形或动脉瘤；血液凝固异常；严重难控制的高血压患者。

【注意事项】

（1）应用本品前，应对患者进行血细胞比容、血小板计数、TT、PT、APTT及优球蛋白溶解时间（ELT）的测定。TT和APTT应小于2倍延长的范围内。

（2）用药期间应密切观察患者反应，如脉率、体温、呼吸频率和血压、出血倾向等，至少4小时记录1次。

（3）下列情况应权衡利弊后慎用，如近10日内分娩、进行过组织活检、静脉穿刺、大手术的患者及严重胃肠道出血患者；极有可能出现左心血栓者（如二尖瓣狭窄伴心房颤动）；亚急性感染性心内膜炎患者；继发于肝肾疾病而有出血倾向或凝血障碍者；妊娠及哺乳期妇女；脑血管病患者；糖尿病性出血性视网膜病者。

【不良反应】

最常见的不良反应是出血倾向，以注射或穿刺局部血肿最为常见。其次为组织内出血，多轻微，严重者可致脑出血。用于冠状动脉再通溶栓时，常伴随血管再通后出现房性或室性心律失常，发生率高达70%以上。少数人引发支气管痉挛、皮疹和发热。也可能会出现头痛、头重感、食欲不振、恶心、呕吐等胃肠症状。

【药物过量】

一旦出现出血应立即停药，按出血情况和血液丧失情况补充新鲜全血，纤维蛋白原血浆水平＜1000mg/L伴出血倾向者应补充新鲜冰冻血浆或冷沉淀物，不宜用右旋糖苷羟乙基淀粉。紧急情况下可考虑使用氨基己酸，但其有效性并未被充分验证。

3.瑞替普酶

【作用机制】

瑞替普酶可以使纤维蛋白溶解酶原激活为有活性的纤溶蛋白溶解酶，以降解血栓中的纤维蛋白，发挥溶栓作用。

【适用人群和剂量】

适用于成人由冠状动脉阻塞引起的急性心肌梗死的溶栓疗法，能够改善心肌梗死后的心室功能。

瑞替普酶10Mv＋10Mv分两次静脉注射每次取本品10Mv溶于100ml注射用水中缓慢推注2分钟以上，两次间隔30分钟。没有多于两次给药的重复用药的经验。

【禁忌人群】

活动性内出血；出血性脑卒中病史及6个月内的缺血性脑卒中；新近（2个月内）颅脑或脊柱的手术及外伤史；颅内肿瘤、动静脉畸形或动脉瘤；已知的出血体质；严重的未控制的高血压。

【注意事项】

（1）由于纤维蛋白被溶解，可能引起新近的创伤部位出血，所以溶栓期间必须仔细观察所有潜在出血点（包括穿刺点、切开点及肌注部位）。

（2）给予溶栓药物后，每30分钟记录一次心电图直至2小时，观察ST段回落的程度和时间。每隔2～4小时查心肌酶（包括肌酸激酶、肌酸激酶MB同工酶和肌钙蛋白）。

【不良反应】

最常见的不良反应用是出血，包括内脏出血、浅表或体表出血；过敏反应；恶心、呕吐、发热及低血压；此外，心肌梗死患者在治疗时也会出现许多心肌梗死本身也具有的其他症状，无法分清是否由药物引起。

【药物过量】

如有严重出血发生，立即停用肝素及其他抗凝、抗栓药，必要时输入新鲜全血或血浆及抗纤溶药物。

4.重组人尿激酶原

【作用机制】

尿激酶原是一种纤溶酶原激活剂，能够直接激活血栓表面的纤溶酶原转变为纤溶酶，以降解血栓中的纤维蛋白，发挥溶栓作用。

【适用人群和剂量】

急性ST段抬高心肌梗死的溶栓治疗。一次用50mg，先将20mg用10ml生理盐水溶解后3分钟静脉推注完毕，其余30mg溶于90ml生理盐水，于30分钟内滴注完毕。

【禁忌人群】

近期有活动性出血；3个月内做过手术或活体组织检查、心肺复苏，不能实施压迫部位的血管穿刺及外伤史；出血性脑卒中和血栓栓塞病史者；对扩容治疗和血管升压药无反应的休克；妊娠、细菌性心内膜炎、二尖瓣病变并有房颤且高度怀疑为左心腔内有血栓者；出血性疾病或出血倾向、严重的肝肾功能不全及进展性疾病；糖尿病合并视网膜病变者；意识障碍患者。

【注意事项】

（1）使用前建议做以下检测：凝血时间、凝血酶原时间、活化的部分凝血活酶时间。

（2）本药用量不要超过50mg，否则会引起颅内出血的概率增高。

【不良反应】

最常见的不良反应是出血，包括皮肤表面出血、穿刺部位出血和内出血。偶见心律失常。

常用抗凝药物见表A-2，常见抗血小板药物见表A-3，常见溶栓药物见表A-4。

表A-2 抗凝药物

药品分类	药品名称
间接凝血酶抑制剂	
肝素、小分子肝素类	肝素（heparin）
	达肝素（dalteparin）
	依诺肝素（enoxaparin）
	那屈肝素（nadroparin）
因子Ⅹa抑制剂	磺达肝癸钠（fondaparinux sodium）
	利伐沙班（rivaroxaban）
	阿哌沙班（apixaban）
	艾多沙班（edoxaban）
直接凝血酶抑制剂	比伐芦定（bivalirudin）
	阿加曲班（argatroban）
	达比加群酯（dabigatran etexilate）
维生素K拮抗剂	华法林（warfarin）

表A-3 抗血小板药物

药品分类	药品名称
血小板环氧化酶抑制剂	阿司匹林（aspirin）
P2Y12受体拮抗剂	氯吡格雷（clopidogrel）
	替格瑞洛（ticagrelor）
磷酸二酯酶抑制剂	西洛他唑（cilostazol）
	双嘧达莫（dipyridamole）
血小板膜糖蛋白GPⅡb/Ⅲa受体阻断剂	依替巴肽（eptifibatide）
	替罗非班（tirofiban）

表A-4 溶栓药物

药品分类	药品名称
纤维蛋白溶解药	阿替普酶（recombinant tissue plasminogen activator，rt-PA）
	尿激酶（urokinase，UK）
	瑞替普酶（reteplase，rPA）
	重组人尿激酶原（recombinant human prourokinase）

（翟所迪 董淑杰）

附录 B

血栓栓塞性疾病的护理

一、概述

静脉血栓栓塞症（VTE）是包括深静脉血栓形成（DVT）和肺血栓栓塞症（PTE）在内的一组血栓栓塞性疾病，是多种遗传性和获得性危险因素共同作用所致的全身性疾病，是住院患者的常见并发症，常并发于其他疾病，是院内非预期死亡的重要原因，已成为医院管理人员和临床护理人员面临的严峻问题。

二、风险评估

建议对住院患者进行VTE风险评估及出血风险评估。本建议适用于住院患者人群为所有成人住院患者，排除儿科患者，住院时间≤24小时的患者以及已确诊VTE的患者。

（一）VTE风险评估

1. 评估工具

建议根据各医院不同的疾病种类及其要求采用Caprini评分量表（表B-1）和/或Padua评分量表。

对于内科住院患者应用Padua评分量表进行VTE风险评估，评分总分≥4分为VTE高危，＜4分为VTE低危。

基于目前循证依据和临床经验成熟的血栓风险评估工具主要包括Caprini风险评估模型、Padua评分表。建议对于外科手术患者应用Caprini风险评估模型进行VTE风险评估，评分总分为0分（极低危）、1～2分（低危）、3～4分（中危）、≥5分（高危）。

2. 推荐评估时机

建议对所有入院患者在入院24小时内进行VTE的初始风险评估。

建议对已住院患者进行动态评估，推荐动态评估时机为：①外科患者手术后；②转科后；③患者病情变化时，如分娩病情恶化等；④患者出院时。

表B-1 手术患者静脉血栓栓塞症风险评估表（Caprini评分表）

每项1分	每项2分	每项3分	每项5分
年龄40～59岁	年龄60～74岁	年龄≥75岁	脑卒中（＜1个月）
肥胖（BMI＞30）	肥胖（BMI＞40）	肥胖（BMI＞50）	择期关节置换术
计划小手术	大手术（＞60分钟）	大手术持续2~3小时	大手术（＞3小时）
近期大手术	关节镜手术（＞60分钟）	浅静脉、深静脉血栓或肺栓塞病史	髋、骨盆或下肢骨折（＜1个月）
下肢水肿	腹腔镜手术（＞60分钟）	VTE家族史	急性脊髓损伤（＜1个月）
静脉曲张	既往恶性肿瘤	现患恶性肿瘤或化疗	多发性创伤（＜1个月）
败血症（＜1个月）		肝素引起的血小板减少	
严重的肺部疾病（＜1个月）		未列出的先天或后天血栓形成	
肺功能异常		抗心磷脂抗体阳性	
急性心肌梗死（＜1个月）		凝血酶原20210A阳性	
充血性心力衰竭（＜1个月）		因子V Leiden阳性	
炎症性肠病病史		狼疮抗凝物阳性	
卧床的内科患者		血清同型半胱氨酸酶升高	
输血（＜1个月）			
下肢石膏或支具固定			
中心静脉置管（＜1个月）			
口服避孕药或激素替代治疗			
妊娠或产后（＜1个月）			
原因不明的死胎史，复发性自然流产（≥3次），由于毒血症或发育受限原因早产			

（二）出血风险评估

抗凝治疗是VTE中、高风险患者的主要预防和治疗手段，但由于使用抗凝药物本身存在的潜在的出血风险，在抗凝治疗前平衡血栓形成风险和出血风险至关重要，应对所有需要使用抗凝药物的患者进行出血风险评估。

1. 可能影响抗凝药物的因素

（1）患者因素：年龄≥75岁；凝血功能障碍；血小板计数＜$50×10^9$/L等。

（2）基础疾病：活动性出血，如未控制的消化道溃疡、出血性疾病等；既往颅内大出血史或其他大出血史，未控制的高血压，糖尿病；恶性肿瘤；严重的肾衰竭或肝衰竭等。

（3）合并用药：正在使用抗凝药物、抗血小板药物或溶栓药物等。

（4）侵入性操作：接受手术、腰穿和硬膜外麻醉之前4小时和之后12小时等。

2. 评估工具

推荐使用"外科住院患者出血风险评估表"（表B-2）及"内科住院患者出血风险评估表"（表B-3）。

表B-2 外科住院患者出血风险评估表

基础疾病相关	手术相关
活动性出血	腹部手术：术前贫血/复杂手术（联合手术、分离难度高或超过1个吻合术）
3个月内有出血事件	
严重肾或肝衰竭	胰十二指肠切除术：败血症、胰瘘、手术部位出血
血小板计数＜50×10⁹/L	肝切除术：原发性肝癌、术前血红蛋白和血小板计数低
未控制的高血压	心脏手术：体外循环时间较长
腰穿、硬膜外或椎管内麻醉术前4小时至术后12小时	胸部手术：全肺切除术或扩大切除术
同时使用抗凝药、血小板治疗或溶栓药	开颅手术、脊柱手术、脊柱外伤、游离皮瓣重建手术
凝血功能障碍	
活动性消化性溃疡	
已知、未治疗的出血性疾病	

表B-3 内科住院患者出血风险评估表

具有以下1项即为出血高危	具有以下3项及以上为出血高危
活动性消化性溃疡	年龄≥85岁
入院前3个月内有出血倾向	肝功能不全（INR＞1.5）
血小板计数＜50×10⁹/L	严重肾功能不全［CFR＜30ml/（min·m²）］
	入住ICU或CCU
	中心静脉置管
	风湿性疾病
	现患恶性肿瘤
	男性

3. 评估时机

建议患者在使用药物预防前评估，患者更换抗凝药物或病情变化、手术、妊娠状态等情况下应再次进行出血风险评估。

三、VTE预防护理

（一）预防策略

在无禁忌情况下，所有住院患者均应采取VTE基本预防措施。外科VTE低危患者，建议应用机械预防；外科VTE中危患者，建议应药物预防或机械预防；外科VTE高危（≥5分）时，建议应用药物预防，或药物预防联合机械预防。内科住院患者中，VTE低危患者建议采取基本预防，VTE高危患者建议首选药物预防或药物预防联合机械预防。在使用药物预防前需评估出血风险，如存在出血风险，应采取机械预防，血栓风险高危患者若出血风险降低，应改用药物预防或与机械预防联用。

（二）基本预防

1. 改善生活方式：建议患者戒烟、限酒，控制血糖、血脂，避免长时间静坐、静卧不动等，指导患者养成科学饮食习惯，保持大便通畅。

2．加强健康教育：向患者讲解预防VTE相关知识，提高患者预防VTE的意识，采取相关预防措施。

3．注意保护血管：规范静脉穿刺技术，选择较粗的血管，尽量减少或避免选择下肢静脉的穿刺。静脉穿刺时要避免同一血管反复穿刺，尽量缩短扎止血带的时间。对于需要长期静脉输液或经静脉给药的患者，可采用静脉留置针的方式，以减少静脉穿刺次数。局部出现炎症反应时，应立即重新建立静脉通路。

4．抬高患肢：抬高下肢20～30°（略高于心脏水平），避免在腘窝及小腿下单独垫枕或过度屈髋，以免增加静脉血液回心阻力。

5．早期活动，尽早下床：鼓励并协助卧床患者定时翻身，指导患者尽早开始床上功能锻炼，包括被动活动和主动活动，如踝泵运动、股四头肌等长收缩、膝关节屈伸运动等。鼓励患者进行肺部功能锻炼，如深呼吸、吹气球、用力咳嗽等。病情允许下，协助患者尽早下床活动，指导患者适当运动，避免久坐（每2小时至少要活动身体15分钟），避免久卧。

6．避免脱水：在患者心肺功能允许的条件下，鼓励患者多饮水，每日饮水量要保证在1500～2500ml；围手术期适度补液，避免血液浓缩；尽量缩短围手术期患者禁食水的时间，术后尽快给患者补充足够的液体。

7．从事有创操作时尽量精细，动作要轻柔、精准，减少对血管的损伤。

8．中医预防方法：如拍打脚底，艾灸涌泉穴，按摩四肢尤其是双下肢等。

9．避免低体温：要重视患者体温保护，尤其在术中，可以使用保温毯。术后可以通过调节室温、加盖棉被等方法对患者进行保温，尽快使患者体温恢复正常，促进血液循环。

10．规范使用止血带

（1）推荐充气压力和使用时间相结合，如预期手术时间＜150分钟时，推荐上肢止血带压力≤250mmHg，下肢止血带压力≤300mmHg；如预期手术时间＞150分钟时，推荐在肢体闭塞压力（LOP）基础上，增加安全的边缘血压50～75mmHg，手术允许条件下，建议使用较宽止血带。

（2）严格控制止血带使用时间：一般止血带连续使用时间上肢不超过60分钟，下肢不超过90分钟。

（3）应用止血带的总体时间不超过5小时。

（4）如果手术复杂，需要时间较长，可在达到时限后放尽气囊内气体，10～15分钟后再充气至原有压力。

（三）机械预防

机械预防措施主要包括：梯度压力弹力袜（GCS）、间歇充气加压（IPC）、足底静脉泵（VFP）神经肌肉刺激器（transcutaneous electrical newe stimulation，TENS）等，其主要机制是模仿机体活动时腿部或足底肌肉收缩对下肢静脉造成压迫，从而促使下肢静脉血液回流，防止下肢血液淤滞，加快下肢血流速度，从而减少深静脉血栓形成。机械预防出血风险较小，操作简便，易于被患者接受。对于低危的患者，机械预防也能有效降低VTE的发生；对于VTE中、高危且存在药物预防禁忌证的患者，应予以机械预防措施。

1．GCS、IPC和VFP的适应证和禁忌证

（1）适应证：①VTE低危风险患者，可以选择机械预防；②VTE中危或高危风险患者，若有抗凝禁忌证，建议应用机械预防；③VTE高危风险患者，若无抗凝药物应用禁忌，建议机械预防与药物预防联

合应用。

（2）禁忌证：①充血性心力衰竭、肺水肿；②IPC和GCS不适用于下肢局部情况异常的患者，如皮炎、感染、坏疽、近期接受皮肤移植手术等；③新发的DVT、血栓性静脉炎；④下肢血管严重动脉硬化或其他严重缺血性血管病、下肢严重畸形等；⑤严重的下肢水肿慎用，应查明病因后权衡利弊应用。

2. GCS的使用护理

①选择型号合适的梯度压力弹力袜；②建议尽可能白天与夜间均穿着GCS，每日定期进行GCS的评估和患者肢体的评估，对于皮肤有红肿、疼痛、皮疹等患者，或穿着梯度压力弹力袜经常脱落者，应检查袜子的大小是否合适；③若患者皮肤出现水肿或术后肿胀，应重应测量并确定GCS尺寸；④监测GCS的使用情况、穿戴正确与否，穿着时应避免折叠、扭转和过度拉扯，以保证GCS使用的有效性。若皮肤出现小疱、变色或感到疼痛或不适，应停止使用GCS，更换其他机械预防措施。

3. IPC的使用护理

（1）根据患者腿围选择型号合适的充气压力带。

（2）建议每天使用时间≥18小时，对于完全不能活动的患者，应尽量延长每天使用时间，但在长时间使用时需要考虑到患者的耐受情况，随时观察、询问患者的感觉，若有明显不适和睡眠障碍应及时调整。

（3）在IPC的使用期间要进行肢体评估和IPC评估。

（4）对于腿长型充气压力带膝盖部位应暴露于充气压力带之外。

（5）使用IPC时，应注意腿套上充气管保持在腿套外表面以避免器械相关性损伤，操作过程中注意患者保暖，防止体温过低。

推荐患者从入院即开始使用，直到术后有完全移动能力时停止。

4. VFP的使用护理

（1）使用VFP时腿部要保持向下倾斜15°以上。

（2）建议每天使用时间≥18小时，对于完全不能活动的患者，应尽量延长每天使用时间，但在长时间使用时需要考虑到患者的耐受情况，随时观察、询问患者的感觉，若有明显不适和睡眠障碍应及时调整。

（3）在VFP的使用期间要进行肢体评估和VFP评估。

（4）使用VFP时应注意保暖和皮肤护理。

5. TENS的使用护理

TENS并不是各大指南推荐的机械预防VTE的方法，这可能与TENS对皮肤刺激带来患者不适感有关。

（1）适应证：①预防深静脉血栓形成；②手术后；③长期卧床；④下肢肿胀；⑤慢性伤口；⑥下肢疼痛。

（2）禁忌证：①安装心脏起搏器患者；②确诊为静脉血栓患者；③心脏病患者；④肌肉收缩不良患者；⑤妊娠期女性等。

（3）注意事项：使用期间注意观察患者应用部位皮肤，若出现过敏、皮肤损伤等，应及时调整部位或停止使用。注意观察神经肌肉刺激器的有效性，如是否完整、有无破损、有无显示异常等。

（四）药物预防

应规范使用抗凝药物，关注用药期间出血等并发症的发生。

1. **掌握抗凝药物的适应证、禁忌证，做到五个保证**　保证患者正确，保证药品正确，保证方法正确，保证时间正确，保证部位正确。

2. **严密观察不良反应**　严密观察抗凝药物使用后是否有出血、出血部位及出血量，发生后要及时向主管医生汇报，并根据医嘱采取相应措施。

3. **规范服用抗凝药物**　建议患者遵医嘱定时定量服用抗凝药。在服用维生素 K 拮抗剂期间，指导患者保持相对稳定的饮食结构，以免影响药效。

4. **规范皮下注射低分子量肝素**

（1）注射体位：首选仰卧屈膝进行注射【2C】。

（2）注射部位：首选部位为腹部，规律轮换注射部位【2B】。

（3）注射前是否排气：若使用预灌针剂注射时不必排气，若使用非预灌制剂应排气后注射，尽量减少针头上附着的药液，避免在注射时带入穿刺点，减少毛细血管渗血【2C】。

（4）注射进针角度：建议垂直进针法，根据患者的胖瘦程度决定注射深度【2C】。

（5）注射速度：注射前不用抽回血，缓慢推药10秒后停留10秒，可有效降低皮下出血发生率。

（6）注射后按压与否：拔出针头后无须棉签按压，若穿刺处有出血或渗液，以穿刺点为中心，垂直向下按压3～5分钟。

四、静脉血栓栓塞性疾病规范化护理

（一）肺血栓栓塞症的护理

1. **评估与观察要点**

（1）评估与观察要点：呼吸困难、胸痛、咯血、惊恐、咳嗽、晕厥【2B】。

（2）对于卧床时间较长、术后突然活动或用力过度时应特别关注患者上述症状，警惕 PTE 的发生一旦发生，立即采取相应护理措施【2B】。

2. **护理措施**

（1）立即给予吸氧，同时呼叫或汇报给主管医生，保持呼吸道通畅，遵医嘱使用鼻导管或面罩给氧，或使用经鼻/面罩无创性机械通气或经气管插管机械通气【2B】。

（2）给予心电、呼吸、心率、血压及血气变化等实时监测并记录。

（3）保证患者卧床休息，安抚患者，保持双下肢抬高且高于心脏水平【2C】。

3. **药物护理**

（1）抗凝药物护理：①由于普通肝素半衰期短，所以需要静脉输液持续泵入，因此要严格控制输液速度【2B】；②低分子量肝素类药物在进行皮下注射时应减慢推注速度；③维生素 K 拮抗剂服用后指导患者减少食物中维生素 K 的摄入，避免降低药效【2A】；④抗凝药物使用过程中要严格执行医嘱，定期监测出凝血指标【2A】；⑤观察患者有无抗凝药物使用的不良反应，如有无出血征象，包括皮肤及黏膜的出血点、瘀斑、呕血、黑便、血尿、鼻出血等；如患者出现头痛、呕吐、意识障碍、肢体瘫痪等症状，需警惕颅内出血的发生（2A）。

（2）溶栓药物护理：①应用溶栓药物时，应对穿刺点延长按压时间【2A】；②如患者出现胸痛、咳嗽、咯血、呼吸困难等症状，应警惕新的血栓发生的可能性，要严密观察并及时向主管医生汇报【2A】；③如患者出现头痛、喷射性呕吐、失语、意识改变等情况，提示可能有颅内出血，要及时向医护人员汇报【2A】；④告知患者注意安全，避免碰撞跌倒，告知患者不要抠鼻腔，要用软毛牙刷刷牙等【2A】。

（二）深静脉血栓形成的护理

1. 评估与观察要点

（1）重点评估深静脉血栓形成的危险因素：年龄、妊娠、激素、手术与创伤、恶性肿瘤、深静脉血栓病史【1A】。

（2）重点观察深静脉血栓形成的症状和体征：肢体疼痛、肿胀、皮肤颜色为股青肿或股白肿，甚至出现水疱，Homans征阳性【1A】。

2. 护理措施

（1）定时评估观察患肢皮肤颜色、温度及肿胀程度，必要时测量并记录患肢相同部位的周径，并与健侧相比较【2B】。

（2）急性期绝对卧床14天，抬高患肢，床上功能锻炼时避免动作过大，禁忌按摩及冷热敷患肢，应穿着宽松的袜子、内裤【2B】。

（3）注意观察有无并发肺栓塞。

（三）下腔静脉滤器植入术后的护理

1. 术后平卧12～24小时，穿刺侧肢体制动12～24小时，穿刺部位加压包扎时间遵医嘱执行。

2. 注意观察穿刺点有无渗血。定时观察下肢远端皮温、足背动脉搏动情况【1A】。

3. 手术当天饮水≥2000ml、以促进造影剂排泄【1A】。

4. 下腔静脉滤器植入术后，直径＜3mm的栓子仍可通过滤器，所以，仍要注意患者有无突然发生的呼吸困难、发绀等肺栓塞的表现【1A】。

5. 严格监测患者生命体征，重视患者主诉，如有背痛、腹痛、血压下降等情况，应立即报告医生，警惕下腔静脉穿孔的发生【1B】。

（四）导管接触性溶栓的护理

1. 妥善固定体外部分导管，避免导管头端的侧孔移位【2B】。

2. 观察置管穿刺点有无渗血、血肿，保持穿刺处关节制动【2B】。

3. 注意导管相关感染，主要症状为高热【2B】。

（五）取栓术后护理

1. 术后继续观察患肢肿胀情况，如再次出现肿胀则有血栓复发的可能性，要立即报告医生【1B】。

2. 在使用流变型血栓去除装置消栓术后，应观察患者有无溶血表现，如血钾升高、血红蛋白尿等【1B】。

3．健康指导

（1）告知吸烟的危害，劝其严格戒烟【1A】。

（2）循序渐进进行功能锻炼，促进下肢血液循环【1A】。

（3）严格遵医嘱使用抗凝药物，按时复查出凝血功能，禁忌自行减量、加量、停药等，注意观察有无出血倾向【2B】。

（4）术后6个月到1年内，下地活动时应该穿着梯度压力弹力袜【2B】。

五、VTE健康教育

（一）健康教育人群

应对所有住院患者及其相关家属、护工、护理人员进行VTE相关知识的健康教育。

（二）健康教育方法

1．语言教育方法：如授课法、谈话法、咨询法、座谈法。

2．文字教育方法：如读书指导法、作业法、标语法、传单法、墙报法。

3．形象教育方法：如图谱法、标本法、模型法、摄影教育法等形式。

4．实践教育方法：如指导骨折患者在床上进行功能锻炼的方法，指导长期卧床患者掌握预防VTE的方法。

5．信息化教育方法：如公众号、微信、朋友圈、电视教学法、录制视频等方法。

6．综合教育方法：将口头、文字、形象、电子信息、实践等多种健康教育方法相结合的一种综合护理健康教育方法。例如，举办护理健康教育展览或举办丰富多彩的病友会等。

（三）健康教育内容

1．基础预防相关知识健康教育

包括VTE诱发因素、症状及体征、VTE的危害、预防、诊断、治疗及护理方法等相关知识。如什么是DVT？什么是PTE？ VTE的危害是什么？ VTE预防的三种方法是什么？怎样对VTE进行预防？讲解静脉血栓栓塞症的常见病因、危险因素及严重后果【1C】。讲解静脉血栓栓塞症的典型症状【1C】。讲解改善生活方式的重要性，如戒烟，戒酒，控制血糖、控制体重，保持大便通畅的重要性【1C】。讲解术后及长期卧床时进行功能锻炼的重要性，指导患者正确的功能锻炼的方法【1B】。教育患者为什么要进行VTE风险的评估及其出血风险的评估及其重要性、评估的方法等。教育患者一旦发生VTE类似的症状及体征应立即报告医护人员。

2．机械预防相关知识健康教育

（1）告知患者机械预防的作用及目的。

（2）机械预防的适应证及禁忌证。

（3）机械预防的操作流程及注意事项。

3．药物预防相关知识健康教育

（1）告知患者抗凝药的作用及目的。

（2）指导患者使用抗凝药期间要注意药物的不良反应，如观察有无出血征象，包括皮肤及黏膜的出血点、瘀斑，呕血、黑便、血尿，鼻出血等，如出现上述症状要及时通知医护人员。

（3）嘱患者规律用药，不得随意增减药量，不得随意更改用药时间及用药周期。

4. 手术相关知识健康教育

（1）术前注意事项，术中手术关键流程，术后注意事项。

（2）功能锻炼的重要性，常用的功能锻炼的方法。

5. 导管接触性溶栓相关知识健康教育

（1）告知患者及家属该治疗的目的、方法、常见并发症等。

（2）告知患者及家属溶栓药物常见并发症，包括颅内出血、腹膜后出血、泌尿生殖系统出血，以及最常见的置管穿刺部位的出血。告知患者不同部位出血的主要表现。

（3）告知患者及家属留置溶栓导管的常见并发症，如导管穿刺处血肿、导管相关性感染等。告知患者穿刺处所累及的关节应制动，避免屈曲，防止穿刺处出血，形成血肿。

6. 物理溶栓相关知识健康教育

（1）告知患者及家属该治疗的目的、方法、关键操作步骤等。

（2）告知患者及家属机械性溶栓的常见并发症，包括血管内膜损伤、溶血、肾衰竭等。告知患者各类并发症的主要表现，如发生相应表现及时通知医护人员。

7. 下腔静脉滤器植入相关知识健康教育

（1）下腔静脉滤器植入治疗的目的、方法、关键操作步骤等。

（2）下腔静脉滤器植入的常见并发症，如滤器移位、下腔静脉阻塞、滤器穿透静脉壁、胃肠道出血等。

（3）告知患者及家属如出现腰痛、便血、心悸、腹痛腹胀、不可缓解的下肢水肿等疑似并发症症状，应及时报告医护人员。

8. 静脉造影相关知识健康教育

（1）静脉造影的目的、方法、常见并发症等。

（2）告知患者及家属如出现恶心、呕吐、皮肤反应、尿少等疑似并发症症状，应及时报告医护人员。

（3）告知患者及家属静脉造影术后应保证饮水量在每天≥2000ml。

（4）告知患者及家属，并注意观察尿的颜色及尿量。

9. 肺栓塞治疗相关知识健康教育

（1）告知患者及家属肺栓塞的症状及表现，强调一旦发现肺栓塞的疑似症状及表现要立即报告医生。

（2）告知患者抗凝治疗的目的、方法、常见并发症。

（3）告知肺栓塞溶栓治疗的目的、方法、常见并发症。

（4）告知患者卧床休息的重要性。

10. 出院患者相关知识健康教育

（1）告知VTE患者出院3～6个月内必须回到正规医院复查。

（2）指导患者严格按照医嘱使用抗凝药物，并定时抽血化验出凝血时间。

（3）告知患者若再次出现下肢肿胀、疼痛或出血等现象，必须尽快到正规医院就医。

六、VTE 护理管理

开展 VTE 护理管理必须以患者的安全为根本，开展全程、全员的预防护理及护理管理从而降低 VTE 发生率、降低患者医疗费用、提高患者满意度。

（一）组织架构

1. 建立 VTE 防治护理管理体系，如成立 VTE 护理防治管理委员会或管理小组。

2. VTE 护理防治管理委员会应邀请相关临床专业医生作为顾问，管理委员会成员应涵盖全院所有护理单元。

3. VTE 护理防治管理委员会组长应由护理部主任或副主任牵头负责。

4. 建议各护理单元的 VTE 防治联络员由护士长或高年资护士担任。

5. 积极组织护理人员参与院级 VTE 防治快速反应团队。

6. 积极参与医院内 VTE 高危科室的相关工作并设立 VTE 专业（可兼职）护理人员。

（二）工作职责

1. 根据最新的国际或国内指南、专家共识、政策法规，结合本医院护理情况，定期修订与更新护理管理制度与工作流程等文件。

2. 负责制订 VTE 防治各项护理相关制度及工作流程。

3. 负责制订 VTE 防治工作目标及实施方案，组织落实并定时督查，做到持续改进。

4. 负责制订 VTE 防治的中长期规划、年度计划，并定期总结及反馈，做到持续改进。

5. 负责制订急危重症 VTE 护理应急预案。

6. VTE 护理防治管理委员会每年至少召开 2 次会议，内容包括但不限于：收集各护理单元 VTE 疑难病例并进行讨论/分析，协调解决 VTE 护理管理过程中遇到的问题，收集各护理单元对于 VTE 防治管理的意见和建议，寻找切实可行的办法，做到持续改进。

7. 每年至少组织一次全院护理 VTE 专题培训并签到记录。

8. 密切关注 VTE 预防护理及管理国际前沿资讯，并进行转化。

（三）制度建设

1. VTE 护理防治管理委员会成立应该得到医院相关部门的审批并制定相关制度及流程。

2. VTE 护理防治管理委员会会议纪要。

3. VTE 护理防治管理委员会 VTE 疑难杂症讨论记录。

4. VTE 护理防治管理委员会健康教育手册或相关资料。

5. VTE 护理防治管理委员会培训内容及记录。

6. 各护理单元 VTE 防治相关制度、病例讨论、健康教育、专题培训等记录。

（四）质量管理

1. VTE 护理防治管理委员会为 VTE 防治质量监督及管理部门。

2. VTE护理防治管理委员会应有明确质量管理工作职责。

3. 应该建立质控体系及质量评价路径。

4. 建立医护有效沟通机制。

5. 应制订VTE护理防治质量控制关键指标、考核评价方案等。

6. 应定期对VTE防治工作进行质控检查，并考核评价。

7. 应定期总结、分析，形成质量分析报告，提出整改措施，定期向护理单元进行工作通报、反馈，做到持续改进。

8. 质量评价工作和整改措施应保留文档材料、工作记录等。

9. 建议护理评价标准包括但不限于：预防措施实施率、住院患者VTE风险初始评估率、动态评估率；住院患者症状性VTE（DVT和PTE）的发生率、致死性PTE发生率等。

10. 建立VTE不良事件报告制度及随访制度。

11. 考核指标相关概念

（1）症状性DVT：患者住院期间出现下肢疼痛、肿胀、周径发生改变、Homans 征阳性等疑似DVT症状，经影像学检查确诊DVT，将其定义为症状性DVT。

（2）症状性PTE：患者住院期间出现胸闷、胸痛、咯血、血氧饱和度下降等情况时，经影像学检查确诊PTE，将其定义为症状性PTE。

（3）致死性PTE：急性致死性PTE是指临床表现为心搏骤停、休克、晕厥、严重呼吸困难及难以纠正的低氧血症的急性发作病例，甚至来不及抢救和治疗，病死率极高。

12. 考核指标计算公式

（1）VTE风险初始评估率＝入院24小时内VTE风险评估人次/当期住院总人次×100%

（2）VTE动态评估率＝VTE动态风险评估人次/当期住院总人次×100%

（3）住院患者症状性DVT发生率＝诊断症状性DVT患者人次/当期住院总人次×100%

（4）住院患者症状性PTE发生率＝诊断症状性PTE患者人次/当期住院总人次×100%

（5）致死性PTE发生率＝诊断致死性PTE患者人次/当期住院总人次×100%。

13. 预防措施实施率　VTE中高危患者实施VTE预防措施率＝采取基础预防和/或物理预防和/或药物预防措施人次/VTE风险评估中高危患者人次×100%。

（五）教育培训

1. 应定期组织全体护理人员或重点科室等不同层面的护理人员，进行VTE防治相关知识的教育培训。

2. 建议每年至少一次组织护理人员进行VTE防治相关知识学习及考核。

3. 应有相应的培训计划、培训记录、考核记录、总结等材料留存。

4. 应组织护理人员积极参加院外VTE相关继续教育、学术交流等活动。

5. 条件允许时可将VTE预防护理及护理管理纳入相应的护理研究体系。

（六）积极开展VTE管理信息化建设

1. 积极利用医院现有信息化平台，如医院信息系统（hospital information system，HIS）、电子病历系统、APP、微信公众服务号等信息化手段，开展VTE的预防护理及管理。

2. 积极参与开发及完善信息化功能，实现VTE风险预警、病历资料数据集成、统计分析等功能。

3. 积极认真学习掌握信息化手段，开展VTE预防护理及管理工作，为患者提供优质高效服务。

（高小雁　王　薇　柳清霞　杨华丽　曹　晶　马玉芬）

参考文献

［1］中华医学会呼吸病学分会肺栓塞与肺血管病学组，中国医师协会呼吸医师分会肺栓塞与肺血管病工作委员会，全国肺栓塞与肺血管病防治协作组. 肺血栓栓塞症诊治与预防指南［J］. 中华医学杂志，2018，98（14）：1060-1087.

［2］中华医学会骨科学分会创伤骨科学组. 中国骨科创伤患者围手术期静脉血栓栓塞症预防的专家共识［J］. 中华创伤骨科杂志，2012.14（6）：461-463.

［3］中华医学会外科学分会. 中国普通外科围手术期血栓预防与管理指南［J］. 中国实用外科杂志，2016，54（5）：321-327.

［4］LINKINS LA，DANS AL，MOORES LK，et al. Treatment and prevention of heparin-induced thrombocytopenia：antithrombotic therapy and prevention of thrombosis，9th ed：American College of Chest Physicians evidence-based clinical practice guidelines［J］. Chest，2012，141（2 Suppl）：e495S-e530S.

［5］Caprini J A. Risk assessment as a guide for the prevention of the many faces of venous thromboembolism［J］. American Journal of Surgery，2010，199（1 suppl）：S3-S10.

［6］GOLEMI，I，ADUM，JP，TAFUR，A，et al. Venous thromboembolism prophylaxis using the Caprini score［J］. Disease-a-month：DM，2019，65（8）：249-298.

［7］BARBAR S，NOVENTA F，ROSSETTO V，et al. A Risk AssessMent Model For The Identification Of Hospitalized Medical Patients At Risk For Venous Thromboembolism：The Padua Prediction Score［J］. J Thromb Haemost，2010，8（11）：2450-2457.

［8］KAHN SR，LIM W，DUNN AS，et al. Prevention of VTE in nonsurgical patients：antithrombotic therapy and prevention of thrombosis，9th ed：American College of Chest Physicians evidence-based clinical practice guidelines［J］. Chest，2012，141（2 Suppl）：e195S-e226S.

［9］ANSELL JE. Management of venous thromboembolism：clinical guidance from the Antieoagutation Forum［J］. J Thromb Thrnmbolysis，2016，41（1）：1-2.

［10］KRAUSS E S，SEGAL A，Cronin M A，et al. Implementation and Validation of the 2013 Caprini Score for Risk Stratification of Arthroplasty Patients in the Prevention of Venous Thrombosis［J］. Clinical and Applied Thrombosis/Hemostasis，2019，25：107602961983806.

［11］NATIONAL INSTITUTE FOR HEALTH AND CARE EXCELLENCE. Venous thromboembolism in over 16s：reducing the risk of hospital acquired deep vein thrombosis or pulmonary embolism［EB/OL］.［2020-03-21］. https://www.nice.org.uk/guidance/ng89/

［12］《中国血栓性疾病防治指南》专家委员会. 中国血栓性疾病防治指南［J］. 中华医学杂志，2018，98（36）：2861-2888.

［13］GOULD MK，GARCIA DA，WREN SM，et al. Prevention of VTE in nonorthopedic surgical patients：Antithrombotic Therapy and Prevention of Thrombosis，9th ed：American College of Chest Physicians Evidence-Based Clinical Practice Guidelines.［J］. Chest，2012，141（2 Suppl）：e227S-e277S.

［14］BEN，HICKEY A，ANDREWCLEVES，et al．The effect of active toe movement（AToM）on calf pump function and deep vein thrombosis in patients with acute foot and ankle trauma treated with cast-A prospective randomized study-ScienceDirect［J］．Foot and Ankle Surgery，2017，23（3）：183-188．

［15］赵士猛，刘佳，王庆贤．老年髋部骨折患者术后下肢抬高方式对下肢静脉流速的影响［J］．中华物理医学与康复杂志，2018，40（7）：541-543．

［16］中华医学会外科学分会．外科病人围手术期液体治疗专家共识（2015）［J］．中国实用外科杂志，2015，35（9）：960-966．

［17］FITZGIBBONS PG，DIGIOVANNI C，HARES S，et al．Safe tourniquet use：a review of the evidence［J］．J Am Acad Orthop Surg，2012，20（5）：310-319．

［18］DROLET BC，OKHAH Z，PHILLIPS BZ，et al．Evidence For Safe Tourniquet Use In 500 consecutive upper extremity procedures［J］．Hand（N Y），2014，9（4）：494-498．

［19］中国健康促进基金会血栓与血管专项基金专家委员会．静脉血栓栓塞症机械预防中国专家共识［J］．中华医学杂志，2020，100（7）：484-492．

［20］SACHDEVA A，DALTON M，LEES T．Graduated compression stockings for prevention of deep vein thrombosis［J］．Cochrane Database Syst Rev．2018，11（11）：CD001484．

［21］李海燕，植艳茹，王金萍，等．基于循证的静脉血栓栓塞症护理预防方案的构建［J］．解放军护理杂志，2020，37（9）：39-43．

［22］陈慧娟，孔祥燕，王泠，等．骨科患者静脉血栓栓塞症分级预防方案的构建［J］．中华护理杂志，2020，55（7）：994-1001．

［23］RAVIKUMAR R，WILLIAMSK J，BABBER A，et al．Neuromuscular electrical stimulation for the prevention of venous thromboembolism［J］．Phlebology，2018，33（6）：367-378．

［24］中国静脉介入联盟，中国医师协会介入医师分会外周血管介入专业委员会．抗凝剂皮下注射护理规范专家共识［J］．介入放射学杂志，2019，28（8）：709-716．

［25］HILL J，TREASURE T．Reducing the risk of venous thromboembolism（deep vein thrombosis and pulmonary embolism）in patients admitted to hospital：summary of the nice guideline［J］．Heart，2010，96（11）：879-882．

［26］MOHAMMADY，M．，RADMEHR，M．，Janani，L.Slow versus fast subcutaneous heparin injections for prevention of bruising and site pain intensity［J］．Cochrane Database of Systematic Reviews，2021（6）．

［27］蔡巧珍．规范低分子量肝素钙皮下注射流程的应用与观察［J］．中国实用护理杂志，2014，30，（2）：100-101．

［28］高小雁，高远，秦柳花．医院内骨科静脉血栓栓塞症护理与管理．北京：北京大学医学出版社，2020．

［29］郭锦丽，高小雁，胡婧．骨科临床思维与实践［M］．北京：人民卫生出版社，2020．

［30］郭锦丽，程宏，高朝娜．骨科专科护士实操手册［M］．吉林：吉林大学出版社，2018．

［31］梁廷波．加速康复外科理论与实践［M］．北京：人民卫生出版社，2018．

［32］BO H，LI Y，LIU G，et al．Assessing the Risk for Development of Deep Vein Thrombosis among Chinese Patients using the 2010 Caprini Risk Assessment Model：A Prospective Multicenter Study［J］．J Atheroscler Thromb．2020，27（8）：801-808．

附录C

常用缩略词表

缩略语	英文全称	中文全称
A	anticoagulant	抗凝
	antithrombotic	抗凝
	antithrombosis	抗凝
AA	arachidonic acid	花生四烯酸
ABAO	acute basilar artery occlusion	急性基底动脉闭塞
ABG	arterial blood gas	动脉血气分析
ABI	Ankle Brachial Index	踝肱指数
ACC/AHA	American College of Cardiology/American Heart Association	美国心脏病学会/美国心脏协会
ACCP	American aollege of chest physicians	美国胸科医师学会
aCLA	anticardiolipin antibody	抗心磷脂抗体
ACT	activated clotting time	活化凝血时间
ACS	acute coronary syndrome	急性冠脉综合征
ADA	American diabetes association	美国糖尿病协会
ADP	adenosine diphosphate	腺苷二磷酸
AF	atrial fibrillation	心房颤动
AFE	amniotic fluid embolism	羊水栓塞
ALI	acute limb ischemia	急性肢体动脉缺血
AMI	acute myocardial infarction	急性心肌梗死
AMS	anticoagulation management service	抗凝管理服务
AMSTAR	measurement tool to assess systematic reviews	系统评价质量评价工具
anti-Xa	plasma anti-Xa activity	血浆抗Xa因子活性
APA	antiplatelet agent	抗血小板药物
APC	activity protein C	活化蛋白C
APS	antiphospholipid syndrome	抗磷脂综合征
APTE	acute pulmonary thromboembolism	急性肺血栓栓塞症
APTT	activated partial thromboplastin time	活化的部分凝血活酶时间
ARC-HBR	Academic Research Consortium Hight Bleeding Risk Working Group	学术研究联合会高出血风险工作组

续 表

缩略语	英文全称	中文全称
ARIC	atherosclerosis risk in communities	社区动脉粥样硬化风险研究
AT	antithrombin	抗凝血酶
AT-9	Antithrombotic Therapy and Prevention of Thrombosis，9th	美国ACCP第9版血栓预防和治疗指南
ATE	arterial thromboembolism	动脉血栓栓塞症
ATP	adenosine triphosphate	腺苷三磷酸
ATTC	Antithrombotic Trialists' Collaboration	抗血栓治疗试验协作组
aSAH	aneurysmal subarachnoid hemorrhage	动脉瘤性蛛网膜下腔出血
ASCVD	atherosclerotic cardiovascular disease	动脉粥样硬化性心血管疾病
ASH	American society of hematology	美国血液学会
AUB	abnormal uterine bleeding	异常子宫出血
BASICS	basilar artery international cooperation study	基底动脉国际合作研究
BCS	Budd-Chiari syndrome	巴德－基亚里综合征
BCSH	British Committee for Standards in Heamatology	英国血液学标准委员会指南
BNP	brian natriuretic peptide	脑钠肽
BMI	body mass index	体重指数
BMS	bare metal stent	金属裸支架
BT	bleeding time	出血时间
CABG	coronary artery bypass grafting	冠状动脉旁路移植术
CADVT	central venous catheter associated DVT	中心静脉置管相关的深静脉血栓
cAMP	cyclic adenosine monophosphate	环腺苷酸
CD	Crohn's disease	克罗恩病
CDT	catheter-directed thrombolysis	经导管溶栓
CDT	catheter-directed thrombosis	导管相关血栓形成
CFDA	china food and drug administration	国家食品药品监督管理总局
CISS	Chinese Ischemic Stroke Subclassification	中国缺血性卒中病因亚型
CKD	chronic kidney disease	慢性肾疾病
CLI	critical limb ischemia	重症下肢缺血
CLSI	Clinical and Laboratory Standards Institute	临床和实验室标准化协会
CMCS	Chinese Multi-Provincial Cohort Study	中国多省市队列研究
COX-1	cyclooxygenase-1	环氧合酶-1
CPTE	chronic pulmonary thromboembolism	慢性肺血栓栓塞症
Cri	critically ill patients	重症患者
CSVT	cerebral sino venous thrombosis	颅内静脉窦血栓形成
CTA	computerized tomography angiography	CT血管造影
CTEPH	chronic thromboembolic pulmonary hypertension	慢性血栓栓塞性肺动脉高压
cTnI	cardiac troponin I	肌钙蛋白I
CTPA	computerized tomography pulmonary angiography	CT肺动脉造影

缩略语	英文全称	中文全称
CTV	computerized tomography venography	CT静脉造影
CUS	compression venous ultrasonography	加压静脉超声
CV	contrast venography	静脉造影
CV	coefficient of variation	变异系数
CVC	central venous catheter	中心静脉导管
CVAD	central venous access device	中心静脉通路装置
CVD	Chinese cardiovascular disease	中国心血管疾病
CVT	cerebral venous thrombosis	脑静脉血栓形成
CXR	Chest X-ray	胸部X线平片
DAPT	dual anti-platelet therapy	双联抗血小板治疗
DALYs	disablity-adjusted life years	伤残调整寿命年
DD	D-dimer	D-二聚体
DDU	D-dimer units	D-二聚体单位
DDVT	distal deep venous thrombosis	远端深静脉血栓
DEB	drug-eluting balloon	药物洗脱球囊
DES	drug-eluting stent	药物洗脱支架
Dia	diagnosis	诊断
	diagnostic	诊断
DIC	disseminated intravascular coagulation	弥散性血管内凝血
DOACs	direct oral anticoagulants	直接口服抗凝药
dRVVT	dilute Russell viper venom time	稀释的蝰蛇毒时间
DSA	digital subtraction angiography	数字减影血管造影
DTI	direct thrombin inhibitor	直接凝血酶抑制剂
DTS	dense tubular system	致密管道系统
dTT	diluted thrombin time	稀释凝血酶时间
DVT	deep venous thrombosis	深静脉血栓形成
DVUS	doppler venous ultrasonography	多普勒静脉超声
E	epidemiology	流行病学
ECG	electrocardiogram	心电图
Echo	echocardiography	超声心动图
ECMO	extracorporeal membrane oxygenatio	体外膜肺氧合
ECT	ecarin clottingtime	蝰蛇毒凝血时间
eGFR	esti mated glomerularfiltrationrate	估算的肾小球滤过率
Et	Etiology	病因学
EPCR	endothelial protein C receptor	内皮细胞蛋白C受体
ERC	European respiratory society	欧洲呼吸病学会
ESC	European society of cardiology	欧洲心脏病学会

续 表

缩略语	英文全称	中文全称
F	case-fatality rate	病死率
FDA	Food and Drug Administration	美国食品药品管理局
FDP	fibrin degradation product	纤维蛋白降解产物
FPS	free protein S	游离型PS
FES	fat embolism syndrome	脂肪栓塞综合征
FEU	fibrinogen equivalent units	纤维蛋白原等量单位
FMC	first medical contact	首次医疗接触
GRADE	grades of recommendation，assessment development，and evaluation	推荐、评价、发展和评估分级
GCS	graduated compression stocking	梯度压力弹力袜
Ge	general surgery	普外科手术
GIHP	groupe d'intérêt en hémostase péri-opératoire	围手术期止血工作组
GOF	gain-of-function	功能基因获得
GP	glycoprotein	糖蛋白
GRC	guideline review committe	指南评审委员会
Gy	gynecologic surgery	妇科手术
H	heparin	肝素
HC-Ⅱ	Heparin Cofactor-Ⅱ	肝素辅因子Ⅱ
HCA	haemocoagulase agkistrodon	尖吻蝮蛇血凝酶
HERMES	highly effective reperfusion evaluated in multiple endovascular stroke trials	血管内治疗卒中试验高效再灌注评价
HFS	hip fracture surgery	髋部骨折手术
HIPA	heparin-induced platelet activation	肝素诱导的血小板聚集实验
HIT	heparin induced thrombocytopenia	肝素诱导的血小板减少症
HITT	heparin induced thrombocytopenia with thrombosis	肝素诱导性血小板减少症伴血栓形成
HIS	hospital information system	医院信息系统
HPR	high platelet reactivity	血小板高反应性
HSPG	heparin sulfate proteoglycans	硫酸乙酰肝素蛋白多糖
I	Incidence	发病率
IBD	inflammatory bowel disease	炎症性肠病
ICH	intracranial hemorrhage	颅内出血
ICSH	International Council for Standardization in Haematology	国际血液学标准化理事会
IDDVT	isolated deep venous thrombosis	孤立性深静脉血栓
IHD	ischemic heart disease	缺血性心脏病
IMWG	international Myeloma Working Group	国际骨髓瘤工作组
INR	international normalized ratio	国际标准化比值
IPC	intermittent pneumatic compression	间歇充气加压
IPCD	intermittent pneumatic compression device	间歇充气加压装置
IPG	impedance plethysmography	肢体阻抗容积图
IPGRP	international practice guidelines registry platform	国际实践指南注册平台

缩略语	英文全称	中文全称
IS	ischemic stroke	缺血性卒中
ISH	International Society of Hypertension	国际高血压联盟
ISTH	International Society of Thrombosis and Haemostasis	国际血栓和止血学会
IVC	inferior vena cava	下腔静脉
IVCF	inferior vena cava filter	下腔静脉滤器
IVF	in-vitro fertillization	体外受精
KK	kallikrein	激肽释放酶
LA	Lupus Anticoagulant	狼疮抗凝物
LDUH	low-dose unfractionated heparin	低剂量肝素
LMWH	low molecular weight heparin	低分子量肝素
LOF	loss-of-function	基因功能丧失
LOP	limb occlusion pressure，	肢体闭塞压力
LTA	light transmission aggregometry	光学比浊法血小板聚集试验
M	mortality	死亡率
Mal	malignant tumor	恶性肿瘤
MACE	major adverse cardiac events	不良心脏事件
MDT	multi-disciplinary team	多学科诊疗团队
MI	myocardial infarction，MI	心肌梗死
MR	magnetic resonance	磁共振
MRA	magnetic resonance angiography	MR血管造影
MRI	magnetic resonance imaging	磁共振成像
MRPA	magnetic resonance pulmonary angiography	磁共振肺动脉造影
mRNA	Messenger RNA	信使核糖核酸
mRS	modified Rankin Scale	改良Rankin量表
MRV	magnetic resonance venography	磁共振静脉造影
Ne	neurosurgery	神经外科手术
NHMRC	national health and medical research council	国家卫生与医学研究委员会
NICU	neonatal intensive care unit	新生儿重症监护病房
NNT	number needed to treat	需治疗人数
NOAC	new oral anticoagulant	新型抗凝药物
NR	normalized ratio	标准化比值
NRDS	neonatal respiratory distress syndrome	新生儿呼吸窘迫综合征
NSAIDs	non-steroidal anti-inflammatory drugs	非甾体抗炎药
NSTEMI	non-ST segment elevation myocardial infarction	非ST段抬高心肌梗死
NVE	native valve endocarditis	自体瓣膜心内膜炎
OAC	oral anticoagulation	口服抗凝药
OCS	open canalicular system	开放管道系统
OHSS	ovarian hyper-stimulation syndrome	卵巢过度刺激综合征

续 表

缩略语	英文全称	中文全称
Or	orthopedic surgery	骨科手术
OTA	orthopaedic trauma association	骨科创伤协会
P	prophylaxis	预防
	prevent	预防
	preventive	预防
	prevention	预防
PA	Plasminogen activator	纤溶酶原激活物
PA	pulmonary angiography	肺动脉造影
PAD	peripheral artery disease	周围动脉疾病
PAI-1	plasminogen activator inhibitor-1	纤溶酶原激活抑制物-1
PBV	percutaneous ballon mitral valvulo plasty	经皮二尖瓣球囊成形术
PC	protein C	蛋白C
PCI	percutaneous coronary intervention	经皮冠状动脉介入治疗
PDVT	proximal deep venous thrombosis	近端深静脉血栓
PE	pulmonary embolism	肺栓塞
PEP	Pulmonary embolism prevention	预防肺栓塞
PESI	Pulmonary embolism severity index	肺栓塞严重程度指数
PF_4	platelet factor 4	血小板第4因子
PFA-200	platelet function analyzer-200	血小板功能分析仪-200型
PGI_2	prostacyclin I_2	前列环素
PH	pulmonary hypertension	肺动脉高压
Phle	phlebography	静脉造影术
PI	pulmonary infarction	肺梗死局
PIC	plasmin antiplasmin complex	纤溶酶-抗纤溶酶复合物
PICC	peripherally inserted central venous catheters	中心静脉置管
PICO	population，intervention，comparator，and outcome	人群、干预、对照、结局
PIt	platelet	血小板计数
PMT	percutaneoas/pharmaco-machanical thrombectomy	经皮/药物机械血栓清除术
POC	point-of-care	床旁检测仪
POCT	point-of-care testing	床旁检验
PPES	post-pulmonary embolism syndrome	肺栓塞后综合征
PK	prekallikrein	前激肽释放酶
PR	platelet reactivity	血小板反应性
PRI	platelet reactivity index	血小板反应指数
PRU	$P2Y_{12}$ reaction units	$P2Y_{12}$反应单位
PS	protein S	蛋白S
PSM	patient self-management	患者自我管理
PST	patient self-testing	患者自我检测

缩略语	英文全称	中文全称
PT	pro-thrombin time	凝血酶原时间
PTE	pulmonary thromboembolism	肺血栓栓塞症
PTS	post-thrombotic syndrome	血栓形成后综合征
PVE	prothetic valve endocarditis	人工瓣膜心内膜炎
PVR	pulmonary vascular resistance	肺血管阻力
PVST	portal vein system thrombosis	门静脉系统血栓
PVT	portal vein thrombosis	门静脉血栓形成
QI	quality improvement	质量改进
R	recurrence	复发
RDV	radionuclide venography	放射性核素下肢静脉显像
RF	risk factor	危险因素
ROBIS	risk of bias in systematic reviews	系统评价偏倚风险评估工具
r-PA	reteplase	瑞替普酶
rt-PA	recombinant human tissue-type plasminogen activator	重组组织型纤溶酶原激活剂
RVD	right ventricular dysfunction	右心功能不全
RVO	residual venous obstruction	残余静脉血栓阻塞
RVT	renal vein thrombosis	肾静脉血栓形成
S	surgery	手术
SAP	stable angina pectoris	稳定型心绞痛
SCORE	systemic coronary risk evaluation	系统性冠状动脉风险评估
SCT	silica clot time	硅土凝固时间
sICH	symptomatic intracerebral hemorrhage	症状性颅内出血
SK	streptokinase	链激酶
SMD	standardised mean difference	标准化均数差
SNP	single nucleotide polymorphisms	单核苷酸多态性
SPE	septic pulmonary embolism	感染性肺栓塞
STEMI	ST-segment elevation myocardial infarction	ST 段抬高型心肌梗死
SVT	superficial vein thrombosis	浅静脉血栓形成
T	treatment/therapy	治疗
TAT	thrombin-antithrombin complex	凝血酶-抗凝血酶复合物
TAVR	transcatheter aorthic value replacement	经导管主动脉瓣置换术
TASC	trans-Atlantic inter-society cooperation group	泛大西洋协作组
TBI	traumatic brain injury	颅脑外伤
TBI	toe brachial index	趾肱指数
TE	thromboembolism	血栓栓塞
TEE	transesophageal echocardiography	经食管超声心动图
TEG	thromboelastography	血栓弹力图
TEG-PM	TEG-platelet mapping	血小板图

续　表

缩略语	英文全称	中文全称
TENS	transcutaneous electrical newe stimulation	神经肌肉刺激器
TF	tissue factor	组织因子
TFPI	tissue factor pathway inhibitor	组织因子途径抑制物
THA	total hip arthroplasty	全髋关节置换术
TIA	transient ischemic attack	短暂性脑缺血发作
TIMI	thrombolysis in myocardial infarction	心肌梗死溶栓分级
TKA	total knee arthroplasty	全膝关节置换术
TM	thrombomodulin	凝血调节蛋白
t-PA	tissue plasminogen activator	组织型纤溶酶原激活剂
tPAIC	tissue plasminogen activator-plasminogenactivator	组织型纤溶酶原激活物－激活抑制物-1复合物
Tr	trauma	创伤
TT	thrombin time	凝血酶时间
TTR	time in therapeutic range	治疗范围时间
TXA_2	thromboxane A_2	血栓烷 A_2
TXB_2	thromboxane B_2	血栓烷 B_2
uACDT	ultrasound assisted/accelerated catheter-directed thrombolysis	超声辅助导管溶栓术
UEDVT	upper extremity deep venous thrombosis	上肢深静脉血栓形成
UFH	unfractionated heparin	普通肝素
UK	urokinase	尿激酶
UKPDS	UK prospective diabetes study	英国前瞻性糖尿病研究
u-PA	urokinase-type plasminogen activator	尿激酶型
Ur	urological surgery	泌尿外科手术
US	ultrasound	超声
V/Q	ventilation/perfusion scan	通气/灌注显像
	ventilation/perfusion lung scan	通气/灌注肺显像
	V/Q lung scan	V/Q肺显像
Va	vascular surgery	血管外科手术
VASP	vasodilator-stimulated phosphoprotein	血管舒张剂刺激磷蛋白试验
VCF	vena caval filter	下腔静脉滤器
VFP	venous foot pump	足底静脉泵
VKAs	vitamin K antagonists	维生素K拮抗剂
VTE	venous thromboembolism	静脉血栓栓塞症
vWF	von Willebrand factor	血管性血友病因子
Wa	warfarin	华法林
WBIA	whole blood impedance aggregometry assay	电阻抗法血小板聚集试验
WHO	world health organization	世界卫生组织
WLUS	whole leg ultrasound scanhing	全腿超声

后 记

一、指南制订的目标

本指南的制订目标是为已发生过血栓事件或具有血栓风险的患者提供最佳的决策依据，规范临床诊疗及护理行为，提高血栓栓塞性疾病的防治水平，改善患者结局。

二、指南制订方案的形成

本指南由北京大学循证医学中心、首都医科大学流行病与卫生统计学系（循证医学中心）以及"推荐分级的评估、制订与评价（GRADE）"中国中心/兰州大学循证医学中心提供方法学与证据评价支持。

1. 指南的启动和规划

本指南于2015年4月召开筹备会，成立了由临床专家、信息学专家、决策科学家和系统综述与指南的方法学家组成的专家委员会，并遴选了指南工作组成员，每2～3个月召开1次工作会议。经多次面对面会议及电话会议就制订方案达成一致意见后，于2015年12月召开启动会。指南的设计与制订步骤依据2014年《世界卫生组织指南制订手册》，以及2016年中华医学会《制订/修订〈临床诊疗指南〉的基本方法及程序》；指南评价采用国内外已发表的血栓栓塞性疾病相关指南的证据评价工具（AGREE II）；指南撰写参考卫生保健实践指南的报告条目（RIGHT）。整体技术路线和推荐意见形成技术路径见图1。

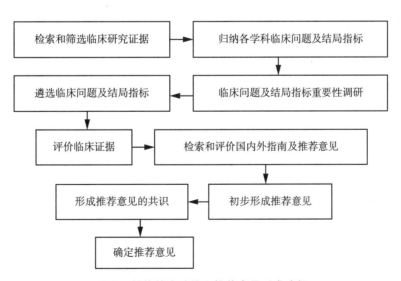

图1　整体技术路线和推荐意见形成路径

2. 指南注册与计划书的撰写

2007年，为确保WHO指南制订的方法学质量及其制订过程透明，WHO成立了指南评审委员会（GRC）。GRC的主要工作是每月定期评审由WHO各职能部门提交的指南计划书和待发表的终版指南。而各职能部门向GRC提交指南计划书是WHO指南的特殊注册过程，即WHO GRC负责WHO指南的注册工作。2009年，澳大利亚国家卫生与医学研究委员会（NHMRC）建立了指南编辑和咨询委员会（Guideline Editorial and Advisory Committee）为其指南平台和注册中心的建设和管理提供建议。而澳大利亚指南注册平台仅接受澳大利亚指南的注册。

指南的注册对提高整体质量都具有重要意义，WHO在GRC成立后制订、发表的产妇和围产期健康指南的质量有了明显的提高。指南注册的意义还表现为：增加制订过程的透明度，避免偏倚和重复，提高指南的公信力，加强各个指南制订机构间的协作，促进指南的传播与实施。

2014年1月，国际实践指南注册平台（IPGRP，下文均简称为"注册平台"，网址：http://www.guidelines-registry.org）正式建立，到目前为止，注册平台已有超过150部指南进行了注册。当前注册平台提供了中英文两个界面，其注册内容包含10条基本信息和21条注册信息。注册信息主要包括：指南题目、指南版本、指南类型、指南领域、制订状态、制订单位、赞助单位、指南用户、目标人群、卫生保健环境、疾病或卫生问题、患者偏好与价值观、分级方法、共识方法、利益声明、预算、预期或实际开始制订的时间、预期完成的时间、过期时间、计划书、其他信息等。指南一旦注册，即授予唯一的注册号。

指南计划书（guideline proposal/guideline protocol）是指概括指南如何制订的计划或系列步骤，以及将要使用方法的文件。撰写指南计划书需要包括指南的整体目的和具体目标、时间表、任务安排、重要的流程及方法（如建立指南项目组、遴选指南主题、证据检索和评价、推荐意见共识等）。此外，为帮助指导证据的检索和分级，还需列出指南的目标疾病和人群、重要结局指标等。

本指南由血栓栓塞性疾病相关的临床、检验、药学、循证医学等专业20多个科室共同编写。于2015年12月启动会后，召开多次专家咨询会，制订计划书，讨论确定指南编写组构成、主要成员来源、指南整体构架和章节组成，并确定循证医学证据分级要求（采用GRADE标准）。本指南在国际实践指南注册平台进行了注册（注册号为IPGRP-2015CN008），并提交了指南计划书。在完成初稿撰写的基础上，收集专家反馈意见，进一步对参编人员进行循证医学指南制订方法的培训，内容包括指南质量评价方法、GRADE分级方法、证据评价工具和技能等内容。培训完成后，由临床相关科室专家按最终版研究计划方案修订指南初稿。

3. 指南使用者和应用的目标人群

本指南供中国临床相关科室医师/护师、临床药师、影像诊断医师及与血栓栓塞性疾病诊疗和管理相关的专业人员使用。目标人群为中国血栓栓塞性疾病患者及存在血栓风险的人群。

4. 指南工作组专业人员组成和分工

制订临床实践指南一般设置以下几个小组：指南指导委员会、指南共识专家组、指南证据小组。

（1）指南指导委员会：指南指导委员会应该在确定要制订指南后，由相应的指南制订部门组织建立，其建立原则如下：①指导委员会的成员应该在10人左右，需要具有丰富指南制订经验的临床专家和方法学家，具体应视情况而定；②委员会成员应该来自指南制订机构与指南主题相关的部门，如果指南是联合制订，则应该包括联合制订机构的成员；③委员会成员应根据指南制订的要求，保证要有足够的时间全力完成工作。指南指导委员会的主要职责：①确定指南主题和范围；②组建共识专家组和秘书组，并管理其利益声明；③批准指南计划书；④监督指南制订流程；⑤批准推荐意见和指南全文；⑥监测并评估指南的更新需求。

（2）指南共识专家组：制订指南的关键环节之一是招募指南共识专家组成员，在这个过程中应全面考虑成员的学科、专业、性别、地理分布的平衡。指南共识专家组由相关领域专家组成，其成员确定由指南指导委员会完成，其组建应遵循以下原则：①指导委员会确定好指南主题和范围之后，应立即建立指南共识专家组；②指南共识专家组成员一般确定在10～20人，具体人数应根据指南需求来确定；③指南共识专家组成员需要有足够的时间完成各项工作，并保证定期举行会议，讨论工作进展；④必须确保指南共识专家组成员的利益关系不会影响到相关工作；⑤遴选成员时，还应考虑受推荐意见影响的目标人群的代表，以及各类相关的技术专家（如卫生经济学家、公平性专家等）。共识专家组的主要职责：①确定人群、干预、对照和结局（PICO）问题，以及结局指标排序；②确定指南计划书；③指导秘书组完成系统评价、证据分级和形成决策表；④处理外审意见；⑤撰写指南全文并提交指导委员会审核。

（3）指南证据小组：指南证据小组主要根据指南的特定需求组建并确定规模，该小组成员应在指南计划书通过之后由指导委员会确定。小组成员遴选的原则应该以能够高效提供辅助、具备较强的策划和协调能力为大体原则，同时具备一定的专业知识。指南证据小组的主要职责：①调研临床PICO问题；②起草指南计划书；③完成系统评价、证据分级和形成决策表；④完成指南外审工作；⑤详细记录指南制订整个过程；⑥协调指南制订相关事项。

本指南制订过程中成立了多学科专家工作组，包括呼吸与危重症医学科、心血管内科、血管外科、神经内科、骨科、老年医学科、急诊科、肿瘤科、血液科、重症医学科、妇产科、神经外科、心脏外科、普外科、泌尿外科、麻醉科、肾内科、检验科、医学影像科、医务处、护理部、临床药学、医学信息、循证医学、卫生统计等学科。工作组具体分为3个小组：指南制订秘书组、共识专家组和证据评价与分级组。

5. 利益冲突声明

指南制订过程中，指南小组的全体成员，以及其他参加指南制订会议的专家或顾问都要填写利益声明表，且都要在正式参与指南制订相关工作前完成。此外，任何受邀并实际参与到指南制订过程（如系统评价的制作、指南的撰写）的其他人员也都必须填写利益声明表。为了防止重要信息的遗漏，在提交利益声明表的同时，每位成员还应该提交一份个人简历。利益冲突的评审结果应清晰地呈现在最终的指南文件中，同时需要每年更新一次，特殊情况下可根据具体变动情况实时更新。值得注意的是，进行利益声明并不代表存在利益冲突，成员提交的利益声明应该经过指导委员会的评审，然后确定是否存在利益冲突，进而采取合理的处理方法。

利益声明的处理过程：①指南小组所有成员在正式参加指南制订工作之前先填写利益声明表，并由秘书组收集提交至指南指导委员会；②指南指导委员会监督并评价利益声明，以确定是否存在利益冲突；③若存在利益冲突，指南指导委员会确定其严重程度，进而确定最终处理方式；④在指南小组会议上呈现并报告所有成员的利益声明和利益冲突评价结果，每个成员都有机会更新和/或修改其利益声明；⑤指南制订完成后，总结利益冲突及其处理策略，并在最终的指南文件中进行报告。

本指南可能涉及的利益冲突：①指南制订/修订过程有关的各类交通费、食宿费及讲课费的来源；②指南制订过程中无相关商业机构的股份或债券；③指南有咨询、雇佣关系的费用。本指南工作小组全体参与者均填写了利益冲突声明表并签字确认，不存在与本指南直接相关的利益冲突。

三、指南制订步骤和实施过程

1. 临床问题的遴选和确定

临床问题是临床实践中亟待解决的关键问题，与指南的主题相比更加具体。临床问题应针对推荐的干预措施的有效性，包括干预措施有效性的问题，以及关于潜在干预措施的不良后果、社会认可度或成本效益的信息等，为形成推荐意见提供证据基础。背景信息，如疾病的定义、疾病的流行病学和病理学等信息不需要全面的评价。一般来说，临床问题的确定可包含以下几步。

第1步：指南制订小组根据指南范围草拟一份问题清单。这有助于将问题划分为背景问题和前景问题。

第2步：指南制订小组结合指南指导委员会的意见，用PICO框架表提出前景问题。

第3步：指南制订小组列出相关结局指标，包括有利的和不利的结局。指南指导委员会对其进行评价，还可能加上其他重要的结局指标。

第4步：外部评审小组对关注问题和结局指标的清单进行评价和修订，并检查是否有遗漏。

第5步：指南指导委员会、外部评审小组和利益相关者等按照结局指标重要性进行分级。

第6步：指南制订小组结合指南指导委员会和外部评审小组的意见对问题进行优先化排序，并确定哪些问题需要进行系统评价。

本指南中临床问题的构建：应用适用人群、干预、对照和结局（PICO）方式。结局指标的选择和分级：研究人员系统检索了国内外血栓栓塞性疾病相关领域已发表的临床指南和系统评价文献，随后分别设计了主要临床专业学科的调查问卷，收集一线医务人员的常见临床问题并进行归纳和整理。专家在此基础上进行共识会议研讨，纳入最终需要解决的临床问题与结局指标，针对临床问题与结局指标对研究证据进行评价和梳理。

2. 证据的检索和综合

指南制订小组应收集所有符合质量标准且与指南主题相关的研究资料供进一步评价和筛选，检索的过程应完整、透明和可重复。为了节约时间和成本，在收集临床证据时，应首先检索是否存在相关的系统评价。若能检索到，可采用系统评价质量评价工具（AMSTAR）或系统评价偏倚风险评估工具（ROBIS）对其进行质量评价，并评价其结果的适用性。如果有新近发表（2年内）的相关的高质量系统评价，可考虑直接采用。

如果没有相关的系统评价或已有的系统评价质量不高，或不是新近发表，或其结果对指南所针对的问题的适用性较低，则需要制作或更新系统评价。此时应系统地检索、评价和整合相应的原始研究证据。

本指南由兰州大学循证医学中心和中国医学科学院信息所的研究人员，针对最终纳入的临床问题与结局指标，按照PICO因素对其进行解构，并根据解构的问题开展检索。检索数据库包括：①检索Medline、Embase、Cochrane Library、Epistemonikos、CBM、万方和CNKI数据库，纳入系统评价、Meta分析、网状Meta分析；②检索Uptodate、DynaMed、CBM、万方和CNKI数据库，纳入原始研究（包括随机对照试验、队列研究、病例对照研究、病例系列、流行病学调查等）。检索时间截至2016年12月31日。

3. 证据的评价

证据评价与分级小组使用AMSTAR对纳入的系统评价、Meta分析、网状Meta分析进行方法学质量评价，使用Cochrane偏倚风险评价工具、QUADAS-2、NOS量表对相应类型的原始研究进行方法学质量评价；对于证据体的评价，目前国际上常采用的证据分级系统为GRADE，GRADE方法是由GRADE工作组开发的对当前证据质量和推荐强度分级的国际标准之一，适用于系统评价、临床实践指南和卫生技术评估。GRADE工作组是由包括WHO在内的19个国家和国际组织共同创建，成立于2000年，成员由临床指南专家、循证医学专家、各个分级标准的主要制订者及证据研究人员构成。由于其科学合理、过程透明、适用性强，目前已被WHO、Cochrane协作网和NICE等全世界100多个重要组织所采纳。GRADE方法较以前的分级系统，有以下几个重要特点：明确定义并区分了证据质量和推荐强度；从结局指标的角度判断偏倚对结果真实性的影响；从证据到推荐全过程透明；证据质量不再与研究设计类型挂钩。GRADE将证据质量分为高、中、低、极低，推荐等级分为强推荐和弱推荐（表1、表2）。

表1　GRADE证据质量分级与定义

质量等级	定义
高（A）	非常确信真实效应值接近效应估计值
中（B）	对效应估计值有中等程度的信心：真实效应值有可能接近效应估计值，但仍存在两者大不相同的可能性
低（C）	对效应估计值的确信程度有限：真实效应值可能与效应估计值大不相同
极低（D）	对效应估计值几乎没有信心：真实效应值很可能与效应估计值大不相同

表2　GRADE推荐强度分级与定义

推荐强度分级	说明	本指南程度表述	程度表示方法
强推荐	干预措施明显利大于弊	推荐	1
弱推荐	干预措施可能利大于弊	建议	2
弱不推荐	干预措施可能弊大于利或利弊关系不明确	不建议	2
强不推荐	干预措施明显弊大于利	不建议	1

注：当干预措施对患者带来的获益远大于危害时，专家组将其定义为强推荐（表述为"推荐"，程度标注为1）；弱推荐、弱不推荐、强不推荐同理。

4. 推荐意见的形成

指南共识小组成员对证据进行分级评价并讨论其与临床问题的符合程度，考虑其他影响推荐意见的因素，如经济性、可行性、公平性、患者偏好与价值观等，经过指南共识专家组会议表决后，将证据转化成推荐意见（表3）。

表3　支持推荐意见形成的决策表

推荐意见	
适应证及如何确立此适应证	
干预措施	
证据质量	分级（GRADE）
证据质量（证据质量越高，越可能做出强推荐）	高
	中
	低
	极低
利弊平衡与负担（利弊间的差别越大，越可能做出强推荐；净效益越小及利弊的确定性越低，越可能做出弱推荐）	利明显大于弊
	利弊平衡
	潜在危害明显大于潜在的获益
偏好与价值观（偏好与价值观的可变性越大，越可能做出弱推荐）	无重要可变性
	有重要可变性
资源使用（干预的成本越高，即资源使用越多，越可能做出弱推荐）	资源耗费较少
	资源耗费较多
总体推荐强度（强或弱）	

　　本指南中共识小组专家基于证据评价与分级小组提供的国内外证据，初步形成分学科的推荐意见。经过一轮德尔菲法和一轮面对面专家共识会，对推荐意见进行共识，最终形成各章节内容的推荐意见。

　　5. 指南的形成

　　经过专家共识后的证据总结表，只是一个内部达成共识的文件，要想对外传播和实施，需要撰写成全文。2013年，由中国学者牵头发起制订的临床实践指南的报告标准RIGHT已于2017年在《内科学年鉴杂志》发表，指南制订者在撰写指南全文时可参考该标准撰写。该标准具体条目详见表4。

　　本指南共分为6篇，包括：①概述；②静脉血栓栓塞性疾病，主要包括PTE、DVT和VTE的预防3个章节；③动脉血栓性疾病，主要包括冠状动脉疾病［稳定型冠心病、ST段抬高心肌梗死（STEMI）和非ST段抬高心肌梗死（NSTEMI）］、缺血性脑卒中（IS）、外周动脉血栓栓塞性疾病、动脉血栓性疾病的一级预防4个章节；④心腔内血栓，主要包括房颤、心脏瓣膜病抗栓治疗2个章节；⑤其他临床情况下的血栓防治问题；⑥血栓性疾病相关的凝血纤溶问题。每篇内以章为单位陈述疾病概述、诊断，并以临床问题为中心形成推荐意见和推荐意见说明。

表4　RIGHT标准清单

领域/主题	编号	条　　目
基本信息		
标题/副标题	1a	能够通过题目判断为指南，即题目中应该明确报告类似"指南"或"推荐意见"的术语
	1b	报告指南的发表年份
	1c	报告指南的分类，即筛查、诊断、治疗、管理、预防或其他等
执行总结	2	对指南推荐意见进行汇总呈现

领域/主题	编号	条 目
术语和缩略语	3	为避免混淆，应对指南中出现的新术语或重要术语进行定义；如果涉及缩略语，应该将其列出并给出对应的全称
通讯作者	4	确定至少一位通讯作者或指南制订者的联系方式，以便于联系和反馈
背景		
简要描述指南卫生问题	5	应描述问题的基本流行病学，如患病率、发病率、病死率和疾病负担（包括经济负担）
指南的总目标和具体目的	6	应描述指南的总目标和具体要达到的目的，如改善健康结局和相关指标（疾病的患病率和病死率），提高生活质量和节约费用等
目标人群	7a	应描述指南拟实施的主要目标人群
	7b	应描述指南拟实施时需特别考虑的亚组人群
指南的使用者和应用环境	8a	应描述指南的主要使用者（如初级保健提供者、临床专家、公共卫生专家、卫生管理者或政策制定者）以及指南其他潜在的使用人员
	8b	应描述指南针对的具体环境，如初级卫生保健机构、中低收入国家或住院部门（机构）
指南制订小组	9a	应描述参与指南制订的所有贡献者及其作用（如指导小组、指南专家组、外审人员、系统评价小组和方法学家）
	9b	应描述参与指南制订的所有个人，报告其头衔、职务、工作单位等信息
证据		
卫生保健问题	10a	应描述指南推荐意见所基于的关键问题，建议以PICO（人群、干预、对照和结局指标）格式呈现
	10b	应描述结局遴选和分类的方法
系统评价	11a	应描述该指南基于的系统评价是新制作的，还是使用现有已发表的
	11b	如果指南制订者使用现有已发表的系统评价，应给出参考文献并描述是如何检索和评价的（提供检索策略、筛选标准以及对系统评价的偏倚风险评估），同时报告是否对其进行了更新
评价证据质量	12	应描述对证据质量评价和分级的方法
推荐意见		
推荐意见	13a	应提供清晰、准确且可实施的推荐意见
	13b	如果证据显示在重要的亚组人群中，某些影响推荐意见的因素存在重大差异，应单独提供针对这些人群的推荐意见
	13c	应描述推荐意见的强度以及支持该推荐的证据质量
形成推荐意见的原理和解释说明	14a	应描述在形成推荐意见时，是否考虑了目标人群的偏好和价值观。如果考虑，应描述确定和收集这些偏好和价值观的方法；如果未考虑，应给出原因
	14b	应描述在形成推荐意见时，是否考虑了成本和资源利用。如果考虑，应描述具体的方法（如成本效果分析）并总结结果；如果未考虑，应给出原因
	14c	应描述在形成推荐意见时，是否考虑了公平性、可行性和可接受性等其他因素
从证据到推荐	15	应描述指南制订工作组的决策过程和方法，特别是形成推荐意见的方法（例如，如何确定和达成共识，是否进行投票等）
评审和质量保证		
外部评审	16	应描述指南制订后是否对其进行独立评审，如是，应描述具体的评审过程以及对评审意见的考虑和处理过程
质量保证	17	应描述指南是否经过了质量控制程序，如是，则描述其过程

续　表

领域/主题	编号	条　目
资助与利益冲突声明及管理		
资金来源以及作用	18a	应描述指南制订各个阶段的资金资来源情况
	18b	应描述资助者在指南制订不同阶段中的作用，以及在推荐意见的传播和实施过程中的作用
利益冲突的声明和管理	19a	应描述指南制订相关的利益冲突的类型（如经济利益冲突和非经济利益冲突）
	19b	应描述对利益冲突的评价和管理方法以及指南使用者如何获取这些声明
其他方面		
可及性	20	应描述在哪里可获取到指南、相应附件及其他相关文件
对未来研究的建议	21	应描述当前实践与研究证据之间的差异，和/或提供对未来研究的建议
指南的局限性	22	应描述指南制订过程中的所有局限性（如制订小组不是多学科团队，或未考虑患者的价值观和偏好）及其对推荐意见有效性可能产生的影响

四、指南的发布、传播与更新

1. 指南的发布与传播

指南经过制订机构最终批准后进行排版、印刷和发表，并通过在线出版、翻译版本、期刊以及其他传播方式（如官方发布、通讯稿或新闻发布会、网站公告等）进行传播。同时也可以制订患者版本或者袖珍版本以促进其传播和实施。

本指南制订完成后，工作组将主要通过以下方式对其进行发布和推广：①推荐意见汇总在《中华医学杂志》发布；②推荐意见及解读由专业出版社出版；③在相关学术会议上进行解读；④有计划地在国内部分省份组织指南推广专场，确保临床医师、护师及药师充分了解并正确应用本指南；⑤通过微信或其他媒体平台进行推广。

2. 指南的更新

指南发表后需要定期追踪文献，当有重要的新证据出现时，应对原有指南进行合理的重新审议和修订后决定是否进行更新。一般来说，每3～5年需要对指南的推荐意见重新进行评价。指南的更新步骤，我们一般参考NICE和GIN的指南更新流程，指南更新的报告一般参考CheckUp清单，具体详见表5。

表5　指南更新CheckUp清单

内　容	说　明
条目1更新版本可以与旧版本区分开来	是：更新版指南中明确说明新旧版本的区别
	否：更新版本中未说明新旧版本的区别
	不清楚：新旧版本描述模糊或不清楚
	不适用：该指南不适用
条目2报告了更新临床指南的理由	是：更新版本中报告了更新的理由
	否：更新版本中没有报告更新的理由
	不清楚：更新版本中更新理由模糊或不清楚
	不适用：该指南不适用

内　容	说　明
条目3描述和证明了新旧版本范围和目的的变化	是：更新版本中描述和证明了新旧版本范围和目的的变化 否：更新版本中没有描述和证明新旧版本范围和目的的变化 不清楚：新旧版本范围和目的描述模糊或不清楚 不适用：该指南不适用
条目4描述了更新过程中评审的部分	是：描述了更新过程中评审的部分 否：没有描述更新过程中评审的部分 不清楚：更新过程中评审的部分描述模糊或不清楚 不适用：该指南不适用
条目5清晰呈现了推荐意见，并标记为：新、修改或未改变。清晰地注明删除的推荐意见	是：清晰呈现了推荐意见，并标记为：新、修改或未改变。清晰地注明删除的推荐意见 否：没有清晰呈现推荐意见；或没有标记为：新、修改或未改变；或没有清晰地注明删除的推荐意见 不清楚：推荐意见描述模糊或不清楚 不适用：该指南不适用
条目6报告和证明了推荐意见的改变	是：报告和证明了推荐意见的改变 否：没有报告和证明推荐意见的改变 不清楚：推荐意见的改变模糊或不清楚 不适用：该指南不适用
条目7描述了更新版本的专家组成员	是：描述了更新版本的专家组成员 否：未描述更新版本的专家组成员 不清楚：更新版本的专家组成员模糊或不清楚 不适用：该指南不适用
条目8记录了负责更新版本小组的利益说明	是：记录了负责更新版本小组的利益说明 否：未记录负责更新版本小组的利益说明 不清楚：负责更新版本小组的利益说明模糊或不清楚 不适用：该指南不适用
条目9确认和描述了资金机构在版本更新中的角色	是：确认和描述了资金机构在版本更新中的角色 否：未确认和描述资金机构在版本更新中的角色 不清楚：资金机构在版本更新中的角色模糊或不清楚 不适用：该指南不适用
条目10描述了更新过程中检索和确定新证据的方法	是：描述了更新过程中检索和确定新证据的方法 否：未描述更新过程中检索和确定新证据的方法 不清楚：更新过程中检索和确定新证据的方法模糊或不清楚 不适用：该指南不适用
条目11描述了更新过程中选择证据的方法	是：描述了更新过程中选择证据的方法 否：未描述更新过程中选择证据的方法 不清楚：更新过程中选择证据的方法模糊或不清楚 不适用：该指南不适用
条目12描述了更新过程中评价纳入证据质量的方法	是：描述了更新过程中评价纳入证据质量的方法 否：未描述更新过程中评价纳入证据质量的方法 不清楚：更新过程中评价纳入证据质量的方法模糊或不清楚 不适用：该指南不适用

续　表

内　容	说　明
条目13描述了更新过程中证据综合的方法	是：描述了更新过程中证据综合的方法 否：未描述更新过程中证据综合的方法 不清楚：更新过程中证据综合的方法模糊或不清楚 不适用：该指南不适用
条目14描述了对更新版本进行外部评审的方法	是：描述了对更新版本进行外部评审的方法 否：未描述对更新版本进行外部评审的方法 不清楚：对更新版本进行外部评审的方法模糊或不清楚 不适用：该指南不适用
条目15描述了实践中实施更新版本变化的方法和计划	是：描述了实践中实施更新版本变化的方法和计划 否：没有描述实践中实施更新版本变化的方法和计划 不清楚：实践中实施更新版本变化的方法和计划模糊或不清楚 不适用：该指南不适用
条目16报告了未来更新新版本的计划和方法	是：报告了未来更新新版本的计划和方法 否：未报告未来更新新版本的计划和方法 不清楚：未来更新新版本的计划和方法模糊或不清楚 不适用：该指南不适用

　　本指南工作组计划于本指南正式发表后的3～5年内进行更新。更新前先对相关证据进行系统的评估，如果有大量新的证据生成，则指南小组将按照国际指南更新流程对本指南进行更新。